ICU 专科护士文库

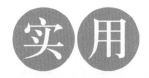

危重症护理学

主编 | 主审

邵小平　黄海燕　胡三莲 | 马朋林　陈德昌　李颖川

U0220147

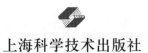

上海科学技术出版社

图书在版编目（CIP）数据

实用危重症护理学 / 邵小平，黄海燕，胡三莲主编
. -- 上海 : 上海科学技术出版社，2021.4（2023.11重印）
（ICU专科护士文库）
ISBN 978-7-5478-5289-7

Ⅰ. ①实… Ⅱ. ①邵… ②黄… ③胡… Ⅲ. ①急性病
－护理学－教材②险症－护理学－教材 Ⅳ. ①R472.2

中国版本图书馆CIP数据核字(2021)第053153号

实用危重症护理学

主编　邵小平　黄海燕　胡三莲

上海世纪出版(集团)有限公司　出版、发行
上 海 科 学 技 术 出 版 社
（上海市闵行区号景路 159 弄 A 座 9F - 10F）
邮政编码 201101　　www.sstp.cn
常熟市华顺印刷有限公司印刷
开本 787×1092　1/16　印张 22
字数：480 千字
2021 年 4 月第 1 版　2023 年 11 月第 3 次印刷
ISBN 978 - 7 - 5478 - 5289 - 7/R・2279
定价：88.00 元

内 容 提 要

  重症监护治疗病房（intensive care unit，ICU）是现代化医学发展的一项重要标志，培养理论基础扎实、临床护理技术过硬的 ICU 专科护士，是 ICU 建设的一个重要环节。本书是"ICU 专科护士文库"之一，旨在通过对各系统危重症护理的阐述，为广大危重症护理人员的临床工作提供规范的指导。全书从危重症护理学的必备基础理论出发，结合临床操作实践，阐述了呼吸系统、消化系统、神经系统、泌尿系统、心血管系统等各系统危重症以及儿科、产科、烧伤危重症患者的护理；同时立足临床实际，阐述了重症人文、流行性疾病重症患者的护理。

  本书可供临床危重症护理人员参考使用，也可作为各类危重症护理培训的教材。

编 者 名 单

主编 · 邵小平　黄海燕　胡三莲

副主编 · 高明榕　尹彦玲　张　莉　唐　晟　陈　芳　黄德斌

主审 · 马朋林　陈德昌　李颖川

学术秘书 · 严艺苓　江　榕　李阳洋

编者 · （按姓氏笔画排序）

丁新波 · 武汉大学中南医院

马　明 · 河北省人民医院

王　可 · 中国医科大学附属第一医院

王　晶 · 中国医科大学附属盛京医院

王左朋 · 东部战区总医院

尹彦玲 · 河北医科大学第四医院

申康康 · 河北医科大学第四医院

叶向红 · 东部战区总医院

冯　苹 · 海军军医大学第一附属医院

向成林 · 华中科技大学同济医学院附属协和医院

刘春霞 · 河北省人民医院

刘洪所 · 南昌大学第一附属医院

江　萍 · 上海市浦东新区人民医院

江　榕·南昌大学第一附属医院

许莉莉·上海交通大学医学院附属新华医院

花　宇·中国医科大学附属第一医院

严艺苓·南方医科大学

巫雪花·广西医科大学第一附属医院

杨伟英·浙江省台州医院

杨　莎·山东第一医科大学第一附属医院

李　飞·浙江省人民医院

李　焱·广西医科大学第一附属医院

李　锦·武汉大学中南医院

李叶戍子·温岭市第一人民医院

李阳洋·海军军医大学附属长征医院

李莉莉·浙江省人民医院

李微微·中国医科大学附属盛京医院

连素娜·解放军总医院第一医学中心

宋　蓓·新疆医科大学第一附属医院

张　莉·新疆医科大学第一附属医院

张昕屏·中国医科大学附属第一医院

张淑香·山东第一医科大学第一附属医院

张慧娟·浙江医院

陈　芳·浙江医院

陈丽花·广州医科大学附属第一医院

邵小平·上海交通大学附属第六人民医院

林　娟·浙江医院

林晓辉·中国医科大学附属第一医院

尚文媛·上海交通大学医学院附属新华医院

周　丹·中国医科大学附属第一医院

周佳敏·中国医科大学附属盛京医院

胡　芬·武汉大学中南医院

胡三莲·上海交通大学附属第六人民医院

胡恩华·华中科技大学同济医学院附属协和医院

侯　芳·新疆医科大学第一附属医院

侯云静·解放军总医院第一医学中心

俞荷花·海军军医大学附属长征医院

姜丽萍·上海交通大学医学院附属新华医院

祝红娟·解放军总医院第四医学中心

姚红林·东部战区总医院

姚惠萍·浙江省人民医院

钱会娟·上海交通大学附属第六人民医院

倪冬姝·中国医科大学附属第一医院

徐　晶·上海交通大学医学院附属新华医院

高　鹏·河北医科大学第四医院

高明榕·中山大学第一附属医院

唐　晟·解放军总医院第一医学中心

唐雯琦·上海交通大学附属第六人民医院

黄海燕·华中科技大学同济医学院附属协和医院

黄梅英·山东第一医科大学第一附属医院

黄德斌·广西医科大学第一附属医院

蒋卓娟·海军军医大学附属长征医院

路洪珍·山东第一医科大学第一附属医院

序

随着医学的发展,各专科领域对护理人员的专业理论知识、专科技能的要求越来越高,专科护士应运而生。ICU是对急危重症患者进行实时和连续生命体征监测、实施强化支持治疗以逆转威胁生命安全的器官功能损伤、与多学科合作积极干预原发疾病的发展进程,以及对危重患者给予生理、心理以及社会相关属性护理的重要场所。众多的研究表明,ICU护理质量直接影响重症患者诊疗的有效性及临床预后。故此,ICU专科护士在保证重症医疗的质量与安全、减少医疗费用、促进团队合作和提高患者满意度等方面发挥着积极的作用。

我国专科护士培训起步较晚,进入21世纪才逐渐受到重视。《中国护理事业发展规划纲要(2005—2010年)》提出要在重点临床专科护理领域开展专业护士培训,培养临床专业化护理骨干,建立和完善以岗位需求为导向的护理人才培养模式,提高护士队伍专业技术水平;《中国护理事业发展规划纲要(2011—2015年)》提出要确定专科护理岗位,开展专科护士的规范化培训;《全国护理事业发展规划(2016—2020年)》提出要发展专科队伍,推进及规范我国专科护士的发展与管理。自此,中国专科护士培养逐步形成趋势、走上轨道。

2007年国家卫生部(现国家卫生健康委员会)颁布的《专科护理领域护士培训大纲》中,对ICU护士的培训对象、目标时间、内容及考核都提出了明确的要求。目前,全国多地都在开展各种形式的ICU专科护士培养,但没有统一的培训教材,故编著一系列科学、全面的ICU专科护士培训教材是当务之急。

本系列书既有理论、又有实践,内容丰富全面、重点突出,理论分册具有较强的科学指导性;实践操作技术分册具有较强的临床实用性;教学分册以病例引出,采用问答形式,且有练习题、培训效果评价。本套丛书对提高危重症患者的临床照护有一定的借鉴作用,对提高 ICU 专科护士的实际工作能力有一定的指导意义,能为进一步提高急危重症患者的救治成功率做出贡献!

马朋林

前　　言

　　随着人口结构日趋老龄化以及疾病谱的转变,危重症疾病患者无论在数量上还是在严重程度上都日趋增加,危重症医学已经成为日趋成熟的新兴独立学科,危重症护理学也得到了相应的发展。

　　危重症护理学是在长期的护理实践过程中不断总结经验而逐步形成的,与重症监护治疗病房(intensive care unit, ICU)的兴起和完善紧密相关。ICU 应用先进的诊断、监护和治疗设备与技术,对病情进行连续、动态的定性和定量观察,通过有效的干预措施,为重症患者提供规范的、高质量的生命支持,改善生存质量。ICU 专科领域涉及的内容多、范围广,其规范化管理有待进一步完善,对于ICU 的研究深度和广度也有待进一步挖掘,这些是护理事业发展的一个方向,也是急需突破的领域。在 ICU 的运行中,医护人员的个体资质是控制的重点,因为人员素质对 ICU 的工作质量与安全起到至关重要的作用。健全的 ICU 制度与管理是发挥其功能和避免医疗护理差错的重要保证,制度与管理的好坏直接影响 ICU 的护理质量,而护理质量关系着危重患者的抢救成功率、病死率和致残率。

　　受到相关政策和护理教育等因素的影响,我国 ICU 护理人才梯队模式建设不完善,从事 ICU 专业护理人员的条件和资格认证尚在论证与起步阶段,这也导致我国危重症护理学起步较晚。虽然近几年,我国危重症护理学取得了一定的进步,但是还存在不少问题,如发展水平不平衡、管理模式不健全、缺乏规范化的管理指南、专业人员比率低、专业技术水平参差不齐、专科培训体制不完善以及危重症监护的实用性研究、循证研究相对较少等。为此,我们组织国内危重症护理学方面的专家,参考大量文献并结合自身临床经验编写此书,希望为广大危重症护理同仁的工作提供帮助。

　　本书编写根据全国危重症学科建设指南,以循证护理为根本,以促进危重症护理质量的持续改进、进一步规范我国的危重症护理实践标准和重症专科护理操作标准为目标。书中详细围绕近几年 ICU 护理研究热点,侧重于阐述 ICU 护士对患者病情的观察和评估、计划的制订与实施、专科护理、健康教育、心理支持等方面,充分展现了重症护理学科的技术性和专业性。全书不仅阐述了危重症护理学的必备基础理论,同时结合临床操作实践,引进新理念、新技术,可助力我国重症护理专业的发展。

　　由于本书编委众多,能力和知识水平不同,在编书过程中难免有疏漏和不足之处,恳请各位同仁在阅读过程中指正、批评。

主　编
2020 年 10 月

目　录

总　论

第一章 绪 论

第一节 危重症护理学概述

危重症护理学(critical care nursing)是以挽救患者生命、提高抢救成功率、促进患者康复、减少伤残率、提高生命质量为目的,以现代医学科学、护理学专业理论为基础,研究危重症患者抢救、护理和科学管理的一门综合性应用学科。

危重症疾病的发病率在逐年提高,病情呈现严重化的趋势,使得危重症医学得到了广泛的关注与重视,与之相关的危重症护理学也得到了快速的发展。我国危重症护理学的发展尚处于初始阶段,其涉及的内容多、范围广。

一、国际危重症护理学的起源

1854 年,克里米亚战争期间,弗洛伦斯·南丁格尔为使一些病情严重的伤病员得到更密切地观察,要求把他们的床位集中放置在护士站附近,确定了早期在单独区域内集中护理和治疗危重伤病员的重要性。1923 年,沃尔特·丹迪博士在约翰霍普金斯医院为危重神经外科患者术后开通了含 3 张床位的护理单元,由受过专门训练的护士监护管理。1930 年,马丁克氏博士在德国图宾根大学的外科病房设计并建立了一个联合术后恢复和重症监护治疗病房(intensive care unit,ICU)的病房。第二次世界大战期间,专门的休克单元被用于为严重创伤的士兵提供有效的复苏。20 世纪 50 年代,脊髓灰质炎大流行,特别是在哥本哈根,因许多患者需要机械通气,促进了呼吸监护病房的建立。1958 年,麦克斯·哈利韦尔博士和赫伯特·舒宾博士在南加州大学医学中心开设了含 4 张床位的休克病房,提高了对危重症伤病员并发症识别和处理的能力。同年,彼得博士在巴尔的摩城市医院开创了一个多学科 ICU,在接下来的十年中,ICU 在美国、澳大利亚及欧洲各国的医院中相继建立。

二、我国危重症护理学的建立

在我国危重症护理实践的早期,并没有专门的急诊、急救和危重症护理学概念,急诊只是医院的一个部门。直到 1980 年,国家卫生部颁发了《关于加强城市急救工作的意见》和《城市医院急诊室建立》的文件后,我国于 1982 年建立了首个 ICU,1984 年正式成立了作为独立专科的综合性 ICU。然而,由于当时包括医学界在内的整个社会对重症医学缺乏深刻认识,致使其发展缓慢,甚至举步维艰。但经过几代重症医学人的努力,中国的重症医学,无论是在临床还是在科研方面,都已经走向了世界前列。

三、危重症护理学的发展策略

(一) 促进危重症护理学的平衡发展

由于我国各地危重症护理学的发展并不平衡,针对发展比较落后的地方,需要借鉴北京、上海等发展快速地区的危重症护理学经验,同时根据当地的实际情况,制订出适合当地发展的管理模式。可以通过以点带面的方式促进全国各地危重症护理学的发展,以确保发展的平衡性。

(二) 建立健全危重症护理质量管理体系

在建立完善的危重症护理质量管理体系时,需要制订规范化的管理方案,其中制度与管理是促进危重症护理质量提高的重要保障,同时,关系到患者的生命安全。首先,需要制订完善的设备管理制度,对于危重症科室的诊断、监护以及治疗设备需要加强规范化的管理,以便为提高危重症护理水平提供依据。其次,需要建立完善的监护制度,护理人员需要对患者的病情进行连续以及动态地观察,根据患者的病情,制订出有效的护理措施,以便为患者提供更加优质、全面和规范的护理服务,提高治愈率。相关危重症学科建设方案的提出需要以循证护理为基础,对危重症护理质量进行提高与改进,从而有效地规范我国危重症护理实践的标准。再次,还需要针对护理人员的岗位职责以及绩效考核标准进行明确规定,以确保护理人员根据相关标准进行操作,提高护理质量。在建立危重症护理管理体系的时候,还需要以患者为中心,对护理流程以及各个环节进行优化,强调针对患者的基础护理工作与职责,从而有效地满足患者的生理与心理需求。同时,还需要将医院感染与预防工作放在首位,减少患者医院内感染的发生。另外,需要对护理管理模式进行创新,加强与各个医疗部门的沟通与协调,从而建立医疗、护理以及后勤等一体化的全面质量管理体系。在护理过程中,对于出现的异常现象以及各种问题需要及时上报,采取有效的措施来解决。

(三) 加强危重症护理人员的培养

1. 优化危重症护理人员的资源配置 · 护理质量与护理人员的优化配置之间具有密切的联系,在重症医学科,护理人员的资源配置与人才培养是今后工作的中心。要想有效地提高护理质量,就必须要加强对护理人员的专业技能培训,合理配置人力资源。医院需要根据护理岗位的职责与设置情况、护理人员的工作量与工作强度以及对护理专业技能的要求等合理配置护理人员。

2. 加强对护理人员的专业培训 · 针对目前护理工作中存在的不足进行分析,通过开展学术交流、讲座、自学、专科护士、进修等活动,全面提高护理人员的专业技能,针对自身护理中薄弱的环节不断提升与改进,以便提高自身的综合素质,从而更好地完成危重症护理工作,为患者提供更加优质的护理服务。

3. 完善护理人员的培训制度与资格认证制度·首先,在护理人员的培训制度方面,需要结合实际需求来完善。在现代化医学发展中,危重症科室对护理人员的技术水平要求在不断地提高,需要符合专业化的标准。同时,需要具备相关的监护技能与应急能力,需要对临床检测系统及常用参考值进行全面的掌握。国家相关政府部门根据护理培训工作的相关内容开展了专科护理培训工作,目的在于提高护理人员的专业技能与护理能力。其次,需要不断地完善护理人员的资格认证制度。由于我国目前急缺符合先进监护要求的危重症护理专业人员,因此需要对护理人员加强培训,对于符合要求的护理人员均给予危重症护士证书。在护士的资格认证方面,还需要加强与完善规范的认证标准,明确好护理人员的岗位职责。需要制订出综合的评价制度,对护理人员是否符合危重症护理要求进行全面的评价,确保护理人员的能力与资格认证相符。

第二节　危重症护理学的学科特点与要求

危重症护理学是护理学重要的组成部分,是一门以研究各类危重症患者的抢救、监测、护理为主要内容的新兴临床护理学科。护士在面对危重症患者时,能否及时无误地对患者作出判断和救护,直接关系到患者的安危和抢救的成败。临床常见的危重症有窒息性心脏骤停(sudden cardiac arrest,SCA)、创伤、多器官功能障碍综合征(multiple organ dysfunction syndrome,MODS)、急性中毒、热射病、淹溺、昏迷、器官衰竭等。

一、学科特点

我国在学科体系建设和管理中将护理学定位为一级学科,这给护理学科的发展带来了全新的机遇与挑战,而凸显护理学科特点的重要标志就是护理的专科化发展。随着社会经济的发展,人口结构日趋老龄化以及疾病谱的转变,使得危重症疾病无论在数量上还是在严重程度上都日趋增加,危重症医学已经成为日趋成熟的新兴独立学科,依傍这新兴学科的危重症护理学也得到了相应的发展。危重症护理学是在长期的护理实践过程中总结经验而逐步形成的,与ICU的兴起和完善紧密相关。我国危重症护理学起步较晚,ICU专科领域涉及的内容多、范围广,ICU的规范化管理有待进一步完善,ICU护理的研究深度和广度也有待进一步挖掘。

(一) 早期特点

早期的监护理念源自现代护理学的创始人南丁格尔,1854—1856年,在克里米亚战争时期,前线战伤的英国士兵的死亡率高达42%以上。南丁格尔率领38名护士前往前线医院进行救护,使病死率明显下降至2%左右。在第二次世界大战中,欧洲各地纷纷建立创伤治疗中心,救治许多战伤和失血性休克患者,促进了创伤与休克的基础和临床研究,从而形成了ICU

的原始模式。我国急救护理事业在早期只是将危重患者集中在靠近护士站的病房或急救室，以便于护士密切观察与护理。将外科手术后的患者先送到术后复苏室，清醒后再转入病房。20 世纪 70 年代末期，改革开放使从国外引进危重病医学成为可能。1984 年，北京协和医院率先按照现代危重症医学概念和欧美国家的模式建立了综合性 ICU，此后各专科 ICU 也如雨后春笋般兴起。在逐步发展的过程中，我国危重症护理学取得了一定的进步，但仍存在以下问题：发展水平不平衡，管理模式不健全，缺乏规范化的管理指南，专业人员比率低，专业技术水平参差不齐，专科培训体制不完善，危重症监护的实用性、循证研究相对较少等。

（二）目前特点

目前，随着科技的发展，在危重症护理方面的理念和设备都有了很大的改善。将全心全意为患者服务的目标引入新的科技手段，将提高护理质量作为危重症护理的核心，将医学发展作为危重症护理的导向，将教育作为危重症护理的阶梯，将人文作为危重症护理的着眼点，从而将这个学科逐步完善。

1. 将危重症患者作为护理的根本·护理工作不应只是技术方面的工作还应该将人的护理作为重点。危重症护理指的是患者身边的护士进行相应的护理工作，对患者的服务应该全面到位，尤其是应该配备充足的注册护士并且明确每个人的责任，同时应该尊重患者的选择权和生命权。对于患者的隐私应该充分地尊重，在患者生命的最后阶段更应该做好相应的工作，关怀危重症患者和亲属也是护理人员的责任。在日常的护理中，对患者的心理护理和身体护理都应该做到位，护士应该做危重症患者的好朋友，并给患者提供高质量的服务。

2. 完善危重症护理质量管理体系，制定规范化管理指南·健全的 ICU 制度与管理是发挥 ICU 的功能、避免医疗护理差错和不良事件的重要保证，制度与管理的完善直接影响 ICU 的护理质量，而护理质量与患者的生命安危紧密相关，关系着危重症患者的抢救成功率、病死率和致残率。ICU 应用先进的诊断、监护和治疗设备与技术，对病情进行连续、动态的定性和定量观察，通过有效的干预措施，为危重症患者提供规范的、高质量的生命支持，改善生活质量。根据全国危重症学科建设指南，以循证护理为根本，完善危重症护理质量的持续改进，进一步规范我国的危重症护理实践标准、各级人员岗位说明书、绩效考核标准、重症专科护理管理制度等。我国的 ICU 质量管理应以患者为中心，优化护理流程，重视患者的基础护理工作，满足患者危重症期的基本生理需求，把专科护理和医院感染预防工作作为危重症护理质量管理的重点，提高护理质量管理，减少感染等并发症的发生。其次，可以参考护理质量管理创新模式进行管理，加强与多部门的协调沟通，实现医疗、护理、医技、后勤为一体的全面质量管理体系。最后，根据指南加强执行力度的检查，ICU 质量控制小组成员应及时发现问题并上报，将问题录入到数据库，使用数据库进行规范化管理、分析和整改。

3. 统筹护理人员的合理配置和能力培养·护理人力配置与护理质量和医院效率密切相关。如何进行合理的 ICU 护理人力资源建设和培养是今后学科发展的关键点。在 ICU 的运行中，医护人员的个体资质是控制的重点，人员素质对 ICU 的工作质量与安全起到至关重要的作用，因而应实施人员准入制。我国目前根据量表或评分系统计算的工作量来进行护理人力配置的较少,多采用床护比来配置护理人力。另一方面,危重症护理学士级教育、硕士级教育不断发展,教育课程和教学的模式并不千篇一律。但教学均强调效果和实用,注重打好技术和技能的基础。教学中采用了信息电子技术、模拟仿真技术等,大大提高了教学效果。有些医院 ICU 的护士每年有一定的带薪培训时间,可根据个人的不足,进行脱产培训。危重症护理学的教育向高而实的方向发展,高即高层次,从学士到硕士以至博士迈进。实即实用,强调效果与应用。逐渐完善的危重症护理教育是提高危重病护理质量的重要保证。

4. 进一步完善我国专科护士的培训制度和资格认证·专科护士的培训制度对危重症患者能否得到及时正确的判断和实施救护至关重要,直接关系到患者生命的安危和以后的康复。现阶段已呈现"高技术装备和护理人员技术水平不高"的矛盾局面,因此,现代 ICU 对护士提出了更高的要求,按专业化标准培养符合现代化监护要求的 ICU 高级护理专业人才已成为当务之急。展开专科培训工作,提高护士的专业能力,借助发达城市专业化实力带动我国护理的发展,并将专科护士的培养纳入医学人才培养范畴,给予专项经费支持。此外,国内外对 ICU 专科护士的培养进行了多角度的论述和研究。继美国之后,加拿大、英国等欧美国家在 20 世纪 60 年代也开始实施专科护士培养制度。在欧洲,英国护士从专科学校毕业后需进行 6~12 个月的 ICU 专业训练,结业者授予 ICU 护士证书,待遇方面优于普通病房护士。《中国护理事业发展规划纲要(2005—2010 年)》中指出,在 2005 年至 2010 年内,分步骤在重点临床专科护理领域,包括重症监护等专科护理领域开展专业护士培训。目前我国危重症专科护士的发展还有待更加系统的专科培训、规范的专科认证标准、明确专科护士的岗位职责、完善实践能力的评价手段。

5. 引入新的技术·新技术是危重症护理的手段和支撑。电子计算机的引入方便了相应文件的处理。护理信息的检索突破了地域和时间的限制,护理工作的远程交流也变得日益普遍。

6. 发展导向·各个医学学科的发展均促进了危重护理技术的发展,目前危重患者的复苏器官移植和介入技术的发展使得危重症护理的工作越来越繁重,给人们带来了生的希望的同时也促进了护理人员新的工作经验的积累。结合历史上的工作经验并参考相应的文献进而制订出比较有序的护理程序,对于提高护理水平有着十分重要的意义。循证护理可以更好地控制患者的病情,提高患者的生活质量,减少患者的痛苦,减少患者的医疗花费。血管介入治疗中抗凝的护理,可以减少血管并发症的发生。冠状动脉搭桥手术患者的术前心理探访和术后监护护理,可以提高护理质量。对严重颅脑损伤的患者,总结出全面快速的生理复苏方案,降低颅内压(intraoranial pressure, ICP),加强基础护理,减少了死亡和致残,降低了经济费用。随着技术的发展,高水平的护理技术也在逐步发展并且取得了一定的成绩,给患者带来了健康的福音。

(三) 要求

危重症护理是一门涵盖了临床各科常见的危重症急救护理理论及常用急救、监测技术的实践性较强的学科。在教学中注重急救技术和危重监护的训练与操作,同时注意学生急救意识与应变能力的培养。理论讲授并结合多媒体、标本、模型、图表、幻灯、投影、影像等多种教学方法,以培养学生的思维能力。对于在临床工作的 ICU 护士,则要求更高,要求掌握现代化的监护和急救设备,对各种危重症患者加强监护、治疗和护理。因此,ICU 护士既是这些先进仪器的使用者,也是危重症患者直接的观察者和抢救者。护理能力的高低,将决定着护理质量的优劣和危重症患者救治的成败。

1. 教学要求

(1) 高级模拟人:在危重症护理教学中大多采用多种教学方式相结合的教学手段,以调动学生学习的主动性,主要方式包括小讲课、角色扮演、小组讨论、总结汇报及反馈等。情景模拟之前,教师一般采用小讲课的方式对学生进行环境及案例的介绍,这为基本知识的全面回顾和梳理,后期技能的综合运用奠定了扎实的基础。角色扮演是一种使人暂时置身于他人的社会位置,按这一位置所要求的方式和态度行事,以增进对他人社会角色及其自身原有角色的理解,从而学会更有效地履行自己角色的社会心理学技术。小组讨论法是指学生在教师的指导下,围绕某个问题发表自己的看法,从而互相启发,寻找需要研究的问题,最终达到学习目的的一种教学方法。小组讨论前通常进行一段录像回放,便于学生进行信息梳理,小组讨论的内容包括学生对自己行为表现的想法、操作的原理以及对整个教学过程的评价。

(2) 情景模拟法:情景模拟教学法作为一种虚拟的实践性培训方法,通过角色扮演,使参与者在模拟场景中感受不同的体验,从而活跃学习氛围,激发学习兴趣,提升了主动参与的热情,加强了理论与实际的结合,具有较强的吸引力和感染力。护士可以直接感受到不同角色的形象、语言、行为及心理需求,体验服务与接受服务的感受,通过分享感受,增进对不同角色的相互理解,引导护士从多方位、多角度思考问题,拓展思维空间,营造和谐的医患关系。在设计场景的过程中,科室多元参与,献计献策,增加了团队凝聚力。国外有研究认为,模拟作为教和学的手段,能够促使学生临床实践技能方面的自信形成,学生在模拟过程中的能力提高是其自信形成的原因所在。在情景模拟教学查房中,护士通过模拟患者及家属角色,掌握疾病的临床表现和发病经过,全面了解患者的各项需求。通过扮演医师、护士角色,掌握疾病的病因、病理生理、治疗、护理等相关知识,为患者提供全方位的人文照护,体现了"以患者为中心"的服务宗旨。通过演示患者住院过程中的护理场景,掌握各项护理工作的标准流程和操作规范,强化内涵细节,注重礼仪规范并将护理程序贯穿于整个学习过程中。

(3) 反思学习法:反思教学是 20 世纪 80 年代在教育领域出现的一种新的教学理论,包括教与学两个方面,教师在教会学生反思性学习的过程中,也促使自身进行反思。教师与学生共同协作的、探索性的教学,是教学主体借助行动研究,不断探究与解决自身和教育目的以及教学工具等方面的问题,将"学会教学"与"学会学习"结合起来,努力提升教学实践的合理性教学,不仅可以帮助学生熟练、规范地进行基础和专科护理操作,还有助于培养学生发现护理问题和实施心理护理的能力。小组反思讨论会为学生和带教教师提供了一个反思与共享反思的过程,个体的思考可以带动整个小组的思考,学生在反思过程中不断提高反思能力和解决问题的能力。研究结果显示,学生的临床处置能力、护理沟通能力、健康教育能力、临床管理能力和职业心理素质都得到了显著提高,这说明反思性教学活动为临床实践教学提供了合作互动的民主气氛,不断激发学生对临床专业护理知识的学习兴趣,促进带教教师在临床带教工作中因材施教,通过师生不断反思,促进了临床护理综合能力螺旋上升的良性循环。

2. 护士能力要求

（1）自觉、自律的能力：ICU 是一个全封闭的护理场所，收治的患者多为昏迷、休克、多脏器功能衰竭，应用呼吸机治疗，随时可能发生生命危险的人，其使用的某些药物需要严格控制进入人体的时间、质量。护士如果没有自觉自律的能力，工作就会缺乏主动性、做事就会马虎草率，从而让那些可以通过努力延续下来的宝贵生命流失。相反，护士具备了自觉自律的能力，工作就会认真负责，一丝不苟，严谨查对，在病房内就会多巡视、多观察、多宣教、多倾听、多思考，在执行操作时，就会严格遵守操作规程及规章制度，杜绝各类差错事故的发生，提高护理质量和抢救成功率。

（2）敏锐精细的观察力和应变能力：ICU 患者的病情复杂，瞬息之间患者的病情就可能发生变化。因此，敏锐精细的观察力是 ICU 护士必备的基本技能。敏锐精细的观察力包括：运用仪器设备有计划、有目的地进行监护，准确记录；运用视、听、触、嗅观察患者细微的躯体和心理变化，运用自己所掌握的专业知识和技巧，对病情做出正确判断；主动观察患者的病情变化，及时掌握患者病情的动态变化信息，见微知著，果断地采取护理救助措施，正确地应对突然发生的危重情况，以赢得抢救和治疗的时机，使患者转危为安。ICU 护士的应变能力是 ICU 护士的特殊能力，这受自身文化、学识、技能水平等因素的制约，提高总体素质是提高应变能力的根本途径。

（3）非语言交流能力：ICU 患者因病情重、机体极度衰弱或因气管插管声门失去作用而不能说话，ICU 护士要从患者的面部表情、体态、手势等"体态语言"中理解其情感活动及需要，以便实施各种护理措施，减轻患者痛苦，增强其战胜疾病的信心，调动患者的主观能动性，使其尽快康复。同时也通过护士的非语言性沟通，让患者感受到护士的真诚、友善和鼓励。

（4）情绪自控和调节能力：ICU 护士是护士中较为特殊的群体，其具有更多的应激源和压力源，如环境隔离、拥挤、噪声大、不良刺激多，患者抢救及死亡多，工作量大，待遇偏低等，使 ICU 护士的心理健康水平显著低于普通护士，易罹患身心耗竭综合征、工作疲溃感与焦虑等，因此面临不同心理反应和需求的患者，有时会出现情绪波动。然而，护士任何的面部表情及动作的变化，都会对患者、家属、同行造成直接的感染作用，这就要求 ICU 护士对自己的情绪和态度有良好的自我调控能力，无论工作顺逆，始终具备严谨的工作作风、饱满的工作热情、沉着镇定的工作情绪，以良好的服务态度，以爱心、细心、耐心、同情心来护理患者。

（5）不断主动、有效地获取知识的能力：一个优秀的 ICU 护士需要自己建立 T 型的知识结构，将社会科学（法学、伦理学历史、文学等）和自然科学（数学、情报学、天文学）、心理学等横向知识结构与护理学知识等纵向知识结构有机结合，这就需要 ICU 护士不断学习，钻研业务。不仅能从阅读、听讲中有效地获取知识，还能在工作实践中主动学习，不断更新知识，扩充知识领域，使自己具备一定的基础医学和危重症监护医学理论知识以及娴熟的护理操作技能。

（6）精确的记忆力及坚强的意志力：护理工作的每一项任务都有严格的时间、具体的质量数量及对象要求，需要专业知识，这就要求 ICU 护士能准确记忆每项护理措施的实施对象、时间、用量等信息，准确知道可能会出现什么反应，需要采取什么措施以预防反应等。护理是一项复杂而具体的工作，涉及许多复杂的人际关系，会遇到各方面的问题、困难、委屈挫折或误解,甚至会遇到难以想象的问题,遇到难以处理的人际关系,这些都需要护士有坚强的个人意志力。在遇到困难及挫折时,能应用自己的控制力及意志力,排除干扰,约束自己的言行,始终将患者的生命及健康放在首位,认真做好各项工作。

(7)创新和科研能力:护理科研是推动护理学科发展,提高护理质量的重要手段。护理专业要发展,就必须重视护士科研能力的培养。只有具备科学思维的头脑,具有创新意识,才能在临床实践中洞察事物,发现问题、分析问题和解决问题,从而通过护理科研提高护理质量。ICU 是护理的前沿学科,护理人员在临床护理中运用护理程序会发现许多问题,而解决这些问题就需要进行科学研究,就需要 ICU 护士具有基本的科研素质和解决问题的能力。

第三节　危重症的护理伦理

一、伦理学概述

(一)伦理学的基本概念

伦理学以社会道德为研究对象,它将道德与其他人类活动区别对待,对道德现象加以界定,论证道德的本质、根源、特点、功能以及其发展规律等。伦理学将道德作为唯一的研究对象,从一定的哲学和历史观来理解这一概念并逐渐成为一门独立的学科。

(二)伦理学的基本问题

伦理学的任务是从总体上、联系上去研究道德对象的各个方面。一般认为道德和利益的关系问题是伦理学的基本问题。医学伦理学又是伦理学的一个分支。医学伦理学是运用伦理学的理论、方法研究医学领域中人与人、人与社会、人与自然关系的道德问题的一门学问。

二、护理伦理学概述

(一)护理伦理学的基本概念

护理伦理学是指护士在其职业活动中,正确处理个人与他人、个人与社会关系的行为准则及规范的总和。它作为评价护士的客观标准,影响着护士的心理和意识,构成护士内心独特的个人思想品质、道德信念和道德境界。

(二)护理伦理学的研究对象

护理伦理学以护理道德现象、护理道德关系及其发展规律为研究对象。

1. 护理道德现象·指护理领域中普遍存在的各种道德关系的具体体现,主要包括护理道德的意识现象、规范现象和活动现象三个组成部分。

(1)护理道德意识现象:指护士在处理护理道德关系实践中形成的心理以及护理道德思

想、观念和理论的总和。

(2) 护理道德规范现象：是评价护士行为的道德标准，是判断护理道德活动善恶、荣辱、正义与非正义的行为准则。

(3) 护理道德活动现象：指护士按照一定的伦理理论和善恶观念而采取伦理行为，开展伦理活动的总和。

2. 护理道德关系·指在护理领域中由经济关系决定，按照一定的道德观念形成的人与人、人与社会的护理关系。

(1) 护士与服务对象之间的关系：这种关系是否密切、和谐、协调，直接关系到护理质量的高低和服务对象的健康与否，它是护理伦理学研究的主要内容和核心问题，也是护理工作中首要的、基本的关系。

(2) 护士与其他医务人员之间的关系：在护理工作中，护士与其他医务人员（医师、医技人员、医院行政管理人员、后勤人员）之间联系广泛、紧密，彼此间能否相互信任、尊重、支持和协作，直接影响护理工作的开展，直接关系到医护人员整体力量的发挥和医护工作质量的提高，还影响着能否建立良好的医、护、患关系。因此，这一关系是护理伦理学研究的重要对象。

(3) 护士与社会的关系：护理活动本身是一种社会实践活动。由于护理领域的拓宽，护理工作已走出医院，走向社会，进入社区，护士所要履行的社会义务将越来越多，与社会联系将更为紧密，他们不仅要履行对服务对象健康的责任，还要承担对他人、对社会健康的责任。例如，计划生育、卫生资源的分配、护理改革等问题，如果不考虑国家、社会的公益，就难以确定护士行为的道德性。因此，这一关系也必然成为护理伦理学的研究对象。

(4) 护士与护理科学、医学科学发展之间的关系：护理科学和医学科学的迅速发展以及医学高新技术在临床上的应用，势必会带来许多道德问题，如生与死的选择、生命质量与人的潜力控制、人类行为与生态平衡的调整等都涉及护理行为道德与否的问题，对此护理伦理学应该做出理性分析和合理解释。

3. 护理道德规律·指在护理道德现象之间固有的、内在的、本质的必然联系，如各种护理道德现象之间的内在联系、护理道德的本质问题和护理道德产生、变化、发展的必然规律等，这些问题都应成为护理伦理学的研究对象。

（三）护理伦理学的研究内容

护理伦理学的研究内容有很多，可以概括为四个方面。

1. 护理道德基本理论·包括护理道德的起源、本质和发展规律，护理道德的特点和社会作用，护理道德的理论基础，护理道德与护理学、医学、社会学等的关系。

2. 护理道德规范体系·包括护理道德的基本原则、具体原则、基本规范和基本范畴。护士在不同领域（社区护理、临床护理、临终护理、教学、科研、管理等）、不同护理方式（基础护理、整体护理、自我护理等）、不同学科（内科、外科、妇产科、儿科护理等）的具体道德规范和要求，生命伦理学的特殊护理道德规范和要求等。

3. 护理道德实践活动·包括护理伦理决策、监督、评价、考核、教育和修养等。

4. **护理道德实际难题** · 指护理实践中,因推行新技术或开辟新的领域而产生的难以解决的道德问题,包括在人工生殖技术、基因技术、器官移植、卫生资源分配、安乐死等方面产生的,与传统道德发生尖锐冲突的一些道德问题。

三、护理伦理学在危重症护理中的应用

(一) 危重患者护理的常见问题

1. **护士的爱伤观念不强** · 研究表明,导致护患矛盾的一个重要原因就是护士关爱意识的缺乏。西方著名护理专家认为护理的本质就是关爱,关爱是护理实践的核心。关爱是一种行动、情感或者态度,包括知识、态度、耐心、真诚等。关爱不仅是一种工作任务还是工作情感。作为工作包括病情观察,体现护理专业知识,提供护理服务等;工作情感方面强调护士的职业素养和专业精神。护理是一种情感劳动,护士不付出情感就难以提供优质护理。关爱还是一种道德行为,护理工作也是一种仁术,这种观念体现在护士的每一项护理操作中。护士缺乏对患者的关爱,护理的本质就没有得到体现。患者对护士的冷漠不满,严重时必将引起护患冲突。例如,某急性胰腺炎患者因剧烈腹痛入院,护士对患者的身心痛苦没有一丝关心和同情,冷言冷语,甚至是缺少应有的礼貌,造成患者更加紧张、恐惧和陌生;又如,某车祸外伤的患者,面临截肢的危险,护士面无表情,机械地进行护理操作,患者因此可能没有配合护士的护理操作,护士不仅没有进行心理护理,反而训斥其不配合,患者会认为护士没有关爱之情,护患之间难以建立信任和安全感。而护理工作中难免会出现一些失误,例如,工作中几乎每天都会发生没有做到"一针见血",由于没有做好解释工作,导致护患冲突发生。加之现代诊疗监护技术的广泛应用,使得医护人员过多关注疾病和技术参数而忽视患者的存在,忽视与患者的情感交流和对患者的人性关心,导致护患关系的物化和失人性化。

2. **护士对患者缺乏尊重** · 尊重是人的基本需要,是关怀的首要。所谓尊重,就是作为关怀方的护理工作者对于关怀对象的患者应给予平等的姿态,而非居高临下、妄自施舍,其内容包括尊重患者的人格尊严、尊重患者的生命和生命价值、尊重患者的权利等。例如,护理带教老师在众目睽睽下向学生示范导尿术,但在开展教学前并没有征得患者的同意,边操作边向学生讲解患者私密部位的解剖结构,可能还有异性的学生在场,没有充分保护患者的隐私,不懂得尊重患者,造成患者自尊心受损,引起患者和家属的不满进而引发冲突;又如,一些护士不愿意为传染病患者提供护理,如在护理艾滋病患者的过程中,不该戴手套的护理操作也戴手套,过分小心翼翼,生怕接触到患者,明显表露出嫌弃患者的行为和表情,使患者感到人格尊严受到侵犯;还有一些护士在与患者接触的过程中,不重视仪容、仪表,在交流过程中较少使用敬语,特别是对年长、德高望重的患者,也直呼其名,对患者缺乏应有的尊重和礼貌。尊重是相互的,患者感受到不被尊重,对护士也不会尊重,缺乏尊重的护患之间无法建立和谐的关系。在护理实践过程中,尊重人是一项基本的伦理原则。《赫尔辛基宣言》等国际伦理准则都贯彻了尊重人的原则。护士对患者的尊重主要体现在尊重患者的知情同意权、自主选择权、隐私权,尊重患者的人格和尊严。护士要尊重患者的正当权益,尊重患者是护士要遵守的伦理原则。

3. **护士不以患者利益为重** · 护士单独值班时,有些护士为减轻工作量,不能认真执行医

嘱,例如,医嘱要求每小时测血压一次,护士延长到2小时甚至更长时间测量一次;又如,在执行护理操作的"三查七对"制度时,护士觉得查对麻烦,减少查对的项目或者查对不仔细,缺项漏项,结果导致药物输注错误,给患者带来轻重不一的后果;还有些护士在给患者换药时,不能严格执行无菌操作,造成患者伤口的感染。当前国民素质普遍提高,患者和家属获取医学知识的渠道也很广泛,很容易发现护士的不当行为,发现后必将发生护患冲突。当医院和患者利益发生冲突时,很多护士在实际的护理工作中很难做到把患者利益放在首位。根据护理伦理的要求,护士要把患者的利益放在首位,这是护理工作的起点也是终点,要充分体现护士的人道主义精神。

4. **护理计划制订不当伤害患者** · 例如,对于一位需要长期卧床的患者,护士在制订护理计划时没有把压力性损伤的风险评估到位,制定的护理措施中翻身次数不够,造成压力性损伤的产生,患者受到伤害而引起护患冲突;又如,一位癌症晚期患者,护士没有充分评估患者的心理状态,在患者出现自杀倾向时,也没有及时制订心理护理措施进行心理疏导和与家属沟通,更没有制订专人护理的措施,患者跳楼自杀,导致严重后果。护士是与患者接触最多的医务人员,要根据患者健康评估的结果,制订护理计划,选择合适的护理方案,选择患者受益最大、风险最小的护理措施,及时评价并调整护理措施,做到伤害最小化。伤害最小化是指在诊治和护理过程中尽量避免对患者身体和心理的伤害,包括疼痛、并发症、损伤、能力丧失、精神痛苦、经济损失和歧视等。护士要有风险评估意识,实现伤害最小化,对可预见的风险进行干预,减少风险。如果护士不能做到伤害最小化,做事不谨慎、不负责,一个细微的伤害就可能导致患者遭受损伤,甚至是失去生命。

5. **护士对待患者不公平、不公正** · 我国的医疗资源配置不均衡,在大型医疗机构看病难普遍存在,不仅挂号、交费、检查等处处排队,也会出现排很长时间队也挂不上号的现象,患者、家属难免会出现急躁情绪。这种情况下,在分诊护士需要同时安排多名患者就诊时,如果没有做到程序公正、机会平等,没有优先安排那些危重的、紧急患者首先就诊,或者是安排熟人插队优先就诊,就会耽误其他患者的就诊并极易发生护患冲突。要求护士对待不同社会地位和经济条件的患者都要非常热心、耐心、尊重。避免不同人不同对待,否则就违反了公正原则而产生护患冲突。公正是护理专业的基本道德要求。在护理伦理守则中公正也是一个重要内容。

(二)改善护理伦理缺失,减少护患冲突的措施

1. **加强护理人员伦理素养** · 护理人员伦理素养的养成既需要潜移默化的熏陶,又需要护理教育者加强对护生的护理伦理学知识传授。有效的护理伦理教育可以帮助护生提高护理伦理的理论素养,坚定成为一名护理工作者的信念,还可以提高解决实际护理伦理问题的能力,培养良好的护理职业行为。因此,护理教育者要做到理论和实践教学并重,提高学校对护理伦理课程的重视程度,加强对护理伦理教师的培养,提高教学水平。医院要强化在护理工作中护士对伦理问题的认识的培训,特别是对实习护生和新护士的培训力度要加强。要经常邀请年资高、经验丰富、护理伦理决策能力强的护士为低年资护士进行加强护理伦理素养的专项培训。加强护士的继续教育力度和深度,整体提高护士的伦理道德水平和专业素养。

2. **严格遵守护理伦理准则** · 伦理问题贯穿于护理工作中的各个环节,从在校阶段就应要

求护生熟知护理伦理准则内容,明白准则的意义和内涵。医疗机构要严格要求护士遵守护理伦理准则,进而有助于护士形成独立的伦理判断能力,识别道德困境,找出摆脱伦理困境的办法,培养护理伦理决策能力。认识护理的本质、应用护理伦理准则,有利于构建良好的护患关系,弥补护理伦理的缺失。

3. 增加护理伦理查房频率・护理伦理查房是发现护士护理伦理缺失情况的重要途径和改善方法,是护士充分认识护理伦理重要性的有效手段。有研究表明,护理伦理查房提高了护理工作质量,使护士在语言、态度、服务上给予患者更多的体贴和关爱,在尊重患者的同时,也赢得了患者的信赖和尊重,患者对护士的满意度明显提高。同时在护理查房中,护理人员也明白了在护理工作中护理伦理是改善护患关系的重要环节。因此,在护理学校(院)期间校方应进行模拟的护理伦理查房教学,在临床护理工作中,多开展护理伦理查房活动,这是改善护理伦理缺失的有效手段。

4. 将伦理道德纳入护理考核标准・医院和护理学院(校)在制订护理操作考核标准时,要把护理人员的仪态举止、表情语态、患者的评价、操作中体现对患者的关怀和尊重等纳入考核标准,注重护士沟通能力的考核,把伦理道德纳入护理操作流程和考评标准,强调护士在护理操作中全程做到人文关怀,设有量化考核指标,让护理人员能够足够重视护理伦理并内化于心。

参考文献

［1］陈瑞珍,吴慧垒. 开展护理伦理查房对促进护理工作的效果调查［J］.国际护理学杂志,2009,28(5)：601－603.

［2］丁小红. 护理伦理缺失及改进小议［J］.医学与哲学,2016,37(10A)：42－51.

［3］郭书芹,张海燕,林秀芝. "学案导学"在外科护理教学中的应用研究［J］.中华管理杂志,2014,14(4)：261－262.

［4］郭晓东,彭碧波,杨贵荣,等. 重症医学的起源、发展及展望［J］.中华灾害救援医学,2015,31(6)：16－19.

［5］焦文芬. 急危重症患者心理护理［J］.母婴世界,2016,000(009)：160－161.

［6］潘玲玲,赵爱平,郑微艳,等. 应用高级模拟人开展危重症护理教学的方案［J］.解放军护理杂志,2015,32(6)：15－19

［7］史宝欣. 多元文化与护理［M］.北京：高等教育出版社,2010,17.

［8］吴溢涛,潘文彦,蔡诗凝. 体外生命支持专科护理发展现状及展望［J］.解放军护理杂志,2017,34(23)：51－54.

［9］杨明珠. 危重症护理学的现状与发展进展［J］.上海护理,2011,11(5)：59－64.

［10］张新庆. 护理伦理学：理论构建与应用［M］.北京：学苑出版社,2014：212－214.

第二章　ICU 的设置与质量管理

第一节　ICU 基本设置与要求

ICU 是对医院各个科室的危重症患者进行集中救治与护理的场所,使危重症患者在 ICU 度过最危险的时期。由于 ICU 有其特殊性,根据管理学和护理学的综合特点,对 ICU 进行科学合理的设置与管理就显得尤为重要。ICU 应设置方便患者转运、检查和治疗的区域并考虑以下因素:接近主要服务对象病区、手术室、影像学科、化验室和血库等,在横向无法实现"接近"时,应该考虑上下楼层的纵向"接近"。

一、病室的设置

(一) 床位

在国内,三级综合医院 ICU 服务病床数占医院病床总数的 2%~8% 为宜,可根据实际需要适当增加。从医疗运作的角度考虑,每个 ICU 管理单元以 8~12 张床位为宜。ICU 床位使用率以 75% 为宜,当全年床位平均使用率超过 85% 时,应适度扩大规模。ICU 每天至少应保留 1 张空床以备应急使用,每个床单元的使用面积不小于 15 m²,床间距大于 1 m。每个 ICU 应最少配备一个单间病房,单间病房的使用面积不小于 18 m²,用于收治隔离患者。

(二) 手卫生设施

安装足够的洗手设备,单间每床 1 套,开放式病房至少每 2 床 1 套,每套设施至少包括非手接触式洗手池、洗手液和擦手纸。每床床旁放置快速手部消毒装置 1 套。

(三) 通风与采光设施

具备良好的通风、采光条件,病室空气调节系统能独立控制,室温控制在 (24±1.5)℃,湿度控制在 55%~65%。有条件的 ICU 最好装配气流方向从上到下的空气净化系统,每个单间的空气调节系统应该独立控制。

(四) 病房设计

应该提供使医护人员能够便利观察的条件和在必要时尽快接触患者的通道。建筑装饰必须遵循不产尘、不积尘、耐腐蚀、防潮防霉、防静电、容易清洁和符合防火要求的总原则。

（五）噪声控制设施

在不影响正常工作的情况下，应尽可能将患者的呼叫信号、监护仪器的报警、电话铃声、打印机等仪器发出的声音减少到最小的水平。根据国际噪音协会的建议，ICU 白天的噪音最好不要超过 45 dB，傍晚不要超过 40 dB，夜晚不要超过 20 dB。地面覆盖物、墙壁和天花板应该尽量采用高级吸音的建筑材料。

二、仪器设备设置

（一）必备设备

1. 病床·配备适合的病床，最好是电动床，每床配备防压力性损伤床垫。

2. 设备带·每床配备完善的功能设备带或功能架，提供电、氧气、压缩空气和负压吸引等功能支持。每床装配 12 个以上电源插座，2 个以上氧气接口，2 个压缩空气接口和 2 个以上负压吸引接口。医疗用电和生活照明用电线路分开，每床的电源应该是由独立的反馈电路供应。ICU 应有备用的不间断电力系统（uninterruptible power system，UPS）和漏电保护装置，每个电路插座都应在主面板上有独立的电路短路器。

3. 监护系统·床旁监护是每床必备的设施，能够持续动态监测并记录患者生命体征，具备监测有创动脉血压（arterial blood pressure，ABP）、脉搏指示连续心排血量（pulse-indicator continuous cardiac output，PICCO）、中心静脉压（central venous pressure，CVP）等功能，为了便于患者的安全转运，每个 ICU 应至少配备 1 台便携式心电监护仪。

4. 呼吸机·三级综合医院的 ICU 原则上每床应配备 1 台呼吸机，二级综合医院的 ICU 可根据实际需要配备适当数量的呼吸机，每床配备简易人工气囊。为便于安全转运患者，每个 ICU 至少应有 1 台便携式呼吸机。

5. 每床均应配备一定数量的泵·包括输液泵、微量注射泵及肠内营养输注泵，其中微量注射泵原则上每床应配备 4 台以上。

6. 其他必配设备·血气分析仪、除颤仪、心电图机、心肺复苏抢救车（抢救车上备有喉镜、气管插管、急救药品以及其他抢救用具等）、纤维支气管镜、升降温设备等。三级医院必须配置血液净化装置、血流动力学与氧代谢监测设备。

7. 信息管理系统·ICU 应配备完善的通信系统、网络与临床信息管理系统、广播系统。

8. 辅助检查设备·医院或 ICU 必须有足够的设备，随时能在 ICU 为患者提供床旁超声、X 线、生化和细菌学等检查。

（二）选配设备

除上述必配设备以外，有条件的医院根据需要可选配以下设备，包括简易生化仪和乳酸分析仪、闭路电视探视系统、输液输血加温设备、脑电双频指数（bispectral index，BIS）监护仪、呼气末二氧化碳与代谢等监测设备、体外膜氧合、床边脑电图和颅内压（ICP）监测设备、主动脉内球囊反搏和左心辅助循环装置、抗血栓泵、胸部震荡排痰装置等。

三、辅助用房设置

ICU 的基本辅助用房包括医师办公室、主任办公室、工作人员休息室、中央工作站、治疗室、配药室、仪器室、更衣室、清洁室、污废物处理室、值班室、盥洗室等。有条件的 ICU 可配置其他辅助用房,包括示教室、家属接待室、实验室、营养准备室等(辅助用房面积与病房面积之比应达到 1.5∶1 以上)。ICU 的整体布局应该使放置病床的医疗区域、医疗辅助用房区域、污物处理区域和医务人员生活辅助用房区域等有相对的独立性,以减少彼此之间的互相干扰并有利于感染的控制。

第二节　ICU 患者收治范围

一、收治原则

ICU 患者的收治既要保证让有救治价值的患者得到救治,同时又要避免浪费 ICU 资源,一般遵循以下原则:①急性、可逆、已经危及生命的器官或者系统功能衰竭,经过严密监护和加强治疗,短期内可能得到恢复的患者。②存在各种高危因素或有潜在生命危险,经过严密地监护和有效治疗,可能减少死亡风险的患者。③在慢性器官或者系统功能不全的基础上,出现急性加重及危及生命,经过严密监护和治疗,可能恢复到原来或接近原来状态的患者。④其他适合在 ICU 进行监护和治疗的患者。慢性消耗性疾病及肿瘤的终末状态、不可逆性疾病和不能从加强监测治疗中获得益处的患者,一般不是 ICU 的收治范围。

二、收治对象

ICU 收治范围包括临床各科的危重症患者,主要包括:①创伤、休克、感染等引起的多器官功能障碍综合征(MODS)。②心肺脑复苏术后需要对其功能进行较长时间支持者。③严重的多发伤、复合伤。④物理、化学因素导致危重病症,如中毒、溺水、触电、蛇虫咬伤和中暑患者。⑤有严重并发症的心肌梗死、严重的心律失常、急性心力衰竭、不稳定型心绞痛患者。⑥各种术后的危重症患者或者年龄较大,术后有可能发生意外的高危患者。⑦严重水、电解质、渗透压和酸碱失衡患者。⑧严重的代谢障碍性疾病,如甲状腺、肾上腺和垂体等内分泌危象患者。⑨各种原因大出血、昏迷、抽搐、呼吸衰竭等各系统器官功能不全需要支持者。⑩脏器移植术后及其他需要加强护理者。

三、转出指征

ICU 患者经过严密监测、治疗和护理,达到以下条件时可以转出 ICU:①急性器官或系统功能衰竭已基本纠正,需要其他专科进一步诊断治疗。②病情转入慢性状态。③患者不能从继续加强监护治疗中获益。

第三节　ICU 工作人员配置

危重症患者的病情危重且复杂多变,故 ICU 必须配备足够数量、受过专门训练、掌握重症医学的基本概念、基础知识以及基础操作技术和具备独立工作能力的医护人员。医师人数与床位数之比应为 0.8：1 以上,护士人数与床位数之比应为(2.5~3)：1 以上。可以根据需要配备适当数量的医疗辅助人员,如呼吸治疗师、营养治疗师及外勤人员等,有条件的医院还可配备相关的设备技术与维修人员。

一、ICU 医师的基本要求

ICU 中应该配备一定数量的骨干医师,其中危重症医学的专科医师应该占 60% 以上,其他医师可以是轮科医师或是进修医师。轮科医师应该是高年资的住院医师和主治医师,轮科或进修医师的轮转周期不宜少于半年,至少 3 个月以上。ICU 医师必须具备独立处理危重症患者的能力。重症医学科至少应配备一名具有副高以上专业技术职务任职资格的医师担任主任,全面负责医疗护理工作和质量建设。

(1) 经过严格的专业理论和技术培训并考核合格。

(2) 掌握危重症患者重要器官、系统功能监测和支持的理论与技能,要对以下脏器功能及生命的异常信息具有足够的快速反应能力,如休克、呼吸功能衰竭、心功能不全、严重心律失常、急性肾功能不全、中枢神经系统功能障碍、严重肝功能障碍、胃肠功能障碍与消化道大出血、急性凝血功能障碍、严重内分泌与代谢紊乱、水、电解质与酸碱平衡紊乱、肠内与肠外营养支持、镇静与镇痛、严重感染、MODS、免疫功能紊乱。掌握复苏和疾病危重程度的评估方法。

(3) 除掌握临床科室常用诊疗技术外,应具备独立完成以下监测与支持技术的能力,如心肺复苏术、ICP 监测技术、人工气道建立与管理、机械通气技术、深静脉及动脉置管技术、血流动力学监测技术、持续血液净化、纤维支气管镜等技术。

二、ICU 护士的基本要求

在 ICU 的工作中,护理工作在 ICU 日常医疗工作中占很大的比重,因此,ICU 必须有足够数量的护理人员,护士与床位之比应为(2.5~3)：1 以上,根据收治床位数量和收治病种的不同,调整 ICU 护理人员值班的人数。ICU 护理人员必须经过危重症医学相关知识技术的培训,掌握危重症医学的基础知识和基本操作技术,具备独立工作能力。ICU 护士长应当具有中级以上专业技术职务任职资格,在危重症监护领域工作 3 年以上,具备一定的管理能力。

(1) 经过严格的专业理论和技术培训并考核合格。

(2) 掌握重症监护的专业技术：输液泵的临床应用和护理,外科各类导管的护理,给氧治疗、气道管理和人工呼吸机监护技术,循环系统血流动力学监测,心电监测及除颤技术,血液净化技术,水、电解质及酸碱平衡监测技术,胸部物理治疗技术,危重症患者营养支持技术,危重症患者抢救配合技术等。

(3)除掌握危重症监护的专业技术外,应具备以下能力:各系统疾病危重症患者的护理、危重症医学科的医院感染预防与控制、危重症患者的疼痛管理、危重症监护患者的心理护理等。

第四节 ICU 护理风险管理

一、组织领导

ICU 实行院长领导下的科主任负责制,科主任负责科内的全面工作,定期查房、组织会诊和主持抢救任务。ICU 实行独立与开放相结合的原则,所谓独立,就是 ICU 应有自己的队伍,应设有一整套强化治疗手段,没有独立就体现不出 ICU 的特色。所谓开放,就是更多地听取专科医师的意见,把更多的原发病处理如外伤换药留给专科医师解决。医师的配备采取固定与轮转相结合的形式。护士长负责 ICU 护理管理工作,包括安排护理人员工作、检查护理质量、监督医嘱执行情况及护理文书书写等情况。护士是 ICU 的主体,承担着监测、治疗、护理和抢救等任务,能进行 24 小时观察和最直接得到患者第一手临床资料的只有护士,因此 ICU 护士应训练有素,熟练掌握各种抢救技术,与医师密切配合,做到医护"一体化",提高医疗护理质量。

二、管理制度

制度化管理是 ICU 医疗护理质量得以保证的关键,为了保证工作质量和提高工作效率,除执行政府和各级卫生管理部门制定的各种法律法规、医疗核心制度外,还需建立健全以下各项规章制度,包括医疗、护理质量控制制度,各种危重疾病监护常规,临床诊疗及医疗、护理操作常规,患者转入、转出 ICU 制度,抗生素使用制度,血液与血液制品使用制度,抢救设备操作、管理制度,基数药品、毒麻药品和贵重、特殊药品等管理制度,院内感染预防和控制制度,医疗、护理不良事件防范与报告制度,医患沟通制度,突发事件的应急预案和人员紧急召集制度,医护人员教学、培训和考核制度,探视制度,临床医疗、护理科研开展与管理制度等。

三、护理质量管理制度

护士有明确的岗位职责和工作标准。管床护士应详细记录各项治疗以及护理操作情况,包括疗效观察、药物用量与用法、患者病情变化等。由护理组长根据质量和安全指标对本组护理质量进行检查并详细记录。各组组长要重点观察高危患者,观察护士护理操作,避免发生疏忽,合理安排本组的护理工作,护理中存在的问题与护理效果需要详细记录。医院应加强 ICU 医疗质量的管理与评价,医疗、护理、医院感染等管理部门应履行日常监管职能。严格落实三级质量控制措施,及时反馈工作中存在的问题,促进持续质量改进。

四、风险管理制度

强化护理人员风险意识教育,提高护理人员识别以及评估护理风险的能力。通过失效模式对护理流程各环节中潜在的风险因素予以分析,如高危药品注射、输血、给药环节以及特殊管道护理等各类高危操作技术。针对其中容易出现护理风险的环节予以全面分析,制订针对性防范策略。

五、建立护理不良事件报告制度以及激励制度

实行非惩罚性护理不良事件报告制度,针对护理管理工作过程中出现的各类不良事件予以分析,查明原因,查漏补缺,及时纠正工作流程以及工作中凸显的缺点及风险,强化护理团队整体风险意识。此外,还应建立激励机制,营造严谨、和谐的工作氛围。每年评选优秀带教和优秀护士,给予一定的精神和物质嘉奖。培养护理工作人员的团结协作能力,相互监督,互相弥补,有效弥补工作漏洞,提高护理工作质量。

六、培训考核制度

坚持"严格要求、严密组织、严谨态度",强化"基础理论、基本知识、基本技能"的培训与考核。以 ICU 核心能力培训计划为参照,积极开展个体化培训。定期组织查房、技能考核以及操作示范活动,开拓护理人员视野,以提高其专业素养和实操技能。对于轮科护士以及新入职人员,由于其缺乏病情观察能力、对 ICU 环境较为陌生、护理经验不足、尚无法熟练操作仪器,因而易出现护理缺陷,所以应进行有针对性的重点培训。

七、物品使用制度

重症医学科的药品和一次性医用耗材的管理和使用应当有规范、有记录。仪器和设备必须保持随时启用状态,定期进行质量控制,由专人负责维护和消毒,抢救物品有固定的存放地点。

第五节　ICU 医院感染的管理与控制

ICU 是一个集中救治危重症患者的特殊场所。由于大多数患者病情危重、频繁接受侵入性诊疗操作、免疫功能受损等原因,因而 ICU 内发生医院感染的危险性远高于其他普通病房。

有资料表明,我国 ICU 的床位仅占医院总床位数的 5%,但 ICU 患者医院感染的发病率为 10%～40%,而其他住院患者总体医院感染的发病率仅为 3.92%～10%。ICU 患者不仅医院感染的发病率较高,发生医院感染患者的病死率也高达 10%～20%,显著高于无医院感染者。ICU 获得性医院感染主要包括呼吸机相关性肺炎(ventilator associated pneumonia,VAP)、导管相关性血流感染(catheter-related bloodstream infection,CRBSI)和导尿管相关性尿路感染(catheter-associated urinary tract infection,CAUTI),导致患者的住院时间延长,医疗费用增加,死亡率也相应增加。同时,大量使用广谱抗菌药物,消毒隔离措施存在诸多薄弱环节,多重耐药菌(multidrug resistent organisms,MDRO)的暴发和流行也严重影响 ICU 患者的医疗安全和抢救成功率。因此,如何科学、有效地预防和控制 ICU 获得性医院感染,已显得越来越重要。

一、医院感染定义及诊断标准

根据 1991 年美国疾病控制中心提出的定义,医院感染(又称医院获得性感染)是患者在住院期间获得的感染,但不包括入院前已开始或者入院时已处于潜伏期的感染。临床上常常把入院 48 小时后发生的感染称为医院感染,包括在住院期间发生的感染和在医院内获得出院后发生的感染。医院工作人员和医院访客在医院内获得的感染也属医院感染。

医院感染分为内源性感染和外源性感染。内源性感染又称自身感染,是指各种原因引起的、使患者遭受自身固有病原体的侵袭而发生的感染。病原体通常为寄居在患者体内的正常菌群,通常是不致病的,但当个体的免疫功能受损、健康状况不佳或抵抗力下降时则会成为条件致病菌而发生感染。外源性感染又称交叉感染,是指各种原因引起的患者遭受非自身固有的病原体的侵袭而发生的感染。病原体来自患者身体以外的个体、环境等,包括从个体到个体的直接传播和通过物品、环境而引起的间接感染。

二、ICU 医院感染的管理

ICU 整体布局应以洁污分开为原则,医疗区域、医疗辅助用房区域、污物处理区域等应相对独立。床单元使用面积应不小于 15 m²,床间距应大于 1 m。ICU 内应至少配备 1 个单间病室(房),使用面积应不小于 18 m²。应具备良好的通风、采光条件。医疗区域内的温度应维持在 (24±1.5)℃,相对湿度应维持在 30%～60%。装饰应遵循不产尘、不积尘、耐腐蚀、防潮防霉、防静电、容易清洁和消毒的原则。不应在室内摆放干花、鲜花或盆栽植物。

ICU 环境与设施的消毒要求如下。

(一) 物体表面清洁与消毒要求

物体表面应保持清洁,被患者血液、体液、排泄物、分泌物等污染时应随时清洁并消毒。医疗区域的物体表面应每天清洁消毒 1～2 次,达到中水平消毒。计算机键盘宜用键盘保护膜覆盖,表面每天清洁消毒 1～2 次。一般性诊疗器械(如听诊器、叩诊锤、手电筒、软尺等)宜专床专用,如交叉使用应一用一消毒。普通患者持续使用的医疗设备(如监护仪、输液泵、氧气流量表等)表面,应每天清洁消毒 1～2 次。普通患者交叉使用的医疗设备(如超声诊断仪、除颤仪、心电图机等）表面，直接接触患者的部分应每位患者使用后立即清洁消毒，不直接接触患者的部分应每周清洁消毒 1～2 次。MDRO 感染或定植患者使用的医疗器械、设备应专人专用或一用一消毒。

（二）地面消毒

地面应每天清洁消毒 1～2 次。

（三）空气净化系统的消毒

空气净化系统出、回风口应每周清洁消毒 1～2 次。

（四）呼吸机及附属物品的消毒

呼吸机外壳及面板应每天清洁消毒 1～2 次。呼吸机外部管路及配件应一人一用一消毒或灭菌，长期使用者应每周更换。呼吸机内部管路的消毒按照厂家说明书进行。

（五）床单元的清洁与消毒要求

床栏、床旁桌、床头柜等应每天清洁消毒 1～2 次，达到中水平消毒。床单、被罩、枕套、床间隔帘应保持清洁，定期更换，如有血液、体液或排泄物等污染，应随时更换。枕芯、被褥等使用时应保持清洁，防止体液浸湿污染，定期更换，如有血液、体液或排泄物等污染，应随时更换。

（六）便器的清洗与消毒要求

便盆及尿壶应专人专用，每天清洗、消毒。腹泻患者的便盆应一用一消毒。有条件的医院宜使用专用的便盆清洗消毒机来进行处理，一用一消毒。

（七）空气消毒方法与要求

ICU 空气应达到《医院消毒卫生标准》的要求。空气消毒可采用以下方法之一并符合相应的技术要求：①医疗区域定时开窗通风。安装具备空气净化消毒装置的中央空调通风系统。②空气洁净技术：应做好空气洁净设备的维护与监测，保持洁净设备的有效性。③空气消毒器：应符合《消毒管理办法》的要求，使用者应按照产品说明书正确使用并定期维护，保证空气消毒器的消毒效果。④紫外线灯照射消毒：应遵循《医疗机构消毒技术规范》（WS/T 367）的规定。⑤能够使空气达到卫生标准要求值的合法有效的其他空气消毒产品。

ICU 应配备足够数量、受过专门训练并具备独立工作能力的专业医务人员。ICU 专业医务人员应掌握重症医学的基本理论、基础知识和基本操作技术，掌握医院感染预防与控制知识和技能。护士人数与实际床位数之比应不低于 3∶1。护理 MDRO 感染或定植患者时，宜分组进行，人员相对固定。患有呼吸道感染、腹泻等感染性疾病的医务人员，应避免直接接触患者。

医务人员应采取标准预防，防护措施应符合《医院隔离技术规范》（WS/T 311）的要求。ICU 应配备足量的、方便取用的个人防护用品，如医用口罩、帽子、手套、护目镜、防护面罩、隔离衣等。医务人员应掌握防护用品的正确使用方法，应保持工作服的清洁。进入 ICU 可不更换鞋，必要时可穿鞋套或更换专用鞋。乙肝表面抗体阴性者，上岗前宜注射乙肝疫苗。

科主任、护士长与兼职感控人员等组成的 ICU 医院感染管理小组，全面负责本科室医院感染管理的各项工作,监督本科室人员对各项医院感染管理规章制度的执行情况,发现问题及时整改,从而保证科室内部医院感染防控工作有组织的开展,为医院感染防控提供组织保障。医院感染管理兼职人员可随时对科室医院感染防控措施的执行情况起到提醒和监督作用,保障医院感染防控措施的有效落实。管理小组应定期研究 ICU 医院感染预防与控制工作存在的问题和改进方案,以使医院感染防控工作得到持续改进。

医院感染管理专职人员应根据 ICU 医院感染的特点建立人员岗位培训和继续教育制度,所有工作人员,包括医师、护士、进修人员、实习学生、保洁人员等,应接受医院感染预防与控制相关知识和技能的培训。抗菌药物的应用和管理应遵循国家相关法规、文件及指导原则。医疗废物的处置应遵循《医疗废物管理条例》、《医疗卫生机构医疗废物管理办法》和《医疗废物分类目录》的有关规定。医务人员应向患者家属宣讲医院感染预防和控制的相关规定。

三、ICU 医院感染监测与控制重点

ICU 常规监测患者医院感染的发病率、感染部位构成比、病原微生物等,应做好医院感染监测相关信息的记录,监测内容与方法应遵循《医院感染监测规范》(WS/T 312)的要求。ICU 应开展目标性监测,包括呼吸机相关性肺炎、血管导管相关血流感染、导尿管相关尿路感染、多重耐药菌监测,对于疑似感染患者应采集相应标本做微生物检验和药敏试验。早期识别医院感染的暴发,实施有效的干预措施。

(一) CRBSI

CRBSI 指留置血管内装置的患者出现菌血症,经外周静脉抽取的血液培养中至少 1 次结果阳性,同时伴有感染的临床表现,除导管外无其他明确的血行感染源。多个国际机构分别发布了导管相关性血流感染的预防、诊断与治疗指南。2017 年我国颁发的《中华人民共和国卫生行业标准 WS/T 509 - 2016 重症监护病房医院感染预防与控制规范》提出与中央导管相关的导管相关性血流感染的预防和控制措施:应严格掌握中央导管留置指征,每日评估留置导管的必要性,尽早拔除导管。操作时应严格遵守无菌技术操作规程,采取最大无菌屏障。宜使用有效含量≥2 g/L 的氯己定-乙醇(70%体积分数)溶液,局部擦拭 2～3 遍进行皮肤消毒,作用时间遵循产品的使用说明。应根据患者病情尽可能使用腔数较少的导管,置管部位不宜选择股静脉。应保持穿刺点干燥,密切观察穿刺部位有无感染征象。在无感染征象时,不宜常规更换导管,不宜定期对穿刺点涂抹送微生物检测。当怀疑中央导管相关性血流感染时,如无禁忌,应立即拔管,导管尖端送微生物检测,同时送静脉血进行微生物检测。

(二) VAP

VAP 是指机械通气启动大于 24 小时后发生的感染性肺炎,包括停呼吸机和拔除气管插管后 48 小时内发生的肺炎;机械通气最初 4 天内发生的肺炎为早发性 VAP,大于 5 天者为晚发性 VAP。美国医院感染监控系统(National Nosocomial Infections Surveillance System,NNIS)对 VAP 的定义进行了严格限定,即患者必须是经过气管切开或气管插管而接受支持或控制呼吸。2017 年我国颁发的《中华人民共和国卫生行业标准 WS/T 509 - 2016 重症监护

病房医院感染预防与控制规范》提出 VAP 的预防和控制措施：应每天评估呼吸机及气管插管的必要性，尽早脱机或拔管。若无禁忌证应将患者头胸部抬高 30°~45°，应协助患者翻身拍背及震动排痰。应使用有消毒作用的口腔含漱液进行口腔护理，每 6~8 小时进行 1 次。在进行与气道相关的操作时应严格遵守无菌技术操作规程。宜选择经口气管插管。应保持气管切开部位的清洁、干燥。宜使用气囊上方带侧腔的气管插管，及时清除声门下分泌物。气囊放气或拔出气管插管前，应确认气囊上方的分泌物已被清除。呼吸机管路湿化液应使用无菌水。呼吸机内外管路应按上述呼吸机及附属物品的消毒方法做好清洁消毒。应每天评估镇静药使用的必要性，尽早停用。合理使用抗菌药物，不要局部使用抗生素药物，不要常规使用系统性抗生素药物预防肺炎。对估计需要较长时间使用呼吸机并系肺炎球菌易感患者，如老年人、慢性肺心病患者、糖尿病患者、免疫抑制者，可采用肺炎球菌酯多糖疫苗预防感染。

（三）CAUTI

CAUTI 是发生医源性感染最常见的原因，约占医院感染的 40%。留置导尿的持续时间是发生导尿相关菌尿的最重要的危险因素。医源性尿路感染的一个重要特点是医院获得性耐药菌株的感染，耐药菌株往往出现在 ICU 中长期留置尿管的患者中，感染致病菌多半是多种细菌的混合感染。导尿管相关性尿路感染的预防和控制措施：应严格掌握留置导尿指征，每日评估留置导尿管的必要性，尽早拔除导尿管。操作时应严格遵守无菌技术操作规程。置管时间大于 3 天者，宜持续夹闭，定时开放。应保持尿液引流系统的密闭性，不应常规进行膀胱冲洗。应做好导尿管的日常维护，防止滑脱，保持尿道口及会阴部清洁。应保持集尿袋低于膀胱水平，防止反流。长期留置导尿管宜定期更换，普通导尿管 7~10 天更换，特殊类型导尿管按说明书更换。更换导尿管时应将集尿袋同时更换。采集尿标本做微生物检测时，应在导尿管侧面以无菌操作方法针刺抽取尿液，因其他目的而采集尿标本时应从集尿袋开口采集。

（四）MDRO

MDRO 指对临床使用的三类或三类以上不同抗菌药物同时呈现耐药的细菌。常见的 MDRO 有：耐甲氧西林金黄色葡萄球菌（methicillin resistant staphylococcus aureus，MRSA）、万古霉素耐药肠球菌（vancomycin-resistant enterococcus，VRE）、超广谱 β-内酰胺酶（extended spectrnm β-lactamse，ESBL）肠杆菌科细菌、耐碳青霉烯类抗菌药物的肠杆菌科细菌（如产 I 型新德里金属 β-内酰胺酶或产 KPC 型碳青霉烯酶的肠杆菌科细菌）、耐碳青霉烯类抗菌药物鲍曼不动杆菌、多重耐药/泛耐药铜绿假单胞菌（multidrug resistant/polydrug resistant-pseudomonas aeruginosa，MDR/PDR-PA）等。MDRO 的预防和控制措施：严格执行手卫生制度，配备充足的洗手设施和速干手消毒剂，提高医务人员手卫生依从性。提高手卫生依从性的措施包括手卫生宣教以减少传播，医护人员于接触患者前后使用含乙醇洗手液进行消毒清洁。当手部被患者体液或分泌物污染后，应使用流动水进行清洁。病房中应进行手卫生依从性的监督，通过反馈等方法进行改进。ICU 中的所有 MDRO 定植或感染患者均应进行接触隔离，最好是单间隔离，同种同源的耐药菌可以置于同一房间。应定期、有效地进行患者筛查，以最大程度保证接触隔离的效果。不宜将 MDRO 感染或者定植患者与留置各种管道、有开放伤口或者免疫功能低下的患者安置在同一房间。隔离病房、医疗护理病历和床头卡悬挂或张贴蓝色接触隔离标志。限制与 MDRO 感染者或定植者接触的人员数量。对患者实施诊疗护理操作时,应当将高度疑似或确诊 MDRO 感染患者或定植患者安排在最后进行。做好 MDRO 感染或定植患者诊疗护理时的职业安全防护:戴清洁手套;与患者或其周围环境(包括家具、床栏杆等)有大面积接触,或接触患者伤口、溃烂面、黏膜、血液、体液、引流液、分泌物、排泄物时,穿隔离衣;在进行可能产生气溶胶的操作(如吸痰或雾化治疗等)时,戴标准外科口罩和防护眼镜或一次性面屏;完成诊疗护理操作后,及时脱去手套和隔离衣,放至双层黄色垃圾袋中,并洗手。解除隔离:临床症状好转或治愈可解除隔离,VRE、泛耐药细菌的患者需 2 次标本送检(间隔时间大于 24 小时)阴性,方可解除隔离。

四、新型冠状病毒肺炎感染防控重点

新型冠状病毒肺炎的病原体为 2019 新型冠状病毒(2019 - Novel coronavirus, 2019 - nCoV),系 β 冠状病毒属,具有极强的传染性与致病性,人群普遍易感。研究表明,有明显临床症状的 2019 - nCoV 感染者是新冠肺炎的主要传染源之一,而无症状感染者与潜伏期患者亦具有相似的传染性。疑似/确诊新型冠状病毒肺炎患者应入住隔离病房,有条件的应入住负压病房。

(一) 工作人员管理

进入隔离区域前需做好二级防护,疑似/确诊患者可能发生呼吸道分泌物、体(血)液喷射或飞溅时需做三级防护,在二级防护的基础上戴防护面屏。对穿脱个人防护用品必须进行严格培训和考核,合格后才能进入。工作人员实行小组制模式,组内人员分时段进入隔离区域(污染区),建议每次在隔离区域的时间一般不超过 4 小时。减少工作人员进出隔离病房的频率,集中安排治疗、检查、消毒等工作。下班前进行个人卫生处置,注意呼吸道与黏膜的防护。对于隔离区域的一线工作人员(医护、医技、物业后勤)统一安排隔离住宿,不得自行外出,提供营养膳食,增强医务人员免疫力,为所有上岗的工作人员建立健康档案,一线工作人员主动开展健康监测,包括监测体温和呼吸系统症状等,联合专家协助解决各种心理、生理问题。如出现发热等不适,应立即进行单独隔离和新冠病毒核酸检测。隔离区域的一线工作人员结束隔离区工作后,应进行新冠病毒核酸检测,为阴性后需定点集中隔离 14 天方可解除医学观察。

(二) 隔离病区环境消毒

地面、墙壁每日 3 次用 1 000 mg/L 含氯消毒液拖地、喷洒或擦拭消毒,消毒作用时间不少于 30 分钟,有污染时随时消毒。有肉眼可见污染物时,应先完全清除污染物,再按血液、体液等溢出处理。物体表面每日 3 次用 1 000 mg/L 含氯消毒液或含氯消毒湿巾擦拭,擦拭时应按从洁到污的原则,先擦接触较少的物体表面,再擦拭经常接触的物体表面,擦完 1 个物体表面更换 1 块湿巾,消毒作用 30 分钟后清水擦拭干净,有污染时随时消毒。有肉眼可见污染物时,应先完全清除污染物,再按血液体液等溢出处理。空气消毒:等离子空气消毒机可以在有人的环境下使用,持续运行进行空气消毒。若无等离子空气消毒机,则可以使用紫外线灯消毒,每日 3 次,每次照射时间 1 小时。可复用医疗器械预处理:无明显污染物时先用 1 000 mg/L

含氯消毒液作用至少 30 分钟,有明显污染物时先用 5 000 mg/L 含氯消毒液作用至少 30 分钟,干燥后,密闭打包送消毒供应中心。医疗废物处理:疑似/确诊新型冠状病毒肺炎患者的所有的废弃物都应被视为医疗废物并放入双层医疗垃圾袋,鹅颈式封口,扎带封袋,喷洒 1 000 mg/L 含氯消毒液,置入医疗废物转运箱,上贴特殊感染标志密闭转运,专人定时按指定路线回收到医疗废物暂存点,单独存放,由医疗废物回收机构回收处置。感染性织物处理:患者使用的床单、被套、衣物、床帘、地巾等感染性织物首先用一次性水溶性塑料袋包装,配套扎带封装;其次用塑料袋包装,鹅颈式封口,扎带封袋;最后装黄色织物袋,用扎带封口,贴特殊感染标志和科室名称并送洗衣房,运输工具专用,一用一消毒,用 1 000 mg/L 含氯消毒液擦拭,作用 30 分钟后清水擦拭干净。注意与其他非新冠感染性织物分开存放,专机洗涤,使用含氯消毒剂洗涤消毒,温度 90 ℃,时间不少于 30 分钟。排泄物及污水处理:在进入市政排水管网前需进行消毒,定时投加含氯消毒剂,初次投加含氯消毒剂 40 mg/L,确保消毒 1.5 小时,消毒后的污水应当符合医疗机构水污染物排放标准,总余氯量达 10 mg/L。

参考文献

[1] 邱海波,于凯江. 重症医学[M]. 北京:人民卫生出版社,2013.

[2] 张波,桂莉. 急危重症护理学[M]. 4 版. 北京:人民卫生出版社,2018.

[3] Al-Mousa H H, Omar A A, Rosenthal V D. Device-associated infection rates, bacterial resistance, length of stay, and mortality in Kuwait: international nosocomial infection consortium findings [J]. Am J Infect Control, 2016,44(4): 444 - 449.

[4] Babady N E. Hospital-associated infections [J]. MicrobiolSpectr, 2016,4(3).

[5] Wang F S, Zhang C. What to do next to control the 2019 - nCoV epidemic [J]. Lancet, 2020,395 (10222): 391 - 393.

[6] World Health Organization. WHO Interim guidance on clinical management of severe acute respiratory infection when novelcoronavirus (2019 - nCoV) infection is suspected [S]. 2020.

第三章　ICU 专科护士发展概述

第一节　ICU 专科护士的发展与现状

一、专科护士的发展

专科护士(clinical nurse specialist，CNS)是"高级实践护士"(advanced practice nurse，APN)中的一种专业分工及专门化角色的称谓，是指在某个临床护理领域中具有博深理论知识、丰富临床经验以及精湛的临床技能，向患者直接提供高质量护理服务的护理人员。美国自1945 年在麻醉护理领域首先进行专科护士认证项目，之后向各个专科护理领域发展。近年来，我国不断尝试开展专科护士培训工作，2002 年在中华护理学会的推动下，北京率先在国内启动重症监护治疗病房(ICU)专科护士培训和资格认证工作，之后逐渐向伤口造口、糖尿病、肿瘤、静脉输液等各个专科护理领域扩展。国家卫生健康委员会印发的《中国护理事业发展规划纲要(2016—2020 年)》提出：开展对临床专科护士的规范化培训，加大 ICU、急诊急救、血液净化、肿瘤、手术室、精神等领域专科护士的培养。

二、ICU 专科护士发展的现状

ICU 专科护士是具备高水平危重症护理专业知识和能力的护士，为危重患者提供高质量的护理照顾。Kendall-Gallagher 等对 29 家医院的 48 个 ICU 进行了调查，发现 ICU 专科护士的比例越高，患者跌倒的发生率就越低。Boltz 等调查了来自 25 家医院 44 个内外科护理单元的护士，发现专科护士比例高的护理单元的患者跌倒的发生率低，专科护理实践有利于保证患者安全。Kendall-Gallagher 的研究团队对来自美国加利福尼亚、佛罗里达、新泽西和宾夕法尼亚州的 652 家成人医院的数据进行了回顾性分析，发现护士教育水平和专科护士比例与患者的结局有关。护士工作年限、总的专科护士比例和患者病死率无关，但是拥有学士学位的专科护士的比例是独立的影响因素，这个比例每提高 10%，患者入院 30 天内的病死率就下降 2%。不同学历的专科护士对患者结局的影响不同，可能与高学历护士能更好地执行循证护理实践有关。在 Krapohl 等对 25 个 ICU 的 866 名护士的调查中发现,专科护士数量和患者的中心静脉相关性血流感染、呼吸机相关性肺炎感染、压力性损伤等的发生率均无关,但是专科护士的组织授权更高。无论是对专科护士还是对患者的调查均支持专科护理实践提高了患者的满意度,这可能与专科护士提供了高质量的护理服务、保证了患者安全、减少了并发症的发生等有关系。

ICU 专科护士经过培训后,工作内容发生了改变。扩展的工作内容主要有:参与病区管理、协助带教、培训新护士、监控护理质量、会诊与督导、处理复杂的护理问题、发展新业务。开展的新业务包括配合参与体外膜氧合(extracorporeal membrane oxygenation,ECMO)的工作、ICU 患者血液透析、患者转运等。新的护理项目包括重症患者的皮肤保护、特殊疾病的护理等。

ICU 专科护士经过培训后,在发表护理论文、承担或参与课题研究的能力等方面得到了提升,部分 ICU 专科护士担任了护士长、责任组长、带教老师等。

目前我国 ICU 专科护士发展迅速,ICU 专科护士在重症患者抢救和治疗护理中发挥着越来越重要的作用,尤其是在重大公共卫生事件中,如在抗击 2019—2020 年新型冠状病毒肺炎疫情中,全国派出精锐医疗力量 4.2 万人,其中护士为 2.86 万人,占医疗队总人数的 68%,全国 2 300 多名 ICU 护士,包括 ICU 专科护士支援武汉和湖北省的各家医院。2020 年 2 月 29 日国家卫生健康委医政医管局监察专员郭燕红在国务院联防联控机制新闻发布会上说:"护士在对患者的医疗救治过程中发挥了非常重要的作用"。中国有句古话"三分治疗,七分护理"。无论是在方舱医院、隔离病区,还是在救治重症的 ICU,都有 ICU 专科护士的身影。她说:"护士应该说在新冠肺炎患者的医疗救治当中,精心照顾,精心治疗,精心观察病情,给予患者心理支持,与医生一起为挽救患者的生命,降低病死率,为促进患者的康复,提高治愈率作出了积极的贡献。他们也用行动诠释了敬佑生命、救死扶伤、甘于奉献、大爱无疆的崇高精神,他们也是新时代最可爱的人。"

当然,ICU 专科护士管理方面也存在一些问题:部分医院未设置 ICU 专科护士岗位或对专科护士未进行明确的职责分工;部分医院没有对 ICU 专科护士的工作进行评价及考核;ICU 专科护士科研能力薄弱,个人发展机会不均衡。管理者要为 ICU 专科护士提供更多发展机会和国际交流机会,推动我国 ICU 专科护士向更深、更广领域发展。

第二节　ICU 专科护士能力要求

随着我国重症医学的迅速发展,对 ICU 专科护士的能力也提出了更高的要求。虽然各国各地区对 ICU 专科护士能力要求的标准不尽相同,但是国内外专家主要应用护理核心能力架构与护理岗位胜任力来评价 ICU 专科护士的能力。

美国专科护士护理核心能力构建趋于成熟,权威机构针对专科护士出台统一的核心能力标准,美国重症护理协会结合专科特点出台重症专科护士资质认定范围和标准,评价专科护士的能力是否达到目标。早在 1978 年美国护士协会就颁布专科护士核心能力架构,主要包括 7 个方面的内容:健康问题管理能力、建立和维护护患关系能力、教育指导能力、护理质量监测与保障能力、领导与协商能力、泛文化适应与提供泛文化护理能力和个人及专业发展能力。2011 年澳大利亚护士协会对专科护士核心能力的内容进行了新的架构:护士提供延伸于不稳定、不可预测及复杂情形中的先进知识和技能的动态实践能力;通过自主性与问责制提高专业绩效的能力;促进临床护理发展、影响政策制定及改善与他人合作的能力。我国最早提出 ICU 护士核心能力是在 2003 年,在香港医院管理局的《ICU 专科护理服务指引》中提出,ICU 护士核心才能包括护理职责、法律及伦理职责、团队中的职责、管理职责、护理专业发展的职责和个人专业发展的职责,我国学者高欣欣认为 ICU 专科护士的核心能力是履行护理基础职责,主要包括专科护理实践能力、领导决策能力、指导能力、科研能力。ICU 专科护士的核心能力可以归纳为取得 ICU 专科资质的护士为提供高质量的护理服务所必须拥有的特定知识、技能、判断力、管理、教育及科研能力和个人特质。

护理岗位胜任力是指护理人员在相应工作岗位上能够胜任相应岗位工作并产生优秀的工作绩效,区别于一般护士的潜在的、深层次的特征。美国学者 Lenburg 建立的胜任力结果与绩效评估模型(competency ontcomes and performance assessment,COPA)将护士的职业核心胜任力分为 8 项,包括评判性思维能力、知识综合能力、评估和干预能力、沟通能力、领导能力、人际交往能力、管理能力、教学能力,该模型在护理教育中应用较为广泛。澳大利亚学者 Gardner 等建立的护士胜任力模型包括评判性思维能力、专业实践能力、协调组织能力、治疗能力 4 个方面,评判性思维在 2 位学者的研究中均被认为是护士最主要的胜任力之一。目前国内对 ICU 护士的岗位胜任力的研究主要涵盖了专业知识、专业技术、专业能力、心理特质等方面。《全国护理事业规划发展(2016—2020 年)》中也提出:要建立"以需求为导向,以岗位胜任力为核心"的护士培训制度,重点加强专科护士的培训力度。

第三节 ICU 专科护士培训与资质认证

自 20 世纪 50 年代后期美国建立第 1 个 ICU 以来,随着医学、护理学理论和技术的发展,ICU 的护理工作已成为体现高级护理技术和衡量医院护理质量的一个重要指标,由此也对 ICU 护士队伍的综合素质和专业技能提出了更高的要求。我国临床迫切需要专业化和专科化的高级护理实践人才。护理工作必定要将基础护理和专科护理并举,在扎实推进基础护理工作的同时,培养大批有专科特长的人才,以适应医院改革与发展的需要。具有较强专业能力的护士也必将成为"抢手"人才,《中国护理事业发展规划纲要(2011—2015 年)》明确提出护理人才培养工程,加大重症监护、急诊急救等领域专科护士的培养,加快专科护士培训基地建设。ICU 专科护士作为高级护理实践的角色之一,在提升专科护理质量、促进护理学科的发展方面起了重要作用。

一、ICU 专科护士培训模式

目前国内的培养模式均以在职教育的形式进行培训,自 2002 年中华护理学会启动 ICU 专科护士培训以来,北京、上海、浙江、江苏、广州等地区相继开展了 ICU 领域专科护士的培训,2007 年卫生部研究制定了《专科护理领域护士培训大纲》,对培训对象、目标、时间、内容、考核等进行了规范,以指导各地开展培训工作。各地通过举办各种类型的 ICU 专科护士培训班或培训课程和建立 ICU 专科护士培训基地,提高了 ICU 护士的专业知识水平和技术能力,不断探索培养 ICU 专业护士人才之路。

专科护士培养模式根据专科护士培训任务依托机构的不同而被归纳为以医院为基础的专科护士培养模式、以学校为基础的培养模式、院校联合培养模式、医院联合培养模式,其中医院联合培养模式包括一个地区的多所医院联合培养专科护士、与国外医学机构合作培养专科护士等,各有其特点,值得相互借鉴。

二、ICU 专科护士培训内容

ICU 专业课程涉及重症监护高级专科护理和重症监护临床实践。培训内容包括重症监护管理及专科进展;ICU 专科护士发展趋势及护士核心能力的培养;心肺复苏术(cardiopulmonary resuscitation,CPR)进展与重症监护(急救)技术;危重症患者的评估与监测技术;ICU 护理新理论、新业务、新技术;机械通气与人工气道的管理,重症患者的镇静治疗与监护,连续性肾脏替代治疗(continuous renal replacement therapy,CRRT)护理,ECMO 护理等;重症患者应急预案;重症患者早期康复及心理护理;ICU 的院内感染控制;重症监护护理安全与职业防护等。在临床实践部分,注重知识、能力、素质的协调发展,加强操作能力的训练,突出临床思维能力的培养,重视观察能力、预测能力、判断能力、语言表达能力、分析和处理问题的应变能力的培养,将临床实践能力的培养贯穿于临床实践教学的始终。此外,由于现代医学的不断更新和 ICU 护理工作内涵的不断拓展,ICU 专业培训课程也在不断充实和更新。

三、ICU 专科护士培训方法

ICU 护士的特质需要在临床实践中建立,也需要在在职教育中接受最新的理论与技能、培养专业的素质。临床实践教学是 ICU 专科护士培训的重要组成部分,因此临床培训模式和方法是决定培训效果的重要因素。目前主要采取的模式为 ICU 专科护士教学基地培训模式和院内培训模式,理论结合、实践是培训的具体形式。

在培训及教学方式的选择上,美国对 ICU 专科护士实践培训的要求是 500 小时,而且要在与申请证书一致的专科 ICU 中进行实习。广东省粤港联合培养项目在香港规模较大的综合性医院培训的时间是 45 周,其中大部分时间是实践培训。浙江省专科护士培训采取理论培训与临床实践相结合的全脱产的方式进行,其中,理论授课时间为 1 个月,临床实践时间为 3 个月。多省专科护士的培训时间为 3~6 个月,培训方法包括全脱产、半脱产和不脱产 3 种,多长时间最为合适以及在培训时间内采用哪种培训方法最为有效尚缺乏有说服力的证据。

四、ICU 专科护士资格认证形式

ICU 专科护士资格认证是规范护士执业行为的重要手段。美国的资质认证条件是：必须是注册护士，护理硕士学位，在两年内直接护理危重患者达到 1750 小时。日本明确规定至少要有所申请专科的 3 年临床经验，还要在完成临床护理专家课程后有 1 年的进修经验，完成600 小时的课程，获得护理学会颁发的资格证书。我国的现状是认证培训对象主要为在岗的ICU 护士，具有护理专业专科以上学历，具有 2～3 年以上工作经历的注册护士。专科护士培训采取集中理论学习与临床护理实践相结合的方式，时间为 3～6 个月。目前在我国各大城市如北京、上海、广东、浙江等已建立 ICU 专科护士资格认证项目，北京市 ICU 专科护士资格认证项目是在北京市卫生局和北京护理学会的直接领导和参与下，与 ICU 专科护士资格认证委员会共同完成的，所有持证护士均需通过统一的认证考核，包括理论、技术操作和论文综述能力的考核，完成规定时间的实习并考核合格才能获得北京市 ICU 专科护士资格证书。临床实践表明，ICU 专科认证有助于提高 ICU 护士的能力和素质，对促进我国 ICU 护理事业的发展起到积极的作用。

五、ICU 专科护士培训基地及带教老师要求

我国 ICU 专科护士培训基地选择三级甲等综合医院的比率为 97.8%，选择三级甲等专科医院的比率为 60.0%。各培训实习基地均有《ICU 专科护士实习大纲》和《ICU 专科护士实习手册》，方案主要参考国家卫健委发布的《专科护理领域护士培训大纲》《美国临床护理专家教育指南》等并结合实习基地实际情况制定。其中上海市对研究生层次的 ICU 专科护士培训中要求实习基地为综合实力强的三级甲等医院。临床带教教师要求本科学历、主管护师以上，在所在科内履行专科护士的职责。带教教师与学员之比是 1：（1～2）。浙江省要求在学员完成规定课程和临床实践培训后，由培训基地组织对其进行考核。通过专家委员会评审的学员，经省专科护士培训管理委员会审核后，将获得由省卫生厅颁发的《浙江省专科护士培训合格证书》。

六、ICU 护士培训存在的问题

国内专科护士领域起步较晚，全国各级医院由于医疗市场对专科护士的需求，各地区均有办培训班，但由于各地技术水平及认知上的差异，培训方式、培训时间和培训重点不同，教学质量参差不齐，培训现状与对 ICU 护士的期望之间存在差距。其次，对专科护士培训教师的资质、培训基地没有统一的机构进行认定；培训教材、培训期限及考核无统一的规定；培训专科护士，从准入要求、培训内容到资格认证等方面均无统一标准；对专科护士的定位尚界定不清，给专科培养带来困惑。而目前医院专科护士角色与护士长角色重叠，管理时间偏多，科研时间偏少，从成本效益的角度来讲是一种浪费；对专科护士的培训、考核及聘用没有与任职、晋升、奖励挂钩，在一定程度上造成了人力资源的浪费。

七、ICU 专科护士培训与资质认证展望

　　我国 ICU 护士培训仍处于探索阶段,在培训模式、培训方法、认证形式等方面存在差异。《中国护理事业发展规划纲要(2016—2020 年)》再次强调发展专科护士队伍,提高专科护理水平。选择部分临床急需、相对成熟的专科护理领域,逐步发展专科护士队伍。建立专科护士管理制度,明确专科护士准入条件、培训要求、工作职责及服务范畴等,加大专科护士培训力度,不断提高专科护理水平。对目前在岗的 ICU 护士应加快专科培训的进程,普及持证上岗。对于新入 ICU 的护士应明确规定持证上岗,以规范行业标准。ICU 专科护士在培训后应被合理安排,在行政认可及待遇方面应有区别,以充分调动 ICU 护士的积极性,挖掘其潜能,体现其核心能力,也使 ICU 专科护士的人力资源得到充分的开发和利用,最终建立适合我国国情的规范且成熟的专科护士培养体系,培养更多的 ICU 专科护理高级人才,以促进危重症护理的发展。

参考文献

[1] 陈朔晖,诸纪华.徐红贞,等.209 名儿科 ICU 专科护士工作现状调查[J].中国护理管理,2016,16(12):1608 - 1612.

[2] 程子卉,夏海鸥.ICU 专科护士培训后工作内容变化的质性研究[J].中华护理杂志,2017,52(12):1427 - 1431.

[3] 黄燕梅,梁素瑞,刘强强,等.护理岗位胜任力评价方法及培训现状[J].现代临床护理,2016,15(8):70 - 73.

[4] 焦文芬.急危重症患者心理护理[J].母婴世界,2016,000(009):160 - 161.

[5] 李桂芳,杨丽娟,米光丽.重症监护室专科护士工作现状分析及思考[J].全科护理,2018,16(1):94 - 96.

[6] 罗春连.护理岗位胜任力研究[J].卫生职业教育,2018,36(5):69 - 70.

[7] 全国护理事业发展规划(2016—2020 年)[J].中国护理管理,2017,17(1):1 - 5.

[8] 王春艳,蔡学联.ICU 低年资护士核心能力培养方法的研究进展[J].中华现代护理杂志,2018,24(2):242 - 243.

[9] 王韧,富晶晶,夏海鸥.ICU 专科护士对临床实践学习认识和体验的质性研究[J].中华护理杂志,2016,51(7):814 - 818.

[10] 卫生部.全国护理事业发展规划(2016—2020 年)[J].中国护理管理,2017,24(1):1 - 5.

[11] 吴溢涛,潘文彦,蔡诗凝.体外生命支持专科护理发展现状及展望[J].解放军护理杂志,2017,34(23):51 - 54.

[12] 杨富,方芳.我国 ICU 专科护士核心能力培训的研究进展[J].中华现代护理杂志,2014,4:492 - 494.

[13] 杨磊,孙红,李春燕,等.北京市三级医院 ICU 专科护士培养基地专科护士培养现状调查[J].人力资源,2015,12(15):1484 - 1487.

[14] American Association of Critical-Care Nurses. AACN scope and standards for acute care nurse practitioner practice [J]. American Association of Critical-Care Nurses,2012.

各　论

第四章　重症患者机体反应与器官功能不全

第一节　感染与全身炎症反应综合征

当机体受到严重打击后出现发热、白细胞增多、心率和呼吸加快等症状和体征时,临床多诊断为脓毒血症或败血症。20 世纪 80 年代以来,由于临床诊断技术的进步,发现这类患者共同的特征性变化是血浆中炎症介质增多,而细菌感染并非必要条件。基于上述原因,1991 年美国胸科医师学会(American College of Chest Physicians,ACP)和重症医学会(Society of Critical Care Medicine,SCCM)在芝加哥召开的联合会议上提出了全身炎症反应综合征(systemic inflammatory response syndrome,SIRS)的概念,并于 1992 年由美国危重病协会制定了 SIRS 的诊断标准,其主要发病机制为炎症介质过度释放引起炎症失控和免疫紊乱。这个概念的提出得到了广泛关注和普遍认同,由此也推动了学科的发展。随着人们对炎症认识的扩展,近年来对一些疾病的认识也发生了根本的变化,认识到创伤性休克的多器官功能障碍、皮肤移植的排异现象、心肌梗死后缺血再灌注损伤等的基本病理均属于炎症。随着研究方法的增加,技术手段的进步,人们加深了对炎症的认识,从而对相关疾病的本质、病理生理变化有了更多的了解,进而对疾病的发生、发展、发病机制的阐明也具有理论意义,为疾病的防治开拓新的思路。研究表明,组织损伤—应激反应—SIRS—多器官功能障碍综合征(MODS)是一个动态变化、逐渐发展的过程,因此早期评估、确诊 SIRS 并进行干预能够有效防治 MODS。

一、SIRS 的概述

SIRS 是机体对感染、创伤、烧伤、手术以及缺血再灌注等感染性或非感染性因素引起的严重损伤所产生的全身性的非特异性炎症反应,最终导致机体对炎症反应失控而表现的一组临床症状。在机体受到损伤的过程中,产生了大量的炎性细胞因子,同时机体又失去了对于细胞因子的正常控制,形成自身放大的连锁反应,可导致 MODS。引起 SIRS 的原因包括感染和非感染因素两个方面,感染性因素包括细菌、病毒、真菌等引起的全身感染,临床多见的有胆道感染、腹腔感染、创伤感染等;非感染因素包括创伤、休克、胰腺炎、出血性休克、缺血再灌注损伤、免疫性器官损伤等。

(一) 临床表现

1. **持续高代谢**·耗氧量、通气量增加、高血糖症、蛋白质分解增多、负氮平衡以及高乳酸血症等。

2. **高动力循环状态**·高心排血量(cardiac output，CO)、低外周血管阻力。

3. **过度的炎症反应**·除全身炎症的典型症状外,还包括多种炎症介质和细胞因子的失控性释放。

4. **脏器低灌注**·出现低氧血症、急性神志改变如兴奋、烦躁不安或嗜睡、少尿、高乳酸血症。

(二) 临床分期

(1) 第一次打击后,机体出现病理生理变化,可引发早期急性呼吸窘迫综合征(acute respiratory distress syndrome，ARDS)和早期阶段的 MODS。

(2) 第二次打击后,则引发明显的 SIRS 和 MODS,致死率升高。

(3) 第三次打击后,导致组织灌注不足,高代谢反应,胃肠屏障功能障碍和重症感染等,表现为严重的 SIRS 和 MODS,死亡率明显升高。

(三) 诊断标准

具有下列临床表现中两项以上者即可诊断。

(1) 体温>38 ℃或<36 ℃。

(2) 心率>90 次/min。

(3) 呼吸频率>20 次/min 或过度通气,$PaCO_2$<32 mmHg。

(4) 白细胞>12×10^9 或<4×10^9 或幼粒细胞>10％。

2001 年 12 月修订后增加了 C 反应蛋白与前降钙素的炎症指标、高排低阻的血流动力学指标、白细胞介素- 6(interleukin-6，IL－6)等。

二、SIRS 的病理生理

机体炎症反应可以分为以下几期。

第一期:局部反应期。局部环境生成细胞因子,后者激起炎症反应,促进伤口修复和网状内皮系统细胞聚集,此时细胞因子起保护作用。

第二期:增强局部反应期。少量细胞因子释放入血循环,巨噬细胞和血小板集中,刺激生长因子的生成,同时内源性抗炎系统释放抗炎介质,此期炎症介质与抗炎介质维持平衡,建立稳定的内环境,炎症反应为加强局部防御功能。

第三期:SIRS、代偿性抗炎症反应综合征(compensatory anti-inflammatory response syndrome，CARS)失衡期。SIRS 占主导作用,出现炎症介质级联反应,持续激活网状内皮系统,全身性血管扩张引起全身血管阻力下降和低血压,血管通透性增加,第三间隙水分积聚,导致组织低灌注、水肿、缺氧和终末器官功能障碍,患者多迅速死于严重休克。若体内抗炎介质极度强烈释放则 CARS 占主导作用,机体对病原菌的易感性增加,患者可死于严重感染及其并发症。CARS 通常有自限性,可能是持续免疫抑制激活代偿性促炎反应。SIRS、CARS 失衡使体内炎症反应失控,最终导致 MODS。

三、SIRS 的治疗进展

治疗原则是去除诱因、治疗原发病、拮抗炎症介质及对症支持治疗。

(一)抗炎症反应的治疗

炎症介质过度释放是 SIRS 的重要病理生理学基础,控制、阻断或干扰机体过度的炎症反应,从而减轻其对机体的损伤作用,对阻断 SIRS 恶化及改善患者预后有重要意义。临床主要的治疗包括使用抗生素及血液净化治疗。

(二)改善微循环障碍的措施

SIRS 可导致低血压、休克、微循环障碍、内皮细胞损害、血液高凝和微血栓形成。微循环障碍可能是 SIRS 的始动因子和持续损伤因子,早期输液或药物治疗可避免进入恶性循环,主要包括:①限制性液体复苏可以有效抑制失血性休克患者外周血中大量促炎因子以及抑炎因子的过度释放,在适当地恢复组织器官的血流灌注的同时,又不至于过多地扰乱机体的代偿机制和内环境,对控制 SIRS 的发展有一定作用。②在液体复苏治疗的基础上使用血管活性药物如多巴胺、去甲肾上腺素等血管收缩剂治疗,必要时也可搭配正性肌力药物如多巴酚丁胺应用。③处理弥散性血管内凝血(disseminated inravascular coagulation,DIC):研究发现 SIRS 可导致凝血功能障碍,且二者互为因果,凝血-抗凝血系统失调加重了微循环障碍,对 DIC 的处理,国内多数主张在早期或高凝期给予肝素治疗。

(三)抗感染治疗

SIRS 一旦演变为 MODS 则治疗困难,预后恶劣。因此,临床上确诊 SIRS 后应尽早查找感染源,去除感染灶,合理使用抗生素进行干预,从而控制病情的进一步恶化。

(四)营养支持疗法

由于 SIRS 时机体处于高分解、高代谢状态,能量消耗增加,蛋白、脂肪分解增加,机体易出现营养不良及免疫力低下,从而导致抵抗力减弱。营养支持在降低病死率、减少并发症和促进患者恢复方面起重要作用。在 SIRS 早期给予胃肠道内营养,营养配方中添加精氨酸、ω-3脂肪酸和核苷等物质,可调整并维持正常的肠道菌群,选择性净化肠道,加强内脏的屏障作用,预防感染,降低危重症患者感染的病死率,较肠外营养更具优势。

四、SIRS 的监测与护理重点

(一)生命体征的监护

连续监测体温、脉搏、呼吸、血压、微循环充盈时间(甲床毛细血管充盈法)、脉搏血氧饱和度(pulse oxygen saturation,SpO$_2$)或血氧分压和血气分析,上述指标在正常时可每隔 2~6

小时测定 1 次,在临界值时应不低于 1～2 小时测 1 次,正常值以下应不低于 30 分钟测 1 次。有条件时监测中心静脉压(CVP),尤其在血压下降且对扩容治疗反应不佳时。重要脏器功能的监测:监测凝血功能和 DIC 指标、血尿素氮和肌酐;记录每次尿量;必要时监测脑电图(床边),每日检查眼底以早期发现脑水肿,如出现呼吸窘迫,应连续摄片以确定急性肺损伤(acute lung injury,ALI)/ARDS;监测项目中以血压及尿量最为重要,可反映是否达到休克期及可能出现了 MODS。

(二)改善微循环障碍的护理措施

1. 限制性液体复苏 · 关注患者出入量平衡,保证量出为入,使用输液泵将患者的液体维持 24 小时持续泵入。

2. 血管活性药物使用 · 使用推注泵维持血管活性药物的持续使用。对于在更换血管活性药的时候出现血压波动的患者,建议采用双泵交替更换药液的方法,具体流程如下:更换药液——新注射器抽取药液完毕后连接泵前管,排尽空气,贴好标识备用——另取一微量注射泵,准确安装注射器,连接患者端的三通——新泵开始运转,运转正常后,打开刚连接的三通——原来的微量泵暂停运转,关闭原泵连接的三通——观察至运转正常,患者血流动力学无变化时,关闭原微量注射泵,处理用物。

(三)肠内营养的护理流程

对血流动力学稳定的 SIRS 患者,实施早期肠内营养。通过患者主诉、症状、胃残余量、腹腔压力等进行耐受性评估,确保肠内营养安全有效地实施。

第二节　脓　毒　症

脓毒症和脓毒性休克是危重症医学面临的重要临床问题,全球每年脓毒症患病人数超过 1 900 万,其中有 600 万患者死亡,病死率超过 1/4,存活的患者中约有 300 万人存在认知功能障碍。早期识别与恰当处理可改善脓毒症患者的预后。拯救脓毒症运动(surviving sepsis campaign,SSC)指南一直关注重症患者脓毒症的早期识别、早期治疗和目标化管理。作为重症监护治疗病房(ICU)护理人员,需要全面了解 SSC 指南要求,在疾病发展的过程中才可以实现早期识别、动态监测、个体化护理,与重症医师在 SSC 治疗方面达成一致,提高 SSC 患者的救治成功率。

一、脓毒症最新定义及诊断标准

2014 年 1 月,美国 SCCM 和欧洲危重病医学会(European Society of Intensive Care Medicine,ESICM)组织来自危重症医学、感染性疾病、外科和呼吸系统疾病的 19 名专家,对脓毒症和感染性休克进行基于循证医学证据的探究和讨论,将脓毒症定义为"感染引起的宿主反应失调所导致的致命性器官功能障碍",同时该定义强调了感染导致宿主出现内稳态失衡、存在潜在致命性风险、需要紧急识别和干预。其诊断标准为脓毒症患者经积极液体复苏后仍需要升压药物才能维持平均动脉压(mean arterial pressure,MAP)≥65 mmHg,血乳酸>2 mmol/L。

二、脓毒症治疗策略

2001 年,Rivers 在《新英格兰杂志》上发表了一篇里程碑式的文章,将早期集束化治疗(early goal-directed therapy,EGDT)的概念带入了脓毒症的治疗中。此后 EGDT 迅速地在临床中被推广应用,获得广泛地认可,连续被写入 2002、2008 年的脓毒症治疗指南当中。2016 年国际脓毒症与脓毒症休克指南修订为 3 小时集束化策略,2018 年进一步更新为 1 小时集束化策略,强调 1 小时内迅速开始液体复苏和及时使用血管活性药物,对脓毒症的早期干预提出了更高的要求。具体内容如下。

1. 测定血乳酸水平・血清乳酸水平虽然不是直接反映组织灌注的指标,但可以作为替代指标。乳酸升高可能代表组织缺氧,也可能代表过量的 β-肾上腺素能受体刺激导致的糖酵解加速或可能会导致更糟糕预后的其他病因。有随机对照试验显示,以乳酸水平为导向的复苏策略可以显著降低病死率。如果患者的初始乳酸水平升高(>2 mmol/L),应在 2~4 小时内再次测量,将乳酸降至正常水平作为指导复苏的目标,将升高的乳酸水平作为组织灌注不足的标志。

2. 使用抗生素前抽取血培养・若抗生素使用得当,培养标本中的细菌会在第一剂抗生素应用后数分钟内被杀灭,因此必须在应用抗生素之前获得血培养标本,以更好地识别病原菌、改善预后。至少要获取两套(需氧与厌氧)血培养标本,不应为了获取血培养标本而延迟抗生素的给药治疗。

3. 给予广谱抗生素治疗・对出现脓毒症或脓毒性休克的患者应立即开始经验性广谱抗生素治疗,即静脉注射一种或一种以上抗菌药物,以期覆盖所有可能的病原菌。一旦获得病原菌培养及药敏试验结果或者确认患者并未发生感染,经验性抗感染治疗应当立即被限制或停止。对疑似感染的早期抗感染治疗与抗生素管理之间的联系仍然是高质量脓毒症治疗的本质问题。若后来证明不存在感染,那么就不应继续进行抗感染治疗。

4. 静脉补液・早期有效的复苏对于改善脓毒症引起的组织低灌注或脓毒性休克至关重要。由于情况紧急,在确认患者存在脓毒症和/或伴有低血压和血乳酸升高后,应立即开始复苏,要在 3 小时内完成。指南建议,复苏早期至少静脉输注 30 ml/kg(体重)的晶体液。尽管 30 ml/kg 的液体容量缺乏数据支持,但最近的研究已经把这当作复苏早期的常规做法,而且有观察性研究的相关证据支持这种做法。在脓毒症的亚组中,胶体与晶体溶液相比,没有任何明显的优势,考虑到白蛋白的费用较高,强烈支持在脓毒症和脓毒性休克患者的最初复苏阶段中使用晶体溶液。一些证据表明,在 ICU 治疗期间给予患者持续的液体正平衡是有害的,除了最初的复苏,在静脉液体管理中需要仔细评估患者是否存在容量反应性。

5. 升压药的应用・使重要器官尽快恢复足够的灌注压是复苏治疗的关键部分,刻不容缓。若初始液体复苏后血压仍未恢复,则应在第 1 小时内使用升压药使 MAP≥65 mmHg。

目前强烈推荐使用去甲肾上腺素,但感染性休克患者去甲肾上腺素的最佳启用时间仍然不能确定。

6. 营养支持治疗·对于血流动力学基本稳定、无肠内营养禁忌证的危重症患者,应尽早启动肠内营养。其中血流动力学基本稳定的概念是指 MAP≥65 mmHg、血乳酸<4 mmol/L、血管活性药在减量或撤出过程中。但是对于存在营养风险的严重脓毒症患者的早期营养支持应避免过度喂养,以 83.68～104.60 kJ/(kg·d)[20～25 kcal/(kg·d)]为目标;对感染性休克患者不推荐使用谷氨酰胺。

三、ICU 监测和护理重点

为降低脓毒症患者的死亡率,集束化治疗一直是拯救脓毒症运动的核心策略,已经成为改善脓毒症休克治疗质量的基石。2018 年国际脓毒症与脓毒症休克指南修订为 1 小时集束化策略,要求临床医务工作者在 1 小时内完成对患者各种生命体征和检查化验结果、器官功能障碍的全面评估,及时开始液体复苏及抗感染治疗,有利于早期识别和诊断脓毒症休克,促进对脓毒症休克的早期治疗。作为 ICU 护士,在护理脓毒症患者时,应该按照集束化治疗要求,实现 3～6 小时目标化治疗与监测。具体关注内容如下。

1. 密切监测容量变化·容量不足的表现:①意识:观察患者意识变化,有无嗜睡、昏迷等。②皮肤:观察患者的皮肤、末梢循环和有无花斑等现象。③尿量:观察患者每小时尿量,如果每小时尿量<0.5 ml/(kg·h)应警惕出现病情变化。④监测血压、心率:对于收缩压<90 mmHg、MAP<60 mmHg、心率>100 次/min 都需密切观察。

2. 立即建立有效静脉通路·在医师未建立深静脉前,护理人员需迅速建立 2 条以上大静脉通路,并保持静脉通路的通畅。

3. 脓毒症 3 小时集束化治疗任务清单·①测量血乳酸水平。②在使用抗生素前进行血培养(需氧和厌氧)标本留取。③遵医嘱使用抗生素。④低血压或血乳酸>4 mmol/L 给予静脉输注晶体液 30 ml/kg。⑤评估容积状态及组织灌注:反复重点检查生命体征、心肺查体、毛细血管再灌注时间和皮肤表现,测量 CVP、中心静脉血氧饱和度(central venous oxygen saturation, $ScvO_2$),进行床旁心动超声检查,用被动抬腿试验或快速补液试验进行液体反应性的动态评估。

4. 脓毒症 6 小时集束化治疗任务清单·对于初始液体复苏无效的低血压患者应用升压药维持 MAP>65 mmHg。在初始给药后持续低血压的情况下(MAP<65 mmHg)或初始乳酸>4 mmol/L 时,应重新评估容积状态和组织灌注。

第三节　多器官功能障碍综合征

MODS 是国内外急诊医学的常见病,是各类 ICU 特别是急诊重症监护病房、外科重症监护病房与综合重症监护病房中患者主要的死亡原因。MODS 是机体在遭受严重创伤、大手术、休克、脓毒症、心肺复苏和中毒等急性应激性损害 24 小时后同时或序贯出现的两个或两个以上脏器功能障碍甚至衰竭的临床综合征。MODS 病死率高达 $50\% \sim 100\%$。MODS 中呼吸、循环和肾功能障碍发生率最高,肝脏、胃肠和血液系统也常受累。近年,具有较大临床意义的 MODS 发病机制的研究主要集中在系统性炎症反应综合征、免疫功能紊乱、弥漫性内皮细胞损伤等几方面。MODS 的救治要掌握全面、综合、系统和识别轻重缓急、解决对患者威胁最大的主要问题、兼顾其他问题的原则。

一、MODS 诊断

MODS 患者多有创伤、感染、大手术等病史,有 SIRS 的临床表现,随着病情的发展,有关器官的临床表现亦趋恶化。尽管目前对 MODS 的诊断标准尚未完全统一,但主要的依据:①临床的症状与体征。②患者的生理学和生物化学测定参数,被作为评估器官功能障碍程度和评分的基础。MODS 4 个阶段病程的临床表现,如表 4-1 所示。

表 4-1 MODS 4 个阶段病程临床表现

病程	1	2	3	4
一般表现	正常或轻度不安	病态,不安	明显不安	濒死
心血管功能	须补充容量	容量依赖性高	休克、水肿	升压药依赖性,水肿
呼吸功能	轻度呼吸性碱中毒	呼吸急促、低二氧化碳血症	ARDS 严重低氧血症	高二氧化碳血症,气压伤,低氧血症
肾功能	尿少,对利尿药反应受限	尿量固定,轻氮质血症	氮质血症,适用于透析	尿少至无尿,透析效果不稳定
胃肠道功能	腹胀	不能耐受食物	肠绞痛,应激性溃疡	腹泻,缺血性结肠炎
肝功能	正常或轻度胆液淤积	高胆红质血症,凝血酶原时间延长	临床黄疸	转氨酶极度升高
代谢	高糖血症提高对胰岛素需要	严重分解代谢	代谢性酸中毒,高糖血症	肌肉耗损,乳酸酸中毒
神志	模糊	嗜睡	木僵	昏迷
血液学	呈不同表现	血小板下降或白细胞下降	凝血障碍	难以纠正的凝血障碍

二、MODS 的治疗

1. 原发伤病的治疗·积极治疗引发 MODS 的原发伤病是防治 MODS 的基础性救治措施,引发 MODS 的原发伤病及其处理主要包括:①原发性创伤的处理,如早期清创、止血、引流、固定、缝合等。②各种类型休克的处理,如创伤失血性休克强调早期液体复苏,心源性休克则强调心肌保护药物、正性肌力药物、血管活性药物的合理使用,同时适当限制液体。③心搏呼吸骤停的处理,要强调在进行早期规范心肺复苏的同时,注意引起心搏呼吸骤停原因的处理。④急性中毒的处理,重点是终止毒物吸收、已吸收毒物的排除和解毒药物的应用。⑤脓毒症的防治,创伤、大手术、休克、心肺复苏后等患者在进行病因治疗的同时酌情选用抗生素预防感染。

2. **阻断系统性炎症反应** · 系统炎反应综合征—脓毒症—感染性休克—MODS 的规律性病理发展是目前国内外学术界较一致的认识。剧烈的系统性炎症反应会加重 MODS。目前控制、调节炎症介质,减轻或缓解炎症反应主要有以下措施:①有效的原发伤病治疗。②糖皮质激素、血必净、乌司他丁等可以缓解炎症反应。③保护肝功能的治疗。④血液净化治疗。

3. **免疫功能调理** · MODS 患者多数免疫功能低下,治疗无效的脓毒症患者大部分死于长期低免疫状态。免疫功能调理治疗可选用人血丙种球蛋白、胸腺肽、铜绿假单胞菌注射液(万特普安)等。另外,MODS 治疗过程中要注意避免滥用糖皮质激素和免疫抑制剂。

4. **加强营养改善与细胞代谢** · 给予胃肠内和/或深静脉营养,保证适当的热量、维生素和微量元素等各种营养成分。改善细胞代谢可选用极化液、能量合剂、多种辅酶等改善细胞线粒体代谢的药物。

5. **器官功能支持与保护**

(1)改善循环功能:①改善心脏泵血功能可选用多巴胺、多巴酚丁胺、西地兰、米力农、氨力农、参附注射液。②纠正心律失常主要强调去除病因,有针对性的选用抗心律失常药物或电除颤、起搏技术。③根据 CVP、肺动脉楔压(pulmonary artery wedge pressure,PAWP)和尿量调整输液量。

(2)呼吸功能支持:①病情轻者可给予氧疗或经面罩机械通气。②病情严重者则需尽快建立人工气道并保持气道通畅。③机械通气,根据患者具体情况选用不同的呼吸模式和参数。定期复查血气分析,及时调整呼吸模式及参数,使患者氧合维持在理想状态。

(3)连续性肾脏替代治疗(CRRT):目前主要强调 CRRT 技术的应用以及有利于肾功能恢复措施的应用。

(4)肝功能支持:补充足够的热量及能量合剂[辅酶 A/三磷酸腺苷(adenosine triphosphate,ATP)],纠正低蛋白血症,使用还原性谷胱甘肽以保护肝功能,避免选择肝脏毒性药物,必要时应用人工肝技术。

(5)胃肠功能障碍处理:胃肠减压,生大黄粉、奥美拉唑(洛赛克)、醋酸奥曲肽(善宁)或生长激素释放抑制激素(施他宁)的选用等。

(6)脑功能障碍处理:早期应根据病情选用亚低温、依达拉奉、神经节苷脂、甲钴胺、醒脑静、纳洛酮等,待病情稳定后可行高压氧治疗。

(7)DIC 的处理:选用肝素、血小板悬液、纤维蛋白原、凝血酶原复合物和新鲜全血。小剂量肝素持续给予可明显改善组织微循环、减轻血管内皮损伤,对防治脏器组织缺血、避免脏器功能进一步损害有着积极的意义。

6. **维持内环境稳定** · 根据监测结果及时纠正水电解质酸碱紊乱,调整血糖和渗透压。控制血糖在8.3 mmol/L左右、钠离子变化幅度每24小时应小于10 mmol/L,尽量避免钠离子急剧波动而导致脑神经细胞功能受损。

三、MODS 的护理监测措施

1. 呼吸系统监护・①保持呼吸道通畅,保证有效供氧。注意观察患者有无呼吸困难、发绀、呼吸节律频率改变、血氧饱和度改变及听诊双肺呼吸音等。须通过气管插管或气管切开等建立人工气道的患者,做好呼吸道的护理。②对使用呼吸机的患者,进行呼吸机力学监测,通过观察气道压力,了解肺顺应性变化;以血气分析结果、X线摄片及血流动力学指标为依据调整通气模式及呼吸机参数;注意温湿化呼吸道,湿化温度保持在 $32\sim35$ ℃为宜;密切观察有无人机对抗,气管插管固定是否牢固,呼吸机有无报警,患者的通气效果如何;及时清除呼吸道分泌物。③注意防止医源性感染,加强对吸痰管、氧气导管、湿化瓶、雾化吸入器等的消毒,严格执行无菌操作规程,避免操作不当或失误而引起多脏器功能障碍综合征。

2. 循环系统的监护・应严密监测多脏器功能障碍综合征患者的循环功能,出现心功能不全时应采取积极措施以保证各器官的有效灌注量和耗氧量:①密切观察患者的心率、血压和心电图的变化,熟练掌握各种心律失常的抢救护理原则以及扩冠、强心、抗心律失常和血管活性药物的有关知识,及时准确按医嘱调整心率、保护心肌、纠正血压,使血压维持在较理想的水平。②尽量避免兴奋、情绪激动、用力排便等增加心脏负担的因素,做好安抚、解释工作,消除恐惧心理,注意保持大便通畅,如有便秘,可使用开塞露或遵医嘱给予缓泻剂。③密切观察患者心脏节律的变化,注意尿量、血压、CVP及周围血管充盈程度的变化,确定输液量和输注速度,晶体与胶体、葡萄糖液与盐水的科学分配,血管活性药物的合理搭配,在扩容的基础上联合使用多巴胺、多巴酚丁胺和酚妥拉明加硝酸甘油、硝酸异山梨醇酯(消心痛)或硝普钠,对血压过低患者加用阿拉明,维持正常动脉压尤其是脉压差和组织灌注压。

3. 肾功能的监护・肾功能障碍常继发于肺功能衰竭之后或与肺功能障碍同时发生,护理重点:①严密观察尿量、血钾及肾功能的各项指标。②减少使用肾脏损害的药物,必须使用甘露醇时,应注意用药后尿的改变。如出现尿量减少或血尿,又无其他原因可解释,可考虑为甘露醇肾损害早期,应立即停药。③肾功能衰竭少尿期严格控制输液量,必要时予血液透析;多尿期应密切观察血压、尿量、电解质、血肌酐、尿素氮等指标的变化,注意水、电解质平衡。

4. 中枢神经系统的监护・①生命体征的监测:主要观察血压、心率、呼吸、瞳孔、角膜反射及意识状态等。特别要注意观察双侧瞳孔的大小、形态及对光反射以及进行格拉斯哥评分等。②加强颅内压(ICP)监测,防止ICP增高,避免脑疝形成。③纠正长期和严重低血压、改善脑血流量,保证氧供,降低ICP和脑的代谢率,是减轻脑神经元损害、维护脑功能的有力措施。

5. 胃肠道监护・原有胃肠道疾病患者避免服用刺激性药物或生冷、过热、粗硬的食物,如出现应激性溃疡(stress ulcer, SU),要密切观察出血量、血流动力学指标的变化,必要时胃管内注入保护胃黏膜的药物,如出血不能控制或发生穿孔时,须外科手术治疗。

6. 营养和代谢支持・患者从严重创伤、大手术或感染发展到MODS,经历了高分解代谢阶段,氧耗和能量消耗增加,由于在应激状态下体内环境的改变,糖原、蛋白质分解加速,糖异生增强,因此营养和代谢支持是重要的治疗手段。应根据病情选择营养途径和营养方案,胃肠道功能正常的患者选择经口摄食或鼻饲摄食,静脉营养可作为胃肠营养不良的补充,当胃肠道完全需要禁食时,可考虑全胃肠外营养。长期静脉营养者,要注意导管护理。

参考文献

[1] Churpek M M, Snyder A, Han X, et al. Quick sepsis-related organ failure assessment, systemic inflammatory response syndrome, and early warning scores for detecting clinical deterioration in infected patients outside the intensive care unit. [J]. American Journal of Respiratory & Critical Care Medicine, 2017,195(7): 906.

[2] Courtright K R, Halpern S D, Bayes B, et al. Adaptation of the acute organ failure score for use in a medicare population [J]. Crit Care Med, 2017,45(11): 1.

[3] Levy M M, Evans L E, Rhodes A. The surviving sepsis campaign bundle: 2018 update [J]. Crit Care Med, 2018,46(6): 997 - 1000.

[4] Mathew R, Brunda R L, Mohindra R. Modified sequential organ failure assessment score in the emergency department [J]. Emergency medicine Australasia: EMA, 2019,31(6).

[5] Perner A, Cecconi M, Cronhjort M, et al. Expert statement for the management of the hypovolemia sepsis [J]. Intensive Care Medicine, 2018,44(6): 791 - 798.

[6] Prescott H C, Angus D C. Post-sepsis morbidity [J]. JAMA, 2018,319(1): 91.

[7] Reinhart K, Daniels R, Kissoon N, et al. Recognizing sepsis as a Global Health Priority — A WHO Resolution [J]. N Engl J Med, 2017,377(5): 414 - 417.

[8] Rhodes A, Evans L E, Alhazzani W, et al. Surviving sepsis campaign: International guidelines for management of sepsis and septic shock: 2016 [J]. CrtCare Med, 2017,45(3): 486 - 552.

[9] Van Vught L A, Klein Klouwenberg P M C, Spitoni C, et al. Incidence, risk factors, and attributable mortality of secondary infections in the intensive care unit after admission for sepsis [J]. JAMA, 2016, 315(14):1469 - 1479.

第五章 循环系统重症

第一节 血流动力学基础理论

近年来,血流动力学监测技术的方法和手段不断进步、更新,选择恰当的监测手段以实现临床监测目标显得十分重要。肺动脉漂浮导管(Swan-Ganz 导管)开创了危重症患者血流动力学监测的新篇章,通过量化地评价心脏压力和心排血量的变化,为休克的诊断和治疗提供了重要依据。通过脉搏指示连续心排血量(PICCO)监测技术,可监测胸腔内血容量(intrathoracic blood volume,ITBV)、血管外肺水(extravascular lung water,EVLW)及每搏输出量变异度(stroke volume variation,SVV)等容量指标,其中 ITBV 和 SVV 能够较好地反映心脏的前负荷和机体容量反应性,从而越来越多地用以指导临床容量管理。肺动脉漂浮导管和 PICCO 均属于有创血流动力学监测,存在一定缺陷,临床使用受限,床旁超声作为无创性的血流动力学监测手段应运而生,为临床血流动力学监测提供了更多选择。

血流动力学(hemodynamics)是研究血液及其组成成分在机体内运动特点和规律性的科学,其内涵不仅是指血液在血管内流动的特点及规律,还包括血液与组织间水的移动及物质交换的规律,涵盖循环与组织、器官间相互作用等多个方面。

血流动力学监测(hemodynamic monitoring)是指依据物理学的定律,结合生理和病理生理学概念,对循环系统中血液运动的规律性进行定量地、动态地、连续地测量和分析,其主要目的在于用各种监测手段客观地反映患者的血流动力学状态。准确的血流动力学监测是临床上确定血流动力学治疗目标或目的的基础,依然是血流动力学治疗中非常重要的环节。

一、有创动脉血压监测

(一)定义

动脉血压(ABP)是指血管内的血液对于单位面积血管壁的侧压力,与心脏功能及外周循环有关,是最基本的心血管监测项目。可反映循环血量和外周血管阻力、血管壁弹性等,是衡量循环系统的重要指标之一。血压监测可以提供与整个循环状态有关的信息。血压监测分为两类：无创性监测和有创性监测。有创血压监测是重症患者血流动力学监测的重要手段之一，是一种经动脉穿刺置管后直接测量血压的方法，能反映每一个心动周期血压的变化。通过换能器把机械性的压力波转变为电子信号，经放大后由显示屏直接显示动脉压波形，由数字标出收缩压（systolic pressure，SBP）、舒张压（diastolic pressure，DBP）、平均动脉压（mean arterial pressure，MAP）的数值，可连续纪录、储存，供分析、研究使用。

心脏收缩时，左心室射血产生动脉波形的上升支及峰值，收缩末期出现短暂的血压下降，直至主动脉瓣关闭血液反流入主动脉。在主动脉或近心端动脉可以监测到"重搏切迹"，"重搏切迹"提示主动脉瓣关闭，心脏收缩期结束，舒张期开始。

血压在心室收缩后短时间达到最大值即 SBP，在心脏舒张后循环过程中最低的压力即 DBP，MBP 指在动脉循环中的持续的压力，计算公式：$MAP＝(SBP＋2×DBP)/3$。

脉压差是指收缩压和舒张压的差值，随每搏输出量和血管顺应性的变化而变化。低血容量状态、心动过速、主动脉狭窄、缩窄性心包炎、胸腔积液和腹水过多时脉压差减小；主动脉瓣反流、甲状腺毒症、动脉导管未闭、动静脉瘘、心包缩窄时脉压差增加。

（二）临床意义

（1）有创动脉血压监测可提供准确、可靠和连续的动脉血压数据，特别是血管痉挛、休克或体外循环转流的患者，其监测结果更为可靠。

（2）有创动脉血压监测导管的留置为动脉血气标本的留取提供了便利。

（3）压力上升速度是反映心肌收缩性的指标，可通过动脉血压波描述并计算。

（三）适用范围

（1）各种原因的休克：如低血容量性休克、心源性休克、感染性休克等。

（2）应用血管活性药物的患者。

（3）血压不易控制的高血压患者。

（4）需要低温麻醉和控制性降压的患者。

（5）嗜铬细胞瘤。

（6）心肌梗死和心力衰竭抢救时。

（7）须反复抽取动脉血标本作血气分析。

（8）严重创伤和多器官功能衰竭患者。

（9）心脏大血管手术。

（10）无法用无创血压监测的患者。

（四）插管途径

1. **桡动脉**·由于桡动脉位置表浅，相对固定，因此穿刺插管比较容易且便于管理。在做桡动脉插管之前需测试尺动脉供血情况以防止置管后出现手部血流灌注障碍，可行艾伦（Allen）试验。具体操作如下：将穿刺侧前臂抬高，用双手拇指分别摸到桡动脉、尺动脉后，让患者做 3 次握拳和松拳动作，然后紧握拳头，测试者用双手拇指压迫阻断桡、尺动脉血流至手部变白后放开，观察手部皮肤转红的时间。若尺动脉通畅，转红时间多在 3 秒左右，5～7 秒属于正常;8~15 秒为可疑,说明尺动脉充盈延迟;大于 15 秒仍未变红说明尺动脉存在供血障碍;大于 7 秒即为阳性,不宜选用该侧桡动脉穿刺。

2. **肱动脉** · 在肘窝部容易摸到,外侧是肱二头肌肌腱,内侧是正中神经。近几年来由于测压导管管径细,留置时对肱动脉内血流的影响较小,对内膜损伤轻微,因此在肱动脉置管时一般不会形成血栓。

3. **尺动脉** · 可代替桡动脉插管,但穿刺成功率较低。

4. **股动脉** · 血管搏动清楚,穿刺成功率高,但管理不方便,潜在感染的机会较大,不宜长时间保留。

5. **足背动脉** · 穿刺成功率可达 70%~80%,血栓发生率较桡动脉低,可与桡动脉交替选用。

(五) 监测与护理重点

1. 监测前的准备

(1) 观察穿刺部位的皮肤、末梢血运的情况,桡动脉穿刺时,须行 Allen 实验。

(2) 准备穿刺相关的物品:动脉穿刺针、肝素封管液、换能器、加压袋、测压模块及导线、仪器性能良好且处于备用状态、贴膜、胶布、0.5% 聚维酮碘(碘伏),必要时准备 2% 利多卡因。加压袋:配置封管液,装进加压袋中,加压袋内加压 300 mmHg。换能器排尽气泡备用。

(3) 将换能器与监护仪正确连接,监护仪此时显示动脉压力,监测波形为直线。

2. 监测时的护理

(1) 将换能器与穿刺导管正确连接,此时监护仪上显示患者的动脉血压波形。

(2) 校零:将换能器固定于腋中线第四肋间的位置(此位置为换能器零点的位置),调节三通使换能器与大气相通,点击监护仪上的校零键,进行校零,待动脉压力监测波形为直线且数值为"0"时,关闭三通使换能器与动脉置管相通,进行血压监测。

(3) 根据患者的血压调整合适的标尺。

(4) 根据患者的个体情况、监测参数的正常范围,正确设定报警值。

(5) 运用过程中注意监测血压及波形的变化。

(6) 固定:予透明贴膜、纱布固定(纱布易致导管脱出),贴膜常规每 7 天更换一次,纱布每 48 小时更换一次,如有渗出、潮湿、贴膜卷边等情况需及时更换。

(7) 保持通畅:保持加压袋内 300 mmHg 的压力,肝素封管液每日更换或用毕及时更换。

(8) 观察穿刺部位的皮肤是否红、肿、渗血。

(9) 观察穿刺侧肢体感觉、颜色、末梢血运的情况。

3. **监测后的护理** · 拔管处常规加压至不出血后予纱布绷带固定 24 小时;绷带固定期间观察穿刺侧肢体的感觉、颜色、末梢血运的情况。

4. 注意事项

(1) 保持监测导管在位通畅,换能器导管内无气泡,防止因气栓存在等原因造成监测数据的误差。

(2) 使用换能器配套装置,禁止人为添加延长管,以免导致监测数据的误差。

(3) 血栓形成和动脉栓塞:动脉置管血栓形成的发生率为 20%~50%,手指缺血坏死率为 1%。插管后暂时性桡动脉搏动减弱或消失的发生率较高,但大多可以恢复。其原因主要为:置管时间过长;导管过粗或质量差;穿刺技术不成熟或血肿形成;严重休克、低心排血量综合征和高脂血症。

（4）局部渗血、出血和血肿:一般加压包扎止血即可。

（5）感染:动脉置管时间一般不超过 3～4 天,严格执行无菌操作和局部消毒。

二、CVP 监测

（一）定义

中心静脉压(CVP)是指腔静脉与右心房交界处的压力,是反映右心前负荷和血容量的指标。CVP 正常值为 5～12 cmH$_2$O。CVP 低于 5 cmH$_2$O 表示心室充盈欠佳或血容量不足,高于 15～20 cmH$_2$O 提示右心功能不全,但 CVP 不能完全反映右心功能,因此 CVP 结合其他血流动力学指标的参考价值更高。临床可以通过置入漂浮导管监测 CVP,但是因为并发症较多且置管时间较短,所以临床上常规通过置入中心静脉置管获得该数据。

（二）临床意义

CVP 的高低取决于血容量、心功能、静脉血管张力、胸膜腔内压、静脉血回流量和肺循环阻力等因素。在液体输注过程中,CVP 不高,表明右心室能排出回心血量,可作为判断心脏对液体负荷的安全指标。临床中常依据动脉压的高低、脉压大小、尿量、临床症状及体征,结合 CVP 变化对病情作出判断,指导治疗。CVP 变化的原因及处理原则如表 5-1。

表 5-1 CVP 变化的原因及处理原则

CVP	动脉压	原 因	处 理
低	低	血容量不足	补充血容量
低	正常	心功能良好,血容量轻度不足	适当补充血容量
高	低	心功能差,心排血量少	强心、给氧、利尿、纠正酸中毒、适当控制补液,慎用血管扩张剂
高	正常	容量血管过度收缩 肺循环阻力升高	控制补液,使用血管扩张剂
正常	低	心功能差,容量血管过度收缩,血容量可能不足	容量反应性评估,据情况适当补液,强心

1. 补液试验 · 根据患者情况,取生理盐水 250 ml 于 10～15 分钟内静脉滴注。若血压升高而 CVP 不变或升高<2 cmH$_2$O,提示血容量不足;若血压不变 CVP 升高>5 cmH$_2$O,提示心功能不全。

2. 被动直腿抬高试验 · 患肢取半卧位,下肢放平,然后平躺,给予下肢抬高 45°,保持 3 分钟,在重力作用下大约有 300 ml 血液回流入心脏,观察 CVP 与心排血量(CO)的变化。

（三）适用范围

（1）各类大、中手术，尤其是心血管、颅脑和胸腔等大而复杂的手术。

（2）各种类型的休克患者。

（3）严重创伤及急性循环功能衰竭等危重患者。

（4）需要接受大量、快速输血及补液的患者。

（5）心功能不全的患者。

（6）须长期输液或全胃肠外营养治疗的患者。

（四）插管途径

通过不同部位的周围静脉均可插入导管至上腔静脉部位，由于腹股沟部静脉插管易引起血栓性静脉炎和败血症，已减少经下腔静脉插管。而且，如果导管尖端未越过膈肌平面，实际测得的可能是腹腔内压，容易造成判断困难。目前多数采用经皮穿刺锁骨下静脉或颈内静脉进行插管，将导管置入上腔静脉。

（五）监测与护理重点

1. 监测前的准备

（1）穿刺相关的物品准备齐全，协助医师行床旁中心静脉置管术，仪器性能良好，处于备用状态。

（2）加压袋：配置封管液，加压袋内加压 300 mmHg，换能器排尽气泡；将换能器与监护仪正确连接，监护仪此时显示中心静脉压力，监测波形为直线。

2. 监测时的护理

（1）将换能器与中心静脉导管的主孔正确连接，此时监护仪上显示患者的 CVP 波形。

（2）将换能器固定于腋中线第 4 肋间的位置（此位置为换能器零点的位置），调节三通使换能器与大气相通并进行校零，点击监护仪上"校零"键，待压力监测波形为直线且数值为"0"时，关闭三通使换能器与中心静脉置管相通，进行 CVP 监测。

（3）根据患者的 CVP 调整合适的标尺。

（4）根据患者的个体情况、监测参数的正常范围，正确设定报警值。

（5）运用过程中注意监测 CVP 及波形的变化。

（6）固定：予透明贴膜、纱布固定（纱布易致导管脱出），贴膜常规每 7 天更换一次，纱布每 48 小时更换一次，如有渗出、潮湿、贴膜卷边需及时更换。

（7）保持通畅：保持加压袋内 300 mmHg 的压力，肝素封管液每日更换或用毕及时更换。

（8）观察穿刺部位的皮肤是否有红、肿、渗血、渗出等情况。

3. 监测后的护理 · 拔管处常规加压至不出血后予无菌纱布覆盖穿刺点。

4. 注意事项

（1）判断导管的位置是否正确：插管后需通过 X 线片判断导管的位置，测定 CVP 时导管尖端必须位于右心房或近右心房的上、下腔静脉内。

（2）中心静脉置管可作为输液途径，因此不测压时可持续输液以保持通畅。

（3）为防止空气进入管路，管道系统须紧密连接。测压时护士不要离开，因为当 CVP 为负值时,很容易吸入空气。

（4）使用呼吸机进行呼气末正压通气（positive end expiratory pressure，PEEP）时，吸气压大于 25 cmH₂O 时胸膜腔内压力增高,影响 CVP 值,测压时应充分考虑。

（5）咳嗽、吸痰、躁动、呕吐、抽搐均影响 CVP 值,应在安静后 10～15 分钟测量。

（6）怀疑有管腔堵塞时不能强制性冲管,只能拔管,以防血块栓塞。

（7）测压管零点必须与右心房中部（胸骨右缘第 4 肋间水平）在同一水平面,体位变动后应重新校正零点。

（8）预防感染,严格无菌操作,每日用碘酒和酒精清洁局部,及时更换辅料。

（9）预防出血和血肿：穿刺时如果误穿入动脉,应及时做局部的压迫,对于肝素化后或凝血机制不好的患者更应该延长局部压迫的时间。

（10）其他：气胸、血胸、气栓、血栓、神经淋巴管的损伤等虽然发病率很低,但后果严重。因此,必须加强预防措施,熟悉解剖,认真操作,一旦发生并发症,应立即采取积极的治疗措施。

三、肺动脉压监测

（一）定义

漂浮导管是测量肺动脉压（pulmonary artery pressure，PAP）和肺动脉楔压（PAWP）的工具。当左心室和二尖瓣功能正常时,PAWP 仅较左心房高 1～2 mmHg,因此 PAP 和 PAWP 分别是反映右心后负荷和左心前负荷的指标。

（二）临床意义

漂浮导管监测参数及正常值如下：①PAP：肺动脉收缩压（pulmonary artery systolic pressure，PASP）为 15～30 mmHg；肺动脉舒张压（pulmonary artery diastolic pressure，PADP）为 5～15 mmHg；肺动脉平均压（mean pulmonary artery pressure，MPAP）为 10～20 mmHg。②PAWP：5～15 mmHg,小于 5 mmHg 提示容量不足；12～15 mmHg 提示容量正常或容量不足伴左心功能不全；大于 18 mmHg 提示容量过多或伴左心功能不全,有肺水肿发生的危险。③右心房压：1～10 mmHg。

漂浮导管全长 110 cm,每 10 cm 有一个刻度,通常为四腔漂浮导管。导管的近端为三个腔的连接端和一根热敏电阻的连接线。这三个腔分别为：①开口于导管顶端的肺动脉压力腔,用于测量 PAP 和采取混合静脉血标本。②开口于距顶端 30 cm 的导管侧壁的右心房压力腔,用于测量右房压和测量 CO 时注射生理盐水。③充盈导管顶端气囊的气阀端,气囊充盈后基本与导管的顶端平齐（气囊容积 1.25～1.5 ml）,有利于导管随血流向前推进,并减轻导管顶端对心腔壁的刺激。热敏电阻终止于导管顶端近侧 3.5～4 cm 处,并通过导线与测量心排血流的热敏仪相连。

（三）适用范围

（1）急性左心衰竭的患者。

（2）血流动力学极不平稳的患者,如心源性休克等。

（3）急性心肌梗死。

（4）区分心源性和非心源性肺水肿。

（5）各类大手术和高危患者。

（四）插管途径

1. 颈内静脉 · 是插入肺动脉漂浮导管的最佳途径，导管可直达右心房。从皮肤到右心房的距离最短，并发症少。

2. 锁骨下静脉 · 导管到达右心房的距离较短，经锁骨下穿刺需通过锁骨与第 1 肋间之间狭窄的间隙，穿刺并发症较少。

3. 肘贵要静脉 · 经静脉切开后插入导管，但导管经过的路途较远，不利于导管通过和调整，插管成功率较低。

4. 股静脉 · 距离心脏较远，不利于导管调整，插管失败率高。诱发局部血栓发生的概率较高，又靠近会阴区，局部污染机会大，很少使用。

5. 漂浮导管的置入 · 经导管鞘置入肺动脉漂浮导管，导管经过上腔静脉进入右心房、右心室，最后到达肺动脉，直至气囊在肺动脉被嵌顿。一般是根据压力波形来明确导管尖端所在的位置，漂浮导管自颈内静脉、锁骨下静脉置入。一般导管的长度：右心房 10～15 cm；右心室 20～30 cm；肺动脉 45～50 cm；肺动脉嵌顿处 50～55 cm。

（五）监测与护理重点

1. 监测前准备

（1）穿刺相关的物品准备齐全，仪器性能良好，处于备用状态。

（2）加压袋：配置封管液，加压袋内加压 300 mmHg，换能器排尽气泡。

（3）将换能器与监护仪正确连接，监护仪此时显示肺动脉压力，监测波形为直线。

2. 监测时的护理

（1）将换能器与漂浮导管的肺动脉端正确连接，此时监护仪上显示患者的肺动脉压力监测波形。

（2）将换能器固定于腋中线第 4 肋间的位置（此位置为换能器零点的位置），调节三通使换能器与大气相通并进行校零，待压力监测波形为直线且数值为"0"时，关闭三通使换能器与肺动脉端相通，进行肺动脉压力监测。

（3）根据患者的 PAP 调整合适的标尺。

（4）根据患者的个体情况、监测参数的正常范围、正确设定报警值。

（5）运用过程中注意监测肺动脉压力及波形的变化。

（6）固定：予透明贴膜、纱布固定（纱布易致导管脱出），贴膜常规每 7 天更换一次，纱布每 48 小时更换一次，如有渗出、潮湿、贴膜卷边需及时更换。

（7）保持通畅：保持加压袋内 300 mmHg 的压力，肝素封管液每日更换或用毕及时更换。

（8）观察穿刺部位的皮肤是否有红、肿、渗血、渗出等情况。

3. 监测后的护理 · 尽量缩短漂浮导管留置的时间，长期置管易发生栓塞、感染等并发症。拔管后，拔管处常规加压至不出血后予无菌纱布覆盖穿刺点。

4. 并发症及其防治

(1) 心律失常：插管和导管留置过程中均可发生心律失常，室性早搏和一过性室性心动过速最常见，主要由导管顶端刺激心室壁所致。导管通过右心室时发生的室性心动过速，通常只要导管顶端通过肺动脉瓣即自动终止，因此无须处理，仅 1.3%～1.5% 的导管相关室性心动过速需抗心律失常药物、心前区锤击或转复治疗。导管相关的心律失常多与导管的机械刺激相关，在插管和导管留置时采取以下措施可有效预防和减少心律失常的发生：①心肌缺血、休克、低氧血症、电解质紊乱、酸中毒的患者发生室性心律失常的概率高，术前应尽量给予纠正。②导管到达右心房后，应立即充盈气囊，以减少导管顶端对心内膜的刺激。③导管通过三尖瓣进入右心室后，应快速轻柔地送入导管，使导管向上反折经右心室流出道进入肺动脉，尽量缩短在右心室内的操作时间。

(2) 导管打结：常见原因是导管在右心室或右心房内缠绕，易发生在扩大的右心房或右心室。如高度怀疑导管打结，应立即在 X 线下证实，置入导引钢丝，松解导管结后将其退出体外。如果导管结无法松解或其中含有腱索、乳头肌等心内结构，则需采取外科手术取出导管。

(3) 肺梗死：通常是小范围的而且无症状。多数是由于保留导管期间心脏有节律的收缩和血流的推动力促使导管尖端向远端肺部移位。为此，导管保留期间应连续监测 PAP。若自动出现了 PAWP，表示导管尖端移到了嵌入位，应立即拔出导管 2～3 cm。每次气囊充气的时间要尽量缩短，完成测量后即放松气囊，排出气体。

(4) 气囊破裂：导管多次使用、留置时间长或频繁过量充气均会引起气囊破裂。向气囊内注气时阻力感消失，放松时注射器内栓不弹回，常提示气囊已破裂。

(5) 肺动脉破裂：肺动脉破裂是血流动力学监测中最严重的并发症。典型表现为突然大咯血，多见于高龄、肺动脉高压及其他抗凝治疗的患者，最主要的原因是导管位置过深或气囊偏心等。预防措施：①气囊未充盈时，禁止向前推送导管。②测量肺动脉嵌顿压时，应缓慢充盈气囊，当 PAP 波形变为肺动脉嵌顿压波形时，应立即停止继续充气。③禁止用液体充盈气囊。④尽量减少气囊充盈、导管嵌入的时间和气囊充盈的次数。⑤导管不可置入过深。⑥一旦发生大咯血，应立即进行气管插管，首选双腔气管插管，保持气道通畅，必要时手术治疗。

(6) 感染：导管留置期间，穿刺局部出现红、肿、痛或皮温升高，或出现发热、寒战，应考虑肺动脉漂浮导管相关感染，应立即将导管拔除，同时取穿刺局部的分泌物、导管血和外周静脉血、导管远端送培养，做抗菌药物敏感试验，必要时行抗感染治疗。预防措施：①在所有与导管相关的操作中，严格执行无菌操作原则。②插管局部每天常规消毒，更换敷料，敷料被浸湿或污染时随时更换。③尽量缩短导管留置的时间，研究表明，导管留置时间超过 72 小时，导管相关感染的发生率明显增加。

四、CO 监测

(一) 定义

CO 是指心室每分钟排出的总血量，正常时左、右心室的 CO 基本相同。CO 是反映心泵功能的重要指标，主要受心肌收缩性、前心负荷、后心负荷、心率等因素影响。其正常值为 4～

8 L/min。目前临床常用的 CO 监测方法主要是应用肺动脉漂浮导管行温度热稀释法和脉搏轮廓分析法。

应用肺动脉漂浮导管行热稀释法测定 CO,其基本原理是从肺动脉漂浮导管右房开口快速均匀地注入冷的生理盐水液体,注入的液体混入血液使血温发生变化,血液经右房、右室到达肺动脉,导管远端的热敏电阻感知注射后血液温度的变化,CO 监测仪描记并处理温度变化曲线,按照 Stewart-Hamilton 公式计算出 CO。

PICCO 是近几年较为广泛使用的血流动力学监测技术。其基本原理是:从中心静脉同时注入温度和染料两种指示剂,在股动脉测定 CO,同时根据两种指示剂的不同特点(温度指示剂可透过血管壁,染料不透过血管壁),测定出血管外肺水等一系列参数。现阶段,在大量临床数据的支持下总结了经验公式,提出了只需用温度进行测量的单指示剂法。从中心静脉注入一定量冷生理盐水(2～8 ℃)。经过上腔静脉—右心房—右心室—肺动脉—肺静脉—左心房—左心室—升主动脉—腹主动脉—股动脉的 PICCO 导管温度探头感受端。计算机可以将整个热稀释过程画出热稀释曲线,自动对该曲线波形进行分析,然后通过患者的动脉脉搏波形和心率的持续变化算出搏出量,从而获得一系列血流动力学参数,可以更好地反映心脏前负荷,指导临床及时调整心脏容量负荷与肺水肿之间的平衡。

(二) 临床意义

较为全面地进行血流动力学评估是 PICCO 的优点,其中包括:容量状态与容量反应性评估;心功能评估以及血管外肺水评估等方面。PICCO 监测仪常用参数的正常值范围见表 5 - 2。

表 5 - 2　PICCO 监测仪常用参数的正常值范围

参　　数	缩写	单位	正常范围
心脏指数	CI	L/(min · m²)	3.0～5.0
胸腔内血容积	ITBV	ml/m²	850～1 000
全心舒张末期容积指数	GEDI	ml/m²	680～800
全心射血数	GEF	%	25～35
血管外肺水指数	EVLWI	ml/kg	3.0～7.0
肺血管通透性指数	PVPI	—	1.0～3.0
搏出量指数	SVI	ml/m²	40～60
搏出量变异度	SVV	%	≤10
脉压变异度	PVV	%	≤10
外周血管阻力	SVR	dyn · s · cm⁻⁵ · m²	1 200～2 000

1. 容量状态与容量反应性评估·容量反应性反映的是心脏前负荷储备能力,是指容量增加时每搏输出量或 CO 相应增加的能力,有助于减少扩容治疗导致的容量过度负荷的发生。但是,容量反应性并不是扩容治疗的启动因素。

正常人一般都具备容量反应性,但并不需要扩容来增加 CO。同样,在重症治疗中,启动扩容治疗通常是因为存在组织灌注不足,希望通过扩容治疗提高流量以改善组织灌注,而并非因为存在容量反应性。此外,如果证实组织缺氧和全身灌注流量不相关,即使存在容量反应性,也不应通过扩容治疗过度提高循环灌注流量。

容量反应性评估有利于安全有效地实现液体治疗目标。液体治疗的目标在于优化调整 CO 及循环内容量,是休克治疗的重要组成部分。但是,频繁的容量不足或过量的液体摄入均会造成相应的不良结果,包括组织灌注不良及组织水肿,乃至器官功能损伤等。容量反应性评估是评估患者是否可以通过输液来增加每搏心排出量或 CO 的方法。通过容量反应性评估有助于判断容量状态与 CO 的关系是处于 starling 曲线的上升支部分还是平台部分。如果容量状态已经处于平台部分,继续的输液不仅不能增加 CO,而且可以使 CVP 明显增加。因此,在液体治疗前及过程中对容量反应性进行评估不仅有利于达到液体治疗的目标,还可以避免因输入不必要的液体而带来的再损伤。

(1) ITBV:胸内血容量由指示剂稀释 CO 测定中左右心腔舒张末期容量和肺血容量组成,即注入点到探测点之间胸部心肺血管腔内的血容量。

(2) 全心舒张末总容积量(global end diastolic volume, GEDV):GEDV 反映了整个心脏腔室内在舒张末期的总容积。GEDV 占 ITBV 的 $2/3 \sim 3/4$。

(3) SVV:SVV 是由正压通气引起左心室搏出量发生周期性改变,可用来判断容量反应性。

SVV 的测定除要求呼吸机控制通气外,还易受潮气量及心肌收缩力的影响,对呼吸机控制通气的患者,SVV 比 CVP、GEDV 等静态指标更能反映容量反应性。因为 CO 与前负荷之间不是线性关系,因此准确判断扩容后 CO 能否增加至关重要。通过 SVV 而不是通过容量负荷试验,就可避免过多的容量负荷,对心功能或肾功能不全的患者尤为重要。

目前 SVV 的标准测量有必要的前提条件:①SVV 不能用于自主呼吸的患者,不能用于患有心律失常的患者。②受到机械通气的影响,因此设定不同的潮气量会影响 SVV 的阈值,当潮气量<8 ml/kg 时,不能作为预测液体治疗效果的指标。③若是患者有肺源性心脏病,尚不能解释 SVV 的意义。④不同的监测系统进行动脉波形计算的方法不同,得出的 SVV 不同。因此,不能仅仅依靠 SVV 预测液体治疗的效果,还要根据患者的病情以及其他血流动力学参数做出综合判断。

2. 心功能评估·心功能评估是血流动力学治疗的重要环节,虽然血流动力学治疗可以从不同角度入手,但是早期评估心功能状态可以使治疗方向更快明确,更早做出有利于达到治疗目的的调整。

(1) CO/心脏指数(cardiac index, CI):注一次冰水就可以显示出两者的精确数值,以后仅需每 $6 \sim 8$ 小时校正一次就可以连续显示。

(2) 全心射血分数/心功能指数(global ejection fraction/cardiac function index, GEF/

CFI）：全心射血分数主要由左右心室的收缩力来决定并用于判断左右心室的功能失常。GEF 来源于 GEDV 与四个每搏输出量的比率。心功能指数代表了 CO 与全心舒张末期容积的比率。

（3）左心室收缩力指数（left ventricular contractile index，dPmx）：dPmx 是 ΔP/Δtmax 的缩写。这个参数表明在收缩期左心室压力上升的速度。它是左心室收缩力的近似值。除了 CFI，dPmx 也可以用于指导正性肌力和血管活性药物的临床应用。

3. EVLW 评估·总的肺水量由肺血的含水量和血管外肺水量组成，EVLW 是指分布于肺血管外的液体，该液体是血管滤出进入组织间隙的量，由肺毛细血管内静水压、肺间质静水压、肺毛细血管内胶体渗透压和肺间质胶体渗透压所决定，是目前监测肺水肿较好的量化指标。

（三）适用范围

各种原因引起的休克、ARDS、心力衰竭、水中毒、严重感染、重症胰腺炎、严重烧伤以及大手术围手术期患者血管外肺水及循环功能的监测等。

（四）插管途径

漂浮导管见 PAP 监测章节。PICCO 置管选择：PICCO 导管有 5F、4F、3F 三种型号可供选择，可置于股动脉、肱动脉或腋动脉，一般多选择股动脉。

（五）监测与护理重点

1. 应用肺动脉漂浮导管行热稀释法测定 CO

（1）确认肺动脉漂浮导管远端位于肺动脉主干，连接肺动脉漂浮导管和 CO 计算机的电缆线，连接注射系统和 CO 计算机的温度探头，并将温度探头与导管右心房端口连接。

（2）用注射器抽吸所需的冰生理盐水的量（10 ml 或 5 ml），排尽气泡。

（3）打开注射器和右心房注射端口之间的三通，连续、平稳地快速注射液体，一般在 4 秒内完成注射。

（4）评估 CO 曲线的外观，寻找有连贯、平稳的上升支同时具有平稳下降支的 CO 曲线，以准确测定 CO。

（5）至少重复测定 3 次，取 3 次正确测定结果的平均值，作为 CO 的测定结果。

2. PICCO 应用热稀释技术和脉搏轮廓分析技术相结合的监测方法

（1）将温度探头连接于中心静脉导管腔，一端连接 CO 监测仪。

（2）PICCO 热稀释导管的动脉端连接换能器，监测动脉血压（同本章节有创血压监测法）；另一端连接温度传感器。

（3）校准 CO：运用热稀释法校准 CO 至少 6～8 小时一次，动脉压力校零后必须校准，如患者病情变化则及时校准。校准时静脉端停止输液 30 秒以上。注射水温<80 ℃，4 秒内匀速注入 10～15 ml 冰盐水（注：注射冰盐水时勿触摸中心静脉端的温度传感器及导管）。常规监测 3 次取其平均值。

（4）通过监护仪的计算软件，计算相关血流动力学的参数并记录。

3. 注意事项

（1）肺动脉漂浮导管：①注意注射液体的温度：注射液体应与血液的温差在10℃以上。②注射液体的容积：注射液体的容积必须与CO监测仪预设液体容积一致，如果注射液体有0.5ml的误差，其结果可出现5%的误差。③注射速度：应快速、均匀，注射时间以4秒内为佳。④两次测量的间隔时间：间隔时间需恰当，两次间隔时间过短，会发生基线不稳定或基线漂移。⑤中心静脉大量输液时可使肺动脉处血温降低，热稀释曲线下面积假性变小，导致所得CO结果高于实际值。⑥呼吸、心率、体位、肢体活动均可使热稀释曲线基线波动，特别是呼吸，因此应在呼吸周期的同一时期测量，一般在呼气末监测。

（2）PICCO：①置管选择：PICCO导管有5F、4F、3F三种型号可供选择，可置于股动脉、肱动脉或腋动脉，一般多选择股动脉。②换能器压力校零：一般6~8小时校准一次；每次行动脉压力校准后，都必须通过热稀释法对脉搏轮廓分析法进行重新校正。③PICCO定标：为了保证脉搏轮廓分析对患者状况有更准确的检测，推荐病情稳定后每8小时用热稀释法测定一次CO校正，每次校正根据患者的体重和胸腔内液体量注入3~5次冰盐水，4秒内匀速输入，注射毕立即关闭三通开关。④为获得精确的动脉压力波形应注意避免使用很长的连接管或多个三通，严密观察各个连接处有无松动、脱出及血液反流现象，保持动脉导管通畅。⑤穿刺侧肢体护理，患者取平卧位，术肢保持伸直、制动，定时给与按摩，促进血液循环，翻身时给予注意并妥善固定导管。⑥预防感染：严格执行无菌操作的原则，动脉导管留置一般不超过7~10天，长时间动脉留置期间，还需要注意局部缺血和栓塞。

第二节　休　克

休克是各种原因导致机体有效循环血量明显下降，引起组织器官灌注不足、细胞代谢紊乱和器官功能障碍的临床病理生理过程，它是一个由多种病因引起的综合征。组织低灌注是休克的血流动力学特征，组织细胞缺氧是休克的本质。因此，纠正组织细胞缺氧、保持正常的细胞功能、防止多器官功能障碍综合征（MODS）发生是治疗休克的关键环节。尽管休克有多种分类方法，既往也有按照病因来划分休克的分类，但是按照血流动力学而提出的休克分类方法得到了临床学者的广泛接受，将休克分为：

1. 低血容量休克·低血容量休克是指包括创伤、烧伤、出血、失液等原因引起的休克。低血容量性休克的基本机制为循环容量的丢失，各种原因引起的显性和（或）不显性容量丢失而导致的有效循环血量减少、组织灌注不足、细胞代谢紊乱和功能受损的病理生理过程。

2. 分布性休克·主要包括感染性、神经源性、过敏性休克。分布性休克的基本机制是由于血管收缩舒张调节功能异常，容量血管扩张，循环血容量相对不足而导致的组织低灌注。其中感染性休克是临床最常见、发病机制复杂、病情变化凶险、死亡率高的一类休克，是全身性感染进一步发展的结果。

3. 心源性休克·主要病因为心肌梗死、严重心律失常、急性心肌炎和终末期心肌病等，在前负荷正常状态下心脏泵功能减弱或衰竭、CO 减少导致的组织低灌注。

4. 梗阻性休克 · 主要病因包括腔静脉梗阻、心脏压塞、肺动脉栓塞、张力性气胸等,引起心脏内外流出道梗阻、CO 减少。梗阻性休克的基本机制为血流的主要通道受阻,根据梗阻部位的不同再将其分为心内梗阻型休克和心外梗阻型休克。

一、低血容量休克

(一) 定义及诊断标准

低血容量休克是指各种原因引起的显性和(或)不显性容量丢失而导致的有效循环血减少、组织灌注不足、细胞代谢紊乱和功能受损的病理生理过程。

诊断标准:

1. 病史 · 通常存在容量丢失、补充不足病史。

2. 症状与体征 · 精神状态改变,皮肤湿冷,尿量<0.5 ml/(kg·h),心率>100 次/min,收缩压下降(<90 mmHg 或较基础血压下降 40 mmHg 以上)或脉压差减少(<20 mmHg)。

3. 血流动力学特征 · 外源性(显性)和(或)内源性(不显性)容量丢失导致 CO 减少;前负荷减少、充盈压降低;体循环阻力代偿性增加。

4. 组织灌注与氧代谢指标 · 血乳酸浓度是判断休克程度与组织灌注状态较好的方法。

(二) 治疗策略

1. 病因治疗 · 尽快纠正引起容量丢失的病因,这是治疗低血容量休克的基本措施。对于出血部位明确、存在活动性失血的休克患者,应尽快进行手术或介入止血。应迅速利用包括超声和 CT 手段在内的各种必要方法,检查与评估出血部位不明确、存在活动性失血的患者。

2. 液体复苏 · 液体复苏治疗时可以选择晶体溶液(如生理盐水和等张平衡盐溶液)和胶体溶液(如白蛋白和人工胶体)。

(1) 晶体液:液体复苏治疗常用的晶体液为生理盐水和乳酸林格液。生理盐水的特点是等渗,但含氯高,大量输注可引起高氯性代谢性酸中毒;大量输注乳酸林格液时应该考虑到其对血乳酸水平的影响。

(2) 胶体液:临床上低血容量休克复苏治疗中应用的胶体液主要有白蛋白、羟乙基淀粉、明胶和右旋糖苷,都可以达到容量复苏的目的。由于理化性质以及生理学特性的不同,在应用安全性,包括对凝血功能的影响、肾脏功能负担等方面,均需要密切关注。

(3) 复苏治疗时液体的选择:目前,尚无足够的证据表明晶体液与胶体液用于低血容量休克液体复苏的疗效与安全性方面有明显差异。

3. 血制品输注 · 血制品输注在低血容量休克中应用广泛。失血性休克时,丧失的主要是血液。在补充血容量时,并非需要全部补充血细胞成分,必须考虑到凝血因子的补充。临床输注浓缩红细胞的指征(一般围术期)为血红蛋白≤70 g/L;血小板输注主要适用于血小板数量减少或功能异常伴有出血倾向的患者,血小板计数<50×10^9/L 或确定血小板功能低下可考虑输注;输注新鲜冰冻血浆的目的是为了补充凝血因子的不足,大量失血时输注红细胞的同时应注意使用新鲜冰冻血浆;冷沉淀内含凝血因子 V、Ⅷ、Ⅻ等,适用于特定纤维蛋白原、凝血因

子缺乏所引起的疾病以及肝移植围手术期、肝硬化食道静脉曲张出血等。对大量输血后并发凝血异常的患者及时输注冷沉淀可提高血循环中凝血因子及纤维蛋白原等凝血物质的含量，缩短凝血时间，纠正凝血异常。

4. 升压药物与正性肌力药物·对低血容量休克的患者一般不常规首选使用升压药物。临床通常仅对于足够的液体复苏后仍存在低血压或者未开始输液就已经存在严重低血压的患者，才考虑应用升压药物。

5. 肠黏膜屏障功能的保护·肠黏膜屏障功能的保护包括循环稳定、尽早肠内营养、肠道特需营养支持如谷氨酰胺的使用、微生物内稳态调整等。

6. 体温控制·严重失血性休克合并低体温是一种疾病严重的临床征象，低体温（<35℃）可影响血小板的功能、降低凝血因子的活性、影响纤维蛋白的形成、增加创伤患者严重出血的危险性，是出血和病死率增加的独立危险因素。

7. 未控制出血的失血性休克复苏·未控制出血的失血性休克是低血容量休克的一种特殊类型，对此类患者早期采用控制性复苏，收缩压维持在80～90 mmHg，以保证重要脏器的基本灌注并尽快止血；出血控制后再进行积极容量复苏。对合并颅脑多发伤的患者、老年患者及高血压患者应避免控制性复苏。

（三）ICU监测和护理重点

1. 一般临床监测·低血容量休克患者表现为血压正常或降低、心率快、肢端湿冷，严重者可见皮肤花斑样改变，尿少（<0.5 ml/kg·h），神志淡漠或者烦躁。

2. 血流动力学监测·低血容量患者血流动力学往往表现为血压正常或降低，CVP动态降低，CO降低，PAP、PAWP降低，体循环阻力升高，GEDV和ITBV降低。SVV、阳性预测值（positive predictive value，PPV）、改良被动抬腿试验（passive leg raise test，PLRT）通常阳性。

3. 动态观察实验室指标·红细胞计数、血红蛋白及血细胞比容（hewatocrit，HCT）的数值变化，可用于了解血液有无浓缩或稀释，对低血容量休克的诊断和判断是否存在继续失血有参考价值。在休克早期即进行凝血功能的监测，对选择适当的容量复苏方案及液体种类有重要的临床意义。常规凝血功能监测包括血小板计数、凝血酶原时间（prothrombin time，PT）、活化部分凝血活酶时间（activated partial thromboplastin time，APTT）、国际标准化比值（international normalized ratio，INR）和D-二聚体（D dimer，D-D）。

4. 急救措施·患者取平卧位或中凹卧位。建立大静脉通道，快速补液，紧急配血备用。补充血容量：20～40 ml/kg，等渗晶体或胶体溶液。积极处理原发病，并准备手术。

二、分布性休克

分布性休克的血流动力学特点是体循环阻力降低，使心脏做功代偿性增加，CO增加或正常，包括感染性、神经源性、过敏性休克，常见的类型是感染性休克。

（一）感染性休克

1. 定义及诊断标准·感染性休克（septic shock）是感染引起的宿主反应失调所导致的致

命性器官功能障碍。诊断标准：①临床上有明确的感染。②器官功能障碍序贯器官衰竭评分（sequential organ failure assessment，SOFA）≥2。③在充分液体复苏后，仍需要升压药物维持 MAP≥65 mmHg 且血乳酸水平＞2 mmol/L（18 mg/dl）。

2. 治疗策略

（1）液体复苏：感染性休克要求给予积极液体复苏，3 小时及 6 小时集束化治疗目标分别为：低血压或乳酸≥4 mmol/L 给予晶体 30 ml/kg，初始液体复苏后仍低血压给予血管升压药，复苏的目标要求：MAP≥65 mmHg；中心静脉血氧饱和度（ScvO₂）≥70%；乳酸正常。由于羟乙基淀粉会导致肾损害，2012 年拯救脓毒症运动（SSC）指南更新已经明确反对使用羟乙基淀粉进行液体复苏，而大量使用晶体液进行液体复苏的感染性休克患者可加用白蛋白进行液体复苏。

（2）抗感染治疗

1）病灶去除：应对所有感染性休克患者进行评估，确定是否有可控制的感染源存在。应尽快寻找、诊断或排除那些急需进行感染源控制的特定解剖部位感染（如坏死性软组织感染、腹膜炎、胆管炎、肠梗死）。控制手段包括引流脓肿或局部感染灶、感染后坏死组织清创、摘除可引起感染的医疗器具或对仍存在微生物感染的源头进行控制。

2）抗感染药物：在确认感染性休克或严重全身性感染尚未出现感染性休克时，在 1 小时内尽早静脉使用抗生素治疗。应联合使用尽可能覆盖所有疑似病原微生物（细菌、真菌、病毒）的药物进行经验性抗感染治疗，应考虑抗微生物制剂在主要疑似感染部位中能否达到充足的组织浓度。尽可能明确致病菌：在应用抗生素之前留取合适的标本，但不能为留取标本而延误抗生素的使用。

（3）升压药物的使用：常用的药物包括去甲肾上腺素、多巴胺、肾上腺素、血管加压素和多巴酚丁胺。感染性休克患者首选去甲肾上腺素，常用剂量为 0.01～1.5 μg/(kg·min)。当剂量超过 1.0 μg/(kg·min)，可由于使 β 受体的兴奋性加强而增加心肌做功与氧耗。多巴胺替代去甲肾上腺素仅限于少数高度选择性患者，如心律失常风险极低、绝对或者相对心率缓慢的患者。多巴胺兼具多巴胺能与肾上腺素能 α 和 β 受体的兴奋效应，在不同的剂量下表现出不同的受体效应：小剂量[＜5 μg/(kg·min)]多巴胺主要作用于多巴胺受体，具有轻度的血管扩张作用。小剂量多巴胺有时有利尿作用，但并未显示出肾脏保护作用；中等剂量[5～10 μg/(kg·min)]以使 β₁ 受体兴奋为主，可以增加心肌收缩力及心率，从而增加心肌的做功与氧耗；大剂量[10～20 μg/(kg·min)]则以使 α₁ 受体兴奋为主，出现显著的血管收缩。

血管加压素联合去甲肾上腺素可提高 MAP 或减少去甲肾上腺素的剂量。多巴酚丁胺既可以增加氧输送，同时也增加（特别是心肌的）氧消耗，因此在感染性休克治疗中一般用于经过充分液体复苏后依然存在低灌注的情况，可使用高达 20 μg/(kg·min)多巴酚丁胺输注或联用血管活性药物。

（4）糖皮质激素：如经足够液体复苏和血管活性药物治疗血流动力学仍不稳定者可考虑应用小剂量糖皮质激素。一般宜选择氢化可的松（200 mg/d），当患者不再需要升压药物时，建议停用糖皮质激素治疗。

（5）血糖控制：对进入 ICU 后已初步稳定的重症脓毒症合并高血糖患者，推荐使用静脉胰岛素治疗控制血糖,使血糖控制在≤10 mmol/L。

(6)其他治疗:①机械通气患者采用保护性通气策略。②镇静、镇痛及神经肌肉阻滞剂的应用。③持续血液净化治疗。④预防深静脉血栓形成。⑤预防应激性溃疡(SU)。

3. ICU 监测和护理重点

(1)一般临床监测:意识状态、肢体温度和色泽、血压、心率、尿量。

(2)血流动力学特征:CO 正常或增加;前负荷/充盈压正常或降低;体循环阻力降低。

(3)功能性血流动力学监测:容量反应性指标 SVV、PPV、PLRT、腔静脉直径变异度等,其临床意义、判定标准与低血容量休克相同。

(4)组织灌注监测:血乳酸持续升高与 APACHE II 评分密切相关,2012 年 SSC 更新为对感染性休克血乳酸≥4 mmol/L 者,须立即开始液体复苏,6 小时的集束化治疗目标要求乳酸达到正常,由此可见乳酸可作为评价疾病严重程度及预后的指标之一。感染性休克复苏 6 小时内乳酸清除率≥10% 者,血管活性药用量明显低于清除率低的患者,病死率也明显降低。感染性休克患者乳酸增高时,经常需要液体复苏以提高 CO,同时应用去甲肾上腺素升高血压,达到改善组织灌注、清除乳酸的目的。

(5)氧代谢监测:感染性休克患者由于 CO 增加,氧输送(oxygen delivery,DO_2)相应增加,氧消耗(oxygen consumption,VO_2)也明显增加,因此混合静脉血氧饱和度(oxygen saturation of mixed venose blood,SvO_2)降低。在严重感染和感染性休克患者中,$SvO_2 <$ 65% 提示病死率明显增加。$ScvO_2$ 与 SvO_2 有一定的相关性,在临床上更具可操作性,而且它们所代表的趋势是相同的,可以反映组织灌注状态。将乳酸清除率与 $ScvO_2$ 结合应用,可在一定程度上指导复苏治疗。

(6)微循环监测:正交偏振光谱成像(orthogonal polarization spectral imaging,OPS)或旁流暗场成像(sidestream dark-field,SDF)可在床边直视下观察微循环的变化,感染性休克患者微循环的主要变化为:毛细血管密度下降和未充盈、间断充盈毛细血管比例升高;动-静脉分流增加;一部分毛细血管无血流灌注,另一部分血管呈现正常灌注甚至高灌注。可分为 5 种类型:①瘀滞型:毛细血管处于瘀滞状态,小静脉的血流正常或者血流缓慢。②无灌注/连续型:微循环的某一区域毛细血管没有血流灌注,与其邻近的另一部分毛细血管则灌注较好。③瘀滞/连续型:微循环的某一区域毛细血管血流瘀滞,与其邻近的另一部分毛细血管灌注正常。④瘀滞/高动力型:微循环的某一区域毛细血管灌注呈高动力状态,与其邻近的另一部分毛细血管血流瘀滞,一些微小静脉也呈现高动力状态。⑤高动力型:微循环的各级血管均处于高动力的血流动力学状态。

(7)液体管理:安置休克卧位,迅速建立一到两条静脉输液通路,给予积极液体复苏,完成 3 小时及 6 小时集束化治疗目标,按医嘱应用血管活性药物,小剂量、低浓度、慢速度,防止外渗。根据患者的监测结果调整补液速度,准确记录液体的种类、数量、时间以及速度,详细记录 24 小时出入量。

(二)神经源性休克

1. 定义及诊断标准・神经源性休克(neurogenic shock)是指在正常情况下,血管运动中枢不断发放的冲动沿传出的交感缩血管纤维到达全身小血管,使其维持着一定的紧张性。当血管运动中枢发生抑制或传出的交感缩血管神经信号被阻断时,小血管因紧张性丧失而发生扩张,导致外周血管阻力降低,大量血液淤积在微循环中,回心血量急剧减少,血压下降,引起休克。具有以下病因:深度麻醉或强烈疼痛刺激后(由于血管运动中枢被抑制)或在脊髓高位麻醉或损伤时(由于交感神经传出路径被阻断)。

2. 治疗策略·去除病因是该型休克治疗的重要措施,通常在使用肾上腺素收缩血管药物后症状可以得到缓解。本类休克的病理生理变化和发生机制比较简单,预后也较好。由剧烈疼痛引起的休克需要应用镇痛药物,可用吗啡 5～10 mg 静脉注射或肌内注射,哌替啶(杜冷丁)50～100 mg 肌内注射;情绪紧张患者应给予镇静药物如地西泮(安定)10 mg 肌内注射或苯巴比妥钠 0.1～0.2 g 肌内注射。糖皮质激素药能改善微循环,提高机体的应激能力,可给予地塞米松 5 mg。

3. ICU 监测和护理重点

(1) 一般临床监测:患者的意识状态、肢体温度和色泽、血压、心率、尿量。休克患者表现为血压正常或降低、心率快、肢端湿冷,严重者可见皮肤花斑样改变、尿少、神志淡漠或者烦躁。

(2) 有创血流动力学监测:包括有创血压、CVP、CO、体循环阻力(systemic circulation resistance,SVR)、PAP、PAWP 以及 GEDV、ITBV。

(3) 组织灌注的监测:全身灌注指标(血乳酸、碱剩余)以及局部组织灌注指标[胃黏膜pH、胃肠黏膜二氧化碳分压(partial pressure of carbon dioxide,PCO_2)]均可以反映组织灌注情况,可以提示休克的程度和指导液体复苏。

(4) 体位:患者应保持安静,取平卧位或休克中凹位,以增加回心血量、增加脑部血供。如患者有意识丧失,应将头部置于侧位,抬起下颌,以防舌根后坠堵塞气道。

(5) 补充血容量:一般先快速静滴 500～1 000 ml,以后根据血压情况调整。老年人或心功能不全者在输液过程中要密切观察有无呼吸困难和肺底湿啰音出现,这是左心衰和肺水肿最早出现的指标,必要时按医嘱应用强心药物和减慢输液速度。

(三) 过敏性休克

1. 定义及诊断标准·过敏性休克是指人体接触特异性过敏原后出现的以急性周围循环灌注不足为主的全身性变态反应。临床表现因机体反应性抗原进入的量及途径等而有很大差别,分为急发型(即刻或 5 分钟内发生休克)和缓发型(>30 分钟发生休克)。过敏性休克诊断的主要依据:①有过敏史及过敏原接触史的患者出现了休克的临床表现。②常伴有喉头水肿、气管痉挛、肺水肿等以及神经、消化系统症状和体征。

2. 治疗策略·过敏性休克通常突然发生且很剧烈,若不迅速及时处理常可危及生命,必须当机立断不失时机地积极处理。

(1) 如发生严重低血压甚至心脏停搏,立即给予肾上腺素 0.5～1.0 mg 静脉注射并积极行心肺复苏。

(2) 确保气道通畅,必要时给予机械通气。如伴有血管性水肿引起的呼吸窘迫,应立即建立人工气道。

（3）立即停止并脱离可疑的过敏原或致病药物，采取措施减缓过敏原吸收。

（4）维持血流动力学稳定，根据病情选择无创或有创血流动力学监测，指导液体治疗及升压药物应用，保证重要脏器的灌注压。

（5）其他治疗：①糖皮质激素：使用地塞米松或氢化可的松。②抗组胺药物：H₁ 受体阻断剂，如苯海拉明 20～40 mg 或异丙嗪 50 mg。③防治并发症：防治肺水肿、脑水肿、酸中毒等。

3. ICU 监测和护理重点

（1）紧急处理：立即停药，平卧、就地抢救，立即予 0.1% 肾上腺素 0.5～1 mg 皮下注射。吸入氧气保持呼吸道通畅，建立静脉通道，遵医嘱使用激素、抗组胺药、升压药、解除支气管痉挛药等药物，扩容治疗。注意保暖。

（2）呼吸抑制者，遵医嘱使用呼吸兴奋剂，人工呼吸，准备气管切开物品并配合行气管切开。

（3）心脏骤停（sudden cardiac arrest，SCA）者，遵医嘱使用循环系统兴奋剂，予心脏按压。

（4）监测呼吸道阻塞症状：喉头堵塞感、胸闷、气急、哮喘、发绀、憋气、呼吸困难、伴濒死感。

（5）监测循环系统症状：脸色苍白、出冷汗、脉搏细弱、血压下降。

（6）监测意识方面改变：头晕、烦躁不安、恐惧感、意识不清或完全丧失、抽搐、肢体强直、大小便失禁。

（7）观察其他表现：声音嘶哑、刺激性咳嗽、荨麻疹、恶心、呕吐、腹痛、腹泻。

三、心源性休克

（一）定义及诊断标准

心源性休克是指由于心肌收缩功能下降，心泵功能障碍导致的休克。血流动力学特征为前负荷或充盈压增加；体循环阻力代偿性增加；每搏量减少，CO 减少。

诊断标准：

（1）有急性心肌梗死（acute myocardial infarction，AMI）、急性弥漫性心肌炎、严重心律失常等病史。

（2）早期患者烦躁不安、面色苍白，诉口干、出汗，但神志尚清；后逐渐出现表情淡漠、意识模糊、神志不清直至昏迷。

（3）心率增快，脉搏细弱，心率>120 次/min；收缩压<80 mmHg，脉压差<20 mmHg，以后逐渐降低，严重时血压测不到；尿量<0.5 ml/(kg·h)，甚至无尿。

（4）血流动力学监测提示 CI 降低、左心室舒张末压（left ventricular end diastolic pressure，LVEDP）升高等相应的血流动力学异常。

（二）治疗策略

1. 调整前负荷　严密监测患者的前负荷状态，根据传统的血流动力学指标、功能性血流动力学指标和临床症状体征进行综合评估。对于前负荷不足者，适当给予液体治疗；对于前负荷过高者,适当限制液体输入量和输注速度或应用利尿剂降低前负荷。

2. **正性肌力药物** · 正性肌力药物包括洋地黄类和非洋地黄类(儿茶酚胺、非儿茶酚胺)。

(1) 洋地黄制剂:一般在急性心肌梗死 24 小时内,尤其是 6 小时内应尽量避免使用洋地黄制剂,通常只有在伴发快速性房性心律失常时方考虑应用。

(2) 非洋地黄制剂:又分为儿茶酚胺类和非儿茶酚胺类。

儿茶酚胺类常用药物包括肾上腺素、去甲肾上腺素、异丙肾上腺素、多巴胺和多巴酚丁胺。低血压时,肾上腺素可提高血压和 CO;血压较高时,肾上腺素不能再增加心肌灌注,反而使 CO 下降,故肾上腺素应短期应用。低剂量去甲肾上腺素[0.01~1.5 μg/(kg·min)]可提高心肌血流量,从而改善心肌供氧。异丙肾上腺素也可提高 CO,但由于扩血管作用使血压降低,致心肌供氧减少。多巴胺的效果与剂量有密切关系,应用时需注意。多巴酚丁胺比多巴胺有更强的受体选择性、正性肌力作用更突出,可提高 CO,心源性休克时治疗剂量通常为 5~10 μg/(kg·min)。

非儿茶酚胺类正性肌力药物有磷酸二酯酶抑制剂和钙增敏剂。前者能增加心肌和血管系统细胞内环腺苷酸水平,增加心肌收缩力并扩张外周血管,常用药物为米力农,负荷剂量为 50~70 μg/kg,维持剂量为 0.25~0.75 μg/(kg·min)。后者主要有左西孟旦,直接与肌钙蛋白相结合,使钙离子诱导的心肌收缩所必须的心肌纤维蛋白的空间构型得以稳定,从而使心肌收缩力增加,而心率、心肌耗氧无明显变化;同时能激活对三磷酸腺苷(ATP)敏感的钾通道使外周静脉扩张,降低心脏前负荷;大剂量使用时有一定的磷酸二酯酶抑制剂作用,负荷剂量 6~12 g/kg,维持剂量 0.1~0.2 g/(kg·min),通常维持用药 24 小时。

3. **血管活性药物** · 通过血流动力学指标和临床症状进行综合评估,如血压低同时存在外周血管阻力降低时,在调整前负荷的基础上,可考虑选择血管收缩剂提高血压;当外周血管阻力增加时,应选择血管扩张剂如硝酸甘油、硝普钠,达到降低心脏前后负荷、改善微循环、改善心肌供血的目的。

4. **其他治疗**

(1) 纠正酸中毒和水、电解质紊乱。

(2) 机械性辅助循环:经上述处理后休克无法纠正者,可考虑主动脉内球囊反搏(intra-aortic balloon pump,IABP)、体外膜氧合(ECMO)、左心室辅助泵等机械性辅助循环。

(3) 原发疾病治疗:AMI 患者应尽早进行再灌注治疗,溶栓失败或有禁忌证者应在 IABP 支持下进行经皮冠脉介入术(percutaneous coronary intervention,PCI);急性心脏压塞者应立即心包穿刺减压;乳头肌断裂或室间隔穿孔者应尽早进行外科修补等。

(三) ICU 监测和护理重点

1. **一般临床监测** · 意识状态、肢体温度和色泽、血压、心率、尿量。

2. **血流动力学特征** · 前负荷或充盈压增加;体循环阻力代偿性增加;每搏量减少,CO 减少。

3. **组织灌注与氧代谢指标** · 与低血容量休克监测相同。

4. **心电图及超声心动图** · 监测可动态判断心肌梗死的范围、心脏射血分数等。

5. **心肌酶学监测** · 须注意脑钠肽（brain natriuretic peptide，BNP）、肌钙蛋白、肌酸激酶同工酶- MB（creatine kinase-MB，CK - MB）、乳酸脱氢酶（lactate dehydrogenase，LDH）的升高。

6. **绝对卧床休息** · 对胸痛由 AMI 所致者，应给予有效镇痛镇静。

7. **建立有效的静脉通道，视病情选择血流动力学监测项目** · 持续心电、血压、血氧饱和度监测。留置导尿管监测尿量。

8. **氧疗** · 持续鼻导管或面罩吸氧，必要时建立人工气道并机械通气。

四、梗阻性休克

（一）定义及诊断标准

梗阻性休克指心脏之外的原因引起心脏内外流出道梗阻，致使 CO 减少。血流动力学特征是 CO 减少、体循环阻力（代偿性）增加、前负荷或充盈压随病因的不同而不同。病因分为心内梗阻性因素和心外梗阻性因素，心内梗阻性因素常见的有瓣膜和结构异常、左心房黏液瘤或血栓、乳头肌断裂、室间隔穿孔等；心外梗阻性因素常见的有静脉回流障碍、心脏压塞、肺动脉栓塞（pulmonary embolism，PE）和张力性气胸等。

有梗阻性病因和相应的临床表现，符合休克的诊断标准即可诊断为梗阻性休克。梗阻性休克中心包缩窄或心脏压塞者多由慢性疾病进行性恶化所致，多有心包积液史或胸壁的穿透性损伤病史；张力性气胸者可有胸闷、呼吸困难，胸部叩诊可发现鼓音，听诊患侧呼吸音消失，纵隔向健侧移位，气管移位伴颈静脉怒张等；腔静脉的梗阻可见水肿；肺动脉栓塞可有胸痛、咳嗽、呼吸急促；心瓣膜狭窄可以在心脏瓣膜听诊区听到相应的杂音。

（二）治疗策略

（1）解除导致梗阻的原因（如心包穿刺、胸腔穿刺/引流、PE 治疗等）是重要治疗措施。

（2）快速的液体复苏与血管活性药物，可暂时代偿心室充盈量和 CO 的降低。

（三）ICU 监测和护理重点

1. **一般临床监测** · 意识状态、肢体温度和色泽、血压、心率、尿量。这些传统临床监测指标与低血容量休克的表现基本相似。

2. **血流动力学特征** · CO 减少，体循环阻力（代偿性）增加，前负荷或充盈压随病因的不同而不同。

3. **影像学监测** · CT 肺动脉造影（computed tomographic pulmonary angiography，CTPA）、胸片、磁共振成像（magnetic resonance imaging，MRI）、心脏超声等可以明确肺动脉栓塞的诊断，判定肺动脉栓塞的程度，估计预后。

4. **凝血功能及 D - D 监测** · D - D 监测可作为肺动脉栓塞的阴性预测指标，D - D $<$ 500 μg/L 可以排除肺动脉栓塞。凝血功能监测可指导抗凝治疗。

5. **建立有效的静脉通道，视病情选择血流动力学监测项目** · 持续心电、血压、血氧饱和度监测。留置导尿管监测尿量。

6. 氧疗·持续鼻导管或面罩吸氧,必要时建立人工气道并机械通气。

第三节　应激和感染相关心肌损伤

近年来,应激和感染相关心肌损伤的报道日益增多。应激性心肌病又称为 Takotsubo 综合征(Takotsubo cardiomyopathy, TCM),1990 年首次报道于日本,Sato 等对 TCM 进行了描述:是一种短暂的心脏综合征,大部分患者发病前曾遭受比较严重的心理或躯体等相关应激因素,而后出现类似 AMI 的临床表现。包括左心室尖部运动缺失和基底部收缩增强。2/3 的 TCM 患者在经历重要情绪事件(如所爱的人意外死亡、离婚、不利的财经新闻)或机体应激(如车祸、重大手术、入住 ICU)后进展为 TCM。因此,该病也被称为"心碎综合征"。主要影响老年女性,应激性心肌病作为一种新的临床综合征在 2006 年被美国心脏病协会(American Heart Association,AHA)归为获得性心肌病,成为心脏病学领域的研究热点。欧洲心脏病学会(European Society of Cardiology, ESC)心衰协会发布了有关 Takotsubo 综合征的科学声明,该声明不建议使用心肌病,而推荐使用"Takotsubo 综合征"作为疾病的正式名称。2018 年 5 月 29 日,《欧洲心脏杂志》发表了 Takotsubo 综合征国际专家共识文件,内容涵盖临床表现、诊断标准、诊断流程及治疗、预后等多个方面。

感染可引起多器官损伤(包括心脏、肺脏、肾脏、肝脏、血液和中枢神经等),极易出现心肌损伤及心功能抑制。有研究表明,在脓毒症患者中脓毒性心肌病的发生率约为 13.8%,感染性休克患者多会出现不同程度的心肌抑制,其病死率可高达 70% 以上。因此,研究感染引起心肌损伤的临床特点及影响预后的因素对于提高临床医师的认识、积极采取预防与干预措施十分重要。临床上严重感染和感染性休克的早期表现是血管功能不全,即血管麻痹,但有研究表明在感染性休克患者中,虽然心排出量大多是不变或增加的,但心肌功能却是不全的,这种心肌功能不全也多出现于感染性休克的早期。因此,严重感染和感染性休克时心功能不全和血管功能不全一样重要。

一、应激性心肌病

(一) 定义及诊断标准

应激性心肌病,又称 Takotsubo 综合征,是冠状动脉非阻塞型心肌梗死(myocardial infarction with non-obstructive coronary arteries,MINOCA)的病理机制之一,心理、躯体应激、疾病、药物等多种病因均可诱发。目前,广泛认同梅奥医疗中心标准,心脏受累表现为心电图改变包括:Q-T 间期延长、ST 段压低、T 波倒置、室性和室上性心律失常或者左心室局部室壁运动异常、肌钙蛋白释放和 NT-proBNP 升高。Takotsubo 综合征的病理生理机制与儿茶酚胺介导的直接相关性心肌损伤有关。有时发病有触发因素,但有时也找不到触发因素。有触发性因素的称为"继发性"Takotsubo 综合征,触发条件包括心理或生理因素,也包括内科、外科、产科或精神病急症。

ESC 心力衰竭协会的 Takotsubo 综合征的诊断标准:

(1) 压力触发(心理或生理)导致左心室或右心室心肌短暂局部室壁运动异常经常发生,但不总是出现。

(2) 局部室壁运动异常通常会超出单一心外膜血管的分布范围,常导致所涉及的心室节段周围功能障碍。有单支冠脉区域急性可逆性功能异常的报道。

(3) 不能用冠状动脉粥样硬化性疾病,包括急性斑块破裂、血栓形成、冠脉夹层或其他病理状态来解释观察到的一过性左心室功能障碍(如肥厚型心肌病、病毒性心肌炎)。

(4) 急性期(3 个月内)新发和可逆的心电图异常[ST 段抬高、ST 段压低、左束支传导阻滞、T 波倒置和(或)QT 间期延长]。Takotusbo 心肌综合征后,左束支传导阻滞可以永久存在,但也应该提醒临床医师需要排除其他心肌病。左心室功能恢复后,T 波改变和 QT 间期延长可能需要几个星期到几个月的时间才能恢复正常。

(5) 急性期显著升高的血清钠尿肽(BNP 或 NT - proBNP)水平。

(6) 常规检查示肌钙蛋白虽然阳性但为轻度升高(肌钙蛋白水平和受累心肌量不一致)。有肌钙蛋白阴性的病例报告,但不典型。

(7) 随访时,心脏成像显示心室收缩功能恢复(3~6 个月)。有小范围心尖梗死的报道。有心内膜下心肌梗死的报道,部分导致急性心功能障碍。这些心肌梗死不足以解释观察到的急性室壁运动异常。

(二) 治疗策略

由于未在该患者群中进行前瞻性随机临床试验,因此缺乏关于 Takotsubo 综合征管理的指南,治疗策略多基于临床经验和专家共识,临床实践中很难将 Takotsubo 综合征与急性冠脉综合征(acute coronary syndrome,ACS)区分开来。因此,应首先将患者转诊至具有成像能力的心脏科和导管室,接受指南指导的 ACS 治疗,尤其是使用阿司匹林、肝素,必要时给予吗啡和氧气。心源性休克或 SCA 后需要进行重症监护。患者儿茶酚胺水平升高,使用 β 受体阻滞剂似乎是合理的,直至左室射血分数完全恢复,但缺乏临床证据的支持。然而,若存在间歇依赖性尖端扭转型室速的潜在风险,应谨慎使用 β 受体阻滞剂,尤其是心动过缓和校正 Q-T 间期(corrected QT,QTc)>500 ms 的患者。倾向性匹配后,使用血管紧张素转换酶抑制剂(angiotensin converting enzyme inhibitor,ACEI)或血管紧张素受体阻滞药(angiotensin receptor blockers,ARB)与 1 年内生存率改善相关。相反,没有证据表明使用 β 受体抑制剂对于患有精神疾病的 TCM 患者有任何生存获益,但可能受益于心理康复治疗。

(三) ICU 监测和护理重点

1. 心电图监测·急性 TCM 最常见的心电图表现为胸导 ST 段抬高(通常为 $V_2 \sim V_3$),虽然 20%~30%患者最初的心电图表现正常或非特异性 ST 段抬高,随后是弥漫性 T 波倒置(同时 ST 段正常),伴有 QT 间期延长。此外,TCM 患者的心脏生物标记物水平通常升高,但升高幅度一般低于 ACS,包括 ST 段抬高型心肌梗死(ST-segment elevation myocardial infarction,STEMI)。

2. 标准超声心动图监测 · ①左室收缩功能在急性期,经胸超声心动图(transthoraic echocardiography,TTE)通常可以检查出 TCM 特征性的左室形态学改变。根据不同位置心室壁运动异常(wall motion abnormality,WMA),标准 TTE 可以检测到不同的左室形态图形。心室壁运动异常通常都累及心尖和中段心室壁,相较于基底部的运动增强,出现心尖和心室中段室壁无运动或运动障碍(定义为球形心尖)。特殊分型的如中段或反转型的 TCM 也能被发现。左室中段球囊样变的 TCM 表现为左室中段的运动消失,轻度运动障碍或心尖收缩功能正常和基底部过度收缩。反转型的 TCM 表现为两种形式,一种为心尖功能保留但其余心室壁有严重的运动障碍,还有一种为仅限于基底部的运动障碍。②左室舒张功能存在,左室舒张末压力增加。有一部分 TCM 患者在疾病早期出现了整体和局部的舒张功能障碍,表现为左室损伤和舒张早期二尖瓣血流速度与舒张早期二尖瓣环运动速度比值(the ratior of early diastolic mitral inflow velocity to early diastolic annulus velocity,E/E′)升高。③左室流出道梗阻和二尖瓣反流。在合并小左室和室间隔膨出的绝经期妇女中,左室流出道梗阻(left ventricular outflow traot obstruction,LVOTO)可能由某个特别分型的基底部过度收缩导致,也可能在使用儿茶酚胺类药物后出现或加重。LVOTO 患者在超声心动图上的表现(心室内压力差≥25 mmHg)是很重要的提示,尤其对于严重的收缩期心力衰竭。④右室受累,鉴于其对血流动力学和心脏病发病率的负面影响,应特别关注在患者中是否有右室受累,特别是在那些在心动超声图中显示"右室应变模式"的患者中。

3. 心血管磁共振成像 · 心脏磁共振(cardiac magnetic resonance imaging,CMRI)为 TCM 病理生理机制的探索提供了新的可能,可能具有判断患者急性表现的潜力,全面识别病情并提高临床疗效。TCM 患者,延迟增强四腔 CMRI 显示左心室无异常增强。

4. 出现急性左心衰患者的护理 · 取坐位,双腿下垂。应用面罩高流量吸氧,建立静脉通路,按医嘱使用强心、利尿、溶栓、扩血管药物,控制输液入量。

二、脓毒症性心肌病

(一) 定义及诊断标准

脓毒性心肌病(septic cardiomyopathy,SM)是一种因重症感染、重症胰腺炎、重大手术、严重创伤等原有疾病的进展而出现心肌病变,严重者出现心力衰竭、心源性休克以及心律失常等一系列心肌损伤,加重原有病情,甚至导致死亡。诊断标准为严重感染和感染性休克,出现明显的血管功能不全合并"隐性的"心功能不全,即这些患者可能是适应细胞代谢的要求的,CO 保持较高,此时不必要应用正性肌力药物;或者那些心功能不全需要应用正性肌力药物的"显性的"心功能不全,即临床上认识的感染性休克合并心功能不全。SM 具有三大特点:左心室增大、左心室射血分数降低及受损心脏功能具有可逆性(通常在 7~10 天内心功能恢复正常)。目前,SM 的具体发病机制尚不清楚。研究发现,其可能涉及的发病机制为细胞凋亡、线粒体功能障碍、细胞内钙转运蛋白调节异常、细胞外组蛋白结构异常、内毒素、炎症因子、免疫反应、能量代谢等。目前,对 SM 的诊断尚缺乏统一标准,临床治疗欠规范。因此,深入了解 SM 的发病机制及治疗进展,具有重要的临床指导意义。

(二) 治疗策略

研究发现,与常规治疗相比,早期目标导向性治疗并不能改善 SM 患者的临床结局。因此,目前普遍的治疗共识为感染的控制及液体复苏过程中血流动力学的监测。炎症反应是 SM 的重要发病机制之一,研究发现右美托咪定可通过拟胆碱样抗炎作用改善脂多糖诱导的 SM 小鼠的心脏功能。机体组织细胞的炎症反应通常与氧化应激是并存的,SM 的抗氧化应激治疗同样具有举足轻重的作用。除已探明橙皮苷、维生素 E 等具有抗心肌细胞氧化应激损伤、逆转 SM 心肌细胞的功能外,目前新合成的抗菌肽 19-2.5(Pep 19-2.5),可通过抑制过氧化物酶体增殖活化受体来增强心肌细胞线粒体呼吸链并增加 ATP 的释放,降低线粒体活性氧的产生,进而改善 SM 心脏功能。但是,临床不乏对常规治疗反应欠佳的危重 SM 病例,有报道称 IABP 及 ECMO 可作为此类患者的最后治疗手段。精准医学时代,分子靶向治疗具有重要的临床意义,脓毒症时循环血液中具有较高浓度的脂多糖(lipopolysaccharide, LPS),LPS 可作用于胞浆 LPS 受体 Caspase-1 进而介导细胞凋亡,其具体分子机制尚不清楚。研究发现,源自肝脏的高迁移率族蛋白 1(high mobility group box-1 protein, HMGB1)是 Caspase-1 介导细胞凋亡的关键蛋白,用抗体中和 HMGB1 则会阻止 LPS 介导的细胞凋亡。因此,Caspase-1 及 HMGB1 是治疗 SM 的极具潜力的分子靶向治疗目标。

(三) ICU 监测和护理重点

1. 一般临床监测·意识状态、肢体温度和色泽、血压、心率、尿量,主要表现为心功能不全症状,如心悸、胸闷、乏力、呼吸困难、水肿等。

2. 血流动力学监测·详见第二节感染性休克内容。

3. 迅速建立一到两条静脉输液通道·按医嘱应用血管活性药物,小剂量、低浓度、慢速度,防止外渗。根据患者的监测结果调整补液速度,准确记录液体种类、数量、时间以及速度,详细记录 24 小时出入量。

第四节 重症患者急性冠脉综合征

美国研究发现,近十年来急性冠脉综合征的发病率开始出现下降拐点(但中国发病率逐渐增加),30 天死亡率总体变化不大(从 10.7% 降至 7.8%),尤其是 STEMI 患者整体呈现下降趋势。

一、定义及诊断标准

(一) 定义

ACS 是指临床症状表现与急性心肌缺血相符合的一种综合征,包括不稳定型心绞痛(unstable angina pectoris, UAP)、非 ST 段抬高心肌梗死(non-ST segment elevation myocardial infarction, NSTEMI)和 STEMI。其中,STEMI 大多是由于冠状动脉的急性完全性阻塞所致,而 NSTEMI 和 UAP 则是由病变血管严重但非完全性阻塞导致。ACS 有着共同的病理生理基础,即动脉粥样斑块不稳定,表面有裂纹、溃疡或血管痉挛从而导致斑块急性破裂及血栓形成,使心肌发生不同程度的缺血或坏死。

(二) 诊断标准

1. 不稳定型心绞痛·心电图是否有变化常与患者冠状动脉病变的程度及患者对疼痛耐受性密切相关。典型患者心电图变化的特点为,以 R 波为主的导联 ST 段呈水平或下垂形下移≥0.1 mV,T 波低平、双向或倒置,呈一过性,心绞痛缓解后心电图可恢复正常。原有慢性冠状血管供血不足的患者,ST 段、T 波的改变在原有改变的基础上变化更明显,发作后恢复至原来水平。如有急性发作前后心电图进行对比,则更有利于做出诊断。需要指出的是部分患者即使有心绞痛急性发作,但心电图也可能表现正常,临床切不可单纯以心电图有否改变来确定诊断。部分患者也可表现为 ST 段上抬;如果发作持续时间较长,缓解后 ST 段虽然可以恢复正常,但可以出现 T 波倒置;如 T 波倒置过深且持续 24 小时未恢复正常时,须做心肌酶学检查,以排除急性心肌梗死。

2. 急性心肌梗死·①对疑诊 AMI 的患者应迅速描记 18 导联心电图(常规 12 导联加 $V_7 \sim V_9$,$V_3R \sim V_5R$),以为进一步治疗争取时间。②典型心电图改变,表现为定位的导联出现坏死型 Q 波,损伤型 ST 段抬高和缺血型 T 波倒置。定位诊断方法参见表 5-3。③超急期心电改变:部分患者出现症状时可能处于 AMI 极早期,心电尚无典型改变,因此容易漏诊,此期由于电生理不稳定,原发性室颤的发生率高,患者易发生猝死,必须予以重视并加强床旁心电图监测。此期心电图的主要特点为:T 波高耸:定位导联出现巨大直立的 T 波,此种 T 波变化较 ST 段改变出现更早;ST 段损伤型抬高:定位导联 ST 段变直,斜行向上偏移与 T 波的前肢融合,背向梗死区的导联 ST 段呈现为"对称性"下移。急性损伤阻滞:定位导联 R 波上升

表 5-3 AMI 定位诊断方法

部 位	导 联	病变血管
前壁	$V_3 \sim V_5$	前降支
前间壁	$V_1 \sim V_3$	前降支
前侧壁	$V_5 \sim V_7$、I、AVL	
广泛前壁	$V_1 \sim V_5$、I、AVL	左冠脉主干
下壁	II、III、AVF	
下间壁	II、III、AVF、$V_1 \sim V_3$	
下侧壁	II、III、AVF、$V_5 \sim V_7$	
高侧壁	I、AVL	
后壁	$V_7 \sim V_9$	
右心室	$V_3R \sim V_5R$	

速度略有减慢,室壁激动时间≥0.045 s,QRS 波幅增高,时限延长至 0.12 s 以上。④心内膜下心肌梗死心电图改变:无 Q 波性 AMI 的类型之一,心电图无异常 Q 波,但可显示 ST 段普遍或在梗死导联出现明显压低≥0.2 mV,继而 T 波倒置呈梗死性演变过程,由于此种情况有时不易与严重心肌缺血鉴别,故在处置时需结合临床症状、心肌酶学及治疗后心电图变化区分,尤其心电变化过程需要有一定时间的观察,ICU 医务人员应加强床旁心电监测。⑤无 Q 波心肌梗死:与心内膜下 AMI 心电图相似,也是在 QRS 波群中不出现异常 Q 波,而相应的定位导联中 R 波电压呈进行性下降,ST 段轻度抬高并有典型的 T 波衍变过程,此种心肌梗死需要结合临床表现和血清心肌酶学改变来综合鉴别。

3. 血清心肌损伤标记物・对 UAP 或疑为 AMI 患者应及时进行心肌酶学检查,必要时应适时跟踪检查。心肌肌钙蛋白(cardiac troponic,cTn)、CK - MB、肌红蛋白测定都是心肌坏死的损伤标记物。

4. 影像学检查・超声心动图等影像学检查有助于对急性胸痛患者的鉴别诊断和危险分层。

二、治疗策略

(一) 治疗原则

减少氧耗,改善氧供,扩张冠脉,降低心脏负荷,及时再灌注,促进冠脉再通。

(二) 药物治疗

1. 镇静与镇痛・安定 10 mg 肌内注射。如效果不佳或已肯定的 AMI 者可使用:①吗啡 3～5 mg 静脉注射或 5～10 mg 皮下注射;②哌替啶(杜冷丁)50～100 mg 肌内注射。③曲马多 50～100 mg 肌内注射。吗啡使用的禁忌证为:低血压症或休克;老年慢性阻塞性肺疾病或呼吸抑制。另外,心动过缓、房室传导阻滞者应慎用。应用吗啡出现明显不良反应者可应用纳洛酮纠正。

2. 阿司匹林・对疑似 ACS 者,如无阿司匹林过敏、无活动性或最近胃肠道出血史的患者,立即口服水溶性阿司匹林或嚼服肠溶阿司匹林 300 mg,继以 75～100 mg/d 长期维持。

3. β-羟基-β-甲戊二酸单酰辅酶 A(β-hydroxy-β-methylglutaryl-CoA,HMG - CoA)抑制剂(他汀类)・除非有绝对禁忌(如已证实耐受),所有 ACS 患者均应尽早开始他汀类治疗,无须考虑胆固醇水平。

4. UAP 处理的用药选择

(1) 硝酸甘油舌下含服 0.3～0.6 mg,咀嚼后含化,是急救时最方便的方式。静脉滴注应从低剂量(5～10 μg/min)开始,酌情逐渐增加剂量(每 5～10 min 增加 5～10 μg/min),直至使症状控制、收缩压降低 10 mmHg(血压正常者)或 30 mmHg(高血压患者)的有效治疗剂量。在静脉滴注硝酸甘油过程中应密切监测血压(尤其大剂量应用时),如出现心率明显加快或收缩压≤90 mmHg,应降低剂量或暂停使用。待心绞痛消失 24 小时后,可改为口服制剂、皮肤贴敷剂或气雾剂。

(2) 硝酸异山梨醇酯(消心痛):舌下含服 5 mg,咀嚼后含化。静脉滴注的剂量范围为 2～7 mg/min,初始剂量为 30 μg/min。滴注 30 分钟以上无不良反应则可逐渐加量。静脉用药后可过渡到口服药物维持。硝酸酯类药物使用注意事项：下壁心肌梗死、可疑右室心肌梗死，明显血压偏低（收缩压＜90 mmHg）尤其合并心动过缓时，不宜舌下含服硝酸甘油。小剂量硝酸酯类药物也可能导致突发性低血压或心动过缓而危及生命，应注意早期血流动力学监测。

（3）β受体阻滞剂：β受体阻滞剂可用于所有无禁忌证的 UAP，特别适用于心绞痛伴发窦性心动过速、血压偏高、房性早搏、阵发性室上性心动过速或阵发性快速心房颤动。如与硝酸酯类合用可减少心肌缺血反复发作，减少心肌梗死的发生，有较好的临床疗效。无禁忌证的STEMI 患者应在发病后 24 小时内常规口服 β 受体阻滞剂。建议口服美托洛尔，从低剂量开始，逐渐加量。若患者耐受良好，2～3 天后换用相应剂量的长效控释制剂。

（4）钙离子拮抗剂：钙离子拮抗剂能有效地减轻 UAP 的症状，但不能预防 AMI 的发生或降低病死率，除外有明确的适应证，否则不作为首选药物，一般应作为次选药物使用。

1）硝苯地平（心痛定）：舌下含服 5～10 mg，主要适用于伴有高血压的心绞痛发作。

2）地尔硫䓬（硫氮䓬酮、合心爽、恬尔心）：适用于心绞痛急性发作伴阵发性室上性心动过速或阵发性快速型心房颤动。首次用 0.25 mg/kg，稀释后缓慢静脉推注，未能达到治疗效果者，15 分钟后可重复给药 0.35 mg/kg，静脉推注。

3）维拉帕米（异搏定）：适用于心绞痛急性发作伴多发房性早搏或阵发性快速型心房颤动、室上性心动过速，5～10 mg 加入 25% 葡萄糖 20 ml，静脉注射。

5. AMI 的急救用药

（1）抗血小板药物：阿司匹林。所有无禁忌证的患者均应立即口服水溶性阿司匹林或嚼服肠溶阿司匹林 300 mg，继以 75～100 mg/d 长期维持。

（2）硝酸酯类：AMI 发生后的前 24～48 小时可静脉输注硝酸甘油，特别对大面积前壁梗死，伴发高血压、肺水肿或心肌缺血者有较好效果，用药注意事项同 UAP。

（3）β受体阻滞剂：几项研究显示，早期静脉使用 β 受体阻滞剂可降低病死率和梗死范围。早期使用 β 受体阻滞剂可能有助于预防危险性心律失常，降低心率。但心源性休克的发生率增加。目前推荐 24 小时内开始口服 β 受体阻滞剂。常用药物同心绞痛 β 受体阻滞剂，用药剂量应采用递增方法，逐渐达到有效的治疗量。

（4）ACEI：早期用药可预防梗死面积扩展，减少再灌注心律失常，改善 AMI 后的生存率，常用药物：①卡托普利：首次 6.25 mg 口服，2 小时后加服 12.5 mg，10～12 小时后再给50 mg，随后以 50 mg，每日 2 次，口服；②伊那普利：2.5 mg，每日 1 次，口服；③赖诺普利：2.5～5.0 mg，每日 1 次，口服；④雷米普利：1.25 mg，每日 1 次，口服。对无并发症的心肌梗死患者可连续用药 4～6 周。

（5）钙通道阻滞剂：当 β 受体阻滞剂有禁忌证或达到最大剂量后，几乎没有证据表明钙通道阻滞剂可安全地作为 β 受体阻滞剂的替代用药或辅助治疗。也未证实钙通道阻滞剂可降低AMI 后的死亡率，对这类心血管病的患者。有资料表明钙通道阻滞剂是有害的。对 AMI 的患者，与钙通道阻滞剂相比，β 受体阻滞剂的应用更广泛、更加安全，也是更合适的选择。

（6）抗凝治疗用药：直接 PCI 患者：静脉推注普通肝素（unfractionuted heparin，UFH）（70～100 U/kg），维持激活全血凝固时间（activated clotting time of whole blood，ACT）250～300 秒。

（7）静脉溶栓再灌注：溶栓治疗快速、简便，在不具备 PCI 条件的医院或因各种原因使首次医疗接触（first medical contact，FMC）至 PCI 时间明显延迟时，对有适应证的 STEMI 患者，静脉内溶栓仍是较好的选择。

1）适应证：①发病 12 小时以内，预期 FMC 至 PCI 时间延迟大于 120 分钟，无溶栓禁忌证。②发病 12～24 小时仍有进行性缺血性胸痛和至少 2 个胸前导联或肢体导联 ST 段抬高 >0.1 mV 或血流动力学不稳定的患者，若无直接 PCI 条件，溶栓治疗是合理的。③计划进行直接 PCI 前不推荐溶栓治疗。④ST 段压低的患者（除正后壁心肌梗死或合并 aVR 导联 ST 段抬高外）不应采取溶栓治疗。⑤STEMI 发病超过 12 小时，症状已缓解或消失的患者不应给予溶栓治疗。

2）禁忌证：绝对禁忌证：①既往脑出血史或不明原因的脑卒中。②已知脑血管结构异常。③颅内恶性肿瘤。④3 个月内缺血性脑卒中（不包括 4.5 小时内急性缺血性脑卒中）。⑤可疑主动脉夹层。⑥活动性出血或出血素质（不包括月经来潮）。⑦3 个月内严重头部闭合伤或面部创伤。⑧2 个月内颅内或脊柱内外科手术。⑨严重未控制的高血压［收缩压 >180 mmHg 和（或）舒张压 >110 mmHg，对紧急治疗无反应］。相对禁忌证：①年龄 ≥75 岁。②3 个月前有缺血性脑卒中。③创伤（3 周内）或持续 >10 min 心肺复苏。④3 周内接受过大手术。⑤4 周内有内脏出血。⑥近期（2 周内）不能压迫止血部位的大血管穿刺。⑦妊娠。⑧不符合绝对禁忌证的已知其他颅内病变。⑨活动性消化性溃疡。⑩正在使用抗凝药物［国际标准化比值（international normalized ratio，INR）水平越高，出血风险越大］。

6. 介入治疗 · ST 段抬高的 ACS 患者，应评估即刻再灌注治疗的可能性和必要性，尽可能早期再灌注治疗，包括 PCI 或冠状动脉旁路移植术（coronary artery bypass grafting，CABG）。对于临床上血流动力学不稳定的 ACS 患者和（或）难以即刻启动心导管检查者，可考虑 IABP 治疗支持。

7. STEMI 诊疗关键原则 · 近年来，STEMI 的诊断和治疗取得了重要进展，ESC、美国心脏病学院基金会和 AHA 对 STEMI 治疗指南作了修订，中华医学会心血管病学分会动脉粥样硬化和冠心病学组组织专家对 2010 年中国 STEMI 诊断和治疗指南作了更新。新指南有以下几大亮点：

（1）尽早开通梗死相关动脉（infarct related artery，IRA）是改善预后的关键：有条件时应尽可能在 FMC 后 10 分钟内完成首份心电图记录，并提前电话通知或经远程无线系统将心电图传输到相关医院。确诊后迅速分诊，优先将发病 12 小时内的 STEMI 患者送至可行直接 PCI 的医院（特别是 FMC 后 90 分钟内能实施直接 PCI 者），尽可能绕过急诊室和冠心病监护病房或普通心脏病房直接将患者送入心导管室行直接 PCI。对已经到达无直接 PCI 条件医院的患者，若能在 FMC 后 120 分钟内完成转运行 PCI，则应将患者转运至可行 PCI 的医院实施直接 PCI；如预计 FMC 至 PCI 的时间延迟大于 120 分钟，则应于 30 分钟内行溶栓治疗。

（2）根据我国国情，溶栓仍是较好选择：溶栓治疗快速、简便，在不具备 PCI 条件的医院或因各种原因使 FMC 至 PCI 时间明显延迟时，对有适应证的 STEMI 患者，静脉内溶栓仍是较好的选择。建议优先采用特异性纤溶酶原激活剂。

（3）新型抗栓药物受推崇：新版指南将替格瑞洛的应用推荐提到了氯吡格雷之前，氯吡格雷为前体药物,替格瑞洛和普拉格雷具有更强和快速抑制血小板的作用,前者不受基因多态性的影响。

(4) 直接 PCI 时优选桡动脉:中国 90% 以上的 PCI 操作均经桡动脉路径完成,由于接受急诊 PCI 的患者常接受较强的抗血小板和抗凝治疗,新指南推荐急诊 PCI 时应优先采用经桡动脉路径,重症患者可考虑经股动脉入路。

(5) 血栓抽吸仍是推荐的简单实用方法:尽管导管血栓抽吸能否改善远期预后尚需研究。但就目前情况而言,直接 PCI 时导管血栓抽吸仍是改善血流和拯救濒死心肌的简单、有效方法。不推荐常规使用 IABP 及血管远端保护装置。

(6) 复杂、多支病变仅开通 IRA:尽管最近 PRAMI 和 CULPRIT 随机对照临床试验结果均显示,直接 PCI 时完全血运重建使 STEMI 合并多支血管病变患者的主要不良心血管事件发生率较仅对 IRA 治疗显著降低,但新指南基于安全性考虑仍推荐复杂、多支病变仅开通 IRA。

(7) 重视院外随访及心脏康复治疗:STEMI 患者出院前,应根据具体情况制订详细、清晰的出院后随访计划,包括药物治疗的依从性和剂量调整、定期随访、饮食干预、心脏康复锻炼、精神护理、戒烟计划以及对心律失常和心力衰竭的评估等。

三、ICU 监测和护理重点

(一) 症状监测

1. 胸痛 · 胸痛是最先出现和最突出的症状。AMI 患者通常表现为持续剧烈的胸骨后疼痛或紧迫感,休息或含服硝酸甘油不能缓解。部分患者疼痛部位不典型,甚至因疼痛向下颌、颈部、背部、上腹部放射而被误诊为其他疾病。少数患者无疼痛,一开始即表现为休克或急性心力衰竭。UAP 胸痛程度相对轻,持续时间数分钟至十余分钟,一般不超过 30 分钟,休息或含服硝酸甘油可缓解。

2. 心律失常 · 多发生在 AMI 起病 1~2 周内,24 小时内最多见。各种心律失常中以室性心律失常最多,尤其是室性早搏,是猝死的主要原因。UAP 可引起不同类型的心律失常。

3. 低血压和休克 · 如患者疼痛缓解但收缩压仍<90 mmHg 或原有高血压患者血压下降≥25%,伴有烦躁不安、面色苍白、皮肤湿冷、脉搏细速、大汗淋漓、尿量减少(<20 ml/h),神志迟钝甚至晕厥则为休克表现。多在起病后数小时至 1 周内发生,见于约 20% 的患者,主要是心源性,为心肌广泛坏死(40% 以上)使 CO 急剧下降所致。

4. 心力衰竭 · AMI 可在起病最初几天发生心力衰竭,多为急性左心衰竭,为心肌梗死后心脏舒缩力显著减弱或不协调所致,表现为呼吸困难、咳嗽、发绀、烦躁等。伴有右室心肌梗死患者可一开始就出现右心衰表现,伴有血压下降。

5. 全身症状 · 胸痛发作时常伴有表情焦虑、烦躁、出汗、乏力等症状。AMI 患者可出现发热、心动过速、白细胞增高和血沉增快等,由坏死物质吸收所致,体温升高一般在 38 ℃ 左右,很少超过 39 ℃,持续约一周。

6. 体征 · 心率多增快也可减慢,心律不齐,听诊心尖部第一心音减弱,可闻及奔马律。

(二) 护理重点

1. 院前急救·流行病学研究显示,AMI 死亡者中约 50% 在发病后 1 小时内于院外猝死,原因为恶性致命性心律失常,大多为心室颤动。另外,在急救人员到达现场之前的等待期间里,应指导无阿司匹林过敏、无活动性或最近胃肠道出血史的 ACS 患者嚼服阿司匹林300 mg。急救人员到达现场后应监测生命体征和心律,建立静脉通路,必要时准备心肺复苏(CPR)和除颤。

2. 入院后处理·迅速询问病史,测血压,立即进行心电图检查,开放静脉通道,持续心电监护,吸氧,监测心脏标志物。如果心电图提示至少 2 个相邻导联出现 ST 段的抬高≥1 mm或新出现的束支阻滞,应立刻给予阿司匹林(300 mg)嚼服、波立维(600 mg)、β受体阻滞剂(如无禁忌证)和抗凝血酶制剂,在 30 分钟内准备开始静脉溶栓治疗。如果"door to needle"的时间超过 30 分钟,病死率将增加。如果行直接经皮腔内冠状动脉成形术(percutaneous transluminal coronary angioplasty, PTCA)治疗,"door to needle"的时间应控制在 2 小时以内。

3. 病情观察·持续心电监护,观察患者生命体征和心律、尿量、CVP 等变化。护士必须敏锐观察和识别各种心律失常,前壁 AMI 以室性心律失常多见,如频发室早、RonT 室早、室速等;下壁 AMI 以心动过缓、房室传导阻滞等缓慢性心律失常多见。护士应有预见性地准备急救药品和仪器,如阿托品、胺碘酮、临时起搏器和除颤仪等,一旦发现无脉性室速或室颤,应立即行电除颤。

4. 缓解疼痛·运用工具进行疼痛评分,安抚、鼓励患者使其情绪稳定放松。遵医嘱给予吗啡 3 mg 静脉注射,必要时每 5 分钟重复一次,总量不超过 15 mg。其主要不良反应有呕吐、心动过缓、呼吸抑制。含服或静脉使用硝酸甘油要注意监测血压的变化,避免体位性低血压。

5. 氧疗·根据治疗指南,AMI 患者均应持续吸氧 24 小时,以纠正肺淤血和通气/血流比例失调导致的动脉血氧张力降低,有利于预防心律失常,改善心肌缺血缺氧。24 小时后低氧血症患者应继续吸氧,UAP 发作期也应给予吸氧,一般氧流量为 2~4 L/min,严重缺氧者给予面罩吸氧或机械通气。

6. 溶栓治疗的护理

(1) 治疗前:应询问患者有无脑血管病病史、活动性出血和出血倾向、严重而未控制的高血压、近期大手术或外伤史等溶栓禁忌证;查血常规、出凝血时间和血型。根据医嘱准确、迅速配制并输注溶栓药物。

(2) 治疗后:应监测溶栓是否成功的间接指标,如胸痛改善、ST 段回降、再灌注心律失常及心肌酶的变化情况。同时密切监测溶栓的不良反应,一旦出现,应立即向医师汇报并紧急处理,如出血,包括皮肤黏膜出血、血尿、便血、咯血、颅内出血等;是否有过敏反应,如皮疹、发热等。

7. 休息与活动

(1) 心绞痛发作时应立即停止正在进行的活动,UPA 者应卧床休息 1~3 天,AMI 急性期严格卧床休息 12 小时。

(2) 向患者解释活动的重要性,制订个体化运动方案,活动时严密监测患者的主诉、脉搏、血压及心律变化,心率增加 10～20 次/min 为正常反应。出现下列情况时,应减缓活动进程或停止活动:如胸痛、气喘、心悸、头晕、恶心等。

8. 排便护理 · 排便护理在 AMI 中非常重要。无论是急性期还是恢复期的患者均会因便秘而诱发心律失常、心绞痛、休克等。

(1) 合理调整饮食,给予一定的水分,增加富含纤维素的食物,如蔬菜、红薯、香蕉等。

(2) 加强腹部按摩,避免排便时过度屏气,必要时使用缓泻剂。

(3) 允许患者使用床边坐便器,提供隐蔽排便环境,排便前可预防性口服消心痛。

9. 健康教育 · 督促患者建立健康的生活方式,积极控制危险因素;告知服用药物的作用、剂量、服用方法、不良反应等;帮助患者制订渐进式活动计划,告知运动时注意事项;指导患者和家属掌握心绞痛发作时的应对处理。

第五节　重症患者心律失常的识别和护理

在 ICU 中心律失常的发生十分常见,严重心律失常可引起血流动力学障碍、短暂意识丧失甚至猝死。因此,如何早期识别和及时处理心律失常具有十分重要的临床意义。

一、心律失常定义及诊断标准

心律失常(arrhythmia)是指心脏冲动的频率、节律、起源部位、传导速度或激动次序的异常。心律失常按照发生原理可分为冲动形成异常和冲动传导异常两大类;按照心律失常发生时心率的快慢,可分为快速性与缓慢性心律失常两大类。

(一) 冲动形成异常

1. 窦性心律失常 · 窦性心动过速、窦性心动过缓、窦性心律不齐、窦性停搏。

2. 异位心律失常

(1) 被动性异位心律:①房性逸搏及房性逸搏心律。②交界区逸搏及交界性逸搏心律。③室性逸搏。

(2) 主动性异位心律:①期前收缩(房性、房室交界区性、室性)。②阵发性心动过速(房性、房室交界区性、房室折返性、室性)。③心房扑动、心房颤动。④心室扑动、心室颤动。

(二) 冲动传导异常

1. 生理性 · 干扰及干扰性房室分离。

2. 病理性

(1) 心脏传导阻滞:①窦房传导阻滞。②房内传导阻滞。③房室传导阻滞(一度、二度和三度房室阻滞)。④束支或分支阻滞(左、右束支及左束支分支传导阻滞)或室内阻滞。

(2) 折返性心律:阵发性心动过速(常见房室结折返、房室折返和心室内折返)。

（三）房室间传导途径异常：预激综合征

心律失常的诊断依据病史、体格检查、心电图检查、长时间心电图记录、运动试验、食管心电图、心腔内电生理检查、三维心脏电生理标测及导航系统。心电图检查是诊断心律失常最重要的一项无创伤检查技术。12 导联心电图是确诊心律失常的标准检查，15 导联心电图（附加导联置于右胸部）或 18 导联心电图（附加导联置于后背部）可明确患者右室或左室后壁情况。实验室检查可发现电解质紊乱、低氧、酸碱失衡（动脉血气分析）或药物毒性所致的心律失常。运动试验可发现运动导致的心律失常。电生理检查可揭示心律失常发生机制及旁道位置，评估抗心律失常药物的疗效。

二、ICU 患者出现心律失常的治疗策略

心律失常的治疗目标是恢复窦房结起搏功能，将心室率提高或降低至正常，恢复房室同步性并维持正常窦性节律。纠正异常节律的治疗包括：抗心律失常药物、电复律和电除颤、Valsalva 动作、植入临时或永久性起搏器以维持心率、埋藏式自动复律除颤器（implantable cardiovertor-defibrillator，ICD）、手术切除或冰冻治疗异位起搏点以预防心律失常复发、治疗原发病，如纠正低氧血症、电解质紊乱等。

（一）抗心律失常药物的合理应用

正确合理使用抗心律失常药物的原则包括：①注意有无基础心脏病的治疗。②病因和诱因的纠正。③掌握抗心律失常药物的适应证。④注意抗心律失常药物的不良反应，包括对心功能的影响，致心律失常的作用和对全身其他脏器与系统的不良作用。

临床常用的抗心律失常药物分类法是 Vaughan Williams 分类法，依据药物抗心律失常作用的电生理效应分为四大类，其中Ⅰ类再分为三个亚类（参见表 5 - 4）。

表 5 - 4　抗心律失常药物分类

Ⅰ类	药物阻断快速钠通道
Ⅰa类	药物减慢动作电位 0 相上升速度（Vmax），延长动作电位时限，奎尼丁、普鲁卡因胺、丙吡胺等属此类
Ⅰb类	药物不减慢 Vmax，而缩短动作电位时限，美西律、苯妥英钠与利多卡因属此类
Ⅰc类	药物减慢 Vmax，减慢传导与轻微延长动作电位时限，氟卡尼、恩卡尼、普罗帕酮及莫雷西嗪均属此类
Ⅱ类	药物阻断 β 肾上腺素能受体，美托洛尔、阿替洛尔、比索洛尔等均属此类
Ⅲ类	药物阻断钾通道与延长复极，包括胺碘酮和索他洛尔
Ⅳ类	药物阻断慢钙通道，维拉帕米、地尔硫草等属此类

抗心律失常药物治疗导致的新的心律失常或使原有心律失常加重，称为致心律失常作用（proarrhythmic effect），发生率为 5%～10%。还有些药物的作用不止一种，比如腺苷，就不能归于上述几类。

1. Ⅰ类药物·Ⅰ类抗心律失常药物是钠通道阻滞剂。这是最常见的一类药,通常可进一步细分为Ⅰa、Ⅰb和Ⅰc类。随着新药的开发,该类药物的使用正在减少。

(1) Ⅰa类抗心律失常药:Ⅰa类抗心律失常药物通过改变心肌细胞膜和影响由自主神经系统控制的起搏细胞而控制心律。包括丙吡胺、普鲁卡因胺、奎尼丁、葡萄糖酸奎尼丁制剂。

Ⅰa类抗心律失常药物还可以阻断副交感神经对窦房结和房室结的作用。因为副交感神经的作用可以导致心率变慢,故阻断副交感神经的药物可促进房室结的传导。

如果心房率很快,那么传导性的增强可以增加心室率,从而产生危险,比如心房颤动的患者。然后,增加的心室率就会抵消掉抗心律失常药物的作用将房性心律失常转复成正常节律。

(2) Ⅰb类抗心律失常药:利多卡因是Ⅰb类抗心律失常药物之一,常用于治疗急性室性心律失常的患者。其他Ⅰb类药物还包括美西律。Ⅰb类抗心律失常药通过阻断心肌去极化期间钠离子的流入,使不应期延长,从而减少心律失常。

Ⅰb类药物仅作用于心室。因为Ⅰb类抗心律失常药仅对浦肯野纤维(心脏的传导纤维)和心室肌细胞起作用,所以仅应用于室性心律失常的患者。

(3) Ⅰc类抗心律失常药:Ⅰc抗心律失常药物用于治疗某些严重的、难以控制的室性心律失常,包括氟卡因、莫雷西嗪和普罗帕酮。Ⅰc类药物主要是减慢心脏的传导。莫雷西嗪减慢动作电位中的钠离子内流,降低除极速度,影响不应期。

2. Ⅱ类抗心律失常药物·Ⅱ类抗心律失常药物包括β受体拮抗剂,也就是众所周知的β受体阻滞剂。Ⅱ类抗心律失常药包括:醋丁洛尔、艾司洛尔、普萘洛尔。

Ⅱ类抗心律失常药物通过阻断心脏传导系统中β肾上腺素受体的多个位点,从而降低了窦房结自身发放冲动的能力,也降低了房室结和其他细胞接受冲动后向相邻细胞传导的能力。

Ⅱ类抗心律失常药物还能降低心肌收缩力。当心肌收缩力下降时,就会降低对氧的需求。

3. Ⅲ类抗心律失常药物·Ⅲ类抗心律失常药物通常用于治疗室性心律失常。胺碘酮是应用最广泛的Ⅲ类药物。尽管确切的机制尚不清楚,但人们认为Ⅲ类药物是通过将单向阻滞转变成双向阻滞而控制心律失常的,对去极化几乎无效。

4. Ⅳ类抗心律失常药物·Ⅳ类抗心律失常药物包括钙通道阻滞剂。这类药物能阻断动作电位2相钙离子内流并减慢传导,延长钙离子依赖性组织,包括房室结的不应期。该类药物包括维拉帕米和地尔硫䓬。

腺苷是一种静脉应用的抗心律失常药物,用于紧急治疗阵发性室上性心动过速、抑制起搏。腺苷能抑制窦房结的激动,降低心率并减慢房室结的传导能力。

(二) 心律失常的介入治疗和手术治疗

1. 电除颤和电复律·是将一定强度的电流通过心脏,使全部或大部分心肌在瞬间除极,然后心脏自律性最高的起搏点重新主导心脏节律,通常是窦房结。心室颤动时已无心动周期,可在任何时间放电。电复律不同于电除颤,任何异位快速心律只要有心动周期,心电图上就有R波,放电时需要和心电图R波同步,以避开心室的易损期(位于T波顶峰前20~30 ms,约相当于心室的相对不应期)。如果在电复律时在心室的易损期放电可能导致心室颤动。

电复律和电除颤的适应证主要包括各种严重的、甚至危及生命的恶性心律失常以及各种持续时间较长的快速型心律失常。对于任何快速型的心律失常,如导致血流动力学障碍或心绞痛发作加重、药物治疗无效者,均应考虑电复律或电除颤。

(1) 电除颤:直流电容器充电后可在非常短的时间内(2.5～4.0 ms)释放很高的电能,可以设置与 R 波同步放电,反复电击对心肌的损伤较轻,适于进行电转复和电除颤。

(2) 体外与体内电复律和电除颤:体内电复律和电除颤常用于心脏手术或急症开胸抢救的患者。一个电极板置于右室面,另一个电极板置于心尖部,所需电能较小,常为 20～30 J,一般不超过 70 J,可反复应用。非手术情况下,大多采用经胸壁除颤、复律。

(3) 同步电复律与非同步电除颤

1) 直流电同步电复律:除颤器一般设有同步装置,使放电时电流正好与 R 波同步,即电流刺激落在心室肌的绝对不应期,从而避免在心室的易损期放电而导致室速或室颤。同步电复律主要用于除心室颤动以外的快速型心律失常,电复律前一定要核查仪器上的"同步"功能处于开启状态。

2) 直流电非同步电除颤:临床上用于心室颤动。此时已无心动周期,也无 QRS 波,应即刻于任何时间放电。有时快速的室速或预激综合征合并快速心房颤动均有宽大的 QRS 和 T 波,除颤仪在同步工作方式下无法识别 QRS 波,而不放电。此时也可用低电能非同步电除颤,以免延误病情。

(4) 经食管内低能量电复律:经食管低能量电复律心房颤动技术,同常规体外电复律相比,由于避开了阻抗较大的胸壁和心外阻抗,故所需电能较小(20～60 J),患者不需要麻醉即可耐受,亦可避免皮肤烧伤。

(5) 经静脉电极导管心脏内电复律:通常采用四极电极导管,在 X 线透视下将导管电极通过肘前或颈静脉插入右心,该导管可兼作起搏、程序刺激和电复律之用。经静脉心内心房颤动电复律所需电能通常较小,一般为 2～6 J,患者多能耐受而不需要全麻,主要适用于在心内电生理检查中发生的心房颤动。经静脉心内电复律用于室速、室颤,尚无成熟的经验。

2. 植入型心律转复除颤器 · 1980 年,一例心脏性猝死幸存者植入了第一台 ICD。近年来,经静脉置放心内膜除颤电极已取代了早期开胸置放心外膜除颤电极。ICD 的体积也明显减小,已可埋藏于胸大肌和胸小肌之间,甚至可像起搏器一样埋藏于皮下囊袋中。但功能却日益强大,同时具备抗心动过缓起搏(antibradicardia pacing)、抗心动过速起搏(antitachycardia pacing)、低能电转复(cardiovertion)以及高能电除颤(defibrillation)多种功能。

3. 心脏起搏治疗 · 心脏起搏器是通过发放一定形式的电脉冲,刺激心脏,使之激动和收缩,即模拟正常心脏的冲动形成和传导,以治疗由于某些心律失常所致的心脏功能障碍。心脏起搏技术是心律失常介入性治疗的重要方法之一。

起搏治疗的主要目的就是通过不同的起搏方式纠正心率和心律的异常或左、右心室的协调收缩,提高患者的生活质量,降低病死率。

临床工作中常根据电极导线植入的部位分为:①单腔起搏器:常见的有心室抑制型起搏(ventricular inhibited pacing, VVI)(电极导线放置在右室心尖部)和心房抑制型起搏(atrial inhibited pacing, AAI)(电极导线放置在右心耳),根据心室率或心房率的需求进行心室或心房适时的起搏。②双腔起搏器:植入的两支电极导线常分别放置右心耳(心房)和右室心尖部(心室),进行房室顺序起搏。③三腔起搏器:近年来开始使用的起搏器,右房结合双室三腔心脏起搏,主要适用于某些扩张型心肌病、顽固性心力衰竭协调房室和(或)室间的活动改善心功能。

4. 导管射频消融治疗快速性心律失常·射频能量(radiofrequency energy)是一种低电压高频(30 kHz～1.5 MHz)电能。射频消融仪通过导管头端的电极释放射频电能,在导管头端与局部心肌内膜之间将电能转化为热能,达到一定温度(46～90 ℃)后,使特定的局部心肌细胞脱水、变性、坏死(损伤直径7～8 mm,深度35 mm),自律性和传导性能均发生改变,从而使心律失常得以根治。操作过程不需全身麻醉。

5. 快速性心律失常的外科治疗·外科治疗快速性心律失常的目的在于切除、隔置、离断参与心动过速生成、维持与传播的组织,保存或改善心脏功能。外科治疗方法包括直接针对心律失常本身以及各种间接组织的手术方法,如室壁瘤切除术、冠状动脉旁路移植术、室壁瘤切除术、瓣膜置换术等。

三、ICU 监测和护理要点

(1) 密切心电监护及血流动力学监测,根据患者心电图波形变化,及时发现心律失常立即告知医师并遵医嘱做相应处理、记录。

(2) 如出现危及生命的心律失常,迅速查看患者的意识水平、脉搏和呼吸频率、血流动力学参数,持续监测患者心电图,如有指征,准备行心肺复苏。

(3) 吸氧有助于改善心肌供氧。

(4) 根据病情给予合理镇静,帮助患者缓解焦虑。

(5) 监测患者存在的诱发因素,如体液和电解质失衡、药物中毒,尤其是地高辛中毒。

(6) 遵医嘱给予药物,监测药物不良反应。相关药物的适应证、不良反应和注意事项参见表5-5。

表5-5　抗心律失常相关药物的适应证、不良反应和注意事项

药物	适应证	不良反应	注意事项
Ⅰa类抗心律失常药			
磷酸丙吡胺 盐酸普鲁卡因胺 硫酸奎尼丁 葡萄糖酸奎尼丁制剂	室性心动过速 心房颤动 房扑 房性心动过速	腹泻 恶心 呕吐 心律失常 心电图改变 肝毒性 呼吸骤停	治疗前检查心尖搏动频率。如搏动处于极限,停止给药并通知医师。哮喘患者慎用
Ⅰb类抗心律失常药			
利多卡因 美曲律	室性心动过速 室颤	嗜睡 低血压 心动过速 心律失常 QRS波群时限增宽	Ⅰb类抗心律失常药,可增强其他抗心律失常药的作用。输液泵静脉给药

药物	适应证	不良反应	注意事项
Ⅰc类抗心律失常药			
氟卡尼 莫雷西嗪 普罗帕酮	室性心动过速、室颤和室上性心律失常	新的心律失常 心衰 心源性猝死	给药前纠正电解质平衡。调整剂量前后,监测心电图
Ⅱ类抗心律失常药			
醋丁洛尔 艾司洛尔 普萘洛尔	房扑、心房颤动和阵发性房性心动过速 室性心律失常	心律失常 心动过缓 心力衰竭 低血压 恶心和呕吐 支气管痉挛	监测心尖搏动及血压。突然停药可加重心绞痛和导致突发心肌梗死
Ⅲ类抗心律失常药			
胺碘酮 依布利特	使用其他药物无效的危及生命的心律失常	心律失常加重 低血压 食欲减退 严重肺毒性（胺碘酮） 肝功能异常	同服地高辛的患者增加了中毒的危险性。监测血压、心率和节律的变化。监测肺毒性的征象（呼吸困难、无诱因的咳嗽及胸膜炎性疼痛）
Ⅳ类抗心律失常药			
地尔硫草 维拉帕米	室上性心律失常	四肢浮肿 低血压 心动过缓 房室传导阻滞 面色潮红(地尔硫草) 心衰 肺水肿	治疗开始或增加剂量时密切监测心率、心律和血压。钙剂可降低疗效
多方面作用的药物			
腺苷	阵发性室上性心动过速	面色潮红 气短 呼吸困难 胸部不适	给药时间不超过1～2秒,接着给予20 ml生理盐水冲洗。给药期间记录节律

（7）监测生命体征、血流动力学参数（根据具体病情），进行相关的实验室检查。

（8）如疑为药物中毒,立即通知医师并停用该药。

（9）必要时准备行心脏电复律或电除颤。

（10）如需植入临时起搏器,确保内置新的电池,以免起搏器失灵,仔细固定外部导线和起搏器机盒。

（11）起搏器植入后,定期监测患者脉搏,观察有无起搏器故障和心排血量下降的表现。

表 5-6　常见心律失常心电图波形特征、病因或诱因及治疗

正常心电图窦性节律包括：心室和心房率为 60～100 次/min

QRS 波群和 P 波规则、一致

PR 间期为 0.12～0.20 s

QRS 波群时限<0.12 s

心房率=心室率，PR 间期恒定

正常心电图窦性节律

心律失常	特 征	病 因	治 疗
窦性心动过速	心房心室节律规则；心率>100 次/min，>160 次/min，少见；每个 QRS 波群前均有正常 P 波	人体对发热、运动、焦虑、疼痛、脱水的正常生理反应；也可能伴有休克、左心衰竭、心脏压塞、甲状腺功能亢进、贫血、低血容量、PE 和前壁心肌梗死；也见于服用阿托品、肾上腺素、异丙肾上腺素、奎尼丁、咖啡因、酒精，可卡因、苯丙胺、尼古丁的患者	纠正原发病；应用 β 受体阻滞剂或钙通道阻滞剂
窦性心动过缓	心房律、心室律规则；心率<60 次/min；每个 QRS 波群前有正常 P 波	正常心脏反应，如运动员或睡眠状态下；颅内压增高，迷走神经兴奋，呕吐，病态窦房结综合征，甲状腺功能减退，下壁心肌梗死和低体温；应用钙通道阻滞剂、β 受体阻滞剂、地高辛和吗啡	纠正原发病；出现心排出量低、头晕、乏力、神志改变或低血压时，高级心血管生命支持治疗（advanced cardiovascular life support，ACLS）方案是给予阿托品兴备用起搏器；植入临时或永备起搏器；给予多巴胺或肾上腺素
阵发性室上性心动过速	心房律、心室律规则；心率>160 次/min，>250 次/min 少见；P 波规则但异常，很难与之前的 T 波区别；每个 QRS 波群前均有 P 波；突发突止	应激、缺氧、低钾、心肌病、心肌梗死、心脏瓣膜病、预激综合征、肺源性心脏病、甲状腺功能亢进症、焦虑和风湿性心脏病；还可见于地高辛中毒、应用咖啡、大麻或中枢神经系统兴奋剂、尼古丁或酒精	如患者病情不稳定，立即给予心脏复律；如患者病情稳定，可刺激迷走神经、Valsalva 动作颈动脉按摩或应用腺苷；心脏复律后应用钙通道阻滞剂或 β 受体阻滞剂

续 表

心律失常	特 征	病 因	治 疗
心房扑动	心房律规则,频率为250～400次/min; 心室律不规则,取决于房室阻滞程度(常为60～100次/min); P波缺失,心房活动表现为扑动波(F波); II导联常见锯齿样波; QRS波群形态一致,但节律不规则	心力衰竭,三尖瓣或二尖瓣病变,PE,肺源性心脏病,心包炎和甲状腺功能亢进症; 地高辛中毒或酗酒	如患者病情不稳定,心室率>150次/min,进行紧急心脏复律; 如患者病情稳定,根据ACLS方案行心脏复律及药物治疗,药物包括钙通道阻滞剂,β受体阻滞剂,胺碘酮或地高辛; 有必要进行抗凝治疗; 行射频消融术控制心律
心房颤动	心房律极不规则,>400次/min; 心室律极不规则; QRS波群形态,时限一致; PR间期难以识别; 无P波,心房活动无规律,基线出现颤动波(f波)	心力衰竭,慢性阻塞性肺疾病,甲状腺毒症,缩窄性心包炎,缺血性心脏病,PE,高血压,二尖瓣狭窄,心房刺激,冠状动脉旁路移植术后或瓣膜置换术后并发症; 也可见于服用硝苯地平,地高辛的患者或酗酒者	如果患者病情不稳定,心室率>150次/min,紧急行电复律; 如果患者病情平稳,遵循ACLS方案及药物治疗,包括钙通道阻滞剂,β受体阻滞剂,胺碘酮或地高辛; 可能有必要行抗凝治疗; 对于无法用药物控制的难治性心房颤动患者行射频消融术
交界性心律	心房,心室律规则; 心房率40～60次/min; 心室率常为40～60次/min(60～100次/min常为加速性交界区性心律); P波可位于QRS波群之前,之后或隐匿其中(缺失); 如可见,常为倒置; PR间期<0.12s(如存在); QRS波群形态,时限正常,传导异常	心肌梗死或缺血,缺氧,迷走神经刺激和病态窦房结综合征; 瓣膜手术; 也可见于地高辛中毒	纠正原发病; 用阿托品治疗有症状的心动过缓; 药物无效或患者植入起搏器; 病情允许可停用地高辛

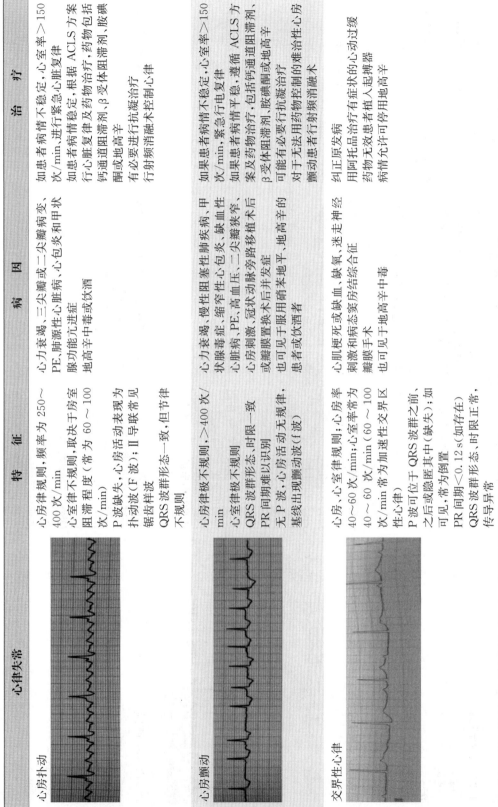

续 表

心律失常	特 征	病 因	治 疗
I度房室传导阻滞 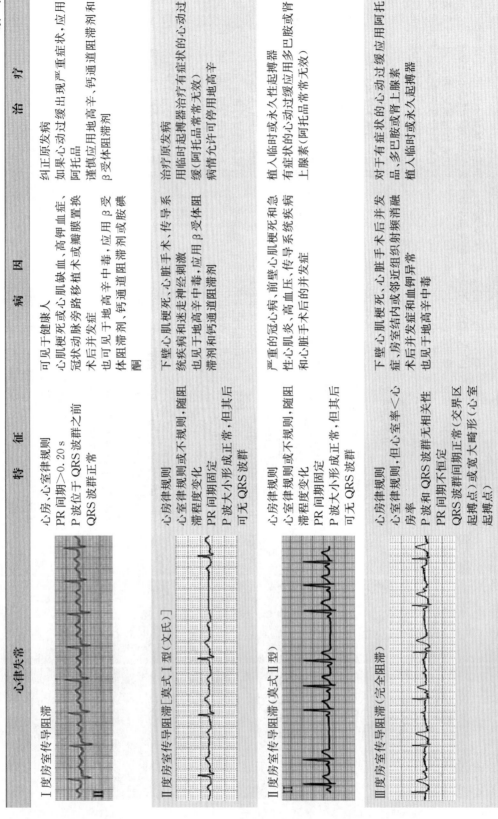	心房、心室律规则 PR间期>0.20 s P波位于QRS波群之前 QRS波群正常	可见于健康人 心肌梗死或心肌缺血、高钾血症、冠状动脉旁路移植术或瓣膜置换术后并发症 也可见于地高辛中毒、应用β受体阻滞剂、钙通道阻滞剂或胺碘酮	纠正原发病 如果心动过缓出现严重症状，应用阿托品 谨慎应用地高辛、钙通道阻滞剂和β受体阻滞剂
II度房室传导阻滞[莫式I型(文氏)]	心房律规则 心室律规则或不规则，随阻滞程度变化 PR间期固定 P波大小形态正常，但其后可无QRS波群	下壁心肌梗死、心脏手术、传导系统疾病和迷走神经刺激 也见于地高辛中毒、应用β受体阻滞剂和钙通道阻滞剂	治疗原发病 用临时起搏器治疗有症状的心动过缓（阿托品常常无效） 病情允许可停用地高辛
II度房室传导阻滞(莫式II型)	心房律规则 心室律规则或不规则，随阻滞程度变化 PR间期固定 P波大小形态正常，但其后可无QRS波群	严重的冠心病、前壁心肌梗死和急性心肌炎、高血压、传导系统疾病和心脏手术后的并发症	植入临时或永久性起搏器 有症状的心动过缓应用多巴胺或肾上腺素（阿托品常无效）
III度房室传导阻滞(完全阻滞)	心房律规则 心室律规则，但心率<心房率 P波和QRS波群无相关性 PR间期不恒定 QRS波群间期正常（交界区起搏点）或宽大畸形（心室起搏点）	下壁心肌梗死、心脏手术后并发症，房室结内或邻近组织射频消融术后并发症和血钾异常 也见于地高辛中毒	对于有症状的心动过缓应用阿托品、多巴胺或肾上腺素 植入临时或永久起搏器

续 表

心律失常	特 征	病 因	治 疗
室性早搏（PVC）	心房律规则 心室律不规则 QRS波群提前出现，其后有一完全代偿间歇 QRS波群增宽或变形，常>0.12s 提前出现的QRS波群可单独出现，成对或三个一起出现，与正常波群交替出现；一个或多个起源 成串，多源性常预示着R-on-T现象	心力衰竭，陈旧性或AMI，心肌缺血或心室导管或起搏器引起的心肌损伤，心室刺激，低钾血症，低钙血症、低镁血症、心肌病，缺氧和酸中毒也见于药物中毒（地高辛，氨茶碱，三环类抗抑郁药，异丙肾上腺素或多巴胺） 应用咖啡因，吸烟或饮酒 心理压力，焦虑，疼痛或劳累	如需要，静脉予普鲁卡因胺，胺碘酮或利多卡因 停用致中毒药物 如出现低血钾所致室性期前收缩（premature ventricular contraction, PVC），静脉补充氯化钾 如出现低血镁所致PVC，静脉补充硫酸镁
室性心动过速	心室率100～220次/min，节律规则 QRS波群变宽、畸形，P波孤立 P波无法识别 突发突止	心肌缺血，心肌梗死或动脉瘤，冠心病，风湿性心脏病，二尖瓣脱垂，原发性心室心脏病，心室导管刺激，心肌钾血症，低钙血症、低镁血症、心肌再灌注损伤，酸中毒和缺氧也见于地高辛，普鲁卡因胺，肾上腺素或奎尼丁中毒焦虑	如果QRS波群规律（呈单一形态），应用胺碘酮或利多卡因（遵循ACLS方案；如果药物无效，行心脏复律；如果QRS波群呈多形性、QT间期延长，停用可延长QT间期的药物，纠正电解质失衡，应用镁剂；如果无效，行电复律 如果QRS波群呈多形性、QT间期正常，停用可延长QT间期的药物，纠正电解质失衡，给予利多卡因无效，行心脏复律 无论QRS波群是单形性还是多形性、如果患者病情危急都要立即进行电除颤 如果无脉搏，行CPR，遵循ACLS方案进行除颤，气管插管，并使用肾上腺素或血管加压素，随后应用胺碘酮或利多卡因；如无效，应用硫酸镁或普鲁卡因胺 如室性心动过速复发，植入ICD

续表

心律失常	特征	病因	治疗
心室颤动	心室杂乱不规则，心室率快，QRS波群增宽，不规则；无P波	心肌缺血，心肌梗死，未治疗的室性心动过速，R-on-T现象，低钾血症，低镁血症，缺氧，碱中毒，电休克，低体温 也见于地高辛、肾上腺素或三环类抗抑郁药物中毒	遵循ACLS方案行CPR和除颤，气管插管，并应用肾上腺素、垂体加压素、胺碘酮或利多卡因；如无效，应用硫酸镁或普鲁卡因胺 如果有室颤复发危险则植入ICD
心脏骤搏	无心房、心室律及心率 无P波，QRS波群或T波	心肌缺血，心肌梗死，心力衰竭，室性心动过速，房室传导阻滞，PE，低钾血症，高钾血症，缺氧，严重酸中毒，休克，心脏破裂	持续CPR，遵循ACLS方案进行气管插管，临时起搏，给予肾上腺素或血管加压素以及阿托品治疗

第六节　高血压危象

高血压患者中高血压危象的发病率为 1‰～5‰，需要进行及时准确的诊断和迅速有效的治疗，否则将产生严重并发症甚至危及生命。

一、高血压危象定义及诊断标准

高血压危象是指原发或继发性高血压患者在某些诱因作用下，血压突然和显著升高（一般大于 180/120 mmHg），同时伴有进行性心、脑、肾等重要靶器官功能不全的表现。高血压危象包括高血压急症和高血压亚急症。

高血压急症是指血压突然和显著升高，同时伴有急性高血压介导的器官损伤。靶器官损害包括视网膜、脑、心脏、大动脉和肾脏的损伤。高血压亚急症是指收缩压和舒张压急剧升高，但无急性靶器官损害。

高血压急症和高血压亚急症的关键区别是有无靶器官损害。血压的高低并不完全代表患者的危重程度。高血压急症患者的临床表现：

1. 恶性高血压·严重的血压升高（通常血压＞200/120 mmHg）同时伴有晚期双侧视网膜病变（出血、棉絮斑、视乳头水肿）。

2. 高血压脑病·在无其他原因的情况下，血压严重升高并伴有嗜睡、癫痫发作、皮质盲和昏迷。

3. 高血压血栓性微血管病·在无其他原因的情况下，与溶血和血小板减少症相关的严重血压升高，通过降压治疗可得到改善。

4. 高血压急症的其他表现包括·严重血压升高伴有脑出血、急性脑卒中、ACS、心源性肺水肿、动脉瘤/动脉夹层以及严重的子痫前期和子痫。

二、高血压危象的治疗策略

（一）高血压亚急症的治疗

在 24～48 小时将血压缓慢降至 160/100 mmHg。很多高血压亚急症患者可通过门诊口服降压药控制血压，如钙通道阻滞剂、转换酶抑制剂、血管紧张素受体阻滞剂、α 受体阻滞剂、β 受体阻滞剂，还可根据情况应用袢利尿剂。高血压亚急症患者应被密切观察，临床上高血压亚急症患者常常存在过度降压的情况，因为口服数种负荷剂量的降压药物产生累积效应而引起低血压，应该引起高度重视。

（二）高血压急症治疗

高血压急症患者的总体治疗目标是将血压控制在安全水平，预防和（或）减少高血压导致的进一步器官功能受损，同时避免低血压和相关并发症。目前尚缺乏随机对照试验数据，无法明确降血压的目标值以及血压达标所需的时间，大多数建议都是基于专家共识。器官损害的类型是治疗方案的主要决定因素。降压时机和降压幅度在很大程度上取决于临床情况。

治疗原则包括：及时准确评估病情，查找和去除可纠正的病因或诱因，评估靶器官损害的程度和部位，根据个体化情况合理使用短效静脉降压药物。

1. 血压控制目标·起始的降压目标不是使血压正常，因为此时患者自身的调节机制已受到损害，必须注意血压下降速度不能过快。在不影响脏器灌注的基础上，根据疾病情况严格控制降压速度及幅度，渐进式地将血压调控至适宜水平，最大限度地防止或减轻心、脑、肾等靶器官损害。

初始阶段（数分钟至 1 小时内）平均动脉压的降低幅度不超过治疗前水平的 25%。在随后的 2~6 小时内将血压降至较安全水平，一般为 160/100 mmHg 左右，如果可耐受，之后24~48 小时逐步降低血压达到正常水平。如果患者为 ACS 或以前没有高血压病史的高血压脑病，初始目标血压水平可适当降低。若为主动脉夹层动脉瘤，降压的目标应该低至收缩压100~110 mmHg。不同靶器官受损的高血压急症降压的幅度及速度不同。如为合并 ACS、急性左心衰，要尽快将血压降至可以改善心脏供血，降低心肌耗氧，保证器官基本灌注的最低血压水平，以降低心肌耗氧，改善心功能的水平；如为合并主动脉夹层，应该迅速降压至维持组织脏器基本灌注的最低血压水平，一般需要联合使用降压药，要重视足量 β 受体阻滞剂的使用；对于妊娠合并高血压急症的患者，应尽快、平稳地将血压控制到相对安全的范围（<150/100 mmHg），避免血压骤降影响胎盘血液循环。

2. 合理的药物选择·理想的药物能预期降压的强度和速度，保护靶器官功能，方便调节。根据受累的靶器官及肝肾功能状态选择药物（参见表 5-7）。

表 5-7 药物选择

临床表现	降压时机及目标血压	一线治疗	替代方案
恶性高血压伴或不伴血栓性微血管病或急性肾衰竭	几小时， MAP 降低，20%~25%	拉贝洛尔 尼卡地平	硝普钠 乌拉地尔
高血压脑病	立即， MAP 降低 20%~25%	拉贝洛尔 尼卡地平	硝普钠
急性缺血性脑卒中，收缩压＞220 mmHg 或舒张压＞120 mmHg	1 小时， MAP 降低 15%	拉贝洛尔 尼卡地平	硝普钠
急性缺血性脑卒中，提示溶栓治疗，收缩压＞185 mmHg 或舒张压＞110 mmHg	1 小时， MAP 降低 15%	拉贝洛尔 尼卡地平	硝普钠
急性出血性脑卒中，收缩压＞180 mmHg	立即， 收缩压 130~180 mmHg	拉贝洛尔 尼卡地平	乌拉地尔
急性冠脉事件	立即， 收缩压<140 mmHg	硝酸甘油 拉贝洛尔	乌拉地尔
急性心源性肺水肿	立即， 收缩压<140 mmHg	硝普钠 硝酸甘油（加袢利尿剂）	乌拉地尔 （加袢利尿剂）

临床表现	降压时机及目标血压	一线治疗	替代方案
急性主动脉疾病	立即,收缩压<120 mmHg,心率<60 次/min	艾司洛尔和硝普钠或硝酸甘油或尼卡地平	拉贝洛尔或美托洛尔
子痫和严重子痫前期/HELLP综合征	立即,收缩压<160 mmHg,舒张压<105 mmHg	拉贝洛尔或尼卡地平和硫酸镁	

注:引自参考文献。

3. 预防和(或)减少靶器官损害·对受损的靶器官给予相应的处理,降低并发症并改善结局。

(1)高血压脑病应注意与出血性和缺血性脑卒中鉴别,排除脑卒中后才可以诊断为高血压脑病。高血压脑病是在脑血管自主调节功能失调的基础上,严重高血压致脑组织过度血流灌注,从而引起脑水肿和微出血。如果治疗不及时,最终将导致脑出血、昏迷和死亡。如果采取积极治疗措施,临床情况能够好转,直至恢复正常。逐渐降低血压通常可使症状迅速缓解,但降压速度过快可导致脑灌注不足,损害脑组织。建议在最初 1 小时内舒张压的降低幅度应小于 25% 或>100 mmHg。常用药物为尼卡地平、拉贝洛尔和非诺多泮等。脑卒中包括缺血性和出血性脑卒中。大多数急性缺血性或出血性脑卒中患者都会存在不同程度的血压升高,后者是维持受损部位血流灌注的适应性调节机制。急剧地降压治疗将影响脑血流灌注,加重脑组织损伤。脱水治疗除降低颅内压外,还有不同程度的降压作用。美国和欧洲脑卒中指南指出,在急性缺血性脑卒中的患者,血压>220/120 mmHg 时才考虑降压治疗,降压幅度在最初 24 小时内<10%~15%。对准备接受溶栓治疗的患者,血压>185/110 mmHg 时考虑降压治疗,目标血压为 180/105 mmHg。AHA 近期指南建议,如果收缩压>220 mmHg 或舒张压 121~140 mmHg 时,应用拉贝洛尔或尼卡地平。如果舒张压>140 mmHg 时考虑应用硝普钠。脑出血患者因颅内压升高总是同时存在反射性血压升高,目前尚无证据证实高血压会引起进一步的出血。目前普遍认为,血压>200/110 mmHg 或 MAP>130 mmHg 时才考虑缓慢及谨慎地降压。常用降压药物选择包括尼卡地平、拉贝洛尔、非诺多泮等。Narotam 等报道 30 例颅脑疾病伴高血压的患者(包括脑损伤、蛛网膜下腔出血、脑实质性或脑室内出血等),静脉注射尼卡地平 8 小时后血压显著降低(176/86 mmHg vs 144/69 mmHg, $p<0.01$)和颅内灌注压(100.68 ± 16.39 mmHg vs 82.57 ± 12.31 mmHg, $p<0.01$),但局部脑组织氧分压(partial pressure of brain tissue oxygen, $PbtO_2$)无差别(26.74 ± 15.42 mmHg vs 26.83 ± 11.31 mmHg, $p>0.05$),上述结果显示尼卡地平虽然能显著降低急性颅脑疾病患者的高血压及颅内灌注压,但不能降低 $PbtO_2$,尼卡地平通过扩张脑血管而改善脑血流和氧弥散从而减少脑组织的缺血和缺氧,最终产生潜在的脑保护作用。

(2)主动脉夹层一旦确诊,应立即合理镇痛镇静,迅速将血压降至能够维持脑、心、肾等主要脏器供血的最低水平,通常将收缩压降至 100~120 mmHg(MAP 60~75 mmHg)。血管扩张剂能有效地降低血压,但引起反射性心动过速,增加左室 dp/dt,促进夹层扩展,故必须与 β 受体阻滞剂同时合用,后者减慢心率至 60~70 次/min 及降低左室 dp/dt,可防止夹层进一步扩展。临床上常用的静脉用β受体阻滞剂有艾司洛尔和美托洛尔。硝普钠是传统的扩血管药物，但尼卡地平或非诺多泮的不良反应明显低于前者，也可用于主动脉夹层。

（3）急性左心衰是高血压急症常见的临床表现之一，严重时可发生急性肺水肿，抢救及时合理与预后密切相关。硝普钠能够有效地扩张动脉和静脉，降低心脏前后负荷。故常推荐作为急性肺水肿的首选药物。硝普钠应该与吗啡、吸氧和袢利尿剂等联合应用。

（4）急性心肌缺血：严重高血压常常引起显著的冠状动脉缺血。硝酸甘油主要扩张静脉，减少回心血量，降低左室舒张末期容积及室壁张力，降低心肌耗氧量。其次，它能扩张动脉，改善冠脉血流灌注，降低动脉压及心脏后负荷。舒张压应降至 100 mmHg 左右，β受体阻滞剂和钙通道阻滞剂也是可以选用的药物，二者均能够降低血压和改善心肌氧供。

（5）急性肾功能不全是严重高血压的原因和后果。这些患者需要降压治疗，但不能减少肾血流量或肾小球滤过率，可首选非诺多泮。

（6）先兆子痫和子痫：大多数先兆子痫的患者存在血管收缩和血液浓缩，故先兆子痫的初始治疗包括扩容和硫酸镁的应用以防止抽搐。胎儿的娩出对先兆子痫和子痫的治疗起决定性作用。硫酸镁能降低血压、防止抽搐，故常用于先兆子痫和子痫的患者。首先用硫酸镁 4～6 g 加入 100 ml 葡萄糖盐水中，大于 15～20 分钟滴完，然后，根据尿量和深腱反射按 1～2 g/h 持续静脉滴注。美国妇产科指南提出，妊娠期高血压应将血压控制在收缩压 140～160 mmHg，舒张压 90～105 mmHg，当血压＞160/105 mmHg 时才考虑降压治疗，建议选择静脉用拉贝洛尔或尼卡地平。硝普钠和 ACEI 因毒性不良反应大而被禁用于妊娠期妇女。

（7）交感神经危象：常见于滥用兴奋剂如可卡因、苯丙胺或苯环利定等，少见于嗜铬细胞瘤的患者。β受体阻滞剂因阻滞β受体后而导致α受体激活，继而增高血压，应避免使用。控制血压主要应用尼卡地平、非诺多泮或维拉帕米，上述药物要与苯二氮䓬类药物联合应用。酚妥拉明也是可选择的药物。

（8）围手术期高血压：尽管它可以发生于任何大型外科手术中，但其与心胸、血管、头颈部及神经外科手术之间最为密切。在心脏外科手术中，当血压＞140/90 mmHg 或 MAP＞105 mmHg 时考虑降压治疗。但降压前需要排除或纠正术后患者的一些异常情况，如疼痛、焦虑不安、低体温所致的肌肉颤抖、低氧血症、高二氧化碳血压及尿潴留等，因为它们也能够引起高血压。典型的围手术期高血压与交感神经的激活及儿茶酚胺的过度分泌有关，故治疗中常选用β受体阻滞剂或拉贝洛尔。

三、ICU 监测和护理要点

（1）保持病房环境安静，光线适宜，加强安全防护措施。

（2）给予患者持续心电监护，密切监测血压和生命体征，静脉给药时，每 1～5 分钟测量无创血压 1 次或进行持续有创动脉血压监测，根据规定的目标血压水平调整药物剂量，如血压低于目标血压，则立即停药。血压测量频率：责任护士监测血压的频率为入院前 2 小时每 15 分钟监测一次血压，第 2～6 小时每 30 分钟监测一次血压，以后每 2 小时监测一次至医嘱停止心电监护，以后住院期间每天监测三次。无论在哪个时间段，调节微量泵速后，30 分钟内至少应有一次复测血压。

（3）遵医嘱立即给予合适的快速及短效的静脉降压药，使用静脉泵控降压药物，准确用药，根据血压调节药物泵注速度，观察不良反应。

（4）防止器官脏器损害。高血压急症的血压控制是在保证器官灌注的基础上。已经存在器官受损的患者，应注意避免过快或过度降压而导致组织灌注压降低，诱发或加重器官功能损害，选择药物时要避免加重肾损害的药物。

（5）去除或纠正引起血压升高的诱因及病因。合理镇静。

（6）监测患者血氧饱和度水平，根据监测结果遵医嘱给氧。行动脉血气分析，评估患者混合静脉血氧饱和度。进行血流动力学监测，如发生心律失常则给予相应治疗。如果患者发生容量负荷过重，遵医嘱给予利尿剂。

（7）神经系统的监测：最初每小时评估患者神志1次，病情稳定后4小时1次。如果患者发生高血压脑病，可出现意识水平下降。

（8）肾功能监测：监测每小时尿量，如果<0.5 ml/(kg·h)，通知医师。监测尿素氮、肌酐水平，如肾脏受累，则尿素氮>120 mg/dl，肌酐>1.3 mg/dl。若高血压危象继发于其他疾病，如嗜铬细胞瘤，则24小时尿检可见香草基扁桃酸和儿茶酚胺升高。肾脏超声可见肾动脉狭窄。阻止靶器官进一步损害，急性期的后续管理，定期评估靶器官功能，避免进行性损害。

（9）血清硫氰酸水平测定：在患者接受硝普钠治疗48小时后，应定期监测。应用硝普钠需避光。遵医嘱给予其他降压治疗，如患者病情平稳，逐渐停用静脉用药，改为口服降压药，以防止出现低血压。监测患者视力变化并记录，如视物不清、复视、视野缺损。

（10）心理护理：予以心理护理及干预指导，避免患者焦虑、恐惧。保证充足的睡眠。

（11）生活指导：告知患者合理饮食，加强营养，低盐低脂、清淡易消化饮食，按时服药。

参考文献

[1] 胺碘酮规范应用专家建议专家写作组.胺碘酮规范应用专家建议[J],中华内科杂志,2019,58(4)：258-264.

[2] 成守珍.急危重症护理学[M].3版.北京：人民卫生出版社,2018：222-252.

[3] Ali A, Ahmad M Q, Malik M B, et al. Neurogenic stunned myo-cardium：a literature review [J]. Cureus, 2018,10(8)：e3129.

[4] Canadian Cardiovascular Harmonized National Guidelines Endeavour (C-CHANGE) guideline for the prevention and management of cardiovascular disease in primary care：2018 update [J]. CMAJ, 2018,190 (40)：1192-1206.

[5] Ghadri J R, Wittstein I S, Prasad A, et al. International expert consensus document on takotsubo syndrome(Part I)：Clinical characteristics, diagnostic criteria, and pathophysiology [J]. Eur Heart J, 2018,39(22)：2032-2046.

[6] Ghadri J R, Wittstein I S, Prasad A, et al. International expert consensus document on takotsubo syndrome(Part II)：Diagnostic workup, outcome, and management [J]. Eur Heart J, 2018,39(22)：2047-2062.

[7] Hajsadeghi S, Rahbar M H, Iranpour A, et al. Dobutamine-indueed takotsubo cardiomyopathy：a

systematic review of the literature and case report [J]. Anatol J Cardiol, 2018,19(6): 412 - 416.

[8] Soar J, Perkins G D, Maconochie I, et al. European Resuscitation Council Guidelines for Resuscitation: 2018 Update — Antiarrhythmic drugs for cardiac arrest [J]. Resuscitation, 2019,134: 99 - 103.

[9] Unger T, Borghi C, Charchar F, et al. 2020 International Society of Hypertension, Global Hypertenion Practice Guidelines [J]. Hypertension, 2020,75(6): 1334 - 1357.

[10] van den Born B H, Lip G Y H, Brguljan-Hitij J, et al. ESC Council on hypertension position document on the management of hypertensive emergencies [J]. Eur Heart J Cardiovasc Pharmacother, 2019,5(1): 37 - 46.

第六章 呼吸系统重症

第一节 呼吸功能监测基础理论

呼吸是维持机体新陈代谢和生命活动所必需的基本生理过程之一。呼吸的全过程由外呼吸、气体运输、内呼吸三个相互关联的环节组成。通过对患者的呼吸运动、呼吸容量状态、呼吸力学、呼出气体分析及动脉血气分析等方面进行监测、评估，能够早期发现重症患者呼吸功能的动态变化，为患者的救治提供依据。

一、呼吸运动监测

1. 呼吸频率（respiratory rate，RR）· RR 是呼吸功能监测中最简单、最基本的监测项目，反映患者通气功能及呼吸中枢的兴奋性。正常成人安静状态下的 RR 为 16～20 次/min，如成人 RR＜6 次/min 或＞35 次/min 提示患者出现了呼吸功能障碍。

2. 呼吸形态· 一般成年女性以胸式呼吸为主，成年男性及儿童以腹式呼吸为主。正常胸式呼吸时两侧胸廓同时起伏，幅度一致。出现胸式呼吸不对称时提示患者可能存在一侧胸腔积液、气胸、血胸或肺不张等；出现胸式呼吸增强提示患者可能存在腹部病变或者由于剧烈的疼痛而限制了膈肌的运动；出现胸式呼吸减弱或消失提示患者可能两侧胸部均有损伤或病变，或者使用了肌松剂；出现胸式呼吸与腹式呼吸不同步提示患者可能有肋间肌麻痹。

3. 呼吸节律· 正常人静息状态下，呼吸节律自然、均匀。观察呼吸节律的变化可及时发现异常呼吸类型，提示病变部位，如患者出现伴有喘鸣和呼气延长的呼吸状态多由慢性阻塞性肺疾病所致；如患者出现 RR 快、潮气量小，排除气道狭窄和阻塞，提示可能存在限制性通气障碍、原性呼吸窘迫综合征（ARDS）、心脏疾病和其他心肺以外的疾病。

4. 吸气与呼气的比率· 简称吸呼比，吸呼比的变化反映肺的通气与换气功能，正常吸呼比为 1：（1.5～2）。

二、呼吸容量监测

1. 潮气量（tidal volume，V_T）· 是平静呼吸时一次吸入或呼出的气体量。反映人体静息状态下的通气功能。V_T 正常值为 8～12 ml/kg，男性略大于女性。V_T 可用肺功能监测仪直接测定。

2. 分钟通气量(minute ventilation，MV 或 V_E)· 是静息状态下每分钟呼出或吸入的气体量,是肺通气功能最常用的测定指标之一。$MV = V_T \times RR$。正常值为 6～8 L/min,成人 MV＞10～12 L/min 提示通气过度;MV＜3～4 L/min,则提示通气不足。

3. 生理无效腔容积(volume of physiological dead space，V_D)· 是解剖无效腔与肺泡无效腔的容积之和。健康人平卧时解剖无效腔与生理无效腔容积基本相等,疾病时生理无效腔容积可增大。V_D/V_T 的比值反映通气的效率,正常值为 0.2～0.35,主要用于评价无效腔对患者通气功能的影响。

4. 肺泡通气量(alveolar ventilation，V_A)· 是静息状态下每分钟吸入气量中能到达肺泡进行气体交换的有效通气量。$V_A = (V_T - V_D) \times RR$。正常值为 4.2 L/min,用于反映真正的气体交换量。

三、呼气末二氧化碳监测

呼气末二氧化碳监测(end-tidal carbon dioxide，$ETCO_2$)包括呼气末二氧化碳分压(pressure of end-tidal carbon dioxide，$P_{ET}CO_2$)、呼气末二氧化碳浓度(concentration of end-tidal carbon dioxide，$C_{ET}CO_2$)、呼出气体二氧化碳波形及其趋势图监测,属于无创监测,可动态反映肺通气功能状态。$P_{ET}CO_2$ 监测在手术室、重症监护治疗病房(ICU)、急诊室得到了广泛的应用,可用于监测气管插管的位置是否正确、自主呼吸是否恢复、心肺复苏是否有效、机械通气参数是否合理。

1. $P_{ET}CO_2$ 监测的原理· 根据红外线光谱原理,质谱原理或分光原理来测定呼气末部分气体中的二氧化碳分压,其中红外线光谱法应用最为广泛,主要利用 CO_2 能吸收波长为 4.3 μm 的红外线,使红外线光束量衰减,其衰减程度与 CO_2 浓度成正比。

2. $P_{ET}CO_2$ 的波形· 正常的 CO_2 波形由 4 部分组成,分别为吸气基线、呼气上升支、呼气平台、吸气下降支。其中吸气基线是呼气的开始,呼气上升支较陡直,表示肺泡和解剖无效腔的混合气。呼气平台曲线是水平或稍向上,平台的终点是呼气末气流,即呼气末二氧化碳分压值。吸气下降支曲线陡直下降至基线水平,此部分表示新鲜气体进入气道。

3. $P_{ET}CO_2$ 监测的临床意义

(1) 判断通气功能:$P_{ET}CO_2$ 正常值为 35～45 mmHg,无明显心肺疾病的患者,$P_{ET}CO_2$ 的数值与动脉血二氧化碳分压(partial pressure of carbon dioxide in artery blood，$PaCO_2$)的数值相近,临床上可以根据 $P_{ET}CO_2$ 的检测结果来判断患者的通气功能,调整呼吸机参数,避免患者出现通气过度或通气不足。

(2) 反映循环功能:低血压、低血容量、休克及心力衰竭时,随着肺血流的减少 $P_{ET}CO_2$ 也会降低,呼吸、心跳骤停时 $P_{ET}CO_2$ 迅速降为零,复苏成功后逐步回升。

(3) 判断人工气道的位置与通畅情况:通过监测 $P_{ET}CO_2$ 可快速、准确地判断气管导管是否插入气管内,气管导管移位误入食管时 $P_{ET}CO_2$ 会突然降低接近于零。另外,通过监测

$P_{ET}CO_2$ 可了解气管或气管内导管的通畅情况,当发生堵塞时,$P_{ET}CO_2$ 与气道压力都会有不同程度的升高。

四、脉搏血氧饱和度监测

脉搏血氧饱和度(SpO_2)监测是通过动脉脉搏搏动分析来测定在一定氧分压下血液中氧合血红蛋白占全部血红蛋白的百分比,属于无创监测。

1. SpO_2 监测的原理·血红蛋白具有光吸收的特性,但氧和血红蛋白与游离血红蛋吸收不同波长的光线,利用分光光度计比色的原理,可以测得随着动脉搏动血液中氧和血红蛋白对不同波长管线的吸收光量,从而间接了解患者氧分压(pressure of oxygen,PO_2)的情况,判断氧供情况。

2. SpO_2 监测的临床意义· SpO_2 与 PO_2 有显著的相关性,SpO_2 的正常参考值为 96%~100%。SpO_2 低于 90% 时常提示患者存在低氧血症,临床上常用于监测呼吸暂停和缺氧的严重程度。需要特别注意的是,一氧化碳中毒时,由于碳氧血红蛋白与氧和血红蛋白的吸收光谱非常接近,可能会出现 SpO_2 正常,而实际上患者存在严重的低氧血症。因此,一氧化碳中毒时不能以 SpO_2 的检测结果来判断患者是否存在低氧血症。

五、动脉血气分析测定

动脉血气分析是测定动脉血中的氧分压、二氧化碳分压和氢离子浓度的检测方法。其中氧分压、二氧化碳分压分别是反映患者换气功能和通气功能的指标,而二氧化碳分压和氢离子浓度是判断酸碱平衡紊乱的重要参数,维持酸碱平衡是重症患者救治的重要环节。

1. pH 值·血液中 H^+ 浓度的负对数,正常动脉血 pH 为 7.35~7.45,血 pH 低于 7.35 称为酸血症,高于 7.45 称为碱血症。酸血症与碱血症不能同时存在,但酸中毒与碱中毒可以同时存在,因此,不能单纯靠 pH 来区分酸碱平衡紊乱的性质。

2. 动脉血二氧化碳分压·动脉血二氧化碳分压是指溶解在血浆中的二氧化碳所产生的压力。二氧化碳弥散速度很快,$PaCO_2$ 与肺泡气二氧化碳分压相似,$PaCO_2$ 正常值为 35~45 mmHg,平均 40 mmHg。$PaCO_2$ 是反应呼吸性酸碱平衡紊乱的重要指标。

3. 动脉血氧分压·动脉血氧分压(partial pressure of oxygen in arterial blood,PaO_2)是指溶解在血浆中的氧产生的压力。正常人 PaO_2 80~100 mmHg,随着年龄的增加而下降。临床上主要用 PaO_2 衡量有无缺氧及缺氧的程度。PaO_2 60~80 mmHg 提示轻度缺氧,PaO_2 40~60 mmHg 提示中度缺氧,PaO_2 20~40 mmHg 提示重度缺氧。PaO_2 是诊断呼吸衰竭的重要指标。

4. 标准碳酸氢盐与实际碳酸氢盐·标准碳酸氢盐(standard bicarbonate,SB)正常值为 22~26 mmol/L,是反映代谢性酸碱平衡紊乱指标,代谢性酸中毒时降低,代谢性碱中毒时升高。实际碳酸氢盐(actual biacarbonate,AB)受呼吸和代谢两方面的影响。AB>SB 表明有二氧化碳潴留;AB<SB 表明过度通气。

5. 缓冲碱与碱剩余·缓冲碱(buffer base,BB)是指血液中一切具有缓冲作用的所有负离子的总和。通常在标准条件下测定,正常值为 45~55 mmol/L。BB 是反映代谢因素的指标。代谢性酸中毒时 BB 值减少，代谢性碱中毒时 BB 值增加。碱剩余（base excess，BE）的正常值为 0±3 mmol/L。代谢性酸中毒时，BE 用负值表示；代谢性碱中毒时，则相反。

6. 阴离子间隙·阴离子间隙（anion gap，AG）正常值为 10～14 mmol/L，是反映血浆中固定酸含量的指标，能够帮助区别代谢性酸中毒的类型和诊断混合性酸碱平衡紊乱。

第二节　急性呼吸窘迫综合征

ARDS 是 ICU 最常见的临床综合征之一，也是导致重症患者呼吸衰竭最重要的原因。近年来，尽管机械通气及体外生命支持技术不断进步，但 ARDS 的发病率及病死率却无明显降低。10 年来欧洲 ARDS 的发病率基本维持在（5.0～7.2）/10 万人，美国 ARDS 的发病率高达33.8/10 万人，ARDS 病死率近 10 年仍维持在 40%～50%。随着对 ARDS 认识的不断深入，2012 年提出了 ARDS 柏林定义，根据氧合指标将 ARDS 的严重程度进行明确的分级，为ARDS 的分级治疗及预后的判断划分了可操作的临床标准。

作为 ICU 护理人员，需要了解 ARDS 最新定义及诊断标准、ARDS 治疗策略、ICU 监测和护理重点等知识。这样在临床工作中才能早期发现患者病情变化，正确实施各项治疗策略，提高 ARDS 患者的救治成功率。

一、ARDS 最新定义及诊断标准

ARDS 是各种肺内或肺外原因如严重感染、创伤、休克及烧伤等导致肺毛细血管内皮细胞和肺泡上皮细胞炎症损伤引起弥漫性肺间质及肺泡水肿，从而导致急性低氧性呼吸功能不全或衰竭。以肺容积减少、肺顺应性下降和严重的通气/血流比例失调为病理生理特征。临床表现为进行性低氧血症，呼吸窘迫，肺影像学表现为非均一性渗出性病变。2012 年柏林标准，按严重程度将 ARDS 分为轻度、中度、重度三个亚型，并去除了急性肺损伤（ALI）的概念。

表 6-1　ARDS 柏林的诊断标准

指　　标	数　　值
起病时间	一周内急性起病
胸部影像学※	双侧斑片状浸润影，不能用积液、结节等来解释
水肿原因	呼吸衰竭不能完全用心功能衰竭或液体过度负荷来解释；排除心功能衰竭需要客观的手段（如超声心动图）
氧合情况#	△轻度：PEEP 或 CPAP≥5 cmH$_2$O 时，200 mmHg<PaO$_2$/FiO$_2$<300 mmHg 中度：PEEP≥5 cmH$_2$O 时，100 mmHg<PaO$_2$/FiO$_2$<200 mmHg 重度：PEEP≥5 cmH$_2$O 时，PaO$_2$/FiO$_2$<100 mmHg

注：※胸部影像学包括胸片或 CT；# 如果海拔超过 1 000 m，PaO$_2$/FiO$_2$ 需用公式矫正，矫正后 PaO$_2$/FiO$_2$＝PaO$_2$/FiO$_2$×（当地大气压/760）；△轻度 ARDS 组可用无创通气时输送的持续气道正压；CPAP：持续气道正压；FiO$_2$：吸入氧浓度；PEEP：呼气末正压；1 mmHg＝0.133 kPa；1 cmH$_2$O＝0.098 kPa。

二、ARDS 分层治疗策略

积极的病因治疗,在保证器官灌注的基础上进行限制性液体管理,肺外器官功能支持是 ARDS 的基础治疗措施,根据患者 ARDS 严重程度进行分层治疗(参见表 6-2)。

1. 原发病治疗 · 原发病的治疗及转归往往决定患者最终的预后,因此需要控制原发病,积极控制感染(包括感染灶的充分引流、合理选用抗生素),早期纠正休克,改善微循环。遏制其诱导的全身失控性炎症反应是预防和治疗 ARDS 的首要措施。

2. 评估 ARDS 的严重程度 · ARDS 严重程度的评估是分层治疗的基础,不同严重程度需要的治疗不尽相同。根据柏林标准分为轻、中、重度 ARDS,在治疗 24 小时后依据呼气末正压(PEEP)及氧合情况进行再次评估,有利于选择合适的治疗措施。

3. 轻度 ARDS 可尝试采用高流量氧疗和无创正压通气(non-invasive positive-pressure ventilation,NIPPV) · 当患者神志清楚、血流动力学基本稳定,在严密监测下可以尝试 NPPV 治疗。预计病情能够短期缓解的早期 ARDS 的患者和合并有免疫功能低下的 ARDS 患者早期可首先使用 NIPPV 治疗。

4. 小潮气量通气并限制气道平台压 · 小潮气量通气是 ARDS 肺保护性通气策略的重要措施,也是预防 ARDS 发生的手段。2000 年的 ARDSnet 研究显示,小潮气量通气降低了 ARDS 患者的病死率,明显改变了临床医师的临床行为。实施小潮气量通气的同时,需要限制平台压在 28 cmH_2O 以下,减少肺损伤。最近的研究显示,限制驱动压在 15 cmH_2O 以下可明显改善患者预后。

5. 肺复张 · 可复张性高的 ARDS 患者可积极采用肺复张手法,以复张塌陷的肺泡和改善肺内分流及低氧血症。临床常用的方法包括控制性肺膨胀、PEEP 递增法和压力控制法。肺复张的不良反应包括人机不同步、低血压、低 SpO_2 和气胸,在临床实施过程中需要密切监测。

6. 滴定最佳 PEEP · ARDS 广泛肺泡塌陷且肺部病变存在不均一性。因此 PEEP 的设定需要临床医师在维持肺泡开放及避免过度膨胀间进行权衡,采用能防止肺泡塌陷的最低 PEEP。临床常用的设置 PEEP 的方法包括 ARDSnet 的 PEEP/吹入氧浓度(fraction of inspiration oxygen,FiO_2)表法、最大肺顺应性法、最大氧合法、肺牵张指数法、食道压法、跨肺压法、Express 法和超声监测法等,各有利弊。

7. 俯卧位通气 · 俯卧位通气是重度 ARDS 肺保护及肺复张的重要手段,是经典肺复张手法的延伸与补充。俯卧位通气通过降低胸腔内压力梯度、减少背侧肺泡塌陷、改善肺通气均一性、降低应力和应变,从而有利于改善氧合、减轻呼吸机相关性肺损伤,通过促进分泌物引流,进一步促进炎症控制。研究证实,对于常规机械通气治疗无效的重度 ARDS 患者,早期长时间俯卧位通气治疗能显著降低病死率。需要注意的是,严重的低血压、室性心律失常、未处理的不稳定性骨折为俯卧位通气的相对禁忌证。在俯卧位通气过程中,应防止气管导管移位、脱管、压力性损伤等并发症的发生。

8. ECMO · 在保护性通气基础上,采用了充分肺复张、俯卧位通气等措施仍然无效的重度 ARDS 患者,如病因可逆应尽早实施体外膜氧合(ECMO)治疗。临床研究证实,对于病因可逆的早期重症 ARDS 患者通过 ECMO 治疗可改善预后。目前,ECMO 已经成为 ARDS 规范化治疗中重要的治疗手段(图 6-1)。

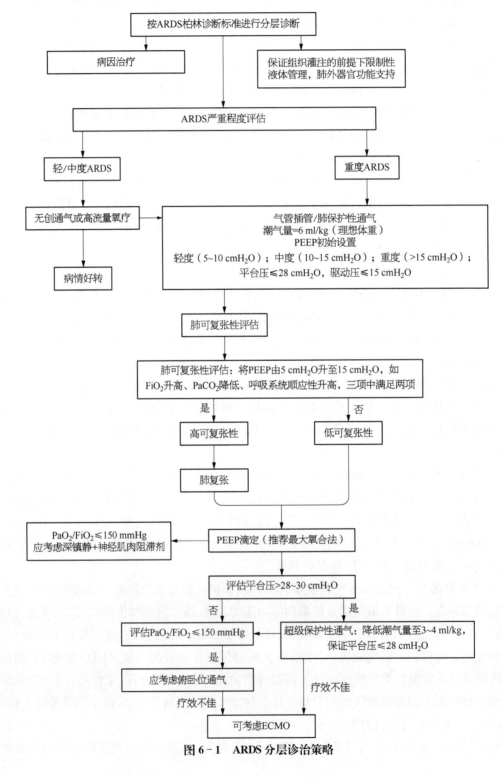

图 6-1 ARDS 分层诊治策略

三、ARDS 的监测和护理重点

1. 氧疗的护理·确定给氧浓度的原则是保证 PaO_2 迅速提高到 60 mmHg 或 SpO_2 达 90% 以上的前提下,尽量降低给氧浓度。轻/中度 ARDS 患者可选择无创通气或高流量氧疗,重度 ARDS 患者必须给予气管插管行有创机械通气。

保护性机械通气是治疗 ARDS 的主要方法,其中最重要的是小潮气量和 PEEP 的滴定。采用小潮气量的目的是为了控制吸气平台压,所以护士应注意观察吸气平台的变化。应用 PEEP 时应注意:①对血容量不足的患者,适当补充血容量,防止低血压的发生。②PEEP 一般从低水平开始应用,逐渐增加至合适水平,使 $PaO_2>60$ mmHg 而 $FiO_2<0.6$。③机械通气过程中避免 PEEP 的中断,有条件者采用密闭式吸痰。

2. 积极配合治疗原发病·如控制感染(感染灶的引流、敏感抗生素的应用)、纠正休克、固定骨折等。

3. 密切观察生命体征变化·尤其是呼吸(频率、节律)、SpO_2 等反映呼吸情况的参数。

4. 控制液体输入的速度和量·在保证器官灌注的情况下,尽量维持液体出入负平衡。

5. 俯卧位通气治疗·预防脱管、压力性损伤等不良事件的发生。

6. ECMO 的护理·妥善固定各导管,每小时核查一次。监测凝血功能,预防出血、血栓等并发症,每小时观察流量及转速并记录。患者出现生命体征波动迅速查找原因,及时寻求帮助。

第三节 慢性阻塞性肺疾病急性加重

慢性阻塞性肺疾病(chronic obstructive pulmonary disease, COPD)简称慢阻肺,是一种严重危害人类健康的常见病、多发病。COPD 居全球死亡原因的第 4 位,预计到 2020 年将升至第 3 位。2012 年有超过 300 万的患者死于 COPD,占全球全部死亡人数的 6%。我国对 7 个地区 20 245 名成年人进行调查,40 岁以上人群中 COPD 患病率高达 8.2%。COPD 患者每年发生 0.5~3.5 次的急性加重,COPD 急性加重(acute exacerbation of chronic obstructive pulmonary disease, AECOPD)是 COPD 患者死亡的重要因素,也是 COPD 患者医疗费的主要支出部分。

一、AECOPD 的最新定义及诊断标准

AECOPD 是一种急性起病的过程,COPD 患者呼吸系统症状出现急性加重[典型表现为呼吸困难、咳嗽、痰量增多和(或)痰液呈脓性],超出日常的变异并且需要改变药物治疗。目前 AECOPD 的诊断主要依赖于临床表现,即患者主诉症状的突然变化[基线呼吸困难、咳嗽和(或)咳痰情况]超出日常变异范围,同时除外其他具有类似临床表现的疾病,如肺炎、气胸、胸腔积液、心肌梗死、心力衰竭(肺心病以外的原因所致)、肺栓塞(PE)、肺部肿瘤等。因此当

COPD 患者病情突然加重,必须详细询问病史、体格检查,做相应的实验室及其他检查,如胸部 X 线、肺 CT、肺功能测定、心电图、动脉血气分析、痰液的细菌学检查等。

二、慢性阻塞性肺疾病急性加重的治疗策略

(一) 控制性氧疗

氧疗是 AECOPD 住院患者的基础治疗。无严重合并症的 AECOPD 患者氧疗后易达到满意的氧合水平($PaO_2 > 60\ mmHg$ 或 $SaO_2 > 90\%$)。但吸入氧浓度不宜过高,需注意可能发生潜在的 CO_2 潴留及呼吸性酸中毒。给氧途径包括鼻导管或 Venturi 面罩,其中 Venturi 面罩更能精确地调节吸入氧浓度。

(二) 药物治疗

1. 支气管扩张剂 · 单一吸入短效 β_2 受体激动剂或短效 β_2 受体激动剂和短效抗胆碱能药物联合吸入,通常在 AECOPD 时为优先选择的支气管扩张剂。这些药物可以改善患者的临床症状和肺功能,应用雾化吸入疗法吸入短效支气管扩张剂可能更适合于 AECOPD 患者。而长效支气管扩张剂合并/不合并吸入糖皮质激素在急性加重时的治疗效果不确定。茶碱仅适用于短效支气管扩张剂效果不好的患者,不良反应较常见。

2. 糖皮质激素 · AECOPD 患者全身应用糖皮质激素可缩短康复时间,改善肺功能和氧合,降低早期反复和治疗失败的风险,缩短住院时间。口服糖皮质激素与静脉应用激素疗效相当。通常外周血嗜酸粒细胞增高的 AECOPD 患者对糖皮质激素治疗的反应更好。而糖皮质激素对于血嗜酸粒细胞水平低的急性加重患者的治疗效果欠佳。

3. 抗菌药物 · AECOPD 患者接受抗菌药物治疗的指征:①在 AECOPD 时,同时出现以下 3 种症状:呼吸困难加重、痰量增加和痰液变脓。②患者仅出现以上 3 种症状中的 2 种但包括痰液变脓这一症状。③严重的急性加重,需要有创或无创机械通气。3 种临床表现中出现 2 种加重但无痰液变脓或者只有 1 种临床表现加重的 AECOPD,一般不建议应用抗菌药物。

4. 呼吸兴奋剂 · 目前 AECOPD 患者发生呼吸衰竭时不推荐使用呼吸兴奋剂。只有在无条件使用或不建议使用无创通气时,可使用呼吸兴奋剂。

(三) 机械通气治疗

如果经上述治疗仍不能纠正缺氧或存在明显的二氧化碳潴留且进行性加重,或伴有严重的呼吸困难应考虑行机械通气治疗。AECOPD 患者并发呼吸衰竭时机械通气的临床应用目的:①纠正严重的低氧血症,增加 PaO_2,使 $SaO_2 > 90\%$,改善重要脏器的氧供应。②治疗急性呼吸性酸中毒,纠正危及生命的急性高碳酸血症,但不必要急于恢复 $PaCO_2$ 至正常范围。③缓解呼吸窘迫,当原发疾病缓解和改善时,逆转患者的呼吸困难症状。④纠正呼吸肌群的疲劳。⑤降低全身或心肌的氧耗量,当 AECOPD 患者因呼吸困难,呼吸肌群或其他肌群的剧烈活动而损害全身氧释放并使心脏负荷增加时,此时应用机械通气可降低全身和心肌的氧耗量。

1. AECOPD 患者无创机械通气(non-invasive mechanical ventilation,NIV)适应证 ·

①AECOPD 患者 NIV 适应证：呼吸性酸中毒（动脉血 pH≤7.35 和/或 $PaCO_2$＞6 kPa 或 45 mmHg）。②严重呼吸困难合并临床症状提示呼吸肌疲劳；呼吸做功增加；应用辅助呼吸肌呼吸，出现胸腹矛盾运动；或者肋间隙肌群收缩。③虽然持续氧疗，但仍然有低氧血症。

2. AECOPD 患者 NIV 相对禁忌证·①呼吸停止或呼吸明显抑制。②心血管系统不稳定〔低血压、严重心律失常、急性心肌梗死（AMI）〕。③精神状态改变，不能合作。④分泌物黏稠或量大、易误吸者。⑤近期面部或胃食管手术、颅面部外伤、固定的鼻咽部异常、烧伤等。

3. 有创机械通气指征·①不能耐受 NIV 或 NIV 治疗失败（或不适合 NIV）。②呼吸骤停或心脏骤停（SCA）。③精神状态受损，严重的精神障碍需要镇静剂控制大量吸入或持续呕吐。④长期不能排出呼吸道的分泌物。⑤严重的血流动力学不稳定对液体疗法和血管活性药物无反应。⑥严重的室性心律失常。⑦威胁生命的低氧血症，NIV 无效或不能耐受 NIV。

三、AECOPD 监测和护理重点

1. 监测患者的意识状态、缺氧程度，血气分析等变化·根据血气分析的结果及时调整治疗方案。

2. 呼吸道的管理·对于清醒的患者要及时协助患者咳嗽、咳痰，痰液黏稠时遵医嘱给予稀释痰液的药物，必要时经口鼻吸痰，保持呼吸道的通畅。

3. 氧疗的观察与护理·COPD 的患者给予低浓度吸氧，吸入氧浓度一般不超过 30%，吸入氧浓度过高，可能降低低氧对呼吸中枢的刺激，加重 CO_2 的潴留。

4. 机械通气的观察与护理·无创通气时应注意呼吸机与患者的连接的舒适性、密封性和稳定性，面罩的合理选择是影响 NIV 成败的关键。有创机械通气时，应注意患者有无呼吸费力、气道峰压过高等表现，防止因机械通气参数设置不合理导致的呼吸疲劳。进行吸痰等气道相关操作时，注意无菌操作，防止呼吸机相关性肺炎（VAP）等并发症的发生。

5. 用药的观察与护理·支气管扩张剂首选雾化给药，对于缺氧严重的 AECOPD 患者应在雾化时注意不中断给氧，对于痰液黏稠且量多的患者注意雾化后及时鼓励患者咳嗽咳痰。糖皮质激素雾化给药时注意雾化后及时为患者漱口。感染是导致 COPD 急性发作的重要因素，要根据医嘱选择敏感的抗菌药物，随时观察药物的效果及不良反应。

第四节　支气管哮喘急性发作

随着社会的快速发展和人们生活方式的改变，我国支气管哮喘（以下简称哮喘）的患病率正呈现快速上升趋势，成为严重危害人民健康的慢性气道疾病之一。哮喘的管理目标是达到疾病的总体控制，包括控制疾病的当前症状和降低疾病的未来风险。在未来风险中，哮喘急性发作是非常重要的一个方面，可对机体产生一系列的危害，消耗了额外的医疗资源，造成了严重的社会经济负担，是哮喘致残和致死的重要原因。因此，预防和减少哮喘的急性发作对提高

疾病的总体控制水平具有重要意义。

一、支气管哮喘急性发作最新定义及诊断标准

支气管哮喘急性发作是指喘息、气促、咳嗽、胸闷等症状突然发生，或原有症状急剧加重，伴有呼吸困难，以呼气流量降低为特征，通常需要改变治疗药物。哮喘发作多数发生在既往已确诊的患者，也可为首发表现。大多数发作与接触过敏原、刺激物或病毒性上呼吸道感染诱发及控制性药物依从性差有关，但也有少数患者无明确的诱因。严重发作也可发生于轻度和控制良好的哮喘患者。哮喘发作时肺功能恶化以呼气流量降低为特征，通过患者的症状、肺功能及动脉血气分析可对其急性发作的严重程度进行分级，参见表 6-2。

表 6-2　支气管哮喘急性发作时病情严重程度分级

临床特点	轻度	中度	重度	危重度
气短	步行、上楼时	稍事活动	休息时	
体位	可平卧	喜坐位	端坐呼吸	
讲话方式	连续成句	单词	单字	不能讲话
精神状态	可有焦虑，尚安静	时有焦虑或烦躁	常有焦虑、烦躁大汗淋漓	嗜睡或意识模糊
出汗	无		常>30 次/分钟	
RR	轻度增加	有	常有	
辅助呼吸肌活动及三凹征	常无	增加		胸腹矛盾呼吸
哮鸣音		可有	响亮、弥散	
脉搏（次/min）	散在，呼吸末期		>120	减弱，乃至无
奇脉		响亮、弥散	常有（成人）	变慢或不规则
最初支气管舒张剂治疗后 PEF 占预计值或个人最佳值百分比	<100 无 >80%	100~120 可有 60%~80%	<60% 或 100 L/min 或作用时间<2 小时	无，提示呼吸肌疲劳
静息状态下 PaO_2（mmHg）				
静息状下 $PaCO_2$（mmHg）			<60	<60
静息状态下				
SaO_2（%）	正常	≥60	>45	>45
pH 值	<45 >95	≤45 91~95	≤90	≤90 降低

注：只要符合某一程度的某些指标，无须满足全部指标，即可提示为该级别的急性发作；PEF 为呼气峰流速；PaO_2 为动脉血氧分压；$PaCO_2$ 为动脉血二氧化碳分压；SaO_2 为动脉血氧饱和度；1 mmHg=0.133 kPa。

二、支气管哮喘急性发作的治疗策略

支气管哮喘急性发作期的治疗目标是尽快缓解气道痉挛,纠正低氧血症,恢复肺功能,预防进一步恶化或再次发作,防治并发症。

1. **轻度** · 经定量吸入器(metered dose inhaler,MDI)吸入短效 β_2 受体激动药(short-acting beta-2 agonists,SABA),第 1 个小时内每 20 分钟 1~2 喷,随后轻度急性发作可每 3~4 小时喷 1~2 次。效果不佳时加用茶碱缓释片,或加用抗胆碱药如异丙托溴铵气雾剂吸入。

2. **中度** · 吸入 SABA,第 1 小时内可继续雾化吸入。联合应用雾化吸入 SABA、激素混悬液,也可联合静脉注射茶碱类药物。效果不佳时应尽快口服激素(<60 mg)和吸氧。

3. **重度至危重度** · 持续雾化吸入 SABA,联合雾化吸入短效抗胆碱能药物(short-acting muscarinic antagonist,SAMA)、激素混悬液以及静脉注射茶碱类药物,吸氧,尽早静脉应用激素,待病情得到控制和缓解后改为口服给药。病情继续恶化者给予机械通气治疗,指征包括呼吸肌疲劳、$PaCO_2$>45 mmHg 和意识改变。

三、支气管哮喘急性发作的监测和护理重点

(1)监测患者呼吸困难程度及 SpO_2 的变化,遵医嘱尽快为患者应用缓解气道痉挛的药物,必要时给予气管插管解除气道梗阻,尽快纠正低氧血症,恢复肺功能。

(2)对于能确定导致支气管哮喘急性发作原因及诱因的患者,尽可能去除导致哮喘急性发作的原因及诱因,防止患者哮喘进一步加重。

(3)遵医嘱正确、及时给予 β 受体激动药、氨茶碱、抗胆碱药、糖皮质激素等,解除支气管痉挛。注意观察用药的效果及有无不良反应。

(4)维持水、电解质与酸碱平衡,注意适当补液,纠正因哮喘急性发作时张口呼吸、出汗、进食少等原因而引起的脱水,避免痰液黏稠导致咳痰困难。

(5)并发呼吸衰竭的患者遵医嘱给予高流量氧疗或无创通气。如无效,应尽快做好气管插管的准备,配合医师迅速建立人工气道,行有创机械通气。对于痰液黏稠堵塞气道的患者,可配合医师进行支气管肺泡灌洗。

第五节 肺 栓 塞

肺栓塞(pulmonary embolism,PE)是我国常见的心血管系统疾病,在美国等西方国家也是常见的三大致死性心血管疾病之一。目前我国 PE 发病率呈逐年上升趋势,已成为住院患者主要死亡原因之一。由于 PE 临床症状缺乏特异性,误诊率和漏诊率也非常高,是严重危害人类生命健康的疾病之一,故而重在预防。

一、肺栓塞最新定义及诊断标准

PE是内源性或外源性栓子阻塞肺动脉引起肺循环障碍的临床和病理生理综合征,包括肺血栓栓塞症、脂肪栓塞综合征、羊水栓塞(amniotic fluid embolism,AFE)、空气栓塞、肿瘤栓塞等。其中肺血栓栓塞症(pulmonary thromboembolism,PTE)是最常见的PE类型,指来自静脉系统或右心的血栓阻塞肺动脉或其分支所致疾病,以肺循环和呼吸功能障碍为主要临床表现和病理生理特征,占PE的绝大多数,通常所称的PE即指PTE。深静脉血栓形成(deep venous thrombosis,DVT)是引起PTE的主要血栓来源,DVT多发于下肢或者骨盆深静脉,脱落后随血流循环进入肺动脉及其分支,PTE常为DVT的合并症。由于PTE与DVT在发病机制上存在相互关联,是同一种疾病病程中两个不同阶段的临床表现,因此统称为静脉血栓栓塞症(venous thromboembolism,VTE)。肺动脉造影是目前诊断PE的"金标准",然而,对于急性PE,患者处于紧急状态下此项检查几乎不可能实现。因此,心电图、血浆D-二聚体(D-D)测定、动脉血气分析、下肢静脉血管超声、增强螺旋CT等仍为目前常见的诊断方法,结合临床表现可使多数PE得以确诊。结合我国实际情况,参照欧洲心脏病学会(ESC)2019年急性PE诊疗指南,推荐对怀疑急性PE的患者采取"三步走"策略,首先进行临床可能性评估,再进行初始危险分层,然后逐级选择检查手段以明确诊断。

二、肺栓塞治疗策略

(一) 血液动力学和呼吸支持

急性右心衰及其导致的心排血量(CO)不足是PE患者死亡的首要原因。因此,PE合并右心衰患者的支持治疗极其重要。对于出现右心功能不全且血压下降者,可使用多巴酚丁胺、多巴胺、去甲肾上腺素等。对高度疑诊或确诊PTE的患者,应进行严密监护,监测呼吸、心率、血压、静脉压、心电图及动脉血气的变化。有低氧血症者可经鼻导管或面罩给氧。

(二) 抗凝

急性PE患者推荐抗凝治疗,目的在于预防早期死亡和VTE复发。

1. 肝素·包括普通肝素(UFH)和低分子肝素。UFH:首先给予负荷剂量2 000～5 000 IU或按80 IU/kg静脉注射,继之以18 IU/(kg·h)持续静脉滴注;低分子量肝素:所有低分子量肝素均应按照体重给药。

2. 磺达肝癸钠·2.5 mg皮下注射,每天1次,无须监测,但由于其的消除随体重减轻而降低,因而对体重<50 kg的患者慎用。严重肾功能不全的患者(肌酐清除率<30 mL/min)禁用磺达肝癸钠;中度肾功能不全的患者(肌酐清除率30～50 mL/min)应减量50%使用。

3. 华法林·是一种维生素K拮抗剂,通过抑制依赖维生素K的凝血因子(Ⅱ、Ⅶ、Ⅸ、Ⅹ)的合成而发挥抗凝作用。初始通常与UFH、低分子量肝素或磺达肝癸钠联用。妊娠期禁用华法林,改用肝素治疗。产后和哺乳期妇女可以服用华法林。

4. 新型抗凝药物·包括达比加群、利伐沙班、阿哌沙班和依度沙班。

（三）溶栓治疗

1. 常用溶栓药物及用法

（1）尿激酶（urokinase，UK）：20 000 IU/（kg·2 h）静脉滴注。

（2）重组组织型纤溶酶原激活剂阿替普酶（recombinant tissue-type plasminogen activator，rt‑PA）：50～100 mg 持续静脉滴注 2 h，体重＜65 kg 的患者给药总剂量不应超过 1.5 mg/kg。

2. 禁忌证

（1）绝对禁忌证：①出血性脑卒中。②6 个月内缺血性脑卒中。③中枢神经系统损伤或肿瘤。④近 3 周内重大外伤、手术或者头部损伤。⑤1 个月内消化道出血。⑥已知的出血高风险患者。

（2）相对禁忌证：①6 个月内短暂性脑缺血发作（transient ischemic attack，TIA）发作。②口服抗凝药应用。③妊娠或分娩后 1 周。④不能压迫止血部位的血管穿刺。⑤近期曾行心肺复苏。⑥难于控制的高血压（收缩压＞180 mmHg）。⑦严重肝功能不全。⑧感染性心内膜炎。⑨活动性溃疡。

值得注意的是，对于危及生命的高危 PE 患者，大多数禁忌证应视为相对禁忌证。

（四）肺动脉导管碎解和抽吸血栓

适用于肺动脉主干或主要分支的高危（大面积）PTE 并存在以下情况者：溶栓治疗禁忌；经溶栓或积极的内科治疗无效；在溶栓起效前很可能发生致命性休克。

（五）肺动脉血栓摘除术

手术风险大，死亡率高，需较高的技术条件，仅适用于经积极内科治疗无效的紧急情况（如大面积 PTE）或有溶栓禁忌证者。

（六）放置腔静脉滤器

为预防再次发生栓塞，可根据 DVT 的部位放置下腔静脉或上腔静脉滤器，置入滤器后如无禁忌证，宜长期服用华法林抗凝，定期复查有无滤器上血栓形成。

（七）慢性血栓栓塞性肺动脉高压的治疗

若阻塞部位处于手术可及的肺动脉近端，可考虑行肺动脉血栓内膜剥脱术；每天口服华法林 3.0～5.0 mg，根据国际标准化比值（INR）调整剂量，保持 INR 为 2.0～3.0。反复下肢深静脉血栓脱落者，可放置下腔静脉滤器。

三、ICU 监测和护理重点

急性 PE 起病急骤，进展快，临床表现轻重不一，确诊较难，若患者得不到及时诊治，死亡率较高。作为 ICU 护士，要加强对急性 PE 的认识和学习，了解其好发基础疾病和诱因。除掌握一般护理，针对性预防护理外，ICU 护理人员还应注意以下护理要点：

（一）监测病情及血流动力学变化

1. 密切观察病情变化·注意患者意识状态、瞳孔、皮肤温度及颜色；RR、节律、深度及呼吸音的变化,指导患者进行有效呼吸运动。持续心电监护 24 小时,注意心率、心律的变化,预防感染,并协助医师给予处理。

2. 血流动力学的监测·密切监测血压变化,每 15～30 分钟测量及记录血压 1 次,直至血压平稳减至每小时 1 次。有条件可放置深静脉导管监测中心静脏压(CVP),了解心功能和血容量情况,必要时可放置漂浮导管监测肺动脉压(PAP)和肺动脉楔压。

(二) 下肢的检测与护理

加强巡视和沟通,及时了解患者的异常情况,天气寒冷时注意患者的保暖,尤其是下肢,定期对患者的腿部进行检测并做好记录。检测内容:测量下肢周径、有无疼痛、苍白、麻痹、皮温、感觉异常、动脉搏动情况。尽量避免下肢静脉的穿刺,特别是股静脉的穿刺,穿刺或拔管后棉球按压时间不宜过长,以免局部血栓形成。需要长期输液或者经静脉途径给药者,应避免在同一部位同一静脉反复穿刺,使用对静脉有刺激性的药物时更应该注意,以预防静脉炎。

(三) 溶栓及抗凝治疗的护理

1. 溶栓期间·备好心电图、除颤器、利多卡因、阿托品等各种抢救物品,防止溶栓后血管再通,部分未完全溶解的栓子随血流进入冠状动脉,发生再灌注心律失常。

2. 出血倾向的观察和护理

(1) 溶栓及抗凝治疗的最大不良反应是出血,发生率为 5％～7％,致死性出血的发生率为 1％,颅内出血发生率为 1.2％,约半数死亡。注意观察出血的征兆,以便于及时救治,观察患者的神志变化,尤其是老年高血压患者,及时观察有无颅内出血。

(2) 穿刺部位出血:保持静脉穿刺留置针的通畅及无菌。在使用留置针穿刺时要选择易于固定的最佳位置,尽量减少在留置针以外的部位穿刺取血。如确因治疗或抢救需要进行穿刺或注射,要增加压迫止血时间 3～5 分钟。

(3) 其他出血倾向的观察:约 30％的 PE 患者伴有咯血的症状,多在梗塞后 24 小时内发生,鲜红色,量不多。应密切观察出血的颜色、量的变化,同时注意观察皮肤黏膜有无出血点、鼻出血及牙龈出血情况。教会患者预防出血、勿挖鼻,选用质软的牙刷,防止碰伤抓伤,勿用力咳嗽,以免引起咯血。

(4) 防止再栓塞:有报道急性 PE 治疗后 1 周内再发 PE。患者应绝对卧床休息,肢体制动,以防止栓子再脱落,发生更危险的栓塞。

第六节　肺动脉高压

肺动脉高压(pulmonary hypertension)在临床常见且无法根治,其病死率和致残率也较高,影响患者的生活质量,应当引起人们的重视。目前对肺动脉高压的认识还有所不足,漏诊和误诊率颇高,致使多数患者确诊时病情已发展到危重地步,此时患者常在右心力衰竭基础上合并左心功能不全,常规治疗效果差。这也是目前治疗和护理工作中迫切需要解决的重点和难点。

一、肺动脉高压最新定义及诊断标准

肺动脉高压是由多种已知或未知原因引起的 PAP 异常升高的一种病理生理状态。肺动脉高压包括动脉型肺动脉高压(pulmonary arterial hypertension，PAH)、左心疾病相关肺动脉高压、肺部疾病或低氧相关肺动脉高压、慢性血栓栓塞性肺动脉高压(chronic thromboembolic pulmonary hypertension，CTEPH)以及未明机制的肺动脉高压等五大类。血流动力学诊断标准为：在海平面、静息状态下，右心导管测量肺动脉平均压(mPAP)$\geqslant$25 mmHg(1 mmHg＝0.133 kPa)。本节主要介绍 PAH。

二、肺动脉高压治疗策略

鉴于肺动脉高压患者治疗方法的复杂性，强烈建议肺动脉高压患者到专科医疗机构或肺动脉高压诊疗中心进行个体化治疗。

(一)基本治疗

主要是针对基础疾病和相关危险因素进行治疗，如给低氧血症的患者吸氧，对阻塞性睡眠呼吸障碍患者给予持续气道正压通气(continuous positive airway pressure，CPAP)和吸氧治疗等。

(二)肺动脉高压的传统治疗

主要包括华法林抗凝、吸氧、利尿剂和地高辛等。主要是针对右心功能不全和肺动脉原位血栓形成。

1. 氧疗·第一大类肺动脉高压患者(先天性心脏病相关肺动脉高压除外)吸氧治疗的指征是：血氧饱和度＜91%；余无此限制。

2. 地高辛·CO＜4 L/min，或者心脏指数＜2.5 L/(min·m^2)是应用的绝对指征。另外，右心室明显扩张，基础心率＞100 次/min，合并心室率偏快的心房颤动等均是应用地高辛的指征。

3. 利尿剂·对于合并右心功能不全的肺动脉高压患者，初始治疗应给予利尿剂，但应注意血钾。

4. 华法林·为对抗肺动脉原位血栓形成，一般使 INR 控制在 1.5~2.0 即可。如患者为 CTEPH，则 INR 控制在 2.0~3.0。应用时要注意监测 INR 的变化，调整药物用量，以免发生出血。

5. 多巴胺·是重度右心衰竭(心功能Ⅳ级)和急性右心衰竭患者首选的正性肌力药物。

(三)肺动脉血管扩张剂

目前临床上应用的血管扩张剂有钙离子拮抗剂、前列环素及其结构类似物、内皮素受体拮抗剂及磷酸二酯酶-5 抑制剂等。

1. 钙离子拮抗剂·只有急性血管扩张药物试验结果阳性的患者才能应用钙离子拮抗剂

治疗。由于仅有不到 10% 的肺动脉高压患者对钙离子拮抗剂敏感,因此强烈建议对没有进行急性血管扩张药物试验的患者或者急性血管扩张药物试验结果阴性的患者禁忌应用钙离子拮抗剂。对急性血管扩张药物试验结果阳性的患者应根据心率情况选择钙离子拮抗剂。

2. 前列环素·不仅能扩张血管和降低 PAP,长期应用尚可逆转肺血管重构。常用的前列环素如依前列醇的半衰期很短,须持续静脉滴注。现在已有半衰期长且能皮下注射的曲前列尼尔,口服的贝前列素和吸入的伊洛前列素。

3. 一氧化氮(nitrogen monoxide,NO)·NO 吸入是一种仅选择性地扩张肺动脉而不作用于体循环的治疗方法。但是由于 NO 的作用时间短,加上外源性 NO 的毒性问题,从而限制了其在临床上的使用。

4. 内皮素受体拮抗剂·多项临床试验结果都证实了该药可改善肺动脉高压患者的临床症状和血流动力学指标,提高运动耐量,改善生活质量和存活率,常用非选择性内皮素受体拮抗剂波生坦 62.5～125 mg,每天 2 次。选择性内皮素受体拮抗剂安立生坦 5～10 mg,每天 1 次。

5. 磷酸二酯酶-5 抑制剂·磷酸二酯酶-5 抑制剂可抑制 PAH 患者体内明显高表达的磷酸二酯酶抑制剂,进而激活 NO 通路而起到舒张血管、抗增殖的作用。西地那非是一种强效、高选择性的磷酸二酯酶-5 抑制剂,推荐剂量为 20 mg,每天 3 次。

(四) 手术治疗

房间隔造口术和肺移植术。

三、ICU 监测和护理重点

PAH 的病程非常漫长,很难根治。因此,为患者提供最佳的护理是控制病情发展、提高生活质量的关键。大量文献研究表明,护理干预对 PAH 患者的治疗效果和预后作用巨大。在这一护理过程中,护理人员需主动观察分析患者基础病情上的动态变化,从而使护理具有预见性、系统性和安全性,更好地完成护理目标,促进患者康复。

(一) 保持呼吸道通畅

保持呼吸道通畅尤为重要。患者在急性加重期,由于常规卧床,痰液较多,护士应教会并协助患者正确排痰,促进体内痰液排出,避免痰液阻塞加重病情,利于病情缓解。对于危重患者应定期给予吸痰,保持呼吸道通畅,避免痰液阻塞导致窒息。排痰时,时常给予患者拍背,拍背时需注意技巧,保持一定的节奏叩击病患背部,叩击应与患者呼气保持一致。对于痰液较多的患者,给予雾化吸入,若患者感觉呼吸困难,可调整体位,侧位或卧位较佳。若患者为严重呼吸困难,护士必须守护在侧,及时为患者提供帮助。

(二) 监测患者体征情况

指导患者严格卧床,可采取半卧位,利于体内痰液咳出。注意观察患者唇色、面色、意识、呼吸等情况,必要时使用血气分析监测组织供氧情况。如果出现烦躁不安、意识淡漠等情况,考虑是否出现肺性脑病,及时告知医师,配合抢救。在临床实践中对肺动脉高压患者评估时观察到以下情况往往预示着病情较重：年轻患者；临床表现为反复晕厥，不能平卧，水肿明显，脉压小，脉搏细速，病情进展快；世界卫生组织（World Health Organization，WHO）肺动脉高压功能分级Ⅳ级或Ⅲ级伴病情进展迅速；超声心动图提示右心室明显扩大，左心室明显缩小，心包积液；血流动力学显示右房压力明显升高，肺血管阻力明显升高，心指数明显降低；对靶向药物治疗效果不佳。

（三）肺动脉压监测

PAP 的监测可防止某些术后患者发生危象，同时可判断患者的恢复程度。通常患者受烦躁状态、缺氧、气管导管内吸痰等操作的影响，可导致 PAP 突然增高，诱发危象发生。因此，护理人员应熟练掌握 PAP 的正常和异常波形形态，其次还要掌握可能导致 PAP 发生变化的非疾病因素，如患者体位、呼吸的变化、导管系统的调节等，以防止发生误判，给患者带来不良后果。

（四）PAH 患者氧疗法较为关键

低氧刺激可引起肺血管收缩、红细胞增多、血液黏稠、肺小动脉重构，从而加速 PAH 的进展。根据动脉血气分析结果选择氧流量，一般保持氧浓度 70% 以上，2～3 L/min。低氧血症患者给予持续低流量吸氧，吸氧过程中密切观察患者的缺氧症状改善情况。若缺氧症状无改善，可考虑行机械通气，改善缺氧状况。明显缺氧时，则建议患者注意餐前餐后吸氧。吸氧时保持 PEEP 压力为 4 cmH$_2$O。

（五）其他护理注意要点

除基本的监测包括生命体征、尿量、CVP、中心静脉血氧饱和度和血乳酸水平外，可使用强心和血管活性药改善心排出量（首选多巴酚丁胺），必要时用升压药维持体循环血压；右心衰竭的患者应避免气管插管，此操作可能会导致血流动力学恶化；去除诱因（如贫血、心律失常、感染等）；维持最佳的液体平衡（通常静脉使用利尿剂）；必要时需要放置右心漂浮导管进行血流动力学监测。

第七节 肺 水 肿

肺水肿（pulmonary edema）是住院患者常见的并发症之一。一项回顾性研究显示，住院患者中肺水肿的发病率为 7.6%，住院病死率为 11.9%。约 15% 的肺水肿患者需机械通气治疗，机械通气可延长 ICU 住院时间，增加住院费用，与增高的病死率相关。

一、肺水肿最新定义及诊断标准

肺水肿是指由于某种原因引起肺内组织液的生成和回流平衡失调，使大量组织液在很短时间内不能被肺淋巴和肺静脉系统吸收，从肺毛细血管内外渗，积聚在肺泡、肺间质和细小支气管内，从而造成肺通气与换气功能严重障碍。在临床上表现为极度的呼吸困难，端坐呼吸，发绀,大汗淋漓,阵发性咳嗽伴大量白色或粉红色泡沫痰,双肺布满对称性湿啰音。按照发病机制不同,临床通常将肺水肿分为心源性肺水肿与非心源性肺水肿。心源性肺水肿,即急慢性心力衰竭严重时的表现形式;非心源性肺水肿,又称通透性增加性肺水肿,与多种病因造成的ALI 或 ARDS 相关。根据病史、临床症状、体检和 X 线表现常可对肺水肿作出明确诊断,但由于肺含水量增多超过 30% 时才可出现明显的 X 线变化,必要时可应用 CT 和核磁共振成像术帮助早期诊断和鉴别诊断。以下所述的肺水肿均是对心源性肺水肿而言。

二、肺水肿治疗策略

(一)病因治疗

对肺水肿的预后至关重要,可减轻或纠正肺血管内外液体交换紊乱。输液速度过快者应立即停止或减慢速度;尿毒症患者可用透析治疗;感染诱发者应立即应用适当抗生素;毒气吸入者应立即脱离现场,给予解毒剂;麻醉剂过量摄入者应立即洗胃及给予对抗药。

(二)吗啡

每剂 5~10 mg 皮下或静脉注射可减轻焦虑,通过中枢性交感抑制作用降低周围血管阻力,将血液从肺循环转移到体循环。还可松弛呼吸道平滑肌,改善通气。对心源性肺水肿效果最好,但禁用于休克、呼吸抑制和慢性阻塞肺病合并肺水肿者。

(三)利尿

静脉注射呋喃苯胺酸(速尿)40~100 mg 或丁脲胺 1 mg 可迅速利尿、减少循环血量和升高血浆胶体渗透压,减少微血管滤过液体量。此外静脉注射速尿还可扩张静脉,减少静脉回流,甚至在利尿作用发挥前即可产生减轻肺水肿的作用。但不宜用于血容量不足者。

(四)氧疗

肺水肿患者通常需要吸入较高浓度氧气才能改善低氧血症,最好用面罩给氧。湿化器内置合适浓度的酒精(对不同类型的急性肺水肿进行氧疗时,酒精湿化浓度不同,同一类型肺水肿患者酒精湿化浓度也不一样,具体浓度根据不同医院临床实际要求)有助于消除泡沫。低氧血症难以纠正者可应用呼吸机经面罩或人工气道给氧,有助于升高间质静水压、减少心排出量并降低微血管内静水压力,减少液体滤出血管外,但禁用于心排出量不足者。近年来,一种新型的无创通气方式——经鼻高流量氧疗(high-flow nasal cannulae therapy, HFNC)兴起,对心肺有一定的支持功能,耐受性好、对气道有加温和湿化的优点,有学者认为是可替代或与无创正压通气相媲美的呼吸治疗措施,或许是治疗急性心源性肺水肿(acute cardiogenic pulmonary edema, ACPE)的有效辅助手段。

(五)扩血管药

静滴硝普钠 15~30 μg/min 可扩张小动脉和小静脉。α 受体阻滞剂可阻断儿茶酚胺、组胺和 5-羟色胺等介质的血管收缩作用,扩张肺和体循环的小动脉、小静脉。两者均可降低心脏前后负荷,减少肺循环血流量和微血管静水压力,进而减轻肺水肿。常用苄胺唑啉 0.2~1 mg/min 或苯苄 0.5~1 mg/kg 静滴。但应注意调整滴数和补充血容量,保持动脉血压在正常范围。

(六) 强心药

主要适用于快速心房纤颤或扑动诱发的肺水肿。两周内未用过洋地黄类药物者，可用毒毛旋花子苷 K，25 mg 或毛花苷丙 0.4～0.8 mg 溶于葡萄糖内缓慢静注。

(七) 氨茶

静脉注射氨苯碱 0.25 g 可有效地扩张支气管，改善心肌收缩力，增加肾血流量和钠排除。但应注意注射速度，预防对心脏的不利影响。

(八) 肾上腺糖皮质激素

对肺水肿的治疗价值存在分歧。一些研究表明，它能减轻炎症反应，减少微血管通透性，促进表面活性物质合成，增强心肌收缩力，降低外周血管阻力和稳定溶酶体膜。可应用于高原肺水肿、中毒性肺水肿和心肌炎合并肺水肿。通常用地塞米松 20～40 mg/d 或氢化可的松 400～800 mg/d 静脉注射，连续 2～3 天。

(九) 减少肺循环血量

患者坐位，双腿下垂或四肢轮流扎缚静脉止血带，止血带压力应介于动脉收缩压和舒张压之间。每 20 分钟轮番放松一肢体 5 分钟，可减少静脉回心血量。适用于输液超负荷或心源性肺水肿，禁用于休克和贫血患者。

三、ICU 监测和护理重点

由于急性肺水肿起病急、发展快、病情危重，若不及时采取措施，病死率高。因此治疗过程中要争分夺秒，及时有效的护理，对提高抢救急性肺水肿患者的成功率起着重要的作用。急性肺水肿复发率高，经抢救控制后，还应避免一切诱发因素，以防止肺水肿再度发生。

(一) 密切观察病情变化

应注意观察患者颜面、口唇、指 (趾) 的发绀程度、神志、体温、脉搏、呼吸和血压的变化。了解 24 小时出入量及水电解质的平衡情况。若患者突然呼吸短促、烦躁、脉搏增快提示可能为早期急性肺水肿。应马上与医师联系，进行心电图监测并做好抢救准备。尽快建立静脉通路以保证药物及时应用。一旦出现急性肺水肿应立即采取半坐位或端坐位，两腿下垂，以减少静脉回流，减轻心脏前负荷及呼吸困难，但休克者平卧位，以免加重休克。

(二) 纠正缺氧

迅速吸氧来纠正缺氧。严重患者可选用面罩法，膜肺或高压氧舱疗法；保持呼吸道通畅，清除气道水肿液；酒精湿化氧疗是抢救肺水肿患者的重要措施之一；充分镇静，减少氧耗，可用吗啡静脉注射或地西泮 (安定) 静脉注射；自主呼吸者，使用 CPAP，必要时气管插管行机械通气。

(三) 减轻心脏负荷

严格控制输液量：控制输液速度，输液速度不宜过快，尤其对老年、小儿、心脏病患者速度不宜过快,液量不宜过多;采取头高足低位或坐位,避免因体位或肢体改变而加快或减慢滴速;综合患者情况明确各种禁用和慎用的药物,及时使用利尿剂抑制肾小管特定部位钠或氯的重吸收,遏制心衰时的钠潴留,减少静脉回流和降低前负荷,同时注意电解质紊乱、神经内分泌的激活、低血容量、低血压和氮质血症的问题。

(四) 观察患者血压的变化

在使用血管扩张剂时应密切观察患者血压的变化,应结合患者病史使用正性肌力药物和β受体阻滞剂,其中一定要注意患者基础疾病和合并疾病,从而作出正确用药方案,必要时也可使用机械通气辅助治疗。

第八节　吸入性肺炎

ICU 患者是吸入性肺炎(aspiration pneumonia,AP)的高发人群,一旦发生 AP,将加重患者的病情和痛苦,延长住院时间,增加患者的精神和经济负担,甚至导致患者死亡,增加患者的病死率。采取针对性预防护理措施,以防止或减少其发病率。

一、AP 最新定义及诊断标准

AP 系指吸入口咽分泌物、食物或胃内容物、其他刺激性物质所致肺实质性病变的炎症。通常将其分为三类,一类为吸入物直接损伤肺组织引起肺的化学性炎症,如吸入胃酸之后出现的肺炎(又称 Mendelson 综合征);另一类为吸入固体物质引起的阻塞性肺不张和炎症;第三类为含有病原体的各种异物被吸入肺而引起的感染性肺炎,此类最为常见。由于 AP 缺乏典型特征,无有效诊断疾病的标准,目前临床上诊断 AP 多为排他性诊断,须排除心源性肺水肿、肺不张等疾病后,依据病史、影像表现等做出诊断。诊断时应关注两点,一是有无误吸的危险因素和证据,二是有无肺炎的诊断依据。误吸的危险因素包括高龄老人,常发生在脑血管病、帕金森病、吞咽困难、咳嗽反射减弱、饮水或进食后呛咳、口腔卫生差或建立人工气道、管饲饮食、胃食管反流或呕吐、昏迷、癫痫大发作、醉酒等情况后。如果气管中咳出或吸出食物,即为误吸的直接证据。有些患者可无明显的误吸诱因和证据,而是隐性误吸,可将患者的咳嗽反射和吞咽功能的评估结果、胃食管反流的检查结果(胃食管 pH 监测)作为辅助证据。

二、AP 治疗策略

胃酸吸入早期为化学性肺炎,不需要应用抗生素,但吸入细菌性分泌物或继发细菌感染则需应用广谱抗生素治疗,美国胸科学会(American Thoracic Society,ATS)推荐应用 β-内酰胺/β-内酰胺酶抑制剂、克林霉素或碳青霉烯类。为加强抗厌氧菌感染,可加用甲硝唑、替硝唑、奥硝唑或左旋奥硝唑。

早期应用支气管镜吸引。如果吸入较多量食物或发生大叶肺不张,可经纤维支气管镜行支气管吸引，必要时行支气管灌洗。如果是高龄老人或病情危重者，在气管插管和机械通气、较高吸氧浓度下进行操作比较安全。

若吸入后诱发 ARDS 或大面积的肺炎，患者发生严重顽固性缺氧或二氧化碳潴留，应给予呼吸支持。

不提倡常规应用肾上腺皮质激素，但有以下指征时可考虑短期给予中小剂量激素：①发生严重的脓毒症。②ARDS。③误吸早期发生严重的支气管痉挛。

三、ICU 监测和护理重点

AP 是 ICU 重症患者死亡的主要原因之一，关键是重在预防。误吸是导致 AP 的首要条件，容易导致误吸的原因包括患者自身因素、相关疾病以及喂食护理因素等。ICU 护士应引起重视，采取积极的预防和干预措施，从而减少和预防 AP 的发生。

（一）发生 AP 时

当患者突发 AP 时，气管插管，重症脓毒症或有脓毒性休克体征或症状，严重血流动力学受损和（或）持续呼吸窘迫的患者，应立刻转入 ICU。随即加强监护，注意稳定患者的气道、呼吸和循环，保持气道通畅，预防气道水肿，支气管解痉及控制组织损伤最小化，密切观察病情转归。对于呕吐的患者，上呼吸道的抽吸可能可以去除大量抽吸物或潜在抽吸物。对任何气道无法得到保护的患者均应考虑插管。其他措施包括：补充氧气；心脏监测和脉搏血氧饱和度监测；放置静脉导管和静脉输液等。根据严重程度和所需的护理级别，对症处理。

（二）AP 的预防

1. **评估患者的意识及吞咽困难的程度**·意识清醒者及早进行吞咽困难筛查，可用洼田氏饮水实验，Ⅰ～Ⅱ级者在指导下进食，Ⅲ～Ⅳ级者留置胃管，鼻饲流食。意识模糊、昏迷患者 48 小时内留置胃管以防止误吸。对误吸评估风险较高患者，给予特别关注，做好针对性的预防干预措施。

2. **保持呼吸道通畅**·昏迷患者安置平卧位、头偏向一侧，床旁备吸引器，及时吸出分泌物、呕吐物，每 2 小时翻身拍背，避免痰液淤积。清醒患者给予高枕卧位，半侧卧位，指导有效咳嗽、腹式呼吸。同时配合雾化吸入，促进痰液排除。

3. **口腔卫生**·积极的口腔护理不仅可以减少潜在致病微生物的定植，减少细菌负荷，从而减少吸入性肺炎的发生。尤其对老年人而言，口腔卫生差也是导致误吸发生的重要原因。

4. **针对管饲饮食患者的预防及护理**·对于有严重吞咽困难，进食时频繁呛咳，反复发生 AP 的患者应优先考虑经鼻胃管饲喂。①做好鼻饲管的置入和护理。由经验丰富的 ICU 专科护士进行鼻饲管置入操作，严格遵守操作流程，置管深度一般成人为 45～55 cm。置管后妥善固定，每日观察并记录鼻饲管长度、是否梗阻或脱出等。②鼻饲前先吸痰，避免在鼻饲中或鼻饲后吸痰（吸痰前先把营养泵暂停再吸痰）。鼻饲前抽吸胃液，持续滴注或用鼻饲泵在 16～20 小时内将 1 天的食物匀速注入，晚上休息 4～8 小时。鼻饲量每次不超过 200 ml，每次间隔 2 小时以上；胃肠残留容量＞200 ml 的误吸率为 25%～40%，故胃内残留量＞200 ml 时应暂停喂食。③摇高床头＞30°或半卧位,减少食物返流、呛咳等,鼻饲后继续保持该体位 20～30 分钟,利于排空、消化。④存在胃排空减慢时,可给予促胃肠动力药物,如西沙必利、吗丁啉、红霉素等。

5. 针对机械通气患者的预防及护理 · ①气管插管患者严禁经口进食。②鼻饲前吸净呼吸道痰液及分泌物,避免在进餐时或餐后半小时内吸痰,减少刺激,避免胃内容物反流。③对需建立人工气道者,提倡应用持续声门下吸引。④及时吸净患者口咽部和气囊上分泌物。⑤呼吸机管路每周更换,若污染及时更换;避免呼吸机管道内的冷凝水倒灌进患者气道。

参考文献

［1］葛均波,徐永健,王辰 . 内科学[M]. 9 版 . 北京:人民卫生出版社,2018.

［2］韩悦,李文雄 . 肺水肿的形成与清除[J]. 中华医学杂志,2019,99(25):1949 - 1952.

［3］杨毅,黄英姿 . ICU 监测与治疗技术[M]. 上海:上海科学技术出版社,2018.

［4］张波,桂莉 . 急危重症护理学[M]. 4 版 . 北京:人民卫生出版社,2017.

［5］中华医学会呼吸病学分会肺栓塞与肺血管病学组,中国医师协会呼吸医师分会肺栓塞与肺血管病工作委员会,全国肺栓塞与肺血管病防治协作组 . 肺血栓栓塞症诊治与预防指南[J]. 中华医学杂志,2018,98(14):1060 - 1087.

［6］中华医学会呼吸病学分会哮喘学组,中国哮喘联盟 . 支气管哮喘急性发作评估及处理中国专家共识[J]. 中华内科杂志,2018,57(1):4 - 14.

［7］Frost A, Badesch D, Gibbs J S R, et al. Diagnosis of pulmonary hypertension [J]. Eur Respir J, 2019, 53(1):1801904.

［8］Konstantinides S V, Meyer G, Becattini C, et al. 2019 ESC guidelines for the diagnosis and management of acute pulmonary embolism developed in collaboration with the European Respiratory Society (ERS): The task force for the diagnosis and management of acute pulmonary embolism of the European Society of Cardiology (ESC) [J]. Eur Heart J, 2019,54(3):1901647.

［9］Qu G P, Fang X Q, Xu Y P, et al. Predictive value of alpha-amylase in tracheal aspirates for ventilator-associated pneumonia in elderly patients [J]. Clin Respir, 2018,12(4):1685 - 1692.

［10］Sitthikarnkha P, Samransamruajkit R, Prapphal N, et al. High flow nasal cannula versus conventional oxygen therapy in children with respiratory distress [J]. Indian J Crit Care Med,2018,22(5):321 - 325.

第七章　肾脏系统重症

第一节　重症患者的肾功能改变

重症患者的肾功能改变多表现为肾功能代谢异常,表现为肾功能衰竭及肾功能亢进。

一、肾功能衰竭

急性肾功能衰竭(acute renal failure,ARF)是由各种原因引起的肾功能在短时间内(几小时至几周)急剧恶化,使肾小球滤过率(glomerular filtration rate,GFR)下降低于正常值的,导致氮质废物滞留和尿量减少综合征,可引起水、电解质以及酸碱平衡紊乱。重症急性肾功能衰竭(severe acute renal failure,sARF)是指伴心血管功能不稳定,或伴脑水肿、高分解代谢、多器官功能障碍综合征(MODS),往往存在高分解代谢、大量水钠潴留、血流动力学不稳定。发病急、病情较重、死亡率高。机械通气、脓毒症休克以及心源性休克和肝肾综合征等疾病是重症急性肾功能衰竭患者死亡的重要危险因素。

(一)病因和分类

按病因可分为三大类:肾前性急性肾功能衰竭、肾实质性急性肾功能衰竭、肾后性急性肾功能衰竭。

1. 肾前性 · 又称作肾前性氮质血症。因各种原因使有效循环血容量下降所导致的功能性肾小球灌注压下降:①各种原因导致的血容量不足:各种原因的失血以及体液丢失,外伤或者是外科手术后、烧伤、呕吐及腹泻等。②有效循环血容量减少:常见于肾病综合征或者肝功能衰竭。③各种心血管疾病导致的循环功能不全:常见于心血管疾病患者。④某种原因使肾血流灌注不足导致肾血流动力学的自身调节紊乱。

2. 肾实质性 · 可发生于以下情况:①肾小管疾病:其中肾小管坏死最常见。一般由于使用肾毒性药物或肾缺血而致。②各种原因所致的急性肾小球疾病。③严重感染、药物过敏或败血症等原因导致的急性间质性疾病。④肾血管和微血管疾病:如妊娠高血压综合征、产后特发性急性肾功能衰竭等。⑤肾急性肾大血管疾病:见于肾动脉或肾静脉血栓形成或夹层动脉瘤出血压迫肾动脉也可导致。⑥某些慢性肾脏疾病：原有的慢性肾脏疾病在某些诱因作用下使肾功能急剧减退而导致。

3. 肾后性 · 多见于以下情况,如结石、前列腺肥大、尿路梗阻、肿瘤等。

(二) 临床表现

1. 起始期 · 由于尿浓缩障碍、水钠重吸收减少,导致尿量和尿成分的变化:①尿量减少,少尿或无尿。②尿比重低且较固定,尿渗透压低。③尿钠含量高(>40 mmol/L)。④尿中出现尿蛋白、红细胞、白细胞各种管型。

2. 维持期

(1) 水中毒：排出减少,内生水增加,摄入水或输入液体过多。

(2) 高钾血症：尿少、排钾减少,组织损伤和分解代谢增强,酸中毒,钾外逸,远曲管排钾少,高血钾可使心肌中毒,引起心律紊乱,甚至心脏停搏而死亡。

(3) 低钠血症：水潴留引起的稀释性低钠血症,钠丢失过多可导致脑水肿。

(4) 代谢性酸中毒：GFR 排固定酸少,机体分解代谢增强,产酸增多,回收 $NaHCO_3$ 能力下降,抑制心血管系统和中枢神经系统功能,促进高钾血症的发生。

(5) 全身并发症：①消化系统：最早出现,食欲减退,恶心、呕吐,腹泻,严重可致消化道出血等。②呼吸系统：容量过多所致的急性肺水肿和肺部感染。③神经系统：可有尿毒症脑病症状。④循环系统：高血压,心力衰竭和急性肺水肿,心律失常等。⑤血液系统：有出血倾向,轻度贫血。⑥其他：感染(主要死因之一),可合并多器官功能衰竭(死亡率 70% 以上)。

3. 恢复期 · 肾小管细胞再生、修复,肾小管完整性恢复,肾小球滤过率逐渐恢复正常或接近正常,尿量增多,当尿量>400 ml/24 h,则标志患者开始进入多尿期(肾功能开始恢复的标志)。尿量可达 3~5 L/d(持续 1~3 周)。早期仍可存在氮质血症、代酸异常、高钾血症后期,因尿量明显增多,可伴脱水、低钾、低钠。

(三) 诊断指标

1. 血液检查 · 轻中度贫血、血尿素氮(blood urea nitrogen,BUN)和血清肌酐(serum creatinine,Scr)可进行性上升,血钾浓度可升高(>5.5 mmol/L),血 pH 常低于 7.35。

2. 尿液检查(输液、使用利尿剂、高渗药物前) · 混浊、尿色深、尿蛋白＋~＋＋,以中小分子蛋白质为主,可见肾小管上皮细胞、上皮细胞管型、颗粒管型,少量红细胞和白细胞;尿比重低且固定,多在 1.015 以下;滤过钠排泄分数(fractional excretion of sodium,FE_{Na})反映肾脏排出钠的能力,常>1。肾衰指数常大于 1。

$$FE_{Na} = \frac{尿钠 / 血钠}{尿肌酐 / 血肌酐} * 100\% \quad 肾衰指数 = \frac{尿钠}{尿肌酐 / 血肌酐}$$

3. 影像学检查 · B 型超声检查可排除尿路梗阻;CT 可确定压力所致的扩张肾盂造影的逆行性或下行性,确定有无梗阻;CT、血管造影、MRI 及放射性核素了解血管有无阻塞;肾血管造影确认血管阻塞。

4. 肾活检 · 用于未明病因的肾性急性肾损伤(acute kidney injury,AKI)的检查。

(四) 治疗

常采用的临床治疗方法包括保守药物治疗和肾脏替代治疗(renal replacement therapy, RRT)。sARF 患者往往需要多种治疗方式联合使用,治疗过程注意:①坚持多休息,保证营养成分和热量的供应。②保证水、电解质、酸碱浓度的平衡。增加血液循环量,避免多个器官受到损害而出现并发症。③避免那些不良反应明显的抗生素。④各种形式的 RRT:血液透析、腹膜透析和肾脏移植方法。

二、肾功能亢进

肾功能亢进(augmented renal clearance,ARC)也被称作肾小球超滤或肾清除增加,指因肾脏清除功能增加而导致药物清除和治疗失败的可能性增加,用肌酐清除率(reatinine, clearance rate, CrCl)作为判定标准,目前大部分研究都是将 CrCl>130 ml/(min · 1.73 m²)作为 ARC 的临界值,结合其临床意义,建议当成人患者 CrCl>130 ml/(min · 1.73 m²)即为发生了 ARC。

(一) 病因和高危因素

目前对于 ARC 病理生理学的认识仍非常有限。可能的原因有以下几个方面:

(1) 与肾小球滤过率、肾小管分泌离子以及肾小管重吸收的增加有关。

(2) 机体对严重打击的应激性反应。

(3) 体温变化。

(4) 与全身炎症反应综合征和严重疾病所致的炎症介质增加有关,这些介质使得血管外周阻力减少,心排出量增加,这两种反应联合使得体内产生了高动力状态,导致肾血流量增加,随后出现肾小球超滤并表现为 ARC。

ARC 高危因素主要有以下几点:①年纪轻(<50 岁)。②男性。③近期外伤史。④疾病严重程度评分,如序贯器官衰竭评分(SOFA)、简明急性生理功能评分(SAPS)、急性生理学与慢性健康状况评分系统Ⅱ(APACHE Ⅱ)低。年纪轻是各种流行病学研究一致认为的能可靠预测 ARC 的唯一危险因素。

(二) ARC 预测工具

有学者基于一些危险因素(年龄<50 岁,外伤,SOFA 评分≤4 分)开发出 ARC 评分系统。在此基础上,Barletta 等开发出外伤 ICU 肾功能亢进(augmented renal clearance in trauama intensive care,ARCTIC)评分系统,以早识别 ARC 高风险患者并采取适当的干预措施(参见表 7 - 1)。

表 7 - 1　ARC 风险评分系统

	ARC 评分系统		ARCTIC 评分系统	
条件	年龄≤50 岁	6 分	SOFA 评分≤4	1 分
	外伤	3 分	Scr<62 μmol/L	3 分

续　表

ARC 评分系统			ARCTIC 评分系统	
	男性	2 分	年龄<56 岁	4 分
			56 岁<年龄<75 岁	3 分
风险评分	0～6 分：ARC 低风险		>6 分：ARC 高风险	
	7～10 分：ARC 高风险		<6 分：ARC 低风险	
敏感性	100％		84％	
特异性	71％		68％	

第二节　重症患者肾功能评估与支持

一、概述

　　急性肾损伤及急性肾脏病(acute kidney disease，AKD)是临床常见的危重症,尿量与肌酐是评估肾功能的标准。目前,肾功能评估手段包括 Scr 水平、肾小球滤过率与肾损伤的变化,肾功能恢复的相关生物学指标和(或)其他评估肾储备功能及肾脏血流灌注的方法。

二、肾功能评估与支持

(一) 常规监测指标

　　1. 肾小球滤过率·是肾功能评估的最佳综合指标。用外源性标记物如菊粉、碘乙醇测量 GFR 是金标准。

　　2. 肌酐和尿量·由于碘乙醇使用尚未普及,目前临床上肌酐和尿量仍是评估肾功能的主要指标。肌酐和尿量受性别、年龄、体质量、营养、容量状态、液体摄入量、利尿剂等情况影响,缺乏特异性与敏感性。

(二) 生物标志物

　　用于评价肾功能损害的生物标志物主要包括中性粒细胞明胶酶相关脂质运载蛋白(neutrophil gelatinase-associated lipocalin，NGAL)、肾损伤因子(kidney injury molecule，KIM‐1)、白细胞介素‐18(interleukin-18，IL‐18)、胱抑素 C(cystatin C，CysC)、尿总蛋白(尿液中的 β_2 微球蛋白、α_1 微球蛋白以及微量白蛋白)、基质金属蛋白酶‐9、视黄醇结合蛋白等。

　　1. NGAL·NGAL 是与中性粒细胞明胶酶相联合的脂质运载蛋白,是诊断 AKI 最有价值的生物标志,在 AKI 的早期(2 小时)尿液中可被检测到,特异度和灵敏度分别为 81％ 和 68％,可用来预测 AKI 的严重程度和持续时间。有研究表明 NGAL 在 eGFR 为 90～120 ml/

min 并且在入院 6 小时内检测时或者在 eGFR 小于 60 ml/min 并在入院后 12～16 小时检测这两个条件下,该指标预测 AKI 的能力最好。目前临床没有统一的 NGAL 阈值预测和评估 AKI。

2. KIM-1 · KIM-1 是一种 I 型跨膜糖蛋白,在健康的肾脏或尿液中表达甚微,可用于 AKI 早期诊断。肾缺血损伤后 12 小时的尿液中可检测到,升高程度明显高于其他类型肾损伤。KIM-1 升高 1U,急性肾损伤发生概率增加 12 倍,动态监测 KIM-1 可以评估与监测病情。目前可用采用试纸条检测 KIM-1。

3. IL-18 · IL-18 是肾小管细胞、巨噬细胞和其他抗原呈递细胞的促炎因子。在缺血性损伤、脓毒症和恶性肿瘤期间,在肾损伤后 6 小时内尿 IL-18 开始升高,12～18 小时达到高峰。尿 IL-18 易受脓毒症、炎症、肺损伤、心衰、免疫损伤等因素影响,难以预测 AKI 的预后,其水平的升高并不是早期预测 AKI 的特异性指标,可能只表示肾脏损伤或者引起 AKI 的原因。

4. CysC · CysC 由有核细胞产生,几乎完全被肾小球滤过而无肾小管分泌,在近端小管中被完全吸收。CysC 较血清肌酐能更快速地反应肾功能损害,不受性别、年龄、肌肉含量的影响。尿 CysC 增多表示肾小管损伤,在早期诊断 AKI 及评估预后中有一定优势,但是在严重肾损伤中,由于肾小球滤过率明显降低,CysC 相对血清肌酐来说并没有优势。

5. 人软骨糖蛋白 39 · 人软骨糖蛋白 39 是一种参与炎症、细胞保护和修护的糖蛋白。人软骨糖蛋白 39 升高,表示有效修复,可能预测 AKI 的严重程度及恢复的可能。

(三) 影像学方法

肾功能与肾实质血流灌注有很大的关系,动态监测肾脏血流灌注可以敏感的反映肾功能的变化。目前临床常用的评估肾脏功能的影像学方法包括:放射性核素肾动态显像、螺旋 CT 增强扫描、MRI、超声。

1. 放射性核素肾动态显像 · 放射性核素肾动态显像是目前测定肾小球滤过率的临床标准方法,经典方法是 99mTc-DTPA 肾动态显像 Gates 法。它可以提供双肾形态、肾实质功能、尿路通畅、肾脏血流灌注等各方面的信息。但当患者肾小球滤过率下降到一定程度时,此方法测定的结果不再准确,因此肾动态显像 Gates 法存在一定争议。

2. 螺旋 CT 增强扫描 · 肾体积与 CT 强化值的乘积可用于评估肾功能,但因 CT 值受造影剂、肾血流灌注等影响,使用螺旋 CT 增强扫描评估肾脏功能及可复性并不准确。

3. MRI · MRI 通过测量肾脏中水分子的扩散、组织灌注等来反映肾组织的病理生理变化。水分子的表观弥散系数(arent diffusion coefficient, ADC)可间接推测肾功能受损程度,但仍需进一步证实。

4. 二维超声评估肾功能 · 正常肾脏长径 9～12 cm,横径 5～7 cm,厚度 4～6 cm,肾实质厚 1.4～1.8 cm,其中肾脏长径是鉴别急、慢性肾脏疾病及评价肾功能最有效的二维测量参数。同时,二维超声可筛查出梗阻导致的肾功能不全。

5. 多普勒超声肾脏阻力指数 · 肾脏血流主要由肾血管(入球小动脉、出球小动脉、叶间动脉)阻力决定。研究表明,反复监测叶间动脉或弓形动脉的血管阻力指数(resistant index,

RI)可以预测 AKI 的发生及预后,在 AKI 多尿期和恢复期,每周监测 2~3 次,若 RI 进行性下降,则预后较好;若 RI 持续上升或无明显下降,则预后较差。但超声监测肾脏 RI 受患者呼吸、体位、血管顺应性、腹腔内压力等因素影响,不能精准量化肾脏血液灌流。

6. 超声造影 · 不同时间点的超声对比值和时间-信号强度曲线(time-singal intensity curve,TIC)可以用于评估肾脏病变及肾脏灌注情况。研究表明超声造影诊断 AKI 早于血清肌酐,可评估 AKI 的严重程度。超声造影可以动态、非侵入性的监测肾缺血再灌注损伤,早期预测从急性肾损伤到慢性肾损伤的进展。超声造影虽然已逐渐在临床上开展,但仍没有公认的肾灌注标准。

第三节　急性肾损伤

一、概述

AKI 是一种常见的临床综合征,主要表现为肾功能的快速下降及代谢废物的蓄积,其诊断有赖于血清肌酐的升高和尿量的减少。AKI 诊断目前采用 2012 年改善全球肾脏病预后组织(kidney disease improving global outcomes,KDIGO)所确立的 AKI 诊断标准:在 48 小时内,SCr 浓度升高≥0.3 mg/dL(26.5 μmol/L),或 SCr 在 7 天内上升为基础值的 1.5 倍以上,或 6 小时的尿量<0.5 mL/(kg·h)。具体分级标准参见表 7 - 2。

表 7 - 2　KDIGO - AKI 急性肾损伤的分期

分　期	表　现
第 1 期	SCr:上升为基础值的 1.5~1.9 倍或增加≥0.3 mg/dL(≥26.5 μmol/L)
第 2 期	尿量:6~12 小时尿量<0.5 mL/(kg·h) SCr:上升为基础值的 2.0~2.9 倍 尿量:≥12 小时的尿量<0.5 mL/(kg·h)
第 3 期	SCr:上升为基础值的 3 倍以上或增加≥4.0 mg/dL(≥353.6 μmol/L)或开始 RRT 或未满 18 岁患者,估计肾小球滤过率<35 mL/(min·1.73 m²) 尿量:≥24 小时的尿量<0.3 mL/(kg·h)或无尿≥12 小时

二、病因和高危因素

AKI 并非一种疾病,而是可以由多种病因或高危因素引起的急性肾脏损害性病变。

(一)病因

根据致病因素在肾脏直接作用的部位不同,习惯将其分为肾前性、肾性及肾后性因素。

1. 肾前性因素·主要与血容量不足和心脏泵功能明显降低导致的肾脏灌注不足有关,是AKI最为常见的致病原因之一。常见的肾前性危险因素包括以下几种:

(1) 血容量不足:常见原因有:①消化道失液。②各种原因引起的大出血。③皮肤大量失液。④液体向第三间隙转移。⑤过度利尿。

(2) 心血管疾病:常见原因有:①充血性心力衰竭。②急性心肌梗死(AMI):合并心源性休克或严重心律失常者更易发生AKI。③心包压塞。④肾动脉栓塞或血栓形成。⑤大面积肺栓塞(PE)。⑥严重心律失常。

(3) 周围血管扩展:脓毒性休克或过敏性休克时有效循环血量重新分布,造成肾灌注降低。

(4) 肾血管阻力增加:常见原因有:①应用血管收缩药。②大手术后及麻醉时。③肝肾综合征。④前列腺素抑制剂引起前列腺素分泌减少。

2. 肾性因素·指直接损害肾实质的各种致病因素,临床较为常见。主要包括肾毒性药物、造影剂、溶血、各种肾毒素或免疫反应等。

3. 肾后性因素·指肾水平以下尿路梗阻或排尿功能障碍所致的AKI。常见病因包括以下几种:①泌尿系统结石梗阻。②膀胱颈梗阻。③前列腺增生肥大或癌症。④膀胱肿瘤或膀胱内有较大血块等。⑤盆腔肿瘤蔓延/转移或腹膜后纤维化所致的粘连或压迫输尿管、膀胱、尿道等。

(二) 高危因素

AKI常见高危因素主要包括肾脏缺血、全身性感染、肾毒性药物、外科大手术、挤压伤、肾移植及其他脏器功能障碍,如心力衰竭、肝脏衰竭、重症胰腺炎、急性呼吸窘迫综合征(ARDS)等。

三、AKI 的临床表现

1. 尿量减少·通常发病后数小时或数日出现少尿或无尿。

2. 氮质血症·急性肾损伤时,摄入蛋白质的代谢产物不能经肾脏排出体外而潴留,进而发展为尿毒症。

3. 液体平衡紊乱·由于尿量减少,液体排出减少,导致全身水肿、脑水肿、肺水肿及心力衰竭、血压增高、低钠血症等。

4. 电解质紊乱·主要高钾血症、低钠血症、高磷血症、低钙血症、高镁血症、低镁血症。

5. 代谢性酸中毒·主要表现为深大呼吸,血 pH、碳酸氢根和二氧化碳结合力降低。

6. 消化系统·常为急性肾损伤首发症状,主要表现为厌食、恶心、呕吐、腹泻、呃逆,甚至消化道出血。

7. 呼吸系统·表现为呼吸困难、咳嗽、咳粉红色泡沫痰、胸闷等肺水肿、心力衰竭的相关症状。

8. 循环系统·可有充血性心力衰竭、心律失常、心包炎和高血压等。

9. 神经系统·可有昏睡、精神错乱、木僵、激动、精神病等精神症状,肌阵挛、反射亢进、不安腿综合征、癫痫发作等。

10. **血液系统·** 可表现为贫血、血细胞计数升高、血小板功能缺陷和出血倾向。

11. **营养和代谢异常·** AKI 患者常处于高分解状态,重者每天丢失肌肉 1 kg 及以上。

12. **感染·** 是 AKI 患者常见的严重并发症之一,多见于外伤所致的 AKI 患者,最常见的感染部位依次为肺部、泌尿道、伤口和全身。

四、治疗原则

(1)加强液体管理:早期肾缺血患者积极恢复有效循环血容量;少尿期则需要适当控制入液量;多尿期保持液体平衡。

(2)维持内环境稳定:调节钠、钾等电解质及酸碱平衡。

(3)控制感染:充分引流,合理使用抗生素。

(4)肾替代治疗:有效纠正电解质及酸碱平衡紊乱。

(5)积极治疗原发病。

五、AKI 的预防

AKI 的发病率、病死率高,临床上 90% 以上的 AKI 是由灌注不足或中毒等多种危险因素而引起的急性肾小管损伤或坏死,因此针对危险因素采取相应的预防措施可有效降低 AKI 的发病率。

(1)维持肾脏灌注压。

(2)尽可能避免使用肾毒性的药物。

(3)控制感染。

(4)及时清除肾毒性物质。

(5)预防造影剂肾损伤。

(6)药物预防:目前认为尚无药物可预防 AKI。

第四节　肾脏替代治疗方法

一、概述

肾脏替代治疗,主要通过净化装置通过体外循环方式清除体内代谢产物、异常血浆成分以及蓄积在体内的药物或毒物,以纠正体内环境紊乱的一组治疗技术,基于最初的治疗急慢性肾衰竭的人工透析而发展而来,包括血液滤过、血液透析滤过、连续性肾脏替代治疗(CRRT)、血液灌流、血浆置换、免疫吸附等。治疗目的从最初的提高危重症急性肾衰竭的疗效,扩展至各种临床上常见危重病的救治。

RRT 的主要目的是清除血液中的有害物质,起到类似于肾脏的作用,但又与肾脏生理功能截然不同。RRT 主要是利用半透膜两侧溶质某种运动方式的转运,而肾脏则具有滤过、再吸收、分泌等生理功能。RRT 基本模式有三类,即血液透析(hemodialysis,HD)、血液滤过(hemofiltration,HF)和血液透析滤过(hemodiafiltration,HDF)。不同的血液净化技术利用不同的溶质清除方式来清除致病因子,常见的清除溶质方式主要有 3 种:弥散、对流、吸附,也有的血液净化治疗技术同时利用几种原理来清除溶质。

1. 弥散 · 弥散主要的驱动力是半透膜两侧的溶质浓度差。可以透过半透膜的溶质从浓度高的一侧向低浓度一侧移动,最终两侧浓度逐渐达到相等。清除效率与溶质分子大小、膜孔通透性、膜两侧物质浓度差以及膜的面积有关。

2. 对流 · 对流主要的驱动力是跨膜压(transmembrane pressure,TMP)。在跨膜压作用下,液体从压力高的一侧通过半透膜向压力低的一侧移动,即超滤,液体中所含的溶质也随之通过半透膜,即为对流。清除效率与滤过膜的面积、跨膜压、筛选系数和血流量等有关。一般认为弥散对小分子溶质的清除效果比对流的效果较好,而对流则比弥散清除中分子溶质的效果好。

3. 吸附 · 吸附是溶质分子通过正、负电荷的相互作用或范德华力与半透膜发生吸附作用,是 RRT 治疗的主要清除方式。吸附只对某些溶质有作用,与溶质浓度关系不大,而与溶质的化学特性即半透膜吸附面积有关。

二、肾脏替代治疗的设备和抗凝

(一) 肾脏替代治疗的设备

RRT 的实施通常需要连接患者的血管通路、促使透析液/置换液以及血液流动的驱动泵,半透膜结构的透析器/滤器以及一套自动维持正常血液净化治疗条件的监护装置。

1. 血管通路 · 目前常用的血管通路是通过中心静脉置管建立体外循环,慢性肾衰竭患者也可利用因维持性血液透析需要而建立的动静脉内瘘置管。

2. 透析器/滤器/灌流器/血浆分离器 · 目前通常用的透析器/滤器的基本结构主要是平板型、空心纤维型,主要分为纤维素膜、合成膜。纤维膜价格低廉,但通量低、生物相容性较差,目前已基本不用,经过修饰的纤维素膜的生物相容性略有改善,适用于慢性肾功能衰竭患者的长期血液透析;合成膜具备生物相容性良好、高通量、高通透性的优点,能最大化清除中分子物质,是目前重症患者血液净化中应用最多的膜。

灌流器内含有很多由活性炭或树脂等吸附材料做成的吸附珠,通过吸附孔吸附各种分子量的溶质。血浆分离器的膜孔比一般的滤器大,可以将血浆与血细胞分离开来,达到血浆分离的作用。

3. 透析液 · 透析液应具备以下基本条件。

(1) 要使半透膜发生透析作用:在半透膜两侧的溶液必须具有两种不同的浓度,若希望从血液中透出物质,透析液中该物质的浓度应低于血液中该物质的浓度。

(2) 透析液的酸碱度:应调节在 pH 6~8。

(3) 透析液的渗透压:必须略高于血渗透压。

(4) 透析液必须用净化水来配置:应不含细菌、致热原及其他杂质。

4. 置换液 · 以对流方式清除溶质时,需要同时等量补充所丢失的超滤液体来维持机体水电解质酸碱平衡,该补充所用液体即为置换液。原则上,置换液的成分应当尽可能接近人体细胞外液,根据需要调节钠和碱基成分,目前碳酸氢盐是重症医学领域应用最广泛的碱基。

(二) 肾脏替代治疗的抗凝

血液引出患者体外接触管路和滤器后可激活凝血因子,引起血小板活化和黏附,在滤过膜表面及管路内形成血栓,影响管路中血液流动的阻力和溶质清除效率,甚至导致严重的栓塞并发症。目前所采用的抗凝方式有全身抗凝、局部抗凝、无抗凝。

1. 对于无出血风险的重症患者可采用全身抗凝法 · 全身抗凝一般采用普通肝素(UFH)或低分子肝素持续给药。

2. 对于有出血风险的重症患者,可采用局部抗凝 · 局部抗凝可采用肝素/鱼精蛋白法或枸橼酸盐/钙剂法。

3. 对于高危出血风险患者,血液净化时可不用抗凝剂。

三、连续性肾脏替代治疗

CRRT 是采用每天连续 24 小时或接近 24 小时的一种长时间、连续的体外血液净化疗法以替代受损的肾功能,以缓慢而持续的治疗方式达到移除水分及毒素的目的,可同时兼顾血流动力学稳定、体液平衡及营养的补充,已经逐渐成为重症透析治疗的主流方式,甚至成为多器官衰竭时的辅助支持治疗。

目前重症患者常使用的 CRRT 治疗技术包括连续性静脉-静脉血液滤过(continuous venous-venous hemofiltration, CVVH)、连续性静脉-静脉血液透析(continuous venous-venous hemodialysis, CVVHD)、连续性静脉-静脉血液透析滤过(continuous venous-venous hemodiafiltration, CVVHDF)、缓慢持续超滤(slow continuous ultra-filtration, SCUF)、高容量血液滤过(high volume hemofiltration, HVHF)、血液灌流、血浆置换等。对于病情复杂的重症患者,可能联合使用两种或两种以上的 RRT 技术。

(一) CRRT 的适应证

根据临床照护指南,符合传统透析适应证且合并有血流动力学不稳或颅内压(ICP)升高者应列为典型适应证。此外,AKI 的重症患者是 CRRT 治疗的典型适应证(参见表 7 - 3)。

表 7 - 3　CRRT 适应证

项　　目	表　　现
典型适应证(具有下列情况之一且合并血流动力学不稳或 ICP 升高者)	① 对药物治疗无充分反应的高钾血症 ② 对药物治疗无充分反应的严重代谢性酸中毒 ③ 对利尿剂无充分反应的体液容积过载 ④ 少尿或无尿 ⑤ 尿毒症并发症 ⑥ 某些药物中毒

续 表

项　目	表　现
可能适应证(发生 AKI 的重症患者,如存在下列问题之一者,可考虑施行 CRRT)	① 血流动力学不稳定 ② 体液失衡(因为心脏衰竭或多重器官衰竭) ③ 分解代谢状态加重(如横纹肌溶解) ④ 败血症 ⑤ ICP 升高 ⑥ 电解质失衡 ⑦ 其他可因施行 CRRT 获益的临床情况

(二) CRRT 的禁忌证

(1) 患者或其代理人拒绝接受 CRRT。

(2) 无法建立适当血管通路。

(3) 缺乏施行 CRRT 的设备,或不具备经适当培训的人员。

另外,专家们认为临床判断上不适合施行 CRRT,或施行 CRRT 可能无益甚至有害时(如病况经分析为末期),可视为相对禁忌。

(三) CRRT 的起始时机

根据目前的临床照护指南及专家共识,对于开始施行 CRRT 的时机,并无明确建议。但临床医师需要判断重症患者的代谢或体液平衡需求,一旦出现危及生命的容量、电解质和酸碱平衡等异常,即应紧急行 CRRT 治疗,危重症患者伴有 AKI 应早期进行 CRRT 治疗,液体超负荷(fluid overload,FO)是开始 CRRT 治疗的重要指标之一,当累积的体液超过机体质量10%时定义为 FO(参见表 7-4)。

表 7-4　推荐开始 CRRT 治疗的标准

指针	具体指标	替代治疗
代谢异常	BUN ＞ 27 mmol/L 或每日升高＞10.1 mmol/L 血钾＞6.5 mmol/L 血钠＞160 mmol/L 血钠＜115 mmol/L	
酸中毒	pH ＜ 7.5 或每日 HCO_3^- 下降 ＞ 2.0 mmol/L	符合1项即可开始 CRRT 治疗
少尿/无尿	非梗阻性少尿(尿量＜200 ml/12 h) 无尿　(尿量＜50 ml/72 h)	符合 2 项必须开始 CRRT 治疗
容量超负荷	利尿剂无反应的水肿(尤其肺水肿)	
怀疑累及相关终末器官	心内膜炎、脑病、神经系统病变或肌病	

(四) CRRT 的透析液和置换液选择

配置透析液和置换液时应严格无菌操作,建议在超净台中冲配。临床常用配方包括碳酸氢盐配方、乳酸盐配方、枸橼酸盐配方。

1. **碳酸氢盐配方** 碳酸氢盐配方直接提供 HCO_3^-，但 HCO_3^- 易分解，须现配现用。由于钙离子和碳酸氢根易发生结晶，故钙溶液不可加入碳酸氢盐缓冲液中。重症患者常伴肝功能不全或组织缺氧而存在高乳酸血症（乳酸 $>5\,mmol/L$），宜选用碳酸氢盐配方。研究证明，碳酸氢盐配方具有心血管事件发生率较低的优点。

2. **乳酸盐配方** 乳酸盐配方经肝脏代谢产生 HCO_3^-，间接补充 RRT 过程中丢失的 HCO_3^-。仅适用于肝功能正常患者。正常肝脏代谢乳酸能力为 $100\,mmol/L$，故在高流量血液滤过时，乳酸盐配方仍可能导致高乳酸血症，干扰乳酸监测对患者组织灌注评估的准确性。

3. **枸橼酸盐配方** 枸橼酸盐配方经肝脏代谢产生 HCO_3^-，间接补充 RRT 过程中丢失的 HCO_3^-。用于高出血风险患者的 RRT 治疗。

（五）CRRT 回路管预充

CRRT 的整套回路管必须先用加有肝素的生理盐水预充，才可以开始治疗，常采用 $5\,000\sim10\,000\,U/L$ 肝素生理盐水对血液管路、滤器、置换液管路和超滤液管路进行充分预冲，降低凝血风险及气体栓塞形成。

（六）CRRT 的处方

考虑患者的状况及临床需求，完整的 CRRT 处方内容应包括：治疗模式、血流速率、置换液类型与速率、透析液类型与速率、抗凝剂类型与剂量、脱水目标。

（1）使用 CVVH 或 CVVHDF，在血液通过血液过滤器之前，给予置换液可使血液稀释而减少凝血；在血液通过血液过滤器之后，给予置换液，则会使血液浓缩而促进凝血。因此，将置换液设定为前稀释，或是增加前、后稀释的比例，都有助于降低血液过滤器凝固的可能性。

（2）废液流速可用来计算 CRRT 对于小分子溶质的清除率，经常被视为肾脏替代疗法的治疗剂量，单位为 $ml/(kg \cdot h)$。目前临床照护指南建议 CRRT 应至少达到 $20\,ml/(kg \cdot h)$ 的废液流速。然而，随着治疗时间推移，凝固血块与蛋白沉积在血液过滤器滤膜上，过滤器的效能会逐渐下降，降低实际溶质清除率。此外，更换透析液、置换液及废液时以及处理机器警讯的期间，都没有进行实际治疗，所以应用处方较高的治疗剂量来弥补，经常评估实际达成的剂量，以适时调整处方。

（3）不使用抗凝剂施行 CRRT，会增加血液过滤器凝固的概率。因此，除了有高度出血风险的患者，一般建议 CRRT 时应使用适量的抗凝剂。传统肝素为最常用的抗凝剂，便宜又容易操作，枸橼酸抗凝是另一种抗凝选择，尤其适用于有出血倾向而不宜使用肝素的患者。

（七）CRRT 的监测

CRRT 持续进行水分与毒素的清除，同时会移除大量的电解质、葡萄糖、氨基酸及药物。因此，负责营养及药物的医疗团队成员如营养师及临床药师，亦应接受 CRRT 相关训练，才能根据透析剂量调整营养补充（尤其是蛋白质）及药物（尤其是抗生素）。

（1）根据患者每日的体质量及体液输入/输出量调整脱水目标。

（2）凝血时间、酸碱平衡、血糖与电解质（钠、钾、镁、钙、磷）应至少每日检查 1 次，以适时校正,调整置换液种类及抗凝剂剂量,必要时可增加监测频率。

(3) 应至少每日检查1次红细胞比容及血小板。

(八) CRRT 的并发症

CRRT 常见的并发症主要分成三大类,包括导管相关问题、回路相关问题及治疗所造成的其他相关问题。

(1) 导管最常见的并发症是出血或感染,需密切监控伤口,必要时尽速拔管。

(2) 回路主要的问题是凝血,只能更换管路,但是过滤器反复凝血时,要考虑其他影响因素,包括导管与静脉血流的通畅度、抗凝剂的剂量以及发生滤过分数(filtration fraction,FF)是否过高。

(3) 低体温是 CRRT 十分常见的并发症,可能掩盖患者正在发热的事实,要小心评估。脱水速度太快容易造成低血压,使用不含葡萄糖、钾离子及磷离子的置换液容易发生电解质紊乱与低血糖,需密切监测并补充,营养与药物的流失程度与治疗剂量成正比,需适当额外补充。

(九) 血管通路

为了提升透析导管放置的成功率,同时避免造成血胸、气胸或动脉穿刺,应该使用超声引导进行导管放置。优先选择大口径的导管,放置于中央静脉中,以维持血流通畅。为了使导管的尖端能处于大静脉管腔中,右侧颈内静脉导管的最佳长度应介于 12~15 cm,左侧颈内静脉导管长度应介于 15~20 cm,股静脉导管长度则应介于 19~24 cm。血管选择的优先级为:第1顺位:右侧颈内静脉;第2顺位:股静脉;第3顺位:左侧颈内静脉;第4顺位:锁骨下静脉,优先选择优势手那一侧。

(十) 预防滤过器和(或)外循环回路凝血

CRRT 最大的挑战是维持治疗持续进行,以达到理想治疗剂量。适当抗凝,维持循环回路通畅,及时处理警讯,排除障碍,缩短血流停止与治疗停滞的时间,以保障血液过滤器与外循环回路的通畅。血液净化急诊临床应用专家共识组在2017年发布的《血液净化急诊临床应用专家共识》中建议。

(1) 对于低出血风险患者,建议使用小剂量普通肝素抗凝。最初在体外循环动脉端单次快速给予肝素 2 000~5 000 U(30 U/kg),接着持续输注 5~10 U/(kg·h),维持静脉端活化部分凝血活酶时间(APTT) 45~60 s 或正常值的 1.5~2.0 倍。在伴有弥漫性血管内凝血(DIC)或血小板减少症的患者中,肝素剂量需大幅减少。

(2) 对于无肝衰竭的高出血风险患者,CRRT 时建议使用局部枸橼酸盐抗凝,而不是无抗凝或使用其他抗凝剂,建议不使用局部肝素化的抗凝方式。

起始速度 1000~1500 ml/h 动脉端通路输入,维持体外血流速为 130~120 ml/min。通过检测滤器前后血清离子钙浓度间接指导枸橼酸的用量。逐步调整 0.5% 枸橼酸盐剂量使滤器后钙离子浓度小于 0.35 mmol/L。枸橼酸在血液中的正常浓度为 0.07~0.14 mmol/L,抗凝的理想浓度通常为 3~4 mmol/L。枸橼酸蓄积可导致低钙血症、代谢性酸中毒,大量代谢后亦可继发碱中毒。外周血钙离子浓度反映抗凝的安全性,建议维持在生理性浓度 1.0~

1.2 mmol/L。

使用枸橼酸盐抗凝的患者至少每 6 小时检测 1 次血电解质,监测的项目包括钠、钾、氯、离子钙、镁和血气分析并计算阴离子间隙。至少每日监测 1 次血总钙浓度以计算钙比值或钙间隙。

(3) 伴肝素诱导的血小板减少症(heparin-induced thrombocytopenia,HIT)的患者,不能使用任何形式的肝素抗凝。对于有 HIT、没有严重肝衰竭且已正在使用全身阿加曲班治疗的患者,建议 CRRT 中使用阿加曲班抗凝,而不是枸橼酸盐。建议首剂剂量 $250\,\mu g/kg$,维持剂量 $2\,\mu g/(kg \cdot min)$,肝衰竭患者减量至 $0.5\,\mu g/(kg \cdot min)$ 的负荷量,然后输注使 APTT 达到目标值 $1.5 \sim 3.0$。

(4) 对于不能使用肝素或枸橼酸盐且没有全身使用阿加曲班治疗 HIT 的患者,可在无抗凝条件下进行 CRRT。

(5) 不推荐使用其他抗凝方法:包括使用鱼精蛋白进行局部肝素化、低分子肝素、肝素类似物、活化蛋白 C 和前列环素。目前无证据显示其较前述药物有更好的疗效和安全性。

(十一) 终止 CRRT

(1) 当患者的血流动力学状况稳定,可以考虑停用 CRRT,转换到持续低效每日透析(sustained low-efficiency daily dialysis,SLEDD)或间歇性血液透析治疗。

(2) 如果肾功能已经恢复到适当水平,例如未使用利尿剂时尿量>400 ml/d 或使用利尿剂时尿量>2 300 ml/d,可考虑中止 CRRT。

(3) 患者的病情恶化,继续施行 CRRT 对患者可能无益,甚至有害时,也可以考虑中止 CRRT。

第五节　急性肾衰竭的代谢紊乱与营养支持

一、概述

急性肾衰竭是一种突发、可逆的肾脏排泄功能障碍并由此导致代谢废物堆积,水、电解质、酸碱平衡紊乱,血流动力学不稳定的临床常见危重症,与低血压或休克、老龄化、使用肾毒性药物(抗生素、抗真菌药、抗高血压药以及多次检查、放射线造影和多器官系统衰竭的器质性衰竭)相关。ARF 及原发病本身的应激状态会引起体内营养底物利用的巨大改变,从而导致机体代谢紊乱。因此,在 ARF 患者的营养治疗过程中,必须考虑到蛋白质(氨基酸)、碳水化合物、脂类以及体液、电解质、酸碱平衡等的改变。

二、营养支持目的

ARF 患者营养治疗的基本目的与其他代谢性疾病是相似的,包括:①通过提供充足的热量和营养物质来维持或改善营养状态,避免加重代谢紊乱。②促进伤口愈合。③支持免疫功能。电解质紊乱会导致患者营养物质的不耐受。ARF 患者的营养支持与潜在疾病的分解代谢、治疗方法、RRT 以及先前存在的营养不良有关,而肾衰竭本身对其影响较弱。分解代谢治疗对于改善营养状况至关重要。通常,分解代谢正常的患者接受常规治疗,分解代谢中度升高的稳定患者接受有针对性的血液透析治疗,而状态良好的患者接受 CRRT。

三、营养支持原则

(1) 伴有肾脏疾病的重症患者的营养支持不应受到限制。

(2) ARF 伴多器官衰竭患者体内氮的分解代谢要远远超过其他分解代谢所致的影响。

(3) RRT 对于代谢改变的影响很小。

四、营养评价指标

(一) 生化检测指标

1. 胰岛素样生长因子-1(insulin-like growth factor-1,IGF-1)· IGF-1 在体内的合成主要受激素和营养因素的影响,在蛋白质-能量摄入不足后血清 IGF-1 水平明显下降,而及时营养补充后又可在短期内恢复到 IGF-1 正常水平,是评价营养状态的可靠指标,其在评估重症及高代谢患者氮平衡方面要明显优于其他生化指标。

2. 白蛋白(albumin,Alb)· 血清 Alb 水平受应激和炎症反应的影响而常会明显下降,但因其半衰期相对较长(20 天),所以其浓度变化通常发生在急性疾病的晚期阶段,而不能很好地反映早期营养不良状态。

3. 转铁蛋白(transferrin,TF)· TF 半衰期相对较短(8 天),但它对于评估短期内营养再摄入的效果缺乏敏感性,其浓度显著受患者血清铁水平的影响。

4. 前白蛋白(prealbumin,PA)· 血清 PA 半衰期短,是能很好反映早期营养不良的评价指标。

(二) 人体学测量和生物电阻抗分析

人体学测量通过测定躯体某些部位的数值来评估体内脂肪和蛋白质的贮量,广泛应用于各类人群的躯体组成评估中,但在个体分析中缺乏很好的临床相关性。生物电阻抗分析(bioelectrical impedance analysis)是一种非侵入性、快速、敏感、准确的躯体组分测量方法,但它在 ARF 的应用中受到体液改变的限制。

(三) 主观综合性营养评估

主观综合性营养评估(subjective global assessment,SGA)主要通过了解患者的临床病史、近期营养摄入情况、体格检查结果和生理功能评定结果来对患者的营养状态作一个全面的评估,但不适用于由于疾病急性期或使用镇静剂、机械通气等原因而导致意识不清的 ARF 重症患者。

五、营养支持需求

(一) 蛋白质的需求和补充

通过测量血尿素氮含量来计算蛋白质的分解代谢。一般而言,BUN<5 g/d,须补充蛋白质 0.6~0.8 g/(kg·d),如果持续利尿,可以采取保守治疗;BUN≥5 g/d 而<10 g/d,须补充蛋白质 0.8~1.2 g/(kg·d),若持续利尿,电解质紊乱,可以采取保守治疗或 RRT;BUN≥10 g/d,必须补充蛋白质 1.2~1.5 g/(kg·d),甚至 2.5 g/(kg·d),需进行血液透析或基于血流动力学稳定的 CRRT。保守治疗中必须提供必需氨基酸和非必需氨基酸,建议给予至少含 20% 的优质蛋白的低蛋白饮食[蛋白质 1.0 g/(kg·d)],可口服或者通过肠内营养补给,不建议使用只包含必需氨基酸和组氨酸的氨基酸混合物。

1. 血液透析和腹膜透析·血液透析和腹膜透析治疗会造成患者蛋白质丢失,从而导致蛋白质的需求增加。间歇性血液透析治疗每个过程中分别丢失 8~12 g 氨基酸和 1~3 g 肽,此外,由于滤纸的生物相容性,可能发生炎症反应,血液透析患者建议补充蛋白质 1.2~1.4 g/(kg·d)。腹膜透析会造成丢失 13~14 g/d 蛋白质,若出现腹膜刺激,可增加到 18~20 g/d,严重腹膜炎则超过 100 g/d。腹膜透析患者建议补充蛋白质 1.2~1.5 g/(kg·d)。大多数患者,食用正常饮食和标准氨基酸混合物即可。

2. 持续肾脏替代治疗技术·CRRT 治疗患者需要提供蛋白质 1.3~1.5 g/(kg·d),并额外增加由于 CRRT 治疗技术而丢失的蛋白质量。研究表明,超滤液中每天损失 10~15 g 氨基酸,谷氨酰胺平衡为负平衡,应补充谷氨酰胺和牛磺酸。败血症患者,使用高流量[大于 35 ml/(kg·h)]和非常高流量的血液滤过技术,蛋白质损失更大,建议增加蛋白质补充,2.2~2.5 g/(kg·d)的蛋白质,尤其是连续高流量血液滤过患者。

(二) 能量需求与补充

ARF 本身并不会增加能量需求,但各类治疗技术可能会引起患者低体温,甚至"肾脏低代谢",尤其在肾外清除过程中。可以通过间接热量法或将静态能量消耗(rest energy expenditure, REE)乘以 1.1~1.2 来计算能量需求,实践中,相当于 25~35 kcal/(kg·d)。保守治疗饮食中应富含碳水化合物,以限制常见的高钾血症、高镁血症和低磷血症。建议 25 kcal/(kg·d),脂质<1.2 g/(kg·d),低胆固醇饮食补充。

1. 血液透析和腹膜透析·血液透析会造成葡萄糖的损失,每次疗程约 25 g。腹膜透析会导致大量的葡萄糖和乳酸的摄入,取决于透析液中的葡萄糖或聚葡萄糖浓度。患者年龄也是重要因素之一。65 岁以上患者,不应超过 30 kcal/(kg·d)。

2. 持续肾脏替代治疗技术·CRRT 治疗需要注入补液和透析液,可能会造成大量的葡萄糖和乳酸摄入,建议使用不含碳酸或含 1 g/L 葡萄糖的溶液,以碳酸氢盐作为缓冲液。由于 ARF 患者几乎总是处于高分解代谢状态,建议提供高蛋白,卡路里/氮低饮食,将能量需求限制在 25~35 kcal/(kg·d)。

（三）电解质和微量元素的需求与补充

保守治疗中，电解质和微量元素的补充因需要控制容量而受限制，但 CRRT 治疗技术可以相对自由并控制水平衡。

1. **钠、钾离子** · 保守治疗需要密切监测钠离子浓度，预防高钾血症、高镁血症、高磷酸血症和代谢性酸中毒。RRT 治疗技术，可以将钠、钾和碳酸氢盐保持正常范围。在高代谢性肾衰竭中，CRRT 比间歇性血液透析更好调节。

2. **钙离子** · 间歇性血液透析可能会出现高血钙，CRRT 治疗中，使用柠檬酸盐抗凝可能会导致低血钙。

3. **磷酸盐** · 保守治疗和间歇性血液透析治疗中，常见高磷血症，应给予低磷酸盐饮食。CRRT 治疗技术会导致磷酸盐大量丢失，应当密切监测血清磷水平，以预防低磷血症，给予适当补充。

4. **维生素** · 在保守治疗和肾外清除治疗中应以标准剂量补充水溶性维生素。不可过多补充维生素 C 以防草酸中度，应控制 50 mg/d。脂溶性维生素应以标准剂量给药，但应减少维生素 A 的剂量。

5. **其他** · 微量营养素的供应：微量元素包含在酶系统或蛋白质中，建议所有肾衰竭患者应持续补充。危重症患者硒的含量会降低，因其具较高的抗氧化作用，因此建议 CRRT 治疗患者补充大量硒；危重症患者锌的含量也会降低，连续血液滤过会增加锌的缺乏，必须补充；低铁血症时及时补充铁和高铁蛋白。

（四）营养配方

保守治疗非高分解代谢性肾功能衰竭患者或间歇透析治疗少尿患者，推荐使用低蛋白或普通蛋白饮食。日常透析或 CRRT 治疗中，高分解代谢患者可以给予高蛋白饮食，在一些情况下，需要增加络氨酸、牛磺酸、组氨酸和支链氨基酸。对于血液滤过，尤其使用高流量滤过的患者，应增加谷氨酰胺。

（五）营养支持途径

只要可以，首选通过消化道给予营养支持。大部分分解代谢低的患者均可以耐受口服饮食。重症患者常需要肠内营养，若无禁忌，首先全胃肠外营养并补充谷氨酰胺。胃肠道一旦启动，便可开始肠内营养支持。使用连续高流量 RRT 的高分解代谢患者通常需要混合营养，尤其在早期营养的前几天。另外，一些低分解代谢的患者需要特殊的胃肠外营养，如营养性血液透析。非高代谢性急性肾衰竭且血流稳定的患者，可通过腹膜透析进行营养支持。

（六）营养支持时机

ARF 患者营养支持的时机取决于患者的分解代谢水平：①低分解代谢且无营养不良患者，可以在纠正水电解质平衡获得良好的口服或肠内耐受性后进行营养支持。②CRRT 治疗的重症患者应尽早开始人工、营养支持，建议开始肠内和肠外混合营养（参见表 7-5）。

表 7 - 5 急性肾衰竭患者的营养要求

项 目	需 求
非蛋白质能量	20～30 kcal/(kg·d)
碳水化合物	2～5 g/(kg·d)
脂质	0.8～1.2 g/(kg·d)
蛋白质(必需氨基酸和非必需氨基酸)	保守治疗,低分解代谢,0.6～0.8 g/(kg·d) 肾外清除,中度分解代谢,1.0～1.5 g/(kg·d) CRRT,高分解代谢,1.7～2.2 g/(kg·d)
给药途径	保守治疗,低分解代谢,口服补充剂,肠内营养 肾外清除,中度分解代谢,肠内营养和(或)全胃肠外营养 CRRT,高分解代谢,肠内营养和(或)全胃肠外营养

参考文献

[1] 邓小明,李文志. 危重病医学[M]. 4 版. 北京：人民卫生出版社,2019：295 - 305.

[2] 丁键,姚玉龙. 急性肾损伤患者的肾功能可复性评估指标的研究进展[J]. 重庆医科大学学报,2020,1 - 4.

[3] 丁楠楠,洪学军. 重症患者肾功能亢进现象及药物剂量调整的研究进展[J]. 中国医院药学杂志,2019,39(7)：762 - 766.

[4] 乔实,贾平化,梁会泽,等. 顺铂致兔急性肾损伤肾脏血液灌注的超声造影研究[J]. 中国超声医学杂志,2016,32(11)：1048 - 1051.

[5] 血液净化急诊临床应用专家共识组. 血液净化急诊临床应用专家共识[J]. 中华急诊医学杂志,2017,26(1)：24 - 35.

[6] 庄乔琳,洪芳明,詹明澄,等. 2017 台湾重症患者之连续性肾脏替代治疗处置操作手册[J]. 华西医学,2018,33(7)：816 - 823.

[7] Disease K. Improving Global Outcomes (KDIGO) Acute Kidney Injury Work Group. KDIGO clinical practice guideline for acute kidney injury. Kidney Int Suppl, 2012,2(1)：1 - 138.

[8] Endre Z H, Pickering J W, Walker R J, et al. Improved performance of urinary biomarkers of acute kidney injury in the critically ill by stratification for injury duration and baseline renal function [J]. Kidney Int，2011,79(10)：1119 - 1130.

[9] López Martínez J, Sánchez-Izquierdo Riera J A, Jiménez Jiménez F J, et al. Guidelines for specialized nutritional and metabolic support in the critically-ill patient：update. Consensus SEMICYUC-SENPE：acute renal failure [J]. Nutr Hosp, 2011,26(Supll 2)：21 - 26.

[10] National Institute for Health and Care Excellence. Acute kidney injury：prevention, detectio and management [EB/OL]. [2019 - 12 - 18] www. nice. org. uk/guidance/ng148.

第八章　消化系统重症

第一节　重症患者的急性胃肠功能损伤机制

急性胃肠损伤(acute gastrointestinal injury，AGI)是危重患者因自身疾病导致的急性胃肠功能障碍，主要表现为胃肠道运动功能障碍(如腹胀、腹泻)与消化道出血等。肠黏膜屏障(以下简称肠屏障)是人体的防御屏障之一，由机械屏障、化学屏障、生物屏障及免疫屏障等构成。患者 AGI 状态下，肠屏障受到打击，各种条件致病菌通过肠黏膜受损部位发生易位，侵入血液循环和远隔器官，诱发全身炎症反应，造成机体损害，甚至引发多器官功能障碍综合征(MODS)和死亡。由此可见，胃肠道在人体器官中处于中心地位，对重症患者而言，保护肠屏障功能的意义更是重大。基于此，本节就 AGI 状态下肠黏膜屏障的受损机制、胃肠道功能障碍的临床特点、AGI 损伤的分级与处理等方面做一简单的综述，以期为临床防治 AGI 提供参考。

一、急性胃肠损伤状态下肠黏膜屏障的受损机制

过去人们对胃肠道功能的认识仅限于消化和吸收。20 世纪 80 年代后，人们逐渐认识到了肠道黏膜屏障的重要性。肠道作为食物消化和吸收的场所，拥有巨大的吸收面积，需直面大量的"异物"，面对大量的细菌和毒素以及各种各样的抗原，因此除了发挥消化吸收的功能外，防止"异物"的入侵也是其一大职责。肠黏膜屏障是防止"异物"入侵的主要保障，屏障功能的受损在肠道菌易位中起着重要的作用。1999 年，黎介寿院士提出了肠黏膜屏障在细菌易位中的重要作用，引起了人们对肠黏膜屏障的重视。肠黏膜屏障包括机械屏障(肠上皮细胞及细胞间紧密连接等)、生物屏障(正常菌群)、化学屏障(胃肠道分泌的胃酸、胆汁、各种消化酶、溶菌酶、黏多糖、糖蛋白和糖脂等)及免疫屏障(肠相关淋巴组和弥散免疫细胞)。目前人们对屏障功能障碍导致细菌或毒素易位的研究多是孤立的，我们认为细菌易位与菌群失调、肠黏膜屏障受损、胃肠道动力障碍以及宿主免疫防御功能受损的共同作用有关。

二、急性胃肠功能障碍的临床表现

肠道最主要的作用是消化吸收水和营养物质,肠道还是体内最大的淋巴器官,同时也具有阻止机体对肠腔内细菌及其产物异常吸收的屏障作用。法国的一个多中心研究表明,几乎所有重症患者都存在不同程度的腹胀、肠鸣音减弱或排便困难,40%的重症监护治疗病房(ICU)患者表现为腹泻或对肠内营养不耐受,16%的患者表现为便秘,2/3左右的ICU患者发生胃肠动力障碍。2012年ESICM腹部疾病工作组提出了AGI的概念,其中提到在急性胃肠功能障碍时,主要的胃肠道症状有以下几种。①呕吐与返流:任何可视的胃内容物反流,无论呕吐物量的多少。②胃潴留:单次胃液回抽超过200 ml定义为大量胃潴留,欧洲腹部疾病工作组(Working Group on Abdominal Problems,WGAP)仍将24小时残留总量超过1 000 ml作为异常胃排空的一项指征。③腹泻:每天3次以上稀水样便,便量>200~250 g/d(或>250 ml/d),建议在ICU中,将其分为疾病相关性、药物相关性、食物/喂养相关性腹泻。④消化道出血:任何进入胃肠道内腔的出血,经呕吐液、胃内容物或粪便等标本隐血试验证实。⑤下消化道瘫痪(麻痹性肠梗阻):在没有机械性梗阻的情况下,至少3天肛门停止排便,肠鸣音存在或消失。⑥异常肠鸣音:减弱、消失或者亢进。⑦肠管扩张:腹部平片或CT显示结肠直径超过6 cm(盲肠超过9 cm)或小肠直径超过3 cm。⑧喂养不耐受综合征(feeding intolerance syndrome,FIS):连续肠内营养72小时未达到20 kcal/(kg·d)的营养需求目标,或者由于任何临床原因需要中止肠内营养的。

三、急性胃肠损伤的分级与临床处理

欧洲危重病学会(2012)AGI共识对AGI严重程度进行了分级,给出了举例说明及处理意见。具体如下。

1. AGI Ⅰ级(存在胃肠道功能障碍或衰竭的危险因素)·有明确病因、暂时的、胃肠道功能部分受损。举例:腹部术后恶心呕吐及肠鸣音消失;休克早期肠动力减弱。处理:整体情况在逐渐改善,除了静脉给予足够的液体外,不需针对胃肠道症状给予特殊的干预措施。建议损伤后24~48小时尽早给予肠内营养;尽可能减少损伤胃肠动力的药物(如儿茶酚胺、阿片类药物)。

2. AGI Ⅱ级(胃肠功能障碍)·胃肠道不具备完整的消化和吸收功能,无法满足机体对营养物质和水的需求。胃肠功能障碍未影响患者一般状况。举例:胃轻瘫伴有大量胃潴留或返流、下消化道麻痹、腹泻、腹腔内高压(intra-abdominal hyper tension,IAH)Ⅰ级[腹腔内压力(intra-abdominal pressure,IAP)12~15 mmHg]、胃内容物或粪便中可见出血、食物不耐受(尝试肠内营养途径72小时未达到20 kcal/kg BW/d目标)。处理:需采取一定的治疗措施,防止进展为胃肠功能衰竭。处理措施:腹腔内高压的治疗;恢复胃肠道功能如应用促动力药物;给予肠内营养;如果发生大量胃潴留或返流,可尝试给予少量的肠内营养;胃轻瘫患者,当促动力药无效时,考虑给予幽门后营养。

3. AGI Ⅲ级(胃肠功能衰竭)·给予干预处理后,胃肠功能仍不能恢复,患者一般状况没有改善。举例：持续食物不耐受——大量胃潴留、持续胃肠道麻痹、肠管扩张、腹腔内高压进展至Ⅱ级（腹腔内压 15～20 mmHg）、腹腔灌注压（abdominal perfusion pressure，APP）下降（<60 mmHg）。处理：监测和处理腹腔内高压。排除其他腹腔疾病，如胆囊炎、腹膜炎、肠道缺血。尽早停用导致胃肠道麻痹的药物。避免给予早期的肠外营养（住 ICU 前 7 天）以降低院内感染发生率。需常规尝试性给予少量的肠内营养。

4. AGI Ⅳ级（胃肠功能衰竭伴有远隔器官功能障碍） AGI 逐步进展，MODS 和休克进行性性恶化，随时有生命危险。举例：肠道缺血坏死、导致失血性休克的胃肠道出血、需要积极减压的腹腔间隔室综合征（abdominal compartment syndrome，ACS）。处理：保守治疗无效，需要急诊剖腹手术或其他急救处理（如结肠镜减压）。

第二节　重症患者营养状态评估与支持

危重症患者常面临能量摄取与利用障碍，严重影响疾病转归及预后。因此，营养支持治疗已成为危重症患者的主要治疗手段之一。对患者进行全面的营养评估、计算能量需求、选择个体化的营养支持方式，制订标准的营养支持治疗流程，可以有效降低疾病的严重程度，改善患者预后，也是重症营养发展的首要目标。近 30 年随着分子生物学的不断发展进步，营养物质在维持机体平衡方面的作用被日益认知，危重症患者的全身炎症反应、器官功能异常等因素均会导致能量摄取与利用障碍，调查结果显示，ICU 中营养不良的发生率为 38%～78%，与不良预后独立相关。因此，传统上被认为起辅助作用的"营养支持"已经演变为"营养支持疗法"，成为危重症患者的基础治疗之一。大量的临床研究使营养治疗的原则得以不断完善，营养制剂的种类也越来越丰富，合理规范地对重症患者进行营养支持治疗，可以有效降低疾病的严重程度，改善患者预后，也是重症科医师必须掌握的专业技能。营养配方的选择也经历着不断完善和改进的过程。营养支持治疗除了满足患者对宏观营养素的需求，还要避免新陈代谢对疾病的不利影响，减少细胞的氧化损伤，调节免疫反应、精细控制血糖以及促进肠道功能的恢复都是目前营养支持治疗研究的重点。

一、营养评估

应用营养风险筛查工具是对重症患者进行营养评估的重要一步，也是营养治疗的第一步，早发现、早干预，营养支持疗法的实施才有价值，评估工具的不断改进也将逐步提高其临床适用性，为营养筛查的普及奠定基础。营养评估除了营养风险筛查以外，还包含了所患合并症、胃肠道功能及误吸风险的综合评估。但危重症患者病理生理过程复杂，我们仍缺乏准确的营养评价指标及方法。实验室检查中的血清蛋白标志物并不能准确地反映重症患者的营养状态，而 C 反应蛋白以及白细胞介素等炎症指标对营养状况的评估价值仍有待进一步研究证实。床旁超声作为一项新的检查方法，可以通过检查胃内液体、液固混合物的排空来评价胃肠道的运动功能,间接评估消化道对营养的耐受情况,超声还可以测量骨骼肌的厚度和横截面积,间接评价患者的营养风险。相对于 CT 而言,超声没有放射性损伤且价格低廉,便于重症患者床旁检查,可以作为营养评估及动态监测的新手段。在此详细介绍 NRS 2002 与 NUTRIC 评分量表。

1. NRS 2002 营养风险筛查工具 · 2002 年欧洲肠内肠外营养学会(European Society for Clinical Nutrition and Metabolism,ESPEN)制定了 NRS 2002 营养风险筛查工具(nutrition risk screening,NRS),结合了患者的营养状况和疾病严重程度,以发现高营养风险的患者,为营养支持治疗的开启提供了依据。但目前在临床的应用仍不够广泛。

2. NUTRIC 评分量表 · 2011 年颁布的重症营养风险评分(the nutrition risk in critically ill,NUTRIC)则是运用了多元回归的方法纳入了影响营养状况和预后的关键指标,在临床研究的基础上不断改良,与主观综合性营养评估(SGA)一起被认为对重症患者的营养评估有重要意义。

二、营养支持治疗

同其他治疗方式相同,营养支持治疗也逐渐趋于个体化,为每一个重症患者制订个体化的营养支持方案是对临床医师的考验,也是目前医院亟待提高的问题。对患者进行全面的营养评估是个体化治疗的第一步,高营养风险的患者应在入院后 24~48 小时内即启动营养支持,如果没有明显禁忌首先要考虑肠内营养。营养评估为我们启动营养治疗提供了大体的方向,个体化的支持方案则是营养治疗的主体。

1. 营养能量供应 · 利用间接测热法来计算患者的能量需求是较为准确的,但实施困难,因而临床上较常用的仍是根据患者的体重利用公式计算基本能量需求,不能忽视重症患者的液体潴留问题,还要结合临床经验合理计算能量需求,同时营养支持的量和效果可能也取决于患者的基础营养水平。与普通患者不同的是,危重症患者因为应激或炎症反应导致营养吸收和利用障碍,早期足量的营养供应可能会增加患者的负担而不利于疾病恢复,因此滋养型喂养方式应运而生。滋养型肠道喂养是指每天给予 10~20 kcal/kg 或不超过 500 kcal 热量,可以减少胃肠不耐受的发生,逐渐在 1 周后达到目标量的 80% 是最优的方案。但也需要根据患者的实际情况来确定,高营养风险的重症患者(如外伤、手术或烧伤)则需要早期给予充足的营养,达到目标喂养量的时间需提前至 2~3 天。危重症患者大量消耗蛋白质,对蛋白质的需求明显高于对能量的需求,因此应保证充足的蛋白质摄入,虽然目前尚缺乏高质量的关于最佳能量及蛋白质供应的临床研究,但相对低热量搭配早期充足的蛋白质[2 g/(kg·d)]被证明对重症患者是有益的。

2. 营养制剂配方 · 重症患者多存在严重感染、水电解质紊乱、消化功能障碍等多种并发症,特殊的营养配方可能对疾病的发展有一定影响。目前临床上提倡危重症患者应用鼻饲泵持久少量给予肠内营养,有利于减少相关并发症的产生,但仍缺乏高质量的研究支持,间歇大剂量给予肠内营养的方式更加便捷且成本较低,更适合大部分使用胃管的稳定患者。肠外营养作为肠内营养不可行或不足以维持基本能量需求时的补充营养支持治疗方式,在我国的应用率偏高且不规范。因此,在临床应用时需要严格把握其适应证,注意监测血糖及各种电解质水平,在肠道功能恢复后尽早减少肠外营养支持力度并恢复肠内营养支持。

3. 营养耐受性监测·营养支持治疗的方案并不是一成不变的,要根据患者的耐受性、并发症的出现以及营养状况的恢复情况逐步调整改进,因而治疗中的评估与监测也是个体化治疗的重要部分。不能耐受肠内营养且供能明显不足的高营养风险患者应及时给予肠外营养,当消化功能恢复后,逐步增加肠内营养并减少肠外营养。对于喂养过程中出现的并发症也要积极予以处理,通过寻找病原,调整营养支持配方、喂养速度以及喂养途径,大多能取得较好效果。

三、营养支持的流程

个体化的营养支持疗法是使患者得到最大获益的根本。因此,制订标准化的营养支持治疗流程至关重要,医护人员对肠内营养的了解程度,是否有专业的营养师以及肠内营养的具体方案直接影响着营养支持治疗的效果,是否可以改善患者预后,同时并不会增加医疗费用。目前国内已有一些重症喂养流程的草案,主要包括重症患者的营养风险及消化道耐受性评估、肠内营养支持的具体流程以及并发症的处理,具有一定的参考价值(如图 8-1 所示为 2018 年专家共识发布的肠内营养流程化管理方式)。

第三节 重症患者肠内营养耐受性评估

早期肠内营养(early enteral nutrition,EEN)目前被外科和危重病医学领域广泛接受并普遍采用,但严重创伤、休克及外科手术等危重患者对肠内营养难以耐受,极少数患者甚至会发生非梗阻性肠坏死。据调查,内科患者早期能耐受全肠道营养者不到 50%。超过 60% 的 ICU 患者遭受胃肠道的不耐受或胃肠动力紊乱的影响,迫使肠内营养暂时中断。对于危重患者,准确判断 EEN 时机较困难且 EEN 失败的比例较高,而临床上缺乏 EEN 耐受性的客观评价指标。因此,在危重症患者救治中,护理人员应加强对肠内营养的监测,找出肠内营养耐受性的客观评价指标,积极预防和治疗肠内营养不耐受。

一、评估是否存在肠内营养禁忌证

当存在以下情况时,不能实施肠内营养。循环系统:①未控制的休克。②未控制的低氧血症与酸中毒。消化系统:①活动性上消化道出血。②胃残余量>500 ml/6 h。③肠缺血与肠梗阻。④ACS。⑤无远端喂养通道的高流量肠瘘。

二、评估肠内营养耐受性

1. 临床症状观察·肠内营养的不耐受是多种因素作用的结果。临床上,患者发生肠内营

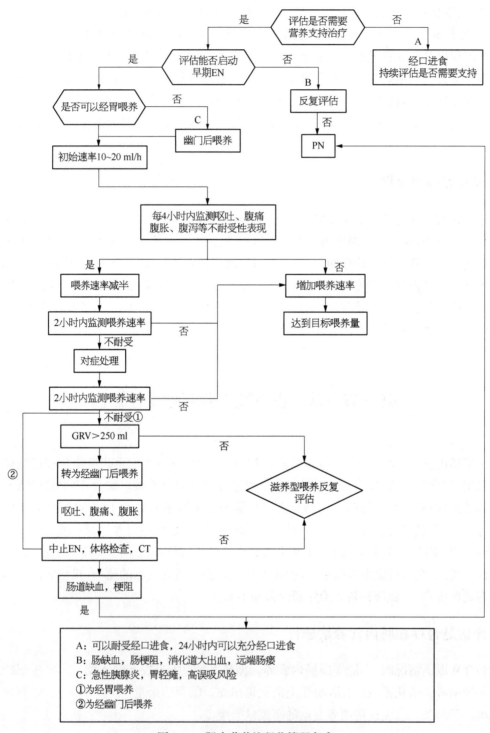

图 8-1　肠内营养流程化管理方式

养不耐受时可在原有疾病基础上出现恶心、腹痛、腹胀、腹泻或便秘、应激性溃疡(SU)和胃肠道大出血、肛门排便排气停止和(或)减少等症状。但上述症状的表现状况需以患者的感受和表达为主,而危重症患者对恶心、腹痛、腹胀等不适的反应水平降低,同时其表达与沟通能力下降。因此,以临床症状作为判断危重症患者肠内营养耐受性的依据,其准确性与可靠性受到制约。

2. **胃残余量监测** · 发生肠内营养不耐受的患者可出现高的胃残余量、鼻胃管反流量的增加、呕吐、肠鸣音减弱或消失以及中毒性肠麻痹等表现。胃残余量监测(gastric residual volume,GRV)是目前较多采用的评价肠内营养可行性的方法,但标准并不相同。欧洲危重病学会(2012)AGI 共识指出:当胃残留超过 200 ml 时,需进行仔细的临床评估,但是仅仅单次残留量在 200~500 ml 时不应该擅自停止肠内营养。尽管缺乏科学依据,欧洲危重病学会腹部疾病工作组将 24 小时残留量超过 1 000 ml 作为异常胃排空的一项指征,需要给予特殊的关注。

3. **腹腔压力监测** · 由于 IAP 增高可能导致横膈上抬而影响肺的功能,也可能压迫肾血管而影响肾功能、减少尿量,甚至可能压迫下腔静脉,使其血液回流障碍而影响血流动力学的稳定,故应经常、反复测量 IAP。采用膀胱测压法间接反映 IAP 较方便和准确,是目前临床较常用的方法。当 IAP 增高时,不当的肠内营养将增加腹腔内容物而进一步增高 IAP,故应谨慎实施肠内营养并根据 IAP 的动态变化及时调整肠内营养方案。我们建议至少每 4 小时监测 1 次 IAP。在 IAP 12~15 mmHg 时可以继续进行常规肠内营养;IAP 16~20 mmHg 时应采用滋养型喂养;当 IAP>20 mmHg 时则应暂停肠内营养。

4. **胃肠动力功能检查** · 该检查是反映胃肠动力学特性的胃肠运动生理参数检测及结果分析,已成为胃肠动力障碍性疾病的重要诊断方法,但是否可作为肠内营养耐受性的评估方法则有待进一步研究。B 超是一种历史悠久、技术成熟的辅助检查方法,操作简单,实用性强,无放射性,目前主要用于功能性胃肠病患者的胃动力观察。B 超测定胃窦运动指数(motility index,MI)可用于判断危重症患者的胃动力,并且 MI 与输注肠内营养液的速度有一定关系。研究结果表明,改良 B 超胃窦单切面法检测的 MI,可作为评价危重症患者肠内营养实施可行性的客观指标,从而更客观地指导肠内营养安全、有效地实施。通过 MI 指导,能缩短达到全肠道营养的时间、减少患者肠内营养不耐受的发生率,降低肺部感染的发生率。

5. **胃肠激素检测** · 胃肠激素与胃酸调节和胃肠运动功能密切相关。促胃动素(motilin,MTL)主要是由小肠内巨噬细胞分泌的一种胃肠道激素,具有强烈刺激消化道机械运动的作用,发挥生理作用时可引发消化期间移行性运动复合波,起到肠道清道夫的作用,过高的 MTL 水平可导致胃肠平滑肌痉挛、胃残留量增加进而出现腹胀、恶心呕吐等胃肠道症状。

6. **肠屏障功能检测** · 血浆二胺氧化酶(diamine oxidase,DAO)是所有哺乳动物肠黏膜上层绒毛细胞中具有高度活性的内切酶,在其他组织中含量少、活性低,肠黏膜细胞受损后导致该酶在外周血中的浓度升高。有研究表明,血浆 DAO 可用于肠道黏膜屏障功能的检测。

三、评估重症患者血流动力学情况

对于血流动力学基本稳定、无肠内营养禁忌证的重症患者,应尽早启动肠内营养。包括颅脑创伤、脊髓损伤、缺血性或出血性脑卒中、体外膜氧合(ECMO)应用、俯卧位通气、重症急性胰腺炎、消化道手术后、腹部主动脉术后、腹部创伤、腹腔开放、烧伤、使用神经肌肉阻滞剂的患者。然而存在以下情况的患者需延迟肠内营养治疗：难治性休克或组织灌注不足、难治性低氧血症、高碳酸血症或酸中毒、明显的肠缺血或梗阻、未放置满意肠内营养管的高位消化道瘘、ACS、活动性上消化道出血等。需要注意的是，对于存在腹泻、无肠鸣音甚至存在胃潴留的患者，仍建议实施早期肠内营养；对于肠缺血显著的重症患者，建议腹内高压但无 ACS 的患者实施 EEN，而对 ACS 重症患者实行延迟肠内营养（delayed enteral nutrition，DEN）。

对于血流动力学不稳定的患者，应在液体复苏完成、血流动力学基本稳定后尽早启动肠内营养。研究表明，应用小剂量血管活性药物的重症患者，接受 EEN 者比接受 DEN 者的病死率及住院总病死率均降低。针对脓毒性休克患者，在复苏完成、血流动力学基本稳定，综合评估病情后，包括：灌注压达标、血管活性药物剂量稳定（小剂量、剂量不增加或正在撤除）、乳酸水平及代谢性酸中毒水平稳定或下降、平均动脉压（MAP）≥65 mmHg（1 mmHg＝0.133 kPa），尽早开始低剂量肠内营养，患者预后更佳。需要注意的是，若出现下述情况则应采用 DEN：如低血压（MAP<50 mmHg）、开始需应用儿茶酚胺类药物、逐步增加血管活性药物剂量才能维持血流动力学稳定的患者。

第四节 腹 腔 高 压

腹内高压（intra-abdominal hypertension，IAH）及腹腔间隔室综合征是多种内外科危重疾病的高危并发症，由于其发病隐匿，易被忽视，危害严重，病死率高，逐渐引起国内外众多学者的高度重视。世界腹腔间隔室综合征协会（World Society of the Abdominal Compartment Syndrome，WSACS）分别于 2006 年和 2007 年发布关于 IAH 和 ACS 的专家共识和诊疗指南并于 2013 年进行了更新。本节将着重介绍腹腔高压的相关概念、高危因素、病理生理变化、监测。

一、腹腔内高压的相关概念

腹腔内高压指腹腔内的稳态压力，正常情况下为零或接近零，成人危重症患者的 IAP 为 5～7 mmHg。但在某些病理状态下，腹内压会持续升高，达到一定程度（持续或反复的 IAP 病理性升高≥12 mmHg）后对人体各器官功能产生不良影响，此时称之为 IAH。IAP 持续升高超过 20 mmHg（伴或不伴腹腔灌注压<60 mmHg），合并新发的器官功能障碍或器官功能衰竭，称之为 ACS，后者在临床上表现为严重腹胀、通气障碍、难治性高碳酸血症、肾功能障碍等。如果得不到及时处理，患者很快就会死亡。腹内压的分级：Ⅰ级：IAP 12～15 mmHg；Ⅱ级：IAP 16～20 mmHg；Ⅲ级：IAP 21～25 mmHg；Ⅳ级：IAP>25 mmHg。

二、腹腔高压的高危因素

1. 腹壁顺应性下降·包括肥胖、腹部外伤、严重烧伤、俯卧位。

2. 腹部空腔器官内容物增加·胃轻瘫、胃扩张、幽门梗阻、机械性或麻痹性肠梗阻。

3. 腹膜腔内容物增加·包括腹腔出血/积液/气腹、腹腔感染/脓肿形成、腹腔(腹膜后)肿瘤、腹腔镜注气压力过大,腹膜透析。

4. 其他方面·包括菌血症、凝血病、巨大切口疝修补术、机械通气、肥胖、呼气末正压(PEEP)>10 cmH$_2$O、腹膜炎、休克等。

三、腹腔高压的病理生理变化

1. 腹壁病理生理变化·腹内压升高可以引起腹壁血流下降,导致腹壁组织缺氧,进而会造成切口愈合不良,甚至裂开、切口感染等。

2. 呼吸循环功能的病理生理变化·腹内压升高造成膈肌抬高,胸腔压力升高,肺通气量下降,气道压峰值增加,心排出量(CO)下降。导致 CO 下降的原因有下腔静脉受压,回心血量减少,胸腔压力升高造成的心充盈压升高,顺应性下降等。腹内压升高的患者,可出现肺毛细血管楔压(pulmonary capillary wedge pressure,PCWP)、中心静脉压(CVP)、平均毛细血管压升高,CO 下降、心率增加、代谢性酸中毒等。

3. 肾功能的病理生理变化·腹内压升高可引起少尿,甚至无尿。研究发现:当腹内压增至 20 mmHg 时,有 69% 的患者血清肌酐升到 115 μmol/L。还有人发现肝硬化合并腹水的患者,抽出腹水,减轻腹腔压力可以改善肾功能。有研究表明,即使在全身血压正常时,腹内压升高也会导致少尿。一般认为导致少尿的原因不是由于全身血压下降,而是由于肾或肾静脉受压,肾血流下降,肾血管阻力增加,抗利尿激素分泌增多。同时腹内压升高时,肾素-血管紧张素醛固酮分泌增加也会引起少尿。

4. 脑的病理生理变化·近几年人们发现腹内压升高可引起颅内压(ICP)升高,脑血灌注压下降。当腹内压达到 25 mmHg 时,就可造成显著的 ICP 升高。关于机制,有人认为是由于颅内静脉血流回流受阻,脑内血管扩张,心排出量下降所致。ICP 升高,脑血灌注压下降进一步会对神经系统造成伤害,引发更严重的后果。

5. 腹内脏器的病理生理变化·早期人们就在动物实验中发现,腹内压升高可引起腹内脏器血流下降,如肠黏膜血流下降、肝血流下降、胃黏膜 pH 降低。

四、腹腔高压的测压方法

测压的方法有 2 种,其中直接测压法是直接置管于腹腔内,然后连接压力传感器,或在腹腔镜手术中通过气腹机对腹压进行连续监测;间接测压法是通过测量下腔静脉压力、胃内压力及膀胱内压来间接反映腹腔内压力。其中膀胱测压法简单准确,作为测定腹腔内压力的客观指标已被大家接受。测量的方法很简单,第一种:患者仰卧位,断开集尿袋与导尿管的连接,使尿管内尿液排至集尿袋并夹闭尿管;将 20 ml 生理盐水注入膀胱内,等待 15 秒后,以耻骨联合为零平面,提起导尿管,水柱高度即为腹腔内压力(1 cmH$_2$O=0.098 kPa)。第二种:WSACS 标准测定法。在患者 WSACS 推荐标准测定方法:患者仰卧位,将压力传感器平腋中线调零,导尿管内注入 25 ml 生理盐水灌注量(20 kg 以下儿童 1 ml/kg),停留 30~

60秒,使膀胱括约肌松弛,无主动腹肌收缩,呼气末测量[压力单位 mmHg(1 mmHg=0.133 kPa)]。

五、腹内高压症治疗与护理

1. 治疗手段·当腹内压Ⅰ级时一般不需处理;对于Ⅱ级患者则需根据临床具体情况而定,若出现少尿、无尿、缺氧、气道压升高时,需进行严密监测;Ⅲ级一般需要手术减压;Ⅳ级则需立即行腹腔减压术。具体的处理流程参见图8-2、图8-3。

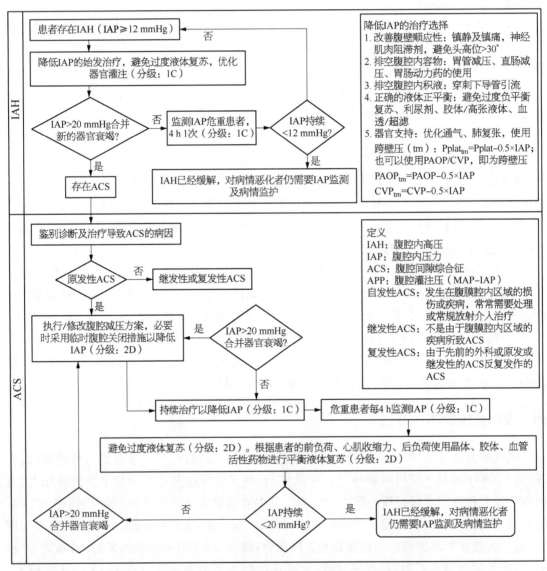

图8-2 2013版 IAH/ACS 的处理步骤

Pplat 为气道平台压,PAOP 为肺动脉阻塞压,CVP 为中心静脉压,MAP 为平均动脉压;1 mmHg=0.133 kPa

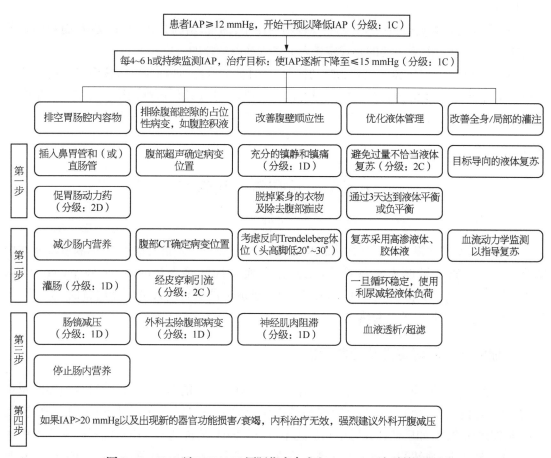

图 8-3　2013 版 IAH/ACS 国际指南中成人 IAH/ACS 内科处理流程

IAH 为腹腔内高压,ACS 为腹腔间隙综合征,IAP 为腹腔内压力;1 mmHg＝0.133 kPa;内科处理流程的选择与患者 IAH/ACS 的病因和临床表现密切相关,对所有患者实施干预措施之前都需要进行仔细的评估,干预措施应该逐级上升直到患者 IAP 下降为止,如果患者对某一干预措施无反应,处理应逐步升级

2. 护理对策

(1)病情观察:密切观察体温、脉搏、血压、呼吸、尿量、CVP、动脉血二氧化碳分压及血乳酸值,根据医嘱进行相应处理。动态了解有无腹肌紧张、压痛程度及范围,腹痛进行性加重、持续性呕吐和明显腹胀,均提示病情恶化,应立即报告医师,及时协助患者清除呕吐物,注意防止发生急性胰腺炎(acute pancreatitis,AP)。

(2)营养支持:IAP 增高时胃肠系统功能会减低,特别是合并腹部损伤者,先给患者全胃肠外营养,按医嘱予一定浓度的氨基酸、脂肪乳、葡萄糖、电解质、维生素配制的营养液,由中心静脉导管输入。全静脉营养在使用前应对患者作全面观察和实施量检测,每天注意出入量,注意全身反应和血常规、电解质、血糖、血浆蛋白、尿酮体等情况。要根据患者体内代谢情况动态调整营养液配方。严格无菌操作,做中心静脉插管护理,插入鼻胃管,以防止 IAP 进一步增高;若有消化道出血时,应禁食,应用胃黏膜保护药物,留置胃管或肛管使胃肠内淤血尽早排除,以减轻胃肠胀气。

（3）药物治疗的观察和护理：要熟知药物的作用、剂量、给药方式、不良反应,而且还要了解药物间的交叉作用,更主要的是观察患者对各种药物治疗的反应。

（4）饮食护理：经常监测患者肠蠕动情形,适时鼻饲或经口摄取液体,按患者的情况渐进至摄取半流质、软饭至固体食物。尊重患者饮食习惯,对于不违反原则的饮食习惯应尽量予以满足,想办法刺激患者食欲,鼓励多进食,增加机体抵抗力,预防肠道细菌移位。

第五节　重症急性胰腺炎

随着生活水平的提高和饮食结构的改变,尤其是饮酒量和高脂饮食的增加,胰腺疾病在全球范围内的发病率呈逐年增高趋势,尤其是重症急性胰腺炎（severe acute pancreatitis, SAP）,发病快、病情复杂、并发症多变,死亡率高,已成为严重影响人类生命健康的"杀手",也是我国外科临床工作的难点和热点。

一、重症胰腺炎最新定义及诊断标准

SAP 占急性胰腺炎的 5％～10％,伴有持续（＞48 小时）的器官功能衰竭,是一种危及生命的疾病,院内病死率约为 15％。胰腺和胰周坏死的感染与器官衰竭是 SAP 的主要特征。SAP 早期病死率高,如后期合并感染则病死率更高。SAP 的诊断至少应该满足以下 3 项中的 2 项：①上腹疼痛、血清淀粉酶水平升高 3 倍以上。②CT 或 MRI 有急性胰腺炎的变化,同时有胰周广泛渗出和（或）胰腺坏死、胰腺脓肿改变。③器官功能衰竭。

二、重症胰腺炎治疗策略

急性胰腺炎诊治指南（2014）、临床实践指南（2016）：急性胰腺炎的处理、浙江省重症急性胰腺炎诊治专家共识（2017 年）、《2019 年世界急诊外科学会重症急性胰腺炎诊治共识》（摘译）等内容涉及 SAP 的诊断、风险评估和治疗。其中,SAP 患者的治疗建议如下。

（一）非手术治疗

1. 一般治疗·包括禁食、胃肠减压,药物治疗包括解痉、镇痛、蛋白酶抑制剂和胰酶抑制治疗,如生长抑素及其类似物。

2. 液体复苏及重症监护治疗·液体复苏、维持水电解质平衡和加强监护治疗是早期治疗的重点。复苏液首选乳酸林格液,对于需要快速复苏的患者可适量选用代血浆制剂。扩容治疗需避免液体复苏不足或过度,可通过动态监测 CVP 或 PWCP、心率、血压、尿量、血细胞比容（hematocrit，HCT）及静脉血氧饱和度（SvO_2）等作为指导。

3. 器官功能的维护治疗

（1）针对呼吸衰竭的治疗：给予鼻导管或面罩吸氧,维持氧饱和度在 95％以上,动态监测血气分析结果,必要时应用机械通气。

（2）针对急性肾功能衰竭的治疗：早期预防急性肾功能衰竭的方法主要是容量复苏等支持治疗,稳定血流动力学;治疗急性肾功能衰竭主要采用连续性肾脏替代疗法（CRRT）。

（3）其他器官功能的支持：如出现肝功能异常时可予以保肝药物,急性胃黏膜损伤需应用质子泵抑制剂或 H_2 受体拮抗剂。

4. **营养支持** · 肠功能恢复前,可酌情选用肠外营养;一旦肠功能恢复,就要尽早进行肠内营养。采用鼻空肠管或鼻胃管输注法,注意营养制剂的配方、温度、浓度和输注速度,依据耐受情况进行调整。

5. **抗生素应用** · AP 患者不推荐静脉使用抗生素以预防感染。针对部分易感人群（如胆道梗阻、高龄、免疫低下等）可能发生的肠源性细菌易位,可选择喹诺酮类、头孢菌素、碳青霉烯类及甲硝唑等预防感染。

6. **中药治疗** · 可以使用中医中药治疗以促进胃肠功能恢复及胰腺炎症的吸收,包括理气攻下的中药内服、外敷或灌肠等。

7. **ACS 的治疗** · 中重症急性胰腺炎（moderately severe acute pancreatitis，MSAP）或 SAP 患者可合并 ACS,当 IAP＞20 mmHg 时常伴有新发器官功能衰竭,因而成为 MSAP 或 SAP 死亡的重要原因之一。测定 IAP 简便、实用的方法是经导尿管膀胱测压法,ACS 的治疗原则是及时采用有效的措施缓解腹内压,包括胃肠道减压及导泻、镇痛镇静、使用肌松剂及床边血滤减轻组织水肿,B 超或 CT 引导下腹腔内与腹膜后引流减轻腹腔压力。

（二）手术治疗

1. **胰腺或胰周感染性坏死的手术指征及时机** · 临床上出现脓毒血症,CT 检查出现气泡征,细针穿刺抽吸物涂片或培养找到细菌或真菌者,可诊断为感染性坏死,需考虑手术治疗。手术治疗应遵循延期原则,一旦判断坏死感染可立即行针对性抗生素治疗,严密观察抗感染的疗效,稳定者可延缓手术。B 超或 CT 导向下经皮穿刺引流（percutaneous catheter drainage，PCD）胰腺或胰周感染的脓液,缓解中毒症状,可作为手术前的过渡治疗。有研究结果表明,早期手术治疗显著增加了手术次数、术后并发症发生率及病死率。

2. **胰腺和胰周感染性坏死的手术方式、胰腺感染性坏死的手术方式** · 可分为 PCD、内镜、微创手术和开放手术。微创手术主要包括小切口手术、视频辅助手术（腹腔镜、肾镜等）。开放手术包括经腹或经腹膜后途径的胰腺坏死组织清除并置管引流。对于有胆道结石患者,可考虑加做胆囊切除或胆总管切开取石,建议术中放置空肠营养管。胰腺感染性坏死病情复杂多样,各种手术方式须遵循个体化原则单独或联合应用。

3. **局部并发症的治疗原则**

（1）急性胰周液体积聚（acute peripancreatic fluid collection，APFC）和急性坏死物积聚（acute necrotic collection，ANC）：无症状者无需手术治疗;症状明显,出现胃肠道压迫症状,影响肠内营养或进食者,或继发感染者,可在 B 超或 CT 引导下行 PCD 治疗,感染或压迫症状若不缓解则需进一步手术处理。

（2）包裹性坏死（walled-offnecrosis，WON）：无菌性 WON 原则上不手术治疗,随访观察；发生感染时，可行 PCD 或手术治疗。

（3）胰腺假性囊肿：继发感染者治疗与 WON 相同，无症状，不作处理，随访观察；若体积增大出现压迫症状则需外科治疗。外科治疗方法以内引流手术为主，内引流手术可在腹腔镜下手术或开腹手术。

三、ICU 监测和护理重点

急性重症胰腺炎是临床常见急腹症，具有起病急、病情发展快的特点，可严重威胁患者生命。急性重症胰腺炎易引发多种并发症，如胰腺组织感染、全身炎症反应综合征，患者可因脏器衰竭而死亡。及时有效的治疗和护理是挽救患者生命、改善预后的重要保障，具体关注内容如下。

1. 液体复苏护理·循证支持，低血压或休克 ASP 的患者可突然出现休克发生猝死或在发生并发症时出现。这是有效血容量不足，缓激肽类致周围血管扩张，引起水肿和休克。在发病期间绝对卧床休息，取舒适体位。保暖，吸氧。迅速建立静脉通道，必要时静脉切开。按医嘱输入液体，血浆或全血，补充血容量。同时注意有无 DIC 发生，遵医嘱及时准确的进行药物治疗。给予患者心理安慰，避免患者紧张导致病情加重。

2. 胃肠减压管的护理·循证支持，ASP 的患者禁食、胃肠减压是使胰腺处于休息状态的基本措施。可减少胰分泌素和胆囊收缩素、促胰酶素的分泌，减少胰腺外分泌、胃滞留和腹胀等问题。减压管妥善固定，确保在位，保持负压，保持引流的通畅，防止管扭曲受压，发现阻塞可用生理盐水冲洗，若胃管内注药物，注射后需夹管 0.5～1 小时，观察引流液的量、颜色，若出现大量咖啡色液体，应汇报医师。

3. 疼痛护理·循证支持，ASP 的腹痛多为刀割样剧痛，一般的镇痛方法难以缓解，是由于腹腔内渗出液的刺激和腹膜后出血引起的麻痹性肠梗阻所致的肠道积气积液所引起的腹痛。阿片类药物能安全和有效的控制疼痛。但要注意呼吸抑制问题。注意观察腹部情况，观察腹痛性质、范围、持续时间，如出现腹痛加剧、明显腹胀、高热、反跳痛等情况，立即报告医师。同时安慰患者，满足患者的需要，使其避免紧张、恐惧。指导患者减轻腹痛的方法，如松弛疗法、皮肤针刺疗法等。

4. 腹胀护理·每天定时监测腹内压可以预防腹胀主诉的发生，尽早发现 IAH。①定时监测腹内压，及时了解患者腹腔压力的变化，积极对症处理。②必要时遵医嘱给予患者肠动力药，如促动力药物（甲氧氯普胺或红霉素）。③保持大便的通畅，必要时给予灌肠通便。

5. 肠内营养护理·有学者提出，在肠道功能部分恢复后及早实施肠内营养支持，对提高 SAP 患者的生存率有重要意义。目前中国多数学者主张患者入院后 48～72 小时内，如病情稳定、胃肠功能初步恢复、胰腺周围炎性反应消退和血、尿淀粉酶恢复正常，宜开始行肠内营养。患者胃肠道具有一定功能，是肠内营养的基本先决条件。在患者肠内营养期间，护理人员要做好安全标识及警示牌的悬挂以安全防控，做好监测胃残余量、腹腔压监测，为医疗临床诊疗提供客观依据，防止患者目标喂养的不足甚至中断。

第六节　急性消化道出血

消化道出血是指从食管到肛门之间的消化道发生出血，为消化系统常见的病症，轻者可无症状，临床表现多为呕血、黑粪或血便等，伴有贫血及血容量减少，甚至休克，严重者危及生命。此类患者需要进行及时的诊治与急救，通过尽快抢救才能有效降低患者后遗症的发生率，维护患者生命安全。科学的护理干预可以有效控制患者的出血水平，降低其并发症的发生率。

一、急性消化道出血最新定义及诊断标准

消化道出血是临床常见症候群，可由多种疾病所致。消化道是指从食管到肛门的管道，包括食管、胃、十二指肠、空肠、回肠、盲肠、结肠及直肠。上消化道出血是指十二指肠悬韧带（Treitz 韧带，译为屈氏韧带）以上的食管、胃、十二指肠、上段空肠以及胰管和胆管的出血。十二指肠悬韧带以下的肠道出血统称为下消化道出血。随着内镜技术的发展，新名词"中消化道"改变了对消化道的传统分段概念的认识。新定义以十二指肠乳头、回盲瓣为标志，将消化道分为"上消化道"（十二指肠乳头以上）、"中消化道"（十二指肠乳头至回盲瓣）和"下消化道"（盲肠、结、直肠）。消化道出血的诊断主要依靠临床表现，消化道出血有下列 5 种表现方式：①呕血：呕吐红色血液或咖啡样物。②黑便：黑色柏油样便。③便血：直肠排出鲜红色或暗红色血液。④隐性消化道出血：粪便隐血试验阳性，可伴有或不伴有缺铁性贫血。⑤仅有血液丢失或贫血症状：头晕、晕厥、心绞痛或呼吸困难等。这些表现可单独或合并存在。一般将呕血、便血和黑便定义为显性出血，粪便隐血试验阳性定义为隐性出血。

二、急性消化道出血治疗策略

（一）上消化道出血

1. 紧急处理

（1）卧床休息，活动性出血期间禁食。

（2）判断患者的意识状态，意识障碍是判断急性失血严重程度的重要表现之一；观察患者脉搏、血压、毛细血管再充盈时间，判断患者的血流动力学是否稳定。对于出现意识障碍或循环衰竭的患者，应常规采取"OMI"，即吸氧（oxygen，O）、监护（monitoring，M）和建立静脉通路（intravenous，I）的处理。

（3）保持呼吸道通畅，避免呕血时引起窒息或误吸，观察患者的呼吸频率（RR）、呼吸节律是否正常，是否有呼吸窘迫的表现，是否有氧合不良等，必要时实施人工通气支持。

（4）容量复苏：常用的复苏液体包括生理盐水、平衡液、人工胶体和血液制品。通常主张先输入晶体液，在没有控制消化道出血的情况下，应早期使用血液制品。

（5）限制性液体复苏：对于门脉高压食管静脉曲张破裂出血的患者，血容量的恢复要谨

慎,过度输血或输液可能导致继续或再出血。在液体复苏过程中,要避免仅用生理盐水扩容,以免加重或加速腹水或其他血管外液体内的蓄积。

(6) 血管活性药物的使用:在积极补液的前提下,如果患者的血压仍然不能提升到正常水平,为了保证重要脏器的血液灌注,可以适当地选用血管活性药物,以改善重要脏器的血液灌注。

(7) 完善相关检查:快速完善患者血常规、交叉配血试验等相关检查,以做好输血准备。

2. 药物治疗

(1) 抑酸药物:临床常用质子泵抑制剂和 H_2 受体拮抗剂抑制胃酸分泌,提高胃内的 pH。

(2) 生长抑素及其类似物:生长抑素能够减少内脏血流,降低门静脉压力,抑制胃酸和胃蛋白酶分泌,抑制胃肠道及胰腺肽类激素分泌等,是肝硬化急性食管胃底静脉曲张出血的首选药物之一;也被用于急性非静脉曲张出血的治疗。

(3) 促凝血治疗:对血小板缺乏患者,避免使用强化抗血小板治疗;对血友病患者,首先输入凝血因子,同时应用质子泵抑制剂;对凝血功能障碍患者,可输注新鲜冰冻血浆,给予氨甲环酸补充纤维蛋白原,必要时在血栓弹力图监测引导下进行成分输血。

(4) 抗菌药物:肝硬化急性静脉曲张破裂出血者活动性出血时常存在胃黏膜和食管黏膜炎性水肿,预防性使用抗菌药物有于止血,可减少早期再出血及感染,提高生存率。

(5) 血管升压素及其类似药物:包括垂体后叶素、血管升压素、特利加压素等。

3. 局部止血治疗常用方法

(1) 口服止血剂:消化性溃疡的出血是黏膜病变出血,采用血管收缩剂如去甲肾上腺素 8 mg 加于冰盐水 100～200 ml 分次口服,可使出血的小动脉强烈收缩而止血。

(2) 三腔二囊管压迫止血:是药物难以控制的大出血的急救措施,为内镜或介入手术止血创造条件。

4. 急诊内镜检查和治疗 · 内镜检查在上消化道出血的诊断、危险分层及治疗中有重要作用。急性消化道出血的患者应尽早完成内镜检查,而且药物与内镜联合治疗是目前首选的治疗方式。常用治疗方法包括激光光凝、高频电凝、微波、热探头、止血夹止血、局部药物喷洒和局部药物注射。

5. 介入治疗 · 急性大出血无法控制的患者应当及早考虑行介入治疗。选择性胃左动脉、胃十二指肠动脉、脾动脉或胰十二指肠动脉血管造影,针对造影剂外溢或病变部位经血管导管滴注血管升压素或去甲肾上腺素,使小动脉和毛细血管收缩,进而使出血停止。无效者可用明胶海绵栓塞。

(二) 下消化道出血

1. 紧急处理

(1) 少量出血时主要是针对原发疾病的治疗;急性大量出血时建立静脉通道,积极抗休克,补充血容量。

(2) 严密监测患者生命体征,如心率、血压、呼吸、尿量及神志变化,观察黑便情况,定期复查血红蛋白浓度、红细胞计数等。

2. 病因处理

（1）肠息肉及痔疮：前者多在内镜下切除，后者可通过局部药物治疗，注射硬化剂及结扎疗法止血。

（2）血管畸形：小肠、结肠黏膜下静脉和黏膜毛细血管发育不良出血常可自行停止，但再出血率高，可达50%。内镜下高频电凝或离子凝固器烧灼治疗可使黏膜下层小血管残端凝固，是肠血管发育不良的简便、经济和有效方法，适用于病灶较局限的患者。此外，凝血酶保留灌肠有时对左半结肠出血有效。

（3）各种病因的动脉性出血：急诊结肠镜检查如能发现出血病灶，可在内镜下止血。对内镜不能止血的病灶，可行肠系膜上、下动脉血管介入栓塞治疗。生长抑素或奥曲肽静脉滴注有一定作用，可与各种微创手术联合使用。

（4）炎症及免疫性病变：较为常见，如重型溃疡性结肠炎、Crohni病、过敏性紫癜等，常用药物有糖皮质激素、生长抑素或奥曲肽、5-氨基水杨酸类等药物；

（5）手术治疗：不明原因反复大量出血，经内科保守治疗仍出血不止，无论出血病变是否确诊，均需进行紧急手术治疗。

三、ICU 监测和护理重点

消化道出血在临床消化科中比较多见，病情急，通常存在便血、呕血症状，若是救治不及时，极易影响患者机体循环系统，甚至造成失血性休克。临床救治消化道出血过程中，辅以合理有效的护理措施，不仅有助于临床治疗的顺利实施，而且还能够确保患者的安全健康。

1. 病情观察

（1）严密监测患者生命体征，必要时吸氧。持续心电监护，观察心率、血压、呼吸、尿量及意识，及时报告医师并给以相应处理。注意患者有无血压下降、心率增快、出冷汗、意识模糊等，及时发现并及时处理。

（2）对于呕血患者预防窒息是关键，嘱患者平卧位，头偏向一侧，以利口腔内容物及时排出。一旦窒息发生，及时吸出呼吸道内堵塞物，确保呼吸道通畅。

2. 液体复苏护理

（1）应立即建立静脉通道，选择较粗静脉以备输血，最好能留置导管。根据失血的多少在短时间内输入足量液体，以纠正循环血量的不足。对高龄、伴心肺肾疾病患者，应防止液体输入过多，以免引起急性肺水肿。对于急性大量出血者，应尽可能施行CVP监测，以指导液体的输入量。下述征象提示血容量已补足：意识恢复；四肢末端由湿冷、青紫转为温暖、红润，肛温与皮肤温差减小（1℃）；脉搏由较弱转为正常有力，收缩压接近正常，脉压差>30 mmHg；尿量多于30 ml/h；CVP恢复正常。

（2）输入液体时需注意药物配伍禁忌，确保药物安全顺利输入。抑酸制剂如奥美拉唑、兰索拉唑等是消化道出血常用药品，在输注过程中凡是有配伍禁忌，必须在两组液体之间输入0.9%氯化钠注射液或5%葡萄糖注射液，将管路冲洗干净，避免发生变色、浑浊、沉淀等，否则不仅会造成药品浪费，而且还会给患者和家属造成不良心理，引发医患纠纷。及时巡视病房，细致观察输入液体是否有变色、浑浊、沉淀等现象,如有则及时更换液体和输液管路。

(3) 血管活性药:在补足液体的前提下,如血压仍不稳定,可以适当地选用血管活性药物(如多巴胺等)以改善重要脏器的血液灌注。

3. 三腔二囊管护理

(1) 插管后患者要仰卧,牵引间歇期时,头要偏向一侧,吐出咽部分泌物。

(2) 随时注意出血情况,观察记录引流液的量、色、质,抽吸胃液,如果抽出新鲜血液,代表压迫止血效果不好,可以进行适当调整。

(3) 在三腔管放置 24 小时后,每隔 12 小时,就要把食管气囊内的气体放出来。

(4) 置管期间,也要注意口腔护理,给予静脉输液,来保障水和电解质的平衡。

(5) 三腔管放置 3 天左右,如果出血停止 24 小时以上,无出血症状,可考虑拔管,注意不能让患者把痰液吞下,以免造成 AP。

(6) 交班及巡视时注意检查胃管是否通畅,减压装置是否有效,各管道连接是否正确。

4. 饮食护理

(1) 禁食,对于出血停止患者给予营养丰富、易消化无刺激的流质、半流质饮食,然后软食,开始少量多餐,以后改为普食。

(2) 食管胃底静脉曲张破裂出血者禁食,出血停止后,进食高热量、高维生素流食,避免粗糙、坚硬刺激性食物,细嚼慢咽,防止再出血。

(3) 避免上消化道出血的诱因,嘱患者食用营养丰富易消化食物,避免过饥或暴饮暴食,避免粗糙、刺激性食物或过冷、过热、产气多的食物、饮料等。

第七节 应激性溃疡

应激性溃疡是多发性外伤、严重全身性感染、大面积烧伤、休克、多器官功能衰竭等严重应激反应情况下发生的急性胃黏膜病变,是上消化道出血常见原因之一。SU 的病灶有四大特点:①是急性病变,在应激情况下产生。②是多发性的。③病变散布在胃体及胃底含壁细胞的泌酸部位,胃窦部甚为少见,仅在病情发展或恶化时才偶而累及胃窦部。④并不伴高胃酸分泌。因而,预防 SU 是救治危重症患者不可忽视的环节。

一、应激性溃疡最新定义及诊断标准

SU 是指机体在各类严重创伤、危重疾病或严重心理疾病等应激状态下发生的急性胃肠道黏膜糜烂、溃疡等病变,严重者可并发消化道出血甚至穿孔,可使原有疾病的程度加重及恶化,增加病死率。SU 在内镜下可表现为急性胃黏膜病变、急性糜烂性胃炎、急性出血性胃炎、消化道溃疡等。有应激源相关病史及相关危险因素、在原发病后 2 周内出现上消化道出血症状、体征及实验室检查异常,即可拟诊 SU;如内镜检查发现糜烂、溃疡等病变存在,即可确诊 SU。

二、应激性溃疡治疗策略

对于 SU 发生大出血时,由于患者全身情况差,不能耐受手术,加以术后再出血发生率高,所以一般先进行内科治疗,无效时才考虑外科治疗。

(一) 内科治疗

1. 全身治疗 · 去除应激因素,纠正供氧不足,维持水、电解质、酸碱平衡,及早给予营养支持等措施。①立即补液,维持正常的血液循环;必要时输血。②营养支持主要是及早给予肠内营养,在 24~48 小时内,应用配方饮食,从 25 ml/h 增至 100 ml/h。另外还包括预防性应用制酸剂和抗生素的使用以及控制感染等措施。

2. 局部处理 · 放置胃管引流及冲洗或胃管内注入制酶剂,如埃索美拉唑、凝血酶等。可行冰生理盐水或苏打水洗胃,至胃液清亮后为止。胃肠减压、胃管内注入硫酸铝等保护胃十二指肠黏膜,注入 H_2 受体拮抗剂和质子泵抑制剂等。

3. 迅速提高胃内 pH 值 · 使 pH≥6,以促进血小板聚集和防止血栓溶解,创造胃内止血必要的条件,可选用质子泵抑制剂或 H_2 受体拮抗剂进行抑酸治疗(首选质子泵抑制剂针剂,建议使用大剂量质子泵抑制剂)。

4. 对合并有凝血机制障碍的患者 · 可输注血小板悬液、凝血酶原复合物等以及其他纠正凝血机制障碍的药物。

5. 内镜治疗 · 药物治疗后,仍不能控制病情者,若条件许可,应立即进行紧急内镜检查,以明确诊断,进行内镜下止血治疗。

6. 介入治疗 · 可用选择性动脉血管造影、栓塞、注入血管收缩药,如加压素等。

(二) 外科治疗

SU 出血患者中仅 10% 需手术治疗。手术的指征为:①开始就是大出血,快速输血而血压仍不能维持。②持续少量出血或间断出血,24~48 小时输血量达 2~3 L。现在一般采用降胃酸和(或)切除部分黏膜的手术以及胃血管的断流术。前者包括胃大部切除术,迷走神经切断术和迷走神经切断术加部分胃切除术。迷走神经切断术不但能降低胃酸分泌,还能使胃内的动静脉短路开放,减少至胃黏膜的血流。胃血管断流术即将胃的血管除胃短动脉外全部(包括胃左、右动脉及胃网膜左、右动脉)切断结扎。对于术后再出血的患者应尽早再次手术,最好采用近全胃切除或全胃切除术等止血效果可靠的手术,因为这类患者不可能耐受第二次术后出血和第三次止血手术。

三、ICU 监测和护理重点

SU 是一种急性溃疡,可在应激原作用后数小时内出现,是以胃、十二指肠黏膜缺血、糜烂和溃疡为主的病理改变。严重创伤、烧伤、大手术和败血症等患者 SU 的发生率高达 80%~100%,病情越重,发生率越高。因此,对 SU 的高危人群应给予高度重视,尽早实施预防性护理措施,及时发现 SU,提高抢救成功率。

1. **病情观察与监测** · 观察是否有 SU 先兆，如出现意识障碍逐渐加深、眼球浮动或震颤、喉痒、恶心、呃逆、肠鸣音增强、腹胀、体温持续升高、心率加快、外周血象白细胞升高等提示随时有发生 SU 的可能。

（1）密切观察神志、瞳孔、生命体征，尤其是血压、脉搏、心率的变化，有无面色苍白、冷汗、烦躁不安等失血性休克的表现。

（2）观察胃管引流液及呕吐物和大便颜色、量，注意有无出血，准确判断和记录出入量。

（3）必要时留置导尿管，监测每小时尿量。

（4）监测胃液 pH 对 SU 有预警作用。胃液 pH<3.5 时，是出血的危险信号。胃内 pH 测定应适当间隔时间，在开始 24 小时内每小时测 1 次。此后如果 pH 维持在 4 及以上，可减为每 4 小时测 1 次。

（5）注意观察血红蛋白浓度、红细胞计数，若血红蛋白呈进行性下降，应做好输血准备。

（6）大便或胃液潜血试验。

2. **营养支持护理**

（1）肠外营养：SU 出血患者，由于消化道营养受限制，因此，应从静脉补入充足营养，常用营养液有白蛋白、脂肪乳、氨基酸、高渗糖，以维持机体代谢平衡。需长期静脉补充营养者，应给予中心静脉置管，做好中心静脉置管的护理。

（2）肠内营养：①初次鼻饲时应以低浓度等渗液单一成分食物为宜，使患者逐渐适应，防止渗透性腹泻。②限制钠盐的供给，预防高钠血症。③头抬高 30°～35°，防止食物反流，预防误吸等。④早期通过鼻饲行肠内营养者应选择高蛋白、高热量、高维生素流质饮食，如牛奶、豆浆等。⑤饮食温度 37～40 ℃，每次量约 200 ml，每 2 小时一次。⑥每次鼻饲前应抽吸胃液并观察其性状及有无出血，每次鼻饲后注入少量温开水冲洗鼻饲管，以保持胃管通畅，防止食物残渣堵塞胃管。

（3）自主进食：能自主进食者可先给予流质饮食，宜选用米汤、豆浆等碱性食物；再逐渐改为半流质、软食，软食开始时少量多餐、细嚼慢咽，避免粗糙、坚硬、刺激性食物；再转为普食，要限制钠盐的摄入。

3. **出血护理**

（1）出血量评估：以下三点很有实用价值：①大便隐血试验阳性提示每日出血量为 75 ml，出现柏油样便提示出血量在 50～70 ml 以上。②胃内积血量达 250～300 ml 时可引起呕血。③一次出血量不超过 400 ml，一般不会引起全身症状，如超过 1000 ml，临床即出现急性周围循环衰竭的表现。

（2）药物止血：发现出血时立即采取止血措施，静脉给予奥美拉唑或潘托拉唑、立止血、洛赛克等药物；有新鲜出血时还可给予冷生理盐水 100 ml 加去甲肾上腺素 8 mg 注入胃内；给予奥美拉唑 40 mg，每日 2 次，给予凝血酶 1000 u，每日 4～6 次，口服或胃管内注入，连用 3～5 天。研究表明奥美拉唑联合凝血酶治疗危重患者 SU 出血的疗效满意，没有明显的恶心、呕吐及肝、肾损害等不良反应出现。

（3）胃内降温止血：通过胃管以 10～14 ℃的冷盐水反复冲洗胃腔，可达到止血的目的。

4. **介入治疗护理** · 对需要进行介入治疗来止血的患者，术前介绍介入治疗的目的，宣讲介入放射的知识，消除紧张情绪；介入治疗时局部皮肤曝光时间不超过 30 分钟，加强对无关部位的保护;使用戊二醛介入器械消毒液消毒,应保持环境通风、有效换气。本组进行介入治疗者无一例发生皮肤放射损伤和戊二醛中毒过敏。

5. **心理护理** · 已有许多研究表明,无论是实验室诱发的急性应激或生活中急性事件的应激,均可影响机体免疫系统功能,而且机体免疫改变受到多种心理因素的影响。可见危重患者应激反应不仅来自疾病本身,很大程度上受疾病伴随而来的心理反应的影响。所以不可忽视对患者进行心理护理。

第八节　重症监护治疗后家庭肠内营养的实施

营养支持在临床上被视为一种重要的治疗手段,但随着营养支持技术的发展与成熟、医院床位的减少及医疗成本的增加,需要数月甚至更长时间营养支持的患者从医院延伸到了家庭。家庭营养支持包括家庭肠内营养(home enteral nutrition,HEN)和家庭肠外营养(home parenteral nutrition,HPN)。后者由于技术要求高、医疗成本高且容易出现并发症,有研究表明住院患者出院后行 HPN 支持 30 天再入院率高,因此从某种程度上受到了限制。HEN 是指在家中进行肠内营养,不仅可以改善患者营养状况,减少住院时间和医疗费用,增加病床周转率,还可以使患者和家人生活在一起,提高生活质量。2019 年 4 月,欧洲肠外肠内营养学会(European Society for Parenteral and Enternal Nutrition,ESPEN)首次发表了一篇仅针对HEN 的临床指南——《ESPEN 家庭肠内营养指南》,该指南主要涉及的版块包括:HEN 适应证及禁忌证、HEN 设备、HEN 相关产品推荐、HEN 的监测及终止、HEN 所需的必要条件 5部分。该指南的发表预示着全球 HEN 快速发展的时代已经来临。本节将在结合 HEN 指南的基础上,对 HEN 的定义与优势、使用指征及禁忌证、营养支持途径及开始时机、配方选择及输注方法、监测与终止等方面做一简单介绍。

一、家庭肠内营养的定义与优势

HEN 是指在专业营养支持小组的指导下,让病情相对平稳且需进行肠内营养的患者在家中接受肠内营养。在欧洲每年使用 HEN 的人数约为 163 人/百万人口;在美国则有 360人/百万人口使用 HEN,每年以 25% 的速度增长。在亚洲,家庭营养支持比较普及的国家是日本。目前,我国关于家庭营养支持的报道很少。国内文献报道也主要用于短肠综合征的患者之中,对于 ICU 后康复患者 HEN 的重视度仍然不够。关于 HEN 的优势,其不仅能改善和维持患者的营养状况,而且还能明显提高患者的生活质量,减少医疗费用。而对医院来说,家庭营养支持可缩短患者的住院时间,加快床位周转,提高医疗设备的利用率。

二、家庭肠内营养的使用指征及禁忌证

2019 年《ESPEN 家庭肠内营养指南》推荐对存在营养风险或营养不良的患者给予 HEN。

关于营养风险或营养不良的评估,根据 NRS 评分表/NUTRIC 评分,我们将高营养风险的定义为:NRS 2002 评分≥5 分或者 NUTRIC(不纳入 IL‐6)评分≥5 分;营养不良的确定可表现如下:患者 1 周不能进食,或 1～2 周进食量<60% 或每日少摄入 600～800 kcal,或近 1 个月体质量下降>5%,近 3 个月体质量下降≥15% 等任一表现。此时,HEN 即可启用。关于 HEN 的适用人群,主要包括有出院时仍有吞咽障碍、恶性肿瘤、消化道疾病引起的消化吸收障碍、慢性阻塞性肺病(COPD)等,除此之外,在患者出院前,如果存在营养不良风险,应该考虑 HEN,可选择口服营养补充或管饲。关于 HEN 的禁忌证,HEN 指南建议存在严重肠功能紊乱、胃肠道梗阻、胃肠道出血、严重吸收不良或严重代谢失调等疾病或症状的患者不得进行 HEN。

三、家庭肠内营养的营养支持途径及开始时机

营养摄入途径包括口服营养补充(oral nutritional supplement,ONS)和管饲喂养。绝大多数 HEN 患者经各种导管喂养,即家庭管饲喂养(home enteral tube feeding,HETF)。当患者能安全经口摄入营养物质时,ONS 途径既方便又可以满足大部分患者的能量需求。选择管饲喂养时,既要考虑时间的长短,还要根据胃排空能力和误吸可能性决定喂养管位置。短期(<6 周)使用 HEN 的患者可使用鼻胃管或鼻空肠管,长期或终生使用 HEN 的患者可经造口置管喂养(经皮内镜下胃造口术或经皮内镜下空肠造口术);有胃排空障碍和误吸者等应选择经十二指肠或空肠置管喂养。

对于出院后实施 HEN 的患者开展 HEN 的时机,HEN 指南推荐满足以下条件则可开始HEN:喂养管放置在位;对肠内营养处方(体积和配方)耐受;患者和(或)护理人员具有适当的知识和技能来管理 HEN 时。值得注意的是,住院患者在出院前应该建立稳定的肠内营养计划,确定出院后可耐受现有配方及剂量,患者或护理家属应该具备足够独立完成有关管饲的基本能力,包括喂养相关设备的操作等。

四、家庭肠内营养的配方选择及输注方法

HEN 指南推荐 HEN 患者使用标准配方的商品制剂,而非家庭自备匀浆膳,因为匀浆膳的制作通常因缺乏专业营养师的指导而很难达到能量的需求及营养均衡。有报道发现,将患者匀浆膳调整为商业肠内营养制剂后,患者 ICU 住院、肺炎及尿路感染和因贫血导致住院的比例均显著降低。在某些特殊疾病状态下,HEN 指南主要对腹泻、便秘及糖尿病三类特殊类型患者的 HEN 的配方做出了相关推荐。HEN 指南建议腹泻和便秘的患者均可使用含纤维的肠内营养配方。糖尿病患者可使用含糖量较低、含可缓慢消化的碳水化合物和富含不饱和脂肪酸(尤其是单不饱和脂肪酸)的脂肪的改良肠内营养配方;对于无腹泻、便秘或糖尿病患者,应根据相关专家意见,使用标准的商用肠内营养配方。

HEN 的输注方式应由多学科团队决定,应结合患者的疾病、喂养管的位置及类型、喂养耐受性和患者的偏好等方面的综合评估结果。顿服被认为更符合生理,适合胃部营养,一般可分为 4～6 顿,200～400 ml/顿的液体量。与连续性喂养相比,顿服并不会导致更多的腹胀、腹

泻及误吸风险。连续喂养一般使用泵注的方法,能更精确的控制喂养量,对于空肠营养更有优势。高能量的喂养也更推荐使用营养泵。关于预防堵管,HEN 指南的推荐与我国目前的临床实践相对一致,推荐在喂食前后常规清水冲洗可以防止导管阻塞,应作为患者或照护者教育的一部分。

五、家庭肠内营养的监测与终止

HEN 的监测强调对患者进行综合性的监测,包括营养效果及不良反应以及院外管理等。营养效果监测的内容包括体质量、人体成分、水化、肌力和肌功能、膳食摄入量、前白蛋白。耐受度的监测主要包括管饲相关性并发症及呼吸、消化道耐受等。除此之外,HEN 的监测需要医护人员(医师、护士、照护人员等)之间进行良好的前瞻性规划和沟通。有研究报道,医疗团队远程的视频咨询加上每月 1 次的入户随访能明显减少代谢并发症的发生。

当患者达到所需体质量,经口摄入量能维持现有体质量时可终止 HEN。对于非肿瘤及非神经退行性病变的大部分患者,HEN 的终止多是由于其恢复了自主进食。所以,随访中监测患者体质量的同时,还应根据自主进食量来综合判断是否终止 HEN。同时,HEN 不应突然被终止,而应逐渐过渡至自主进食。

参考文献

[1] 许媛. 急性胃肠黏膜损伤:病理生理与治疗[J]. 中华重症医学电子杂志,2016,2(1):16 - 20.

[2] 重症患者早期肠内营养临床实践专家共识[J]. 中华危重病急救学,2018,30(8):715 - 721.

[3] Bischoff S C, Austin P, Boeykens K, et al. ESPEN guideline on home enteral nutrition [J]. Clin Nutr, 2020,39(1):5 - 22.

[4] Chelakkot C, Ghim J, Ryu S H. Mechanisms regulating intestinal barrier integrity and its pathological implications [J]. Exp Mol Med, 2018,50(8):103.

[5] Koekkoek K W, van Zanten A K. Nutrition in the critically ill patient [J]. Curr Opin Anaesthesiol, 2017,30(2):178 - 185.

[6] Lee Z Y, Heyland D K. Determination of Nutrition Risk and Status in Critically Ill Patients: What Are Our Considerations? [J]. Nutr Clin Pract, 2019,34(1):96 - 111.

[7] Levy M M, Evans L E, Rhodes A. The Surviving Sepsis Campaign Bundle: 2018 Update [J]. Crit Care Med, 2018,46(6):997 - 1000.

[8] Lew C C H, Yandell R, Fraser R J L, et al. Association between malnutrition and clinical outcomes in the intensive care unit: a systematic review [J]. JPEN J Parenter Enteral Nutr, 2017,41(5):744 - 758.

[9] Peterson S J, Lateef O B, Freels S, et al. Early exposure to recommended calorie delivery in the intensive care unit is associated with increased mortality in patients with acute respiratory distress syndrome [J]. JPEN J Parenter Enteral Nutr, 2018,42(4):739 - 747.

[10] Stuever M F, Kidner R F, Chae F E, et al. Full Nutrition or Not? [J]. Nutr Clin Pract, 2018,33(3):333 - 338.

[11] Wang C Y, Fu P K, Huang C T, et al. Targeted energy intake is the important determinant of clinical outcomes in medical critically ill patients with high nutrition risk [J]. Nutrients 2018,10(11):E1731.

第九章 神经系统重症

第一节 重症患者的脑功能保护

重症颅脑损伤是临床常见的神经外科重症,据统计,在 10 万人中,颅脑损伤临床发生约为 783.3 例,病死率高达 58% 以上。由于脑组织对缺血缺氧耐受性较差,部分患者因出现脑损伤而遗留下不同程度的脑功能障碍,对其身心健康和生活质量均造成严重威胁。因此,脑功能保护的相关研究越来越被重视。

一、脑功能保护概述

经典的脑保护(cerebral protection)包括两个部分,即神经元保护(neurons protection)和神经元复苏(neurons resuscitation)。神经元保护是指脑缺血缺氧发生之前的干预,其试图改变由能量丧失所致的缺血缺氧细胞和血管的生物学反应,以增加组织对缺血缺氧的耐受性。神经元复苏与神经元保护相对应,是指脑缺血缺氧损伤之后的干预,目的在于使缺血缺氧脑组织得到更好的灌注。

二、脑功能保护的治疗策略

目前,临床上所能实施的治疗多数是针对神经元复苏的措施。

1. 呼吸功能监测·低氧血症和高碳酸血症能明显影响脑功能,早期重症患者低氧血症发病率为 48%～72.3%,应尽早放置口咽通气道或鼻咽通气道,必要时行气管插管或气管切开,行机械辅助通气。

2. 控制血压·密切监测,维持动脉血压在基本正常范围内,提高过低的血压(如纠正休克)和降低过高的血压,保证平均动脉压(MAP)≥90 mmHg, 120 mmHg＞脑灌注压≥70 mmHg,但某些脑损伤对血压有特殊的要求。最新美国自发性脑出血指南推荐:自发性脑出血患者的收缩压在 150～220 mmHg 之间,若没有任何禁忌证,将血压迅速降至 140 mmHg 是安全的,能有效地改善预后;对于收缩压在 220 mmHg 以上的患者,可通过持续的静脉输液和频繁监测血压来积极降血压。

3. 降低ICP · 病因治疗是降低颅内压(ICP)的最根本的措施,而采取其他必要手段以迅速而有效地降低ICP则更为重要,其直接关系到拯救生命的成败。降低ICP步骤分为ICP监测前紧急处理和ICP监测后有效处理两个部分,前者包括保持呼吸道通畅、抬高头位、过度通气、渗透性利尿、ICP监测和影像学检查;后者包括手术(清除血肿、去骨瓣减压术、脑室穿刺引流等)、镇痛镇静、调控血压、渗透性利尿、使用皮质类固醇以改善毛细血管通透性、控制体液、过度通气、控制癫痫、降低脑代谢(巴比妥类药物),以最终达到ICP<20 mmHg。

4. 控制感染 · 对于老年或机体免疫力低下患者,应加强消毒隔离等保护性措施和提高机体免疫力的措施。对于意识障碍、吞咽障碍、应用特殊药物(镇静、镇痛和肌松剂)的患者,注意预防反流和误吸,避免急性胰腺炎(AP)或窒息的发生。对使用口咽、鼻咽通气道、气管插管和机械通气的患者,需加强鼻咽、口腔和呼吸道管理,减少呼吸道感染和呼吸机相关肺炎(VAP)。

5. 低温疗法 · 国内外学者通过大量试验对颅脑损伤疾病采取亚低温脑保护治疗的效果进行深入研究,结果表明,亚低温治疗对颅脑损伤的继发性脑功能障碍具有较好的治疗作用,对脑出血、脑外伤的治疗效果更佳。颅脑损伤后脑温可上升至38~43℃,体温每增加1℃,脑氧消耗增加5%~7%,若脑温超过39℃,即可增加血脑屏障通透性。亚低温治疗是将脑组织温度降低至32~35℃,以降低神经组织氧耗并减轻脑水肿。亚低温治疗主要采取轻度低温,即直肠温度维持在32~35℃,尽早开始,越早越好。维持低温的时间目前尚不一致,缓慢复温,每4小时复温1℃,12小时后,体温逐渐恢复正常。目前常用的低温疗法包括:

(1)冰袋、冰帽常规物理降温,此方法因直接与皮肤接触,容易冻伤皮肤,应用时应密切观察。

(2)头部贴敷式脑低温法:此设备能快速使颅内温度达到亚低温(32~35℃)水平,但此仪器价格昂贵,目前仅限于国外相关实验室研究使用。

(3)电脑控温半导体制冷降温毯:此降温法在各专科重症监护治疗病房(ICU)及综合ICU使用,控温效果良好,不易损伤皮肤,但其操作繁琐及占用空间体积大。

(4)血管内导管降温:此法通过介入将导管置入大动脉,再通过温度传导实施降温。

(5)人工循环降温:体外膜氧合(ECMO)、血液透析等,通过动静脉穿刺将血液引入体外循环,以达到降温目的。

三、ICU监测和护理重点

1. 保持呼吸道通畅 · 按需给予氧疗,密切观察患者呼吸情况,监测血氧饱和度,及时纠正低氧血症,改善脑细胞缺氧。建立人工气道的患者做好气道湿化,使用机械通气的患者采用集束化策略预防VAP。

2. 严密观察患者的意识、瞳孔、生命体征 · 重症颅脑损伤患者生命体征不稳定,应持续心电监护。体温升高时积极给予处理,降温是减轻脑水肿、保护脑组织的必要措施。低温治疗时注意低血压、心律失常等并发症的防治。根据不同颅脑损伤的要求控制血压,以保证脑组织的灌注。

3. 严密观察记录颅内压的变化 · 尽可能避免引起 ICP 增高的因素,无禁忌时抬高床头,有利于颅内静脉回流,减轻脑水肿。严格按照医嘱应用脱水药、激素及白蛋白等,准确记录应用时间和效果,妥善固定 ICP 监测管路,避免管道脱出或受压打折而影响颅压数据。在持续监测 ICP 的同时,密切关注脑灌注压(cerebral perfusion pressure,CPP)(CPP = MAP − ICP),维持 CPP≥60 mmHg。

4. 预防感染 · 重症颅脑患者住院期间最易发生感染的部位是下呼吸道、泌尿道和手术部位,应按照相关指南和规范做好基础护理、专科护理,改善患者神经功能与运动能力,对院内感染有积极预防作用。

5. 低温治疗 · 发生寒战反应时,遵医嘱采用镇静剂及皮肤降温方法以缓解症状,但应用镇静药及肌松药会使呼吸受到抑制,气体交换功能下降,需观察患者呼吸频率(RR)、节律以及口唇、指甲等发绀缺氧表现,监测血氧饱和度,保持呼吸道通畅。停止低温治疗时,应缓慢而平稳复温,每 4 小时升高 1 ℃,整个复温过程为 8~12 小时,避免复温过快致使脑缺氧、脑水肿、心律失常及反跳性高热发生。多主张自然复温,复温过程注意 ICP 变化,若 ICP>20 mmHg,继续复温密切观察病情变化;在 ICP≥25 mmHg 时,需要提示医师是否继续复温治疗。

6. 营养及内环境管理 · 根据营养风险筛查结果实施营养治疗,首选管饲肠内营养,持续泵注营养液,做好温度、速度、浓度、高度、清洁度、舒适度"六度"管理,抬高床头 30°~40°,每日评估肠内营养耐受性,调整营养液输注速度和量直至达到营养目标值,预防恶心、呕吐、腹泻、腹胀、反流、误吸等不良反应。准确记录患者出入量,判断体液平衡状况,监测肝肾功能、电解质、动脉血气分析等,维持患者水、电解质、酸碱平衡。

7. 血糖管理 · 血糖增高是蛛网膜下腔出血患者预后不良的相关因素,血糖过高或过低会有类似脑卒中的表现。因此应控制患者的血糖,严密监测避免发生低血糖。

8. 对症处理 · 对癫痫、高热、烦躁、剧烈头痛、喷射性呕吐等症状明显的患者要及时给予对症处理,禁止使用吗啡、哌替啶。

第二节　中枢神经系统功能评估

中枢神经系统是生命活动的中枢,准确地评估可了解神经系统功能障碍的部位、损伤的范围和程度,及时采取处理措施,结合临床和辅助检查,评估预后及康复程度。

一、意识状态评估

意识是指机体对自身和周围环境的刺激做出应答反应的能力。意识的内容为高级神经活动,包括定向力、感知力、注意力、记忆力、思维、情感和行为等。正常的意识活动包括觉醒状态及意识内容与行为。当脑干网状结构上行激活系统和大脑皮质受损时,则出现觉醒状态及意识内容的异常,造成意识障碍。意识障碍是指各类脑损伤后出现的持续意识丧失的状态,包括植物状态和微意识状态两个层次。

1. 意识水平降低为主的意识障碍·嗜睡、昏睡、昏迷(各种意识程度的特征参见表9-1),目前还没有客观评价意识状态的可靠手段,主要通过患者的言语反应、对答程度、对刺激的反应、肢体的活动、瞳孔对光反应、角膜反射等判断有无意识障碍及其程度。

表9-1　各种意识程度的特征

意识程度	特征
清醒	对听觉、触觉、视觉刺激能作出适当的反应,对人物、时间、地点有定向力
嗜睡	精神萎靡,动作减少,经常处于睡眠状态,容易被唤醒,对刺激可做适当反应
昏睡	可被较重的痛觉和较响的言语刺激唤醒,能作简单、模糊且不完全的答话,自发性言语少,当外界刺激停止后立即进入熟睡状态
浅昏迷	意识丧失,对强烈刺激,如压迫眼眶上缘可有痛苦表情及躲避反应,无语言应对,不能执行简单的命令,可有较少无意识的自发动作。角膜反射、瞳孔反射、咳嗽反射、吞咽反射、腱反射及生命体征可无明显改变
深昏迷	自发性动作完全消失,对外界任何刺激均无反应,角膜反射、瞳孔反射、咳嗽反射、吞咽反射、腱反射等均消失,巴宾斯基征持续阳性,脚趾反射消失,生命体征也常改变

格拉斯哥昏迷评分(Glasgow coma scale,GCS)是由 Teasdale 和 Jennett 两位医师于1974年建立的评定患者意识状态的一种量化评分,动态评价有助于了解患者的病情变化,是目前国际上通用的评定患者意识和判断预后的方法。GCS 由睁眼反应(eye opening,E)、肢体运动(motor response,M)、语言反应(verbal response,V)三项组成(参见表9-2),每项包含不同等级,赋予不同分值,三项分数相加进行评估。

表9-2　GCS 评估量表

睁眼反应(E)	语言反应(V)	肢体运动(M)
4分:自然睁眼	5分:回答正确	6分:遵嘱活动
3分:呼唤睁眼	4分:回答错误	5分:刺痛可定位
2分:刺痛睁眼	3分:答非所问	4分:刺痛躲避
1分:刺激无反应	2分:只能发音	3分:刺痛屈曲
	1分:无反应	2分:刺痛伸展
		1分:刺痛无动作

评分越低,提示患者意识障碍的程度越重。总分3分为意识完全丧失,8分以下为重度意识障碍,9~11分为中度意识障碍,12~14分为轻度意识障碍,15分为意识清楚。对于新生儿和儿童,可采用改良的 GCS 量表评估,参见表9-3。

表 9-3　新生儿和儿童 GCS 评估量表

测试反应	得分	婴儿/不会说话的儿童	会说话的儿童	
睁眼反应	4	自动睁眼	自动睁眼	
	3	对说话声音有睁眼反应	对言语命令有反应	
	2	对痛刺激有睁眼反应	对痛刺激有睁眼反应	
	1	没有反应	没有反应	
运动反应	6	正常自主活动	能服从口令动作	
	5	能有目的地去除疼痛刺激源	局部疼痛	
	4	无法有目的地去除疼痛刺激源	反射性退缩	
	3	对疼痛呈屈曲肢体的反应	异常反射	
	2	对疼痛呈伸展肢体的反应	伸展肢体反应	
	1	没有反应	没有反应	
			2~5 岁	>5 岁
语言反应	5	哭闹适时,恰当	恰当的语言	对人时地回答正确
	4	易激怒而哭闹	不恰当的语言	回答混乱
	3	不适当尖叫/哭闹	尖叫	回答不恰当
	2	哼哼声	哼哼声	不能理解
	1	没有反应	没有反应	没有反应

GCS 是目前应用最为广泛的评价急性意识障碍的量表,具有较好的可靠性和可重复性。GCS 的主要临床应用如下:①评价患者当前意识状态。一般认为≤8 分为重度意识障碍。②预测脑损伤患者转归,适用群体包括创伤、缺血、出血和脑膜炎。持续<6 分超过 48 小时,提示预后不良。③作为危重患者预后评分的一部分,整合 GCS 的评价体系主要包括急性生理学和慢性健康状况评分Ⅱ(APACHE Ⅱ)、简化急性生理学评分(SAPS)、序贯器官衰竭评分(SOFA)、创伤和损伤严重程度评分(TRISS)等。

实施 GCS 评分时应注意以下细节:①对患者的刺激应遵循由轻到重的原则,先呼唤、后轻拍肩膀、再推动肩膀、最后疼痛刺激,切忌一开始就给予疼痛刺激。疼痛刺激可选择叩诊锤、针刺甲床、拿捏斜方肌或手指关节搔刮胸骨。②所给予的疼痛刺激绝不能针对下肢。疼痛刺激下肢而引出的体动反应可能是脊髓反射的结果,易造成混淆。③呼唤患者姓名时睁眼应判断为自主睁眼,呼唤姓名不睁眼而大声嘱患者睁眼时才睁眼,判断为呼唤睁眼。④判断遵嘱和语言定向力时,所提问题应尽可能简单明确,如嘱患者握手、松手、询问患者姓名和年龄、现在何处。应避免问不易回答的复杂问题。⑤有人工气道的患者无法评价语言功能。应记录为"人工气道"(tube,T)。眼部直接损伤、水肿或麻痹的患者无法评价睁眼动作,应记录为"闭眼"(closed,C)。欧洲一项针对创伤患者的多中心调查显示,当患者被收治到神经外科 ICU 时,只有 56% 可完成 GCS 评价。为避免无法报告 GCS 的情况,也可将这两项评分记为 1 分。⑥评价时应记录观察到的最佳状态。GCS 评分的不足是未包括瞳孔和脑干功能的评价,也没有生命体征监测,故临床应综合分析。

2. 意识内容改变为主的意识障碍·意识模糊、谵妄。

(1) 意识模糊:对时间、地点、人物的定向力差,注意范围缩窄,记忆困难,容易糊涂,遵循指令行动能力差。对刺激的感知力改变,可有幻觉,容易激惹,不安静,易发怒。

（2）谵妄：是一组综合征，特征是急性发作的脑功能障碍，表现为精神状态较基础时有改变或波动、注意力涣散、思维紊乱、意识水平改变。由于谵妄患者死亡率增加、住院时间延长，对 ICU 成人应常规行谵妄监测。ICU 患者意识模糊评估表（the confusion assessment method - ICU，CAM - ICU）是对 ICU 患者进行谵妄评估的可靠方法（参见表 9 - 4）。

表 9 - 4　ICU 谵妄诊断的意识状态评估法（CAM - ICU）

临床特征	评 价 指 标
1. 精神状态突然改变或起伏不定	患者是否出现精神状态的突然改变？ 过去 24 小时是否有反常行为。如时有时无或者时而加重时而减轻？ 过去 24 小时镇静评分（SAS 或 MAAS）或昏迷评分（GCS）是否有波动？
2. 注意力散漫	患者是否有注意力集中困难？ 患者是否有保持或转移注意力的能力的下降？ 患者注意力筛查（ASE）得分多少？ （如 ASE 的视觉测试是患者对 10 个画面的回忆准确度；ASE 的听觉测试是患者对一连串随机字母读音中出现"A"时点头或捏手示意。）
3. 思维无序	若患者已经脱机拔管，需要判断其是否存在思维无序或不连贯。常表现为对话散漫离题、思维逻辑不清或主题变化无常。 若患者在带呼吸机状态下，检查其能否正确回答以下问题： 1. 石头会浮在水面上吗？ 2. 海里有鱼吗？ 3. 一磅比两磅重吗？ 4. 你能用锤子砸烂一颗钉子吗？ 在整个评估过程中，患者能否跟得上回答问题和执行指令？ 1. 你是否有一些不太清楚的想法？ 2. 举这几个手指头（检查者在患者面前举两个手指头） 3. 现在换只手做同样的动作（检查者不用再重复动作）
4. 意识程度变化（指清醒以外的任何意识状态，如警醒、嗜睡、木僵或昏迷）	清醒：正常、自主的感知周围环境，反应适度 警醒：过于兴奋 嗜睡：瞌睡但易于唤醒，对某些事物没有意识，不能自主、适当的交谈，给予轻微刺激就能完全觉醒并应答适当 昏睡：难以唤醒，对外界部分或完全无感知，对交谈无自主、适当的应答。当予强烈刺激时，有不完全清醒和不适当的应答，强刺激一旦停止，又重新进入无反应状态 昏迷：不可唤醒，对外界完全无意识，给予强烈刺激也无法进行交流

注：若患者有特征 1 和 2，或者特征 3，或者特征 4，就可诊断为谵妄。SAS 为焦虑自评量表，MAAS 为正念注意觉知量表，GCS 为格拉斯哥昏迷评分，ASE 为注意力筛查。

二、瞳孔评估

1. **瞳孔评估内容**·在自然光线（或者光照）下，观察两侧的瞳孔大小是否相等，是否为圆形、居中。直接及间接对光反射的灵敏程度。正常瞳孔的大小为 2～5 mm，随着光线的强弱及交感/副交感神经兴奋性的改变而呈现动态的变化。

2. **瞳孔评估的方法**·检查对光反射，以手电筒从侧面由外向内分别照射瞳孔，感光侧的瞳孔缩小，称直接对光反射；如用手隔开双眼，非感光侧的瞳孔也缩小，则称间接对光反射，正常人均存在(瞳孔调节反射、眼球运动等)。瞳孔直径>5 mm 为瞳孔扩大,<2 mm 为瞳孔缩小。当用手电筒照射瞳孔时,其变化很小,而移去光源后瞳孔增大不明显,称为对光反应迟钝。多见于病情危重或临终时。

3. 瞳孔评估的意义·瞳孔常可反应中枢神经系统的一般功能状态,为危重患者的主要检测项目。瞳孔缩小常见于有机磷、巴比妥类、氯丙嗪、吗啡等药物中毒;瞳孔散大见于视神经损伤、萎缩、酒精、氰化物、阿托品中毒、癫痫、低血糖、深昏迷患者;两侧瞳孔大小不等提示颅脑病变,如颅脑出血及脑疝等;针尖样瞳孔提示桥脑损伤。

三、运动功能评估

1. 肌力·肌力是指肌肉运动时的最大收缩力。检查时令患者做肢体伸屈动作,检查时从相反方向测试被查者对阻力的克服力量,注意两侧对比。

(1) 肌力的分级:采用 0~5 级的六级分级法。

1) 0 级:肌肉无任何收缩,完全瘫痪。

2) 1 级:肌肉可轻微收缩,但不能产生动作。

3) 2 级:肢体在床面上能水平移动,但不能抬离床面。

4) 3 级:肢体能抵抗重力离开床面,但不能抵抗阻力。

5) 4 级:肢体能做抗阻力动作,但未达到正常。

6) 5 级:正常肌力。

(2) 肌力评估的意义:不同程度的肌力减退可分别称为完全性瘫痪和不完全性瘫痪(轻瘫)。不同部位和不同组合的瘫痪可分别命名为单瘫(多见于脊髓灰质炎)、偏瘫(见于颅内病变及脑卒中等)、交叉性偏瘫(为一侧偏瘫而对侧脑神经损害)和截瘫(多为双下肢瘫痪,见于脊髓外伤、炎症等所致脊髓横贯性损伤)。

2. 肌张力·是指静息状态下的肌肉紧张度和被动运动时遇到的阻力。检查时嘱患者完全放松被检肢体,可通过触诊肌肉的硬度及根据肌肉完全松弛时关节被动运动的阻力来判断。肌张力增高:肌肉紧实,屈伸肢体时阻力增加,见于锥体束和锥体外系损害;肌张力降低:肌肉松软,屈伸肢体时阻力低,关节运动范围扩大,见于下运动神经元病变(周围神经炎、脊髓前角灰质炎)、小脑病变等。

四、颅内压监测

急性重型颅脑损伤患者病情危重,致残致死率高,常因 ICP 持续升高而引起一系列病理变化,如脑组织缺血缺氧、脑水肿和脑组织灌注不足等,可导致 ICP 进一步升高而引起恶性循环。近年来逐步应用的持续性 ICP 监测为颅内高压早期诊断、早期治疗提供了数据支持。2016 年《美国重症颅脑损伤诊疗指南(第四版)》推荐,应用 ICP 监测管理重型颅脑损伤患者,可以降低住院日和伤后 2 周的病死率。

(1) ICP 是指颅内容物(脑组织、血液和脑脊液)对颅壁产生的压力,以脑脊液压力为代表。正常成人卧位时 ICP 为 5~15 mmHg(70~200 mmH$_2$O),儿童 ICP 为 4~7.5 mmHg

（50～100 mmH$_2$O）。

（2）ICP 监测方法是应用 ICP 监测仪通过 ICP 传感器进行持续动态监测，根据压力传感器是否直接置于颅内，ICP 监测可以分为下列两类：①植入法：经颅骨钻孔或开颅，将压力传感器直接植入颅内。②导管法：将导管置入脑室、脑池或蛛网膜下隙，传感器在颅外，与导管中充填的液体或脑脊液接触进行测压。

（3）平卧时成人 ICP 持续超过 15 mmHg（204 mmH$_2$O）以上，引起相应的症状及体征，称为 ICP 增高；ICP 16～20 mmHg 为轻度颅高压；ICP 21～40 mmHg 为中度颅高压；ICP＞40 mmHg 为重度颅高压。2019 西雅图国际专家共识《重型颅脑损伤患者颅内压监测的管理方案》推荐：ICP≥22 mmHg 者应予以治疗，超过此阈值与病死率增加有关，ICP 结合临床表现、CT 异常结果（脑血肿、脑挫伤、肿胀、脑疝、基底池受压）可作为临床决策的依据。

（4）严重颅脑创伤患者、心肺复苏后 GCS 3～8 分、CT 扫描异常的抢救患者都应进行 ICP 监测（CT 扫描异常指脑血肿、脑挫伤、肿胀、脑疝及基底池受压等）。在持续监测 ICP 的同时，密切关注 CPP，维持 CPP≥60 mmHg。根据 ICP 和 MAP 的变化评估脑血管自动调节功能：①MAP 升高或降低，ICP 同步升高或降低，认为脑血管自动调节功能完全受损。②MAP 波动时 ICP 无或者轻微波动，认为血管自动调节功能正常，但 ICP 变化不大可能与脑顺应性相关。③MAP 升高或降低，ICP 同步降低或升高，认为血管自动调节功能完全正常。

（5）持续性 ICP 监测可以准确地显示 ICP 升高变化的趋势，对早期明确诊断、预防迟发性颅脑损害以及改善预后具有重要意义。越来越多的研究发现，应用 ICP 监测并指导治疗能够提高疗效，降低患者死亡率。需注意持续性 ICP 监测为有创操作，必须严格无菌操作，加强管理，避免感染等并发症发生。

第三节　蛛网膜下腔出血

颅内动脉瘤破裂引起的蛛网膜下腔出血（subarachnoid hemorrhage，SAH）是出血性脑血管病常见的一个类型，是神经科最常见的急重症之一，发病率占所有脑卒中的 5％。经常合并很高的致残率和死亡率，给社会和家庭造成了沉重的经济负担。在患者疾病的发展过程中，早期诊断、早期治疗以及加强护理工作是提高其救治成功率的关键。

一、蛛网膜下腔出血定义及诊断标准

（1）SAH 通常指颅内血管破裂后，血液流入蛛网膜下腔，临床上分为外伤性与非外伤性两大类。非外伤性 SAH 又称为自发性 SAH，是一种常见且致死率极高的疾病，病因主要是动脉瘤，约占全部病例的 85％。由于其他原因的 SAH 的资料相对缺乏，故针对非外伤性、动脉瘤性 SAH 的阐述是本部分内容的重点。

（2）2019 年版《中国蛛网膜下腔出血诊治指南》诊断和评估标准推荐如下：①对于突发剧

烈头痛伴脑膜刺激征的患者应高度怀疑 SAH 诊断。②对可疑 SAH 患者应首选 CT 检查,建议发病后尽快完善头颅 CT 检查。③若 CT 结果为阴性,腰椎穿刺检查将有助于进一步明确诊断。④SAH 评分有助于评估预后及采取不同的治疗手段。SAH 早期应该应用 GCS 等工具进行评价(参见表 9 - 2)。Hunt-Hess 量表(参见表 9 - 5)简单方便,临床常在选择手术时参考。在预后评估方面,动脉瘤性 SAH 入院患者预后(Prognosis on Admission of Aneurysmal Subarachnoid Haemorrhage, PAASH)量表(参见表 9 - 6)比世界神经外科医师联盟(World Federation of Neurological Surgeons,WFNS)量表(参见表 9 - 7)的效能更好。⑤CT 机做的

表 9 - 5　Hunt-Hess 量表

分数(分)	临床表现	分数(分)	临床表现
1	无症状或轻度头痛,轻度颈项强直	4	昏迷,中等至重度偏瘫
2	中等至重度头痛,颈项强直或脑神经麻痹	5	深昏迷,去脑强直,濒死状态
3	嗜睡或混乱,轻度局灶神经功能损害		

注: 对于严重的全身性疾病(如高血压肾病、糖尿病、严重动脉硬化、COPD)或血管造影发现严重血管痉挛者,评分加1分。

表 9 - 6　PAASH 量表

级别	标准	转归不良患者比例	转归不良的优势比
I	GCS 15	14.8%	
II	GCS 11～14	41.3%	3.9
III	GCS 8～10	74.4%	16
IV	GCS 4～7	84.7%	30
V	GCS 3	93.9%	84

表 9 - 7　WFNS 量表

WFNS 分级	GCS 评分	重要功能缺损	注　释
0	—	无局灶性缺损	未破裂动脉瘤
1	15	无局灶性缺损	对应 Hunt-Hess 分级的 1、2 级
2	13～14	无局灶性缺损	对应 Hunt-Hess 分级的 3(2)级
3	13～14	伴有局灶性缺损	对应 Hunt-Hess 分级的 3 级
4	7～12	有或无局灶性缺损	对应 Hunt-Hess 分级的 4(3)级
5	3～6	有或无局灶性缺损	对应 Hunt-Hess 分级的 4 级

脏血管造影(CT angiography,CTA)可以作为 SAH 的主要的辅助诊断检查,帮助指导制订动脉瘤治疗方案;若 CTA 未发现出血病因,推荐应进行数字减影血管造影机下完成的脑血管造影(digital subiraction angiography,DSA)检查。⑥建议有条件时进行高质量的旋转造影和 3D-DSA 检查以进一步明确出血病因及确定治疗方案。⑦在 DSA 不能及时实施时,可予 CTA 或磁共振机做的脑血管造影(magnetic resonance angiography,MRA)检查。⑧对于无明显诱因出现头痛、癫痫或局灶性神经功能障碍的可疑 SAH 患者,建议完善 CT 平扫、CTA 和(或)MRI 及 MRA 等检查,必要时行 DSA 检查以排除动脉瘤以外的其他病因。⑨首次 CTA 或 DSA 未发现动脉瘤或其他责任病灶时,可以在发病后 2~4 周复查血管影像学检查。

二、蛛网膜下腔出血治疗策略

2019 年修订的《中国蛛网膜下腔出血诊治指南》对蛛网膜下腔出血的治疗方案进行了更新,对其治疗策略总结如下。

(1)呼吸监护,注意保持呼吸道通畅,给予吸氧,必要时气管插管,保持正常血氧饱和度。

(2)注意监测血压,再出血与血压波动的关系较血压本身更密切,但血压过低容易诱发缺血性损伤,保持收缩压<160 mmHg 和平均动脉压>90 mmHg。

(3)重视心电监护,采取积极的预防措施,保护心功能。因为心电图异常与患者预后显著相关。

(4)注意水电解质平衡,SAH 后发生低钠血症的概率为 10%~30%,低钠血症与过度的尿钠排泄可引起低血容量,而延迟性缺血性神经功能缺损的发病率上升与体液减少相关,而且后者与脑血管痉挛也存在一定联系。因此,要注意及时诊治低钠血症。

(5)血糖的增高是 SAH 患者预后不良的相关因素,评分差的危重 SAH 患者,即使血糖正常,也存在脑内能量代谢危机和乳酸-丙酮酸比值的增高。一般建议空腹血糖需控制在 10 mmol/L 以下,同时应避免低血糖。

(6)发热时予对症处理,但是亚低温(33 ℃)治疗存在争议。

(7)连续脑电监测有助于预测迟发性脑缺血发生。

(8)头痛影响患者的情绪和睡眠时,应给予止痛治疗。

(9)注意深静脉血栓形成和肺栓塞(PE)等并发症,尤其是有意识障碍的危重患者。

(10)蛛网膜下腔出血的手术治疗:①尽早进行病因学治疗。②血管内治疗和夹闭术治疗均可降低动脉瘤再破裂出血风险。③栓塞术和夹闭术均可治疗动脉瘤,推荐首选栓塞治疗以改善患者长期功能和预后。④推荐尽可能完全闭塞动脉瘤。⑤倾向于推荐栓塞术的因素包含年龄>70 岁、不存在有占位效应的血肿、动脉瘤相关因素(后循环动脉瘤、窄颈动脉瘤、单叶形动脉瘤);倾向于推荐夹闭手术的因素包含年龄较轻、合并有占位效应的血肿、动脉瘤相关因素(大脑中动脉及胼周动脉瘤、瘤颈宽、动脉瘤体直接发出血管分支、动脉瘤和血管形态不适于血管内弹簧圈栓塞术)。⑥支架辅助血管内治疗的患者围手术期应使用抗血小板药物治疗,完善血小板功能检查。⑦对脑动静脉畸形(arteriovenous malformation,AVM)破裂所致 SAH 患者,应给予积极治疗,尽可能完全消除畸形血管团。对于中、大型 AVM,若不能单次完全消除,可考虑分次栓塞、靶向栓塞、姑息性栓塞。

(11) 预防再出血：①针对病因进行治疗是预防再出血的根本措施。②卧床休息。③对于需要推迟闭塞的动脉瘤,再出血风险较大且没有禁忌证的患者,短期内(<72小时)使用氨甲环酸或氨基己酸以降低再出血是合理的。④对于不明原因的 SAH、不愿意手术的患者使用氨甲环酸或氨基己酸等止血药是合理的,但要谨防深静脉血栓形成。

(12) 血管痉挛的监测和治疗：①推荐使用尼莫地平以改善 SAH 的预后,其他钙拮抗剂,无论是口服还是静脉注射,疗效均不确切。②建议维持体液平衡和正常循环血容量,以预防迟发性脑缺血。③可采用经颅多普勒(transcranial doppler,TCD)技术检测血管痉挛的发生。④脑灌注成像有助于识别。

(13) 脑积水的管理：①对于急性症状性脑积水的患者可行脑脊液分流术。②应进行永久性脑脊液分流术来治疗 SAH 导致的慢性症状性脑积水。

(14) 癫痫：①对有明确癫痫发作的患者必须给予药物治疗,但不主张预防性使用抗癫痫药物。②不推荐常规长期使用抗癫痫药物,但对于有迟发性癫痫危险因素的患者,若先前曾有癫痫、脑出血、脑梗死、大脑中动脉动脉瘤破裂等,可考虑长期使用抗癫痫药物。

三、ICU 监测和护理重点

SAH 是一种严重危及生命的疾病,早期、积极、专业的治疗以及加强重症监护可改善其神经系统预后。ICU 的护士在影响患者结局方面起着重要作用,因为他们最有可能识别神经系统衰退并提供快速干预。具体 ICU 监测及护理重点如下。

1. 呼吸道管理·①气道护理：保持呼吸道通畅,根据缺氧情况给予吸氧或呼吸机辅助通气,按需吸痰,及时清除患者口鼻腔、气管内分泌物,定时更换体位。②镇静镇痛护理：持续静脉泵入镇静镇痛药物,做好镇痛镇静评估,根据评分调整药物剂量,预防躁动、减少耗氧量。③管路护理：妥善固定气管插管、呼吸机管路等,检查并记录置管深度、固定情况等,班班交接,以免发生不良事件。④预防肺部感染：定时协助患者翻身、拍背,痰多黏稠不易咳出患者给予雾化吸入,遵医嘱尽早、合理、适量使用抗生素。

2. 心理护理·绝大多数患者 SAH 后会出现不同程度的紧张、焦虑、烦躁不安等心理问题,进而使得交感神经兴奋,加重血管痉挛、引起血压升高及诱发动脉瘤破裂出血。对 SAH 患者给予针对性的心理干预以减轻其焦虑情绪,对疾病的康复具有积极作用。向患者和家属详细介绍动脉瘤破裂的各种诱因,使其理解保持情绪稳定的重要性;限制探视人员,以免引起患者紧张、过度兴奋等不良情绪,避免消极或刺激性语言;介绍成功病例,请治愈或恢复良好的患者现身说教;增加战胜疾病的信心。必要时遵医嘱给予镇静治疗。同时关注家属的心理变化,积极解答家属提出的问题,使其保持良好的情绪,家属给予患者的心理支持尤为重要。

3. 密切观察病情·SAH 患者再出血及血管痉挛均可引起严重的并发症,甚至死亡。严密观察患者的生命体征、血氧饱和度、中心静脉压(CVP)、意识、瞳孔、语言和肢体运动情况等;避免引起血压和 ICP 增高的因素,如用力排便、情绪激动、打喷嚏等;加强对血管痉挛发生高危因素的评估,发现患者再次出现炸裂样头痛、动眼神经麻痹、意识障碍加深、新的神经受损或者原有的症状体征加重等,提示动脉瘤正在扩大并有再次破裂的危险或者已经发生了血管痉挛。TCD 检测无创伤且可连续多次重复,能及时了解、评估患者血管痉挛情况,及时予以治疗,并可评估治疗的效果。

4. 营养及内环境管理 · SAH 患者大多处于应激(高分解、高代谢)状态,能量消耗剧增,昏迷患者无法经口进食,从而引起不同程度的营养不良。及时给予患者管饲肠内营养,可有效改善患者的营养状况,有利于其快速康复。SAH 患者容易出现酸碱平衡及电解质紊乱,其中1/3 会出现低钠血症,严重影响患者的住院时间及预后。由于 SAH 患者常需要高渗液体治疗来控制 ICP,因而会导致高钠血症的发生。准确记录患者出入量及能量摄入量,判断体液平衡状况。了解患者肝肾功能以及电解质变化,必要时行血气分析。

5. 体温管理 · 大多数 SAH 患者会出现体温升高,其与死亡率和神经系统预后较差显著相关。一旦发现患者体温异常,应及时处理并向医师汇报。

6. 血压管理 · 对既往无高血压病史者,可将患者的收缩压控制在高于基础血压 10～20 mmHg 的水平以提高脑灌注压,密切关注其临床症状,监测有无心肌缺血现象出现;既往有高血压病史的患者,须遵医嘱应用药物缓慢降压,保持血压稳定,避免血压过低或骤然升高。

7. 血糖管理 · SAH 患者常常出现高血糖症,与不良预后独立相关,同时,50% 以上的SAH 患者在最低葡萄糖<8 mmol/L(90 mg/dL)时也有不利的预后。因此,早期纠正高血糖是合理的,同时避免低血糖症。

8. 头痛管理 · 头痛是 SAH 患者早期最突出的临床表现,不仅增加患者痛苦,还可引起一系列的病理生理反应,如血压升高、颅压升高等,进而可能导致动脉瘤再破裂。对于轻症患者,及时向患者及家属讲解 SAH 引起头痛的原因,指导患者进行腹式呼吸,分散其注意力,也可通过按摩头部、全身放松等方式缓解疼痛带来的不适;重症患者可根据患者疼痛程度实施规范化镇痛治疗。

9. 潜在并发症的防治 · 落实患者的风险评估,做好皮肤压力性损伤、深静脉血栓、肺部感染、尿路感染等并发症的防治工作。

第四节　缺血性脑卒中

缺血性脑卒中(ischemic stroke)是脑血管病常见的类型,约占全部急性脑血管病的 70%,以中老年患者多见,是人类的主要死亡原因之一。缺血性脑卒中的发病率正以每年 8.7% 的速度递增,至 2020 年我国新发缺血性脑卒中患者可增至 370 万,其高病死率、高致残率极大增加了社会负担和家庭经济负担。缺血性脑卒中的处理应强调早期诊断、早期治疗、早期康复和早期预防再发。

一、缺血性脑卒中最新定义及诊断标准

(1) 缺血性脑卒中又称脑梗死,指各种原因引起的脑部血液供应障碍,使局部脑组织发生

不可逆性损害,导致脑组织缺血缺氧性坏死。当前国际广泛使用急性脑卒中 Org10172 治疗试验(TOAST)病因/发病机制分型,将缺血性脑卒中分为:大动脉粥样硬化型、心源性栓塞型、小动脉闭塞型、其他明确病因型和不明原因型等五型。

(2) 根据《中国急性缺血性脑卒中诊治指南 2014》的定义,急性脑梗死(急性缺血性脑卒中)诊断需符合如下标准:急性起病;局灶性神经功能缺损(一侧面部或肢体无力或麻木、语言障碍等),少数为全面性神经功能缺损;症状或体征持续时间不限(当影像学显示有责任缺血性病灶时)或持续 24 小时以上(当缺乏影像学责任病灶时);排除非血管性病因;脑 CT/MRI 排除脑出血。

二、缺血性脑卒中治疗策略

为规范脑卒中患者的诊治,2018 年国际脑卒中大会(International Stroke Conference, ISC)在美国洛杉矶举行,发布了 2018 版的美国心脏协会(AHA)/美国卒中协会(ASA)急性缺血性脑卒中早期管理指南。

1. 气道与呼吸功能维持 · 应维持氧饱和度>94%。气道功能严重障碍者应给予气道支持(气管插管或切开)及辅助呼吸。

2. 心脏监测 · 常规进行心电图检查,根据病情,有条件时进行持续心电监护 24 小时或以上,以便早期发现阵发性心房纤颤或严重心律失常等心脏病变;避免或慎用增加心脏负担的药物。

3. 血压管理 · 目前关于脑卒中后早期是否应该立即降压、降压目标值、脑卒中后何时开始恢复原用降压药及降压药物的选择等问题尚缺乏充分的可靠研究证据,遵循我国现行指南。

(1) 准备静脉溶栓者,溶栓前血压应控制在收缩压<185 mmHg、舒张压<110 mmHg,溶栓后 24 小时内血压应<180/105 mmHg。

(2) 缺血性脑卒中后 24 小时内血压升高的患者应谨慎处理。应先处理紧张焦虑、疼痛、恶心呕吐及 ICP 增高等情况。血压持续升高,收缩压≥200 mmHg 或舒张压≥110 mmHg 或伴有严重心功能不全、主动脉夹层、高血压脑病的患者,可予降压治疗,严密观察血压变化。可选用拉贝洛尔、尼卡地平等静脉药物,避免使用引起血压急剧下降的药物。

(3) 脑卒中后若病情稳定,血压持续≥140/90 mmHg,无禁忌证,可于起病数天后恢复使用发病前服用的降压药物或开始启动降压治疗。

(4) 脑卒中后低血压的患者应纠正低血压和低血容量,保证正常灌注以维持脏器功能。积极寻找和处理原因,必要时可采用扩容升压措施。可静脉输注 0.9%氯化钠溶液纠正低血容量,处理可能引起心排出量减少的心脏问题。

4. 溶栓治疗 · 是目前最重要的恢复血流措施,推荐"时间就是大脑"的原则,在时间窗内开展溶栓治疗。

(1) 静脉溶栓:指南推荐阿替普酶(alteplase, rt-PA)静脉溶栓治疗用于发病 4.5 小时内的缺血性脑卒中患者。椎基底动脉所致的脑梗死溶栓治疗的时间窗、安全性与有效性研究不多,根据患者具体情况个体化处理。阿替普酶静脉溶栓治疗的获益是时间依赖性的,应尽早开始。静脉溶栓治疗过程中,应充分准备应对紧急的不良反应,包括出血并发症和可能引起气道梗阻的血管源性水肿。

(2)动脉溶栓:对大面积缺血性脑卒中、发病 6 小时以内、大脑中动脉闭塞的患者,初始采用动脉溶栓治疗是有益的。动脉溶栓可提高再通率和改善结局,但增加颅内出血发生率,并不减少死亡率。动脉溶栓越早,效果越好,应尽早实施治疗;动脉溶栓要求在有条件的医院进行。

5. 血管内介入治疗·包括动脉溶栓(详见前述)、机械取栓、血管成形术和支架置入术。血管内取栓治疗急性大动脉闭塞安全且有效,近年来国内外研究推荐静脉溶栓桥接血管内取栓治疗,血管内介入治疗需在有条件且围手术期并发症低的医院进行。颅外段颈动脉或椎动脉血管成形术和(或)支架置入术可用于急性缺血性脑卒中的血流重建,如治疗颈部动脉粥样硬化重度狭窄或夹层导致的急性缺血性脑卒中,急性颅内动脉球囊成形术/支架置入术的有效性尚不确定,应根据患者个体情况选择使用。

6. 抗血小板治疗

(1)不符合溶栓适应证且无禁忌证的缺血性脑卒中患者应在发病后尽早给予口服阿司匹林 150~300 mg/d。急性期后可改为预防剂量(50~300 mg/d)。

(2)发病 24 小时内的轻型缺血性脑卒中患者[美国国立卫生研究院卒中量表(National Institute of Health Stroke Scale,NIHSS)评分≤3],应尽早给予阿司匹林联合氯吡格雷治疗 21 天,但应严格观察出血风险。

(3)静脉溶栓治疗者,阿司匹林等抗血小板药物应在溶栓 24 小时后开始使用。

(4)对不能耐受阿司匹林者,可考虑选用氯吡格雷等抗血小板治疗。

三、ICU 监测和护理重点

指南推荐建立包括医师、护士和实验室/影像科人员在内的多学科急诊脑卒中团队。对脑梗死患者的诊治包括神经科查体在内的详细临床评估及进行多元的质量改进,安全增加静脉溶栓治疗患者的比例等,要求护士协调医师、康复师、营养师、心理咨询师等进行多学科合作,在药物治疗观察、康复指导、心理护理、健康教育、营养评估方面充分发挥其优势和作用。

1. 缩短溶栓时间·常态下在脑卒中单元备足溶栓药物,护士依据第 6 版国际医院认证联合委员会(Joint Cominission International,JCI)标准,定期对溶栓药物进行有效管理,能缩短溶栓时间。护士应熟练掌握溶栓并发症,如出血、窒息等的应急抢救预案的流程,准备好抢救药品及抢救仪器设备。

2. 监测意识、瞳孔、生命体征·密切观察患者血压情况,依照治疗策略中的叙述进行血压管理。发热的脑卒中患者积极寻找发热的原因并治疗,体温>38°给予药物降温。

3. 保持气道通畅,按需给予氧疗·密切观察患者呼吸情况,监测血氧饱和度,及时纠正低氧血症,改善脑细胞缺氧。建立人工气道的患者做好气道湿化,使用机械通气的患者采用集束化策略预防 VAP。

4. 血糖管控·血糖过高或过低会有类似脑卒中的表现,静脉溶栓治疗前护士应监测患者血糖变化,将血糖值控制在 7.7~10 mmol/L,严格监测避免患者发生低血糖。《中国脑卒中血糖管理指导规范》推荐血糖>11.1 mmol/L 时给予降血糖治疗,血糖<2.8 mmol/L 时立即向医师报告危急值,同时快速给予 50% 葡萄糖 20 ml 口服或静脉注射,血糖>10 mmol/L 时给予膳食管理和降糖治疗。

5. 营养评估与管理 · 脑卒中后吞咽功能障碍是常见并发症之一,会增加发生误吸、肺炎、营养不良、心理与社交障碍等的风险,严重影响患者生活质量。约 50% 的脑梗死患者入院时存在吞咽困难,易并发脑卒中相关性肺炎与营养不良。应尽早开始评估吞咽功能及营养风险。依据营养评估的结果,对吞咽困难者在脑卒中早期(最初的 7 天内)给予鼻胃管饮食,若预估患者将持续较长时间($>2\sim3$ 周)不能安全吞咽时,可放置经皮胃造口导管,对营养不良或有营养不良风险的患者,使用营养补充剂。应加强口腔卫生护理降低脑卒中后肺炎的发生。

6. 早期康复与健康教育 · 脑卒中后在病情稳定的情况下应尽早开始坐、站、走等活动。卧床者病情允许时应注意良好姿位摆放。应重视语言、运动和心理等多方面的康复训练,目的是尽量恢复日常生活自理能力。

7. 潜在并发症的防治 · 落实患者的风险评估,做好皮肤压力性损伤、深静脉血栓、肺部感染、尿路感染等并发症的防治工作。

第五节　癫痫持续状态

癫痫(epilepsy)发作的死亡率仅位于脑血管病之后,是急诊就诊者的主要死亡原因。癫痫持续状态(status epilepticus, SE)的发生率约占癫痫发作的 10%,是临床常见的急危重症。其中全面性惊厥性癫痫持续状态(generalized convulsive status epilepticus, GCSE)具有潜在致死性,如何采取有效手段迅速终止临床发作和脑电图显示的痫样放电是降低死亡率和改善预后的关键。SE 起病急且病情重、进展快,可导致患者神经元或者网络损伤,甚至坏死,给患者造成近期及远期严重不良后果。未获及时医疗救治者轻则形成不可逆性脑神经损伤,重则威胁生命;而及时进行规范药物治疗,同时给予呼吸循环等系统化支持,可防治持续抽搐发作引起脑和其他重要脏器功能不可逆性损伤,有效改善患者预后。故而必须对该类患者进行及时有效的控制干预,以降低其高致残率和高死亡率。

一、SE 最新定义及分类

传统的定义认为 SE 为一次癫痫发作持续 30 分钟以上,或频繁发作且间歇期意识未能恢复。2015 年国际抗癫痫联盟(International League Against Epilepsy, ILAE)新版指南进行了新的定义及分类,将 SE 定义为终止癫痫发作的机制失效或新的致痫机制导致了异常持久的痫性发作,可能造成长期损伤,引起神经元损害甚至死亡、神经网络结构改变等较严重的后果。根据有无抽搐发生,SE 可分为以下两大类。

1. 惊厥性癫痫持续状态(convulsive status epilepticus, CSE) · 发作时以全身或者局部肌

肉抽搐为主,伴意识丧失,临床上此类型多见。根据惊厥发作类型进一步分为 GCSE 及局灶性。

2. 非惊厥性癫痫持续状态(nonconvulsive status epilepticus,NCSE) · 发作时以意识障碍和(或)精神行为异常为主要表现,无肌肉抽搐。

二、CSE 治疗策略

2016 年美国癫痫学会(American Epilepsy Society,AES)基于循证医学证据,对 CSE 的规范化治疗提出推荐意见,建议按癫痫发作时间进行阶段处理,以成人 CSE 为例。

(1) 稳定阶段(≤5 分钟):应启动有效的急救措施,如保持呼吸道通畅、呼吸循环监测、心电监护、建立静脉通路等。

(2) 初步治疗阶段(5~20 分钟):推荐使用苯二氮䓬类作为初始治疗,包括肌注咪达唑仑(无静脉通路)、静脉注射地西泮或劳拉西泮。

(3) 第二治疗阶段(20~40 分钟):如癫痫持续发作,可选择静脉内滴注丙戊酸钠、左乙拉西坦、磷苯妥英等,若均不可选,则推荐静脉用苯巴比妥。

(4) 第三治疗阶段(>40 分钟):若仍有发作,重复第二阶段疗效,或使用麻醉剂量的咪达唑仑、戊巴比妥、丙泊酚等,但需持续脑电监测。

(5) GCSE 患者常出现呼吸抑制、循环抑制、肝功能损伤和骨髓功能抑制等。因此需加强脑保护措施,特别是脑水肿的监测与降颅压药物的合理应用。其他需加强循环功能、肝功能及骨髓功能等的监测与保护。

三、ICU 监测和护理重点

1. 建立静脉通路,遵医嘱正确使用抗癫痫药物 · 注意观察用药效果和有无出现呼吸抑制、肾脏损害等不良反应。监测患者德巴金等抗癫痫药物血药浓度、血常规及血生化检验指标,及时汇报医师并尽早处理可能的药物不良反应。

2. 保持气道通畅,给氧 · SE 发作时,头偏于一侧,解开患者上衣领口,将缠绕纱布的压舌板置于一侧口角上下牙齿间,活动性义齿及时取出;迅速轻柔吸除患者口鼻内分泌物及呕吐的消化道内容物;积极纠正可能存在的脑缺血,给予面罩或鼻导管高流量氧气(5 L/min)吸入;必要时行气管插管或气管切开,解除气道痉挛导致的呼吸道梗阻,同时密切监测血气分析结果和血氧饱和度,及时调整呼吸支持参数;排除地西泮等药物对心肺功能的中枢性抑制。

3. 病情观察 · 密切观察患者的生命体征、脉搏氧饱和度及意识、瞳孔的变化,注意发作过程中有无心率增快、血压升高、呼吸减慢或暂停、瞳孔散大、牙关紧闭、大小便失禁等;观察并记录发作的类型、发作频率与发作起始和持续时间;观察发作停止后患者意识完全恢复的时间,有无头痛、疲乏及行为异常。

4. 减轻脑水肿 · 在保证高流量吸氧前提下,床头抬高 30°,可常规给予脱水剂甘露醇、呋塞米等,加强巡视,观察患者生命体征,积极防治可能危及生命的脑疝。

5. 安全护理 · ①发作期安全护理:立即平卧,采取保护措施,避免意外受伤;活动状态时发作,应立即将患者缓慢置于平卧位,防止外伤,切忌用力按压患者抽搐肢体,以防骨折和脱臼;用棉垫或软垫对跌倒时易擦伤的关节加以保护;SE、极度躁动或发作停止后意识恢复过程中有短时躁动的患者,应由专人守护,使用保护性床档,必要时予以保护性约束。②发作间歇期安全护理:给患者创造安全、安静的休养环境,保持室内光线柔和、无刺激;床两侧加放床档,必要时床档加保护套。

6. 有效干预患者高热症状·发热可使脑组织的基础代谢率增高,脑组织需氧量增加,导致脑水肿加重,降温是减轻脑水肿、保护脑组织的必要措施。依据不同发热程度,采取药物降温、温水擦浴、冰帽等,同时密切关注患者可能的寒战症状。

参考文献

[1] 刘大为. 实用重症医学[M]. 2 版. 北京:人民卫生出版社,2017:821 - 823.

[2] 中华医学会神经病学分会,中华医学会神经病学分会脑血管病学组,中华医学会神经病学分会神经血管介入协作组. 中国蛛网膜下腔出血诊治指南 2019[J]. 中华神经科杂志,2019,52(12):1006 - 1021.

[3] 中华医学会神经病学分会. 中华学会神经病学分会脑血管病学组. 中国急性缺血性脑卒中诊治指南[J]. 中华神经科杂志,2018,51(9):666 - 682.

[4] Borrott N, Kinney S, Newall F, et al. Medication communication between nurses and doctors for paediatrric acute care:an ethnographic study [J]. J Clin Nurs, 2017,26(13):1978 - 1992.

[5] Carney N, Totten A M, O'Reilly C, et al. Guidelines for the Management of Severe Traumatic Brain Injury, Fourth Edition [J]. Neurosurgery, 2017,80(1):6 - 15.

[6] Etminan N, Chang H S, Hackenberg K, et al. Worldwide Incidence of Aneurysmal Subarachnoid Hemorrhage According to Region, Time Period, Blood Pressure, and Smoking Prevalence in the Population:A Systematic Review and Meta-analysis [J]. JAMA Neurol, 2019,76(5):588 - 597.

[7] Giacino J T, Katz D I, Schiff N D, et al. Practice guideline update recommendations summary:Disorders of consciousness:Report of the Guideline Development, Dissemination, and Implementation Subcommittee of the American Academy of Neurology;the American Congress of Rehabilitation Medicine;and the National Institute on Disability, Independent Living, and Rehabilitation Research [J]. Neurology, 2018,91:450.

[8] Hawryluk G W J, Aguilera S, Buki A, et al. A management algorithm for patients with intracranial pressure monitoring:the Seattle International Severe Traumatic Brain Injury Consensus Conference (SIBICC) [J]. Intensive Care Med, 2019,45(12):1783 - 1794.

[9] Huang Y, Liao X, Song Z, et al. Evaluation of the influence of etiological factors on the economic burden of ischemic stroke in younger patients in China using the Trial of Org 10172in Acute Stroke Treatment (TOAST) classification [J]. Med Sci Monit, 2019,25:637 - 642.

[10] Okazaki T, Hifumi T, Kawakita K, et al. Blood Glucose Variability:A Strong Independent Predictor of Neurological Outcomes in Aneurysmal Subarachnoid Hemorrhage [J]. J Intensive Care Med, 2018,33(3):189 - 195.

[11] Sran B J, McDonald G K, Steinman A M, et al. Comparison of heat donation through the head or torso on mild hypothermia rewarming [J]. Injury, 2016,47(7),1445 - 1451.

[12] Xu Q, Tian Y, Peng H, et al. Copeptin as a biomarker for prediction of prognosis of acute ischemic strok and transient ischemic attack:a Meta-analysis [J]. Hypertens Res, 2016,40(5):465 - 471.

第十章　心搏骤停和心肺复苏

心搏骤停(sudden cardiac arrest，SCA)是指患者的心脏在正常或无重大病变的情况下，受到严重打击引起的心脏有效收缩和泵血功能突然停止，是SCD的最主要原因。心源性猝死(sudden cardiac death，SCD)是在出现症状后1小时内因心血管原因自然死亡，是指各种原因所致的心脏有效泵血功能丧失，引起全身严重缺血、缺氧和代谢紊乱，是临床最严重的急症之一。我国SCD发生率为40.7%，男性高于女性。SCA后的几秒钟内，由于脑血流量急剧减少，患者即可发生意识突然丧失，伴有局部或全身性抽搐；SCA发生20~30秒钟内，由于脑组织中尚存的少量含氧血液可短暂刺激呼吸中枢，呼吸可呈叹息样或短促痉挛性呼吸，随后呼吸停止。停搏60秒左右可出现瞳孔散大，停搏4~6分钟，脑组织即可发生永久性损害，10分钟后即可发生脑死亡。AHA统计数据显示，院内SCA的生存率约为24%，而院外SCA的生存率仅为10%。

一、心搏骤停的原因

1. **心源性SCA** · ACS如AMI或UAP等常引发室颤或心室停搏，心肌病、主动脉瓣狭窄、心肌炎、风湿性瓣膜病、严重心律失常等心脏本身的病变也可引发SCA。

2. **非心源性SCA** · 溺水、窒息、电击、中毒、麻醉或手术意外、严重的电解质与酸碱平衡失调等其他疾患或因素影响到心脏，可引发呼吸、心跳停止。

二、心搏骤停的临床表现

SCA后，血液循环立即停止。由于脑组织对缺氧最敏感，临床上以神经系统和循环系统的症状最为明显，具体可表现为：①意识突然丧失，可伴有全身短暂性抽搐和大小便失禁，随即全身松软。②大动脉搏动消失，触摸不到颈动脉搏动。③呼吸停止或先呈叹息样呼吸，继而停止。④面色苍白或青紫。⑤双侧瞳孔散大。如果呼吸先停止或严重缺氧，则表现为进行性发绀、意识丧失、心率逐渐减慢，随后心跳停止。

三、心搏骤停的心电图类型

SCA的心电图类型包括室颤、无脉性室性心动过速、心室停搏和无脉性电活动。

1. **室颤** · 是指心室肌发生快速、不规则、不协调的颤动。心电图表现为 QRS 波群消失，代之以大小不等、形态各异的颤动波，频率可为 200～400 次/分。

2. **无脉性室性心动过速** · 因室颤而猝死的患者，常先有室性心动过速。心电图特征为三个或三个以上的室性期前收缩连续出现，ST‒T 波方向与 QRS 波群主波方向相反，心室率通常为 100～250 次/分，心律基本规则，大动脉没有搏动。

3. **心室停搏** · 是指心肌完全失去机械收缩能力。此时，心室没有电活动，可伴或不伴心房电活动。心电图呈直线，或偶有 P 波。

4. **无脉性电活动** · 其定义是心脏有持续的电活动，但失去有效的机械收缩功能。心电图可表现为不同种类或节律的电活动节律，但心脏已经丧失排血功能，因此往往摸不到大动脉搏动。

第一节　基础生命支持

基础生命支持（basic life support，BLS），又称初级心肺复苏（cardiopulmonary resuscitation，CPR），是在 SCA 后，以徒手方式和（或）辅助设备进行复苏的抢救方法。其目的是在 SCA 后第一时间使全身重要器官获得最低限度的紧急供氧，为进一步的复苏创造条件。其关键点包括胸外心脏按压（chest compression，C）、开放气道（airway，A）、人工通气（breathing，B），即 C‒A‒B，有条件时可考虑实施电除颤（defibrillation，D）治疗。《2019 美国心脏协会心肺复苏和心血管急救指南更新——成人基本/高级生命支持和院前急救》再次强调抢救院外 SCA 患者的重要性。无论是否有调度员协助，未受过专业训练的救援者应进行单纯胸外按压，直至自动体外除颤仪（automated external defibrillator，AED）到达且可供使用，或急救人员已接管患者。接受过按压培训但未接受通气训练的救援者应进行胸外按压，直至 AED 到达且可供使用，或急救人员已接管患者。接受过按压培训且接受过通气训练的急救人员，应进行胸外按压和通气。如果有多名急救者组成综合救治小组，可以由 1 名急救者启动急救反应系统，第 2 名急救者开始胸外按压，第 3 名进行通气或者取得球囊-面罩进行人工通气，第 4 名取回并设置好除颤仪时完成多个步骤和评估。AHA 院外 SCA 成人生存链包括：①立即识别 SCA 并启动急救系统。②尽早进行心肺复苏，重点在于胸外按压。③快速除颤。④有效的高级生命支持。⑤综合的 SCA 后治疗。成人 BLS 流程见图 10‒1。

（一）BLS 基本步骤

1. **评估现场环境并判断患者意识**

（1）确保现场环境安全。

（2）意识的判断：用双手轻拍或摇动患者双肩，大声呼喊，判断有无反应。

2. **启动紧急医疗救护系统**

（1）如发现患者无反应，急救者应启动紧急救援系统（emergency medical service，EMS）

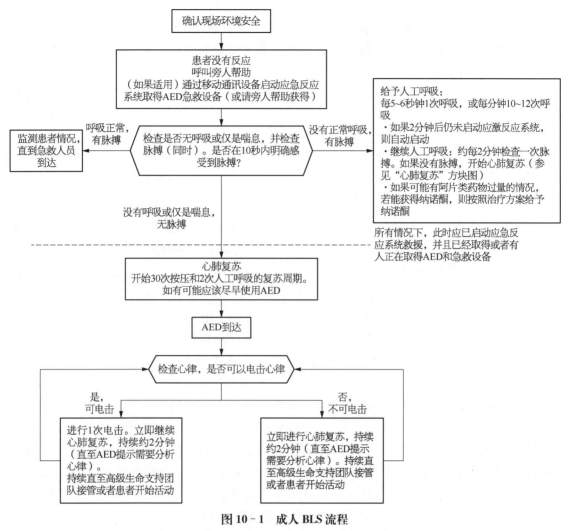

图 10-1　成人 BLS 流程

（译自《2015 美国心脏协会心肺复苏及心血管急救指南更新》）

并拨打 120，提供地点、患者的人数和情况。由紧急调度中心的调度员为现场施救员提供 CPR 指导。

（2）如有多名急救者在现场，其中一名急救者按步骤进行 CPR，另一名启动 EMS 系统，拨打 120，取 AED。

（3）在救助淹溺或窒息性 SCA 患者时，急救者应先进行 5 个周期的 CPR，然后拨打 120，启动 EMS 系统。

3. **检查呼吸及大动脉搏动**·扫视患者胸部，观察胸廓有无起伏，同时检查大动脉搏动，时间 5～10 秒。成人和儿童检查其颈动脉，使食指和中指平齐并拢，从患者的气管正中部位向旁滑移 2～3 cm，在胸锁乳突肌内侧轻触颈动脉有无搏动。

4. **胸外按压**·识别 SCA 后 10 秒内开始胸外按压，尽快提供循环支持（circulation，C）。胸外按压是对胸骨下段有节律地按压，通过增加胸内压或直接挤压心脏产生血液流动，可为心脏和脑等重要器官提供一定含氧的血流。按压时,应让患者仰卧于硬板床或是平整的地面上,头部位置尽量低于心脏,使血液容易流向头部。如果患者躺卧在软床上,应将木板放置在患者身下,以保证按压的有效性。为保证按压效果,急救者需根据患者身体位置的高低,站立或者跪在患者身体的一侧。

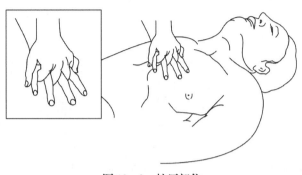

图 10 - 2   按压部位

（1）胸外按压的部位：成人胸外按压的部位是在胸部正中、胸骨的下半部,相当于男性两乳头连线之间的胸骨处（图 10 - 2）。

（2）胸外按压的方法：按压时,急救者一只手的掌根部放在胸骨按压部位,另外一只手重叠其上,双手十指交叉相扣,贴近胸壁的手指向上,保证手掌根部用力在胸骨上,避免发生肋骨骨折。按压时,上半身稍前倾,双肩正对患者胸骨上方,双臂伸直,肘关节避免弯曲,肩、肘、腕关节呈垂直轴面,以髋关节为支点,利用肩部和背部的力量垂直向下用力按压。

（3）胸外按压频率、深度：成人按压频率为 100~120 次/分,按压深度为 5~6 cm,每次按压之后应让胸廓完全回弹。放松时掌根部不能离开胸壁,以免按压点移位。按压与吹气比为30：2。

5. **开放气道** · 在开放气道时,检查患者口腔和鼻腔,若有异物需及时清理,有活动性义齿需取出。常用开放气道方法包括：①仰头抬颏法：适于没有头和颈部创伤的患者。患者取仰卧位,急救者站立或跪在患者一侧,用一只手的小鱼际用力向下按压患者的前额部;另一只手示指、中指置于下颌部,向上提起,使患者头部充分后仰,勿压迫下颌的软组织,防止造成气道阻塞。②推举下颌法：适用于确诊或怀疑头颈部损伤的患者,避免加重颈椎损伤。患者平卧,急救者位于患者头部顶端,两手分别置于患者头部两侧,手指置于患者下颌角的下方并用双手提起下颌,将下颌向上抬起。

6. **人工通气** · 以口对口人工通气为例,急救者正常吸气后,用按压患者前额的手的拇指与示指紧捏双侧鼻翼,防止气体从鼻子漏出。急救者用嘴把患者的唇部完全包住,减少漏气。在 1 秒内完成一次通气,给予足够的潮气量（为 500~600 ml）,同时用眼睛余光观察患者胸廓有无起伏。吹气时若无胸廓起伏或有阻力,应考虑气道未完全开放或气道内存在异物阻塞。通气完毕后,急救者应立即离开患者口部,同时松开捏住患者双侧鼻翼的手指,使患者能从鼻孔呼气。每 30 次胸外按压后给予 2 次人工通气。

7. **早期除颤** · CPR 的关键措施是胸外按压和早期除颤。除颤是利用电流治疗异位性快速性心律失常,从而恢复窦性心律。CPR 只能维持心脏和脑部的血流供应,但是不能纠正室颤。除颤是终止室颤、无脉性室性心动过速最迅速、最有效的方法。因此,如果具备 AED,应该立即使用。随着室颤时间的延长,除颤的效果也会随之减小,每分钟下降 7%~10%。在SCA 3 分钟内进行除颤,患者的存活率可达 74%;若在 10 分钟后进行,成功概率微乎其微。对于院外发生的 SCA 且持续时间>4 分钟或无目击者的 SCA,则应先进行 5 个循环的 CPR,

随后再除颤。一次除颤后,无须马上观察心律,应立即开始新一轮的心肺复苏,随后再观察心律,确定是否需要再次除颤。电除颤前后,需尽可能缩短中断胸部按压的时间。

(二)婴儿和儿童的心肺复苏术

其处理基本与成人相同,但有以下几点不同。

1. **判断意识** · 婴幼儿对言语如不能反应,可以用手拍击其足跟,若能哭泣,则为有意识。

2. **检查脉搏** · 婴儿或儿童若无反应且无呼吸时,急救者一手食指中指并拢,以喉结为标志,沿甲状软骨向靠近急救者一侧滑行到胸锁乳突肌凹陷处,须在 10 秒钟触摸其脉搏,若未触摸到,也需立即进行胸外按压。婴幼儿颈动脉不易触及时,可通过肱动脉判断。

3. **心脏胸外按压定位和方法** · 婴幼儿胸外按压的部位是两乳头连线与胸骨正中线交界点以下一横指处。婴儿在胸骨中点处用 2～3 指腹按压,两名急救人员在场时可采用环抱法。按压深度为胸壁前后径 1/3,婴儿大约为 4 cm,儿童大约为 5 cm。单人施救时,按压通气比为30∶2,若有 2 名急救者则为 15∶2。

4. **人工通气** · 人工通气采用仰头抬颏法,以口对口鼻人工通气方式为主。

(三)复苏有效的指标

判断复苏有效的指标可观察:①患者出现自主呼吸。②可触及大动脉搏动。③颜面、口唇由发绀转为红润。④瞳孔由大变小,对光反射存在。⑤有眼球活动,睫毛反射与对光反射出现。⑥收缩压≥60 mmHg。

(四)高质量心肺复苏的要点

(1)在识别 SCA 后 10 秒内开始按压。

(2)保证按压的频率、深度:在按压开始 1～2 分钟后,操作者按压的质量就开始下降(表现为频率、幅度及胸壁复位情况均不理想),如双人或多人施救,应每 2 分钟或 5 个周期 CPR(每个周期包括 30 次按压和 2 次人工呼吸)更换按压者,并在 5 秒钟内完成转换,以免影响复苏效果。

(3)每次按压后,保证胸廓充分回弹:按压放松期间,掌根部不能离开胸壁,并且不能对患者胸部施加压力。只有当按压放松使胸廓充分回弹扩张时,静脉血才可有效回流到心脏,增加心脏的血流,否则,会导致 CO 减少,冠脉灌注压降低,影响复苏的效果。

(4)按压过程中尽量减少中断(将按压中断的时间控制在 10 秒钟以内):增加胸外按压时间比,使其至少能达到 60%。胸外按压时间比是指实施胸外按压的时间占总体复苏时间的比率。可用来评估按压的连续性,较低的按压时间比值与预后不良直接相关。人员的更换、建立高级人工气道等都会影响按压时间比值。

(5)给予有效的人工通气,使胸廓隆起。

(6)避免过度通气:在 CPR 期间,通气量不宜过大、通气时间不宜过长。通气时间过长会增加胸腔内压力,减少静脉回心血量,降低心排出量。通气过多可致胃胀气、胃内容物反流、误吸性肺炎等。

(五) 不实施 CPR 的情况

(1) 可能威胁到急救者的安全。

(2) 存在明显不可逆性死亡的临床特征(如尸体僵直、尸斑等)。

(3) 患者生前有拒绝复苏指令,但应根据具体情况谨慎决定。

(六) 心肺复苏的并发症及禁忌证

(1) 并发症:肋骨骨折、心包积血或心脏压塞、气胸、血胸、肺挫伤、肝脾撕裂伤和脂肪栓塞等。

(2) 禁忌证:胸壁开放性损伤、肋骨骨折、胸廓畸形或心包填塞,凡已明确心、肺、脑等重要器官功能衰竭无法逆转者,可不必进行复苏术,如晚期癌症等。

第二节 成人高级生命支持

高级生命支持(advanced cardiovascular life support,ACLS)又称高级心肺复苏,是在 BLS 的基础上利用特殊仪器和技术,建立或维持有效的呼吸和循环支持,以恢复自主循环。可归纳为高级 A、B、C、D,即开放气道(airway,A)、呼吸支持(breathing,B)、循环支持(circulation,C)、寻找 SCA 原因(differential diagnose,D),流程如图 10-3 所示。

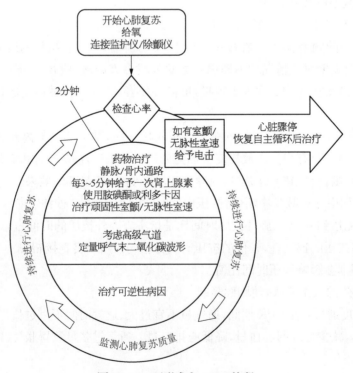

图 10-3 环形成人 ACLS 流程

(译自《2018 美国心脏协会心肺复苏及心血管急救指南更新》)

（一）开放气道

1. **口咽通气道** · 有助于通过球囊-面罩装置提供足够的通气,仅由受过专业训练的人员操作。不正确的操作会将舌推至下咽部,加重气道梗阻。主要应用于无咳嗽或呕吐反射的无意识患者,也可应用于已确定(或怀疑)颅底骨折或严重凝血病的患者,不可用于清醒或半清醒的患者。

2. **鼻咽通气道** · 仅由受过专业训练的人员操作。适用于有气道堵塞或有发生气道阻塞风险的患者。对于昏迷程度较浅的患者,鼻咽通气道优于口咽气道。但对严重颅面部损伤的患者,应谨慎使用,防止其误入颅内。

3. **气管插管** · 若患者 SCA,自主呼吸消失,球囊-面罩通气装置不能提供足够的通气时,需进行气管插管,但操作者必须具备丰富的插管经验。气管插管的优点在于:保持气道通畅、利于清除气道内分泌物、输送高浓度氧气、为某些药物的使用提供另外一种途径、给予特定的潮气量等。在进行心肺复苏之初,应该直到患者自主循环恢复后再行气管插管,不能因置入气管插管而影响胸外按压和除颤。若在心肺复苏期间,置入气管插管,应尽量缩短胸外按压的中断时间(理想情况下<10 秒)。插入气管导管后,应立即评估气管插管的位置,可通过听诊、呼气末 CO_2 波形图、食道探测装置等方式确认气管插管的位置。在确认气管插管的位置后,应记录气管插管的深度并用胶带妥善固定。SCA 期间,心排出量低于正常范围,因此减少了机体对通气的需求。在放置气管插管后,应每 6 秒进行 1 次通气(每分钟 10 次通气),同时以100~120 次/分的速度进行持续的胸外按压。

4. **其他声门上部高级气道** · 包括食管-气管导管、喉罩气道、喉导管等。

（二）呼吸支持

心肺复苏的直接目标是恢复心脏的功能,并维持大脑的能量状态,尽量减少缺血性损伤。要实现这些目标,需提供足够的氧气。供氧依赖于血流量和动脉血氧含量,血流量通常是心肺复苏过程中氧释放的主要限制因素。因此,需给予高浓度或纯氧,来增加动脉血含氧量。

1. **球囊-面罩通气** · 是最常用的正压通气工具。最好是 2 人及以上急救者在场时应用,1 人胸部按压,另外 1 人挤压球囊。面罩需紧扣患者口鼻,避免漏气。急救者应位于患者头侧,将患者头部向后仰。一只手用"EC"手法将面罩扣住患者口鼻(即拇指和食指形成"C"形置于面罩上,使面罩紧贴患者面部;其他的手指形成"E"形提起下颌角,开放气道),另一只手挤压球囊,潮气量约为 500~600 ml。每次通气时间持续 1 秒,使胸廓扩张。在心肺复苏期间,每30 次胸外按压后给予 2 次通气。球囊-面罩通气可导致胃胀气、胃内容物反流、AP 等。

2. **机械通气** · 是目前临床上所使用的确切且有效的呼吸支持手段,可纠正低氧血症、纠正呼吸性酸中毒、降低 ICP、进行雾化治疗等。用呼吸机时要调整合适的呼吸模式、呼吸参数等。

（三）循环支持

1. **及时监测** · 在进行 CPR 时,应及时准备心电监护仪或除颤仪等,并且需要持续进行心电监测,及时发现并准确识别心律失常,以采取相应的急救措施。在 CPR 过程中,有条件还应监测冠状动脉灌注压、中心静脉血氧饱和度、呼气末 CO_2 分压的情况,可反映心肺复苏期间的心排出量和心肌血流量。这些参数值的增加,也可反映自主循环恢复。自主循环恢复后应尽快利用 12 导联心电图,以确定是否存在急性 ST 段抬高。如果疑似为心源性 SCA 并存在 ST 段抬高,应急诊进行冠状动脉造影。如果高度怀疑心肌梗死,即使没有 ST 段抬高,也应做好急诊冠状动脉造影。不论 SCA 后患者昏迷或清醒,如果有冠状动脉造影指征,均应做好紧急冠状动脉造影的准备。密切监测血压,若患者收缩压<90 mmHg,需要给予输液,或需要使用血管活性药、正性肌力药和增强心肌收缩力药物等。维持收缩压≥90 mmg,平均动脉压≥65 mmHg。

2. 药物治疗

(1)给药途径

1)外周静脉给药:如无静脉通路,应首选建立外周静脉通路给予药物和液体。常选用如肘正中静脉、贵要静脉、颈外静脉,尽量避免使用手部或下肢静脉。一般药物经外周静脉注射后,再推注 20 ml 液体,促进药物进入中心循环。

2)中心静脉给药:对已建立中心静脉通路的患者,优选中心静脉给药。中心静脉给药的优点是药物峰浓度更高、药物循环时间更短,并且可用于监测中心静脉血氧饱和度,也可在CPR 期间监测冠脉灌注压。但在 CPR 期间,不可因置入中心静脉导管而中断 CPR。

3)骨内通路:由于骨髓腔内有不塌陷的血管丛,其给药效果与中心静脉通道用药效果类似。若无法建立静脉通路,可建立骨内通路给药。

4)气管内给药:在 SCA 期间,若无法建立静脉或骨内通路,肾上腺素、血管加压素、利多卡因等药物可通过气管内给药。大多数药物最佳的气管内给药剂量尚不清楚,通常情况下,应为静脉给药的 2~2.5 倍,使用 5~10 ml 生理盐水或灭菌注射用水稀释后,通过雾化的方式直接给药。气管内使用肾上腺素剂量是静脉用药剂量的 3~10 倍,应在 5~10 ml 的无菌注射用水中稀释推荐剂量,并直接将药物注入气管导管内。

(2)常用药物

1)肾上腺素:是 CPR 期间最常用的心血管活性药物。肾上腺素可显著升高中心动脉压,增加冠状动脉和脑等其他重要脏器的灌注压。非除颤心律的 SCA 患者,应尽早给予肾上腺素,有利于促进自主循环恢复,提高存活率。对于可除颤心律的 SCA 患者给予肾上腺素的最佳时间不定,因患者因素与复苏情况不同,证据不足。用法是 1 mg 经静脉或骨内通路给药,每3~5 分钟 1 次。SCA 期间不建议常规大剂量(0.1~0.2 mg/kg)使用肾上腺素。

2)胺碘酮:对 CPR、除颤及升压药治疗无反应的室颤/无脉性室速考虑使用胺碘酮。胺碘酮是一种抗心律失常药物,会影响钠、钾和钙通道,可阻滞 α 受体和 β 受体。对于 SCA 患者,首次用法为 300 mg 缓慢静脉推注,第二次给予 150 mg 静脉推注,维持量 0.5 mg/min。

3)利多卡因:对 CPR、除颤及升压药治疗无反应的室颤/无脉性室速,利多卡因可考虑作为胺碘酮外的另一选择。利多卡因可降低心室肌传导纤维的自律性和兴奋性,缩短动作电位时程,相对延长有效不应期。初始剂量为 1~1.5 mg/kg 缓慢静脉注射。若室颤、无脉性室速持续存在,5~10 分钟后,再用 0.5~0.75 mg/kg 剂量给予静脉注射,最大剂量不超过3 mg/kg。不建议在自主循环恢复后尽早(最初 1 小时内)常规使用利多卡因,如无禁忌证,在证明治疗复发性室颤/无脉性室速具有挑战性时,可考虑在特定的情况下(如急救治疗服务转移期间)预防性使用利多卡因。

4) 碳酸氢钠：复苏初期不应过度补充碳酸氢钠，可通过改善通气的方式，纠正代谢性酸中毒。较长时间的 SCA 后，由于酸中毒和高血钾的产生，容易诱导顽固性室颤。初始剂量为 1 mmol/kg 静脉滴注，之后根据血气分析结果调整，防止发生碱中毒。

(四)寻找心搏骤停原因

在救治 SCA 过程中，应尽可能迅速明确引起 SCA 的病因，以便及时对可逆性病因采取相应的救治措施。引起 SCA 的原因主要为低氧血症、低血容量、酸中毒、低钾血症/高钾血症、低温、张力性气胸、心脏压塞、毒素、肺动脉血栓形成和冠状动脉血栓形成等。应尽早通过 12 导联心电图、静脉血标本检验相关生化指标、放射线检查等方式明确 SCA 的原因。SCA 后，大部分死亡发生在 24 小时内。一旦 SCA 患者自主循环恢复，应立即开始 SCA 后的系统性综合治疗，防止再次发生 SCA，提高入院后长期生存的概率。

第三节　脑　复　苏

脑复苏是防治 SCA 后缺氧性脑损伤所采取的措施。脑损伤是 SCA 患者发病和死亡的常见原因。院外 SCA 后患者脑损伤所致的死亡率为 68%，院内为 23%。SCA 后脑损伤的临床表现可能包括昏迷、癫痫发作、肌阵挛、不同程度的神经认知功能障碍和脑死亡。脑复苏是心肺功能恢复后，主要针对保护和恢复中枢神经系统功能的治疗，其目的是在心肺复苏的基础上，加强对脑细胞损伤的防治和促进脑功能的恢复，此过程决定患者的生存质量。

脑复苏的主要措施如下。

(一)维持血压

循环停止后，脑血流的自主调节功能丧失，而依赖于脑灌注压维持脑血流。收缩压不应低于 90 mmHg 和(或)平均动脉压不应低于 65 mmHg，以恢复脑循环和改善周身组织灌注。应防止血压过高或过低，而加重脑水肿或造成脑组织缺血、缺氧。因此，需进行心电监测和血流动力学监测，包括监测血压、CVP、心排血量等。

(二)目标温度管理

目标温度管理(target temperature management，TTM)：又称亚低温疗法，是一种降低 SCA 患者核心体温的策略，目的是将严重缺氧所造成的神经损伤降至最低。体温过高会增加脑代谢率，增加氧耗，加重脑水肿。心肺复苏术后自主循环恢复的昏迷成年患者应采用 TTM。在 12~24 小时内达到 32~36 ℃的恒定温度，并至少维持 24 小时。降温可通过冰袋、冰毯、冰帽、体外循环降温法等方式，对于院前自主循环恢复的昏迷患者，不建议通过快速输注低温液体进行常规院前降温，有可能出现肺水肿，或是再次 SCA。应积极预防 TTM 后的昏迷患者出现发热。①早期降温：降温时间越早越好(<10 分钟)，使用冰帽保护大脑，以减少脑损

害。②快速降温：脑水肿患者要在 30 分钟内将体温降至 37℃以下，在最初几小时内降至预定温度（直肠温度 30～32℃）。头部温度可达 28℃，此时脑电活动明显呈保护性抑制状态，但体温降至 28℃易诱发室颤，因此宜重点进行头部降温，改善脑组织缺氧。③持续时间：持续时间根据病情决定，一般需 2～3 天，严重者可能要 1 周以上。一般在听觉恢复后，开始自然复温，每 24 小时将体温升高 1～2℃。

（三）缺氧和脑水肿

主要措施包括：①脱水：应用渗透性利尿药，减轻脑水肿和降低 ICP，促进大脑功能恢复。在脱水治疗过程中，避免过度脱水，以免造成血容量不足。②促进早期脑血流灌注。③高压氧治疗：通过增加血氧含量，提高脑组织氧分压，改善脑缺氧，降低 ICP。高压氧治疗应在患者心肺复苏自主循环恢复后尽早进行，但复苏后早期血流动力学不稳定、仍需血管活性药物维持的患者应慎用。

（四）药物治疗

1. 冬眠药物　可防止抽搐，解除低温时的血管痉挛，改善循环血流灌注和辅助物理降温。可选用冬眠Ⅰ号（哌替啶、异丙嗪、氯丙嗪）或冬眠Ⅱ号（盐酸氯丙嗪、哌替啶、氢麦角碱）。

2. 脱水药　为防止脑水肿，可选用快速滴注 20％甘露醇或 25％山梨醇，也可联合使用呋塞米、白蛋白、高渗葡萄糖等。

3. 激素　早期应用糖皮质激素（如地塞米松）有助于 SCA 患者度过危险期，可增加心排出量、改善微循环、稳定溶酶体膜等。

4. 镇静药物　巴比妥对不完全性脑缺血、缺氧的脑组织具有良好的保护作用。应选择短效镇静药物，每天间断使用，并且应通过滴定到预期的效果。一般情况下，须谨慎使用。

5. 神经代谢药物　SCA 后，由于脑缺血缺氧，神经细胞有不同程度的损害，可应用神经代谢药物减轻损害，恢复功能。常用的药物有维生素 B 类、神经细胞生长因子等。

第四节　复苏中的特殊护理问题

（一）改善组织灌注

1. 自主循环恢复后，往往伴有血压不稳定或低血压、血容量不足或过多、周围血管阻力增加或降低、心功能衰竭、心率过快或过慢引起灌注不足以及急性肺水肿等临床问题，应注意避免，并立即纠正低血压。

2. 用药护理　严格遵医嘱正确给药。在急救情况下，医师可下达口头医嘱，护士在正确复述后执行。但必须在抢救结束后 6 小时内，补记抢救记录。在用药过程中应注意观察患者生命体征的变化及药物不良反应。避免药物外渗，若发现注射部位红肿，应立即更换注射部位。

3. 病情监测

(1) 加强心电监测,防治各种心律失常。

(2) 血流动力学监测:CVP 是反映血容量及右心功能的重要指标,同时对输液量和指导用药有重要意义,应结合患者的血压、脉搏、尿量等综合分析。其他还包括肺毛细血管楔压、CO 等。

(3) 末梢循环观察:四肢末梢温度、皮肤色泽、毛细血管和静脉床充盈情况反映了外周循环状态。若出现肢体湿冷、甲床苍白发绀、末梢血管充盈不佳,即为血容量不足,应适当补充血容量,纠正低血压。

(4) 尿量监测:观察尿量,注意尿液的颜色、性状,准确记录 24 小时出入量和每小时尿量,为医师提供临床依据。

(5) 其他:定时监测心肌酶、肝肾功能,保持水、电解质、酸碱平衡,并做好记录。

(二) 维持有效气体交换

1. 保持呼吸道通畅·将患者头偏向一侧,及时清理呼吸道分泌物,保持呼吸道通畅。气管插管或气管切开患者应妥善固定人工气道,及时吸痰,吸痰过程中严格执行无菌操作原则。使用呼吸机期间应做好呼吸道湿化,避免因痰液黏稠、气道干燥,而造成气道损伤、阻塞。

2. 改善缺氧·若有氧气,应给予患者高浓度或纯氧。必要时协助医师进行气管插管或气管切开,增加有效通气量。患者的自主循环恢复后,外周血管收缩,氧饱和的检测值可能有误,应根据动脉血气分析调节氧浓度,维持血氧饱和度在 94% 及以上,避免过度通气。

3. 病情监测

(1) 观察呼吸:注意观察患者的 RR、节律、深度,肢端及口唇有无发绀和缺氧现象。

(2) 密切观察呼吸机的各项参数,及时处理呼吸机报警,同时注意检查呼吸机管道的衔接,如面罩是否漏气、氧气管道有无脱落、扭曲等,严格记录插管深度、气囊压力,并定时听诊双肺呼吸音。

(3) 电解质、酸碱平衡:呼吸循环停止后,容易发生代谢性酸中毒和呼吸性酸中毒。酸中毒是造成心肺复苏后循环呼吸功能不稳定、心律失常的重要因素。应动态监测动脉血气分析,及时纠正电解质、酸碱失调。

(三) 皮肤护理

心肺复苏后亚低温治疗的患者病情危重,皮肤温痛觉敏感性下降,易引起局部冻伤和压力性损伤,要加强对患者皮肤的护理。亚低温治疗时用床单将控温毯与患者隔开,对耳垂、臀部、骨突处加以保护。保持患者衣物和床单的清洁、干燥、平整。定时翻身,避免长时间低温对皮肤的刺激,密切观察肢体末梢血液循环情况,防止冻伤。

(四) 防治感染

(1) 落实基础护理:保持口腔、皮肤的清洁,床单位的干净平整。保持病房内空气新鲜,保持室内的清洁卫生,定期进行空气消毒。

(2) 遵循无菌原则:在进行所有护理操作时,要严格遵守无菌原则,防止交叉感染。

（3）采用集束化策略预防 VAP、导管相关性血流感染及导管相关性尿路感染。

（4）遵医嘱合理使用抗生素：严格注意抗生素给药时间，现配现用。患者再使用抗生素的过程中应密切观察是否出现并发症。

（五）心理护理

心肺复苏后患者的心理问题主要表现为焦虑、抑郁、恐惧等。护理人员应该主动帮助患者了解病情，与患者进行沟通交流，并注意肢体语言，了解患者的心理活动，从而缓解患者的心理压力。家庭是患者遭遇应激和身心危机的主要社会支持来源，可酌情增加探视时间，鼓励家属与患者沟通，减轻患者抑郁情绪。对于昏迷患者，指导家属录制关怀语音及患者喜欢的音乐歌曲等，并定时为患者播放，促进脑功能的恢复。对于去世患者，护理人员应尽量表达对家属的安慰，并提供一定帮助。

参考文献

［1］ 张波，桂丽．急危重症护理学［M］．4 版．北京：人民卫生出版社，2017.

［2］ Al-Khatib S M，Stevenson W G，Ackerman M J，et al． 2017 AHA/ACC/HRS Guideline for Management of Patients With Ventricular Arrhythmias and the Prevention of Sudden Cardiac Death：Executive Summary ［J］． Circulation，2018，138(13)．

［3］ American Heart Association． 2019 American Heart Association focused update on adult and pediatric basic and advanced life support，neonatal life support，andfirst aid ［EB/OL］．(2019 - 11 - 14)［2020 - 4 - 21］．

［4］ American Heart Association． CPR & first aid：emergency cardiovascular care ［J］． Cardiac Arrest Statistics，2016．

［5］ Donnino M W，Andersen L W，Berg K M，et al． Temperature Management After Cardiac Arrest：An Advisory Statement by the Advanced Life Support Task Force of the International Liaison Committee on Resuscitation and the American Heart Association Emergency Cardiovascular Care Committee and the Council on Cardiopulmonary，Critical Care，Perioperative and Resuscitation ［J］． Resuscitation，2016，98：97 - 104．

［6］ Feng X F，Hai J J，Ma Y，et al． Sudden Cardiac Death in Mainland China：A Systematic Analysis ［J］． Circ Arrhythm Electrophysiol，2018，11(11)：e6684．

［7］ Fowler R，Chang M P，Idris A H． Evolution and revolution in cardiopulmonary resuscitation ［J］． Curr Opin Crit Care，2017，23(3)：183 - 187．

［8］ Geocadin R G，Wijdicks E，Armstrong M J，et al． Practice guideline summary：Reducing brain injury following cardiopulmonary resuscitation：Report of the Guideline Development，Dissemination，and Implementation Subcommittee of the American Academy of Neurology ［J］． Neurology，2017，88(22)：2141 - 2149．

［9］ Nadolny K，Szarpak L，Gotlib J，et al． An analysis of the relationship between the applied medical rescue actions and the return of spontaneous circulation in adults with out-of-hospital sudden cardiac arrest ［J］． Medicine (Baltimore)，2018，97(30)：e11607．

［10］ Wong C X，Brown A，Lau D H，et al． Epidemiology of Sudden Cardiac Death：Global and Regional Perspectives ［J］． Heart Lung Circ，2019，28(1)：6 - 14．

第十一章 重症患者凝血功能障碍

第一节 重症患者的出凝血功能评估

ICU有半数以上的患者都有不同程度的凝血功能障碍。据统计,1/4以上的患者有血小板减少,16%的患者可因凝血功能缺陷而导致出血,并且凝血功能评估可以作为判断患者预后的依据之一,从而为临床治疗方案提供参考。

一、正常止血、凝血、抗凝与纤维蛋白溶解机制

(一) 止血机制

正常人体局部小血管受损后引起出血,几分钟内可自然停止的现象,称为生理性止血(hemostasis)。生理性止血是机体重要的保护机制,其过程可分为血管收缩、血小板黏附及血栓形成、血液凝固三个环节,其中以血小板的作用最为重要(图11-1)。当血小板的质与量发生异常时,可导致出血性疾病的发生。

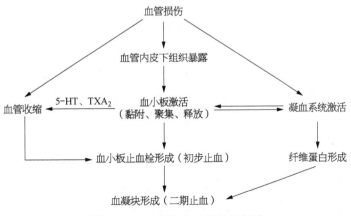

图11-1 生理性止血过程示意图

5-HT:5羟色胺;TXA$_2$:血栓烷A$_2$

(二) 凝血机制

血液由流动的液体状态转变成不能流动的凝胶状态的过程,称为血液凝固(blood coagulation)。这是一系列复杂的具有明显放大效应的酶促反应,可使各种凝血因子按一定顺序相继被激活而生成凝血酶,最终使纤维蛋白原转变为纤维蛋白。

1. 目前已知参与人体凝血过程的 12 种凝血因子

(1) 凝血因子 I:纤维蛋白原(fibrinogen),正常值 $2\sim4$ g/L,是凝血系统中的"中心"蛋白质,在凝血酶作用下,使纤维蛋白原转变成纤维蛋白,半衰期 90 小时。

(2) 凝血因子 II:凝血酶原(prothrombin)(VitK),正常值 $150\sim200$ mg/L,凝血酶原活化后变成具有蛋白水解活性的凝血酶,半衰期 60 小时。

(3) 凝血因子 III:组织因子(tissue factor, TF),唯一不存在于正常血浆的凝血因子,其中脑、肺、胎盘、血管内皮及白细胞含有大量的组织因子,组织因子在凝血过程中的作用是作为因子 VII($VIIa$)的辅助因子启动外源性凝血过程。组织因子的胞外区是 $VIIa$ 的受体,在钙离子存在的条件下,组织因子通过胞外区与 $VIIa$ 结合形成组织因子·$VIIa$ 复合物,组织因子·$VIIa$ 使 $VIIa$ 获得凝血活性,使 $VIIa$ 催化活性大大增加。

(4) 凝血因子 IV:Ca^{2+},在激活其他组织因子和参与止血的过程中发挥着重要作用。

(5) 凝血因子 V:易变因子(labile/proaccelerin),正常值 $5\sim10$ mg/L,半衰期 $12\sim15$ 小时,在凝血过程中,因子 V 作为 Xa 的辅因子,加速 Xa 对凝血酶原的激活。

(6) 凝血因子 VII:稳定因子(stable factor/serum prothrombin conversion accelartor, SPCA),血清凝血酶原转化加速因子,正常值 $0.5\sim2.0$ mg/L(Vitk),半衰期 $6\sim8$ 小时,是主要参与外源性凝血途径的凝血因子,且在凝血过程中 $VIIa$ 活性不破坏,血清 $VIIa$ 高于血浆,$VIIa$ 的作用是和组织因子形成活性复合物(组织因子·$VIIa$)后激活因子 X 而启动外源性凝血途径。

(7) 凝血因子 VIII:抗血友病球蛋白(hemophilia A),正常值 0.1 mg/L,半衰期 $8\sim12$ 小时,因子 VIII 的功能是作为 IXa 的辅因子参与 IXa 对因子 X 的激活,但血浆中的因子 VIII 异二聚体形式无内在活性,它经过凝血酶或 Xa 酶解激活才转化成具有活性形式的辅因子,即 $VIIIa$,与 Va 一样,$VIIIa$ 无蛋白酶活性,在 Ca^{2+} 存在的条件下,$VIIIa$ 和 IXa 于磷脂表面形成复合物(IXa·$VIIIa$),使 IXa 对因子 X 激活的速率大大提高。

(8) 凝血因子 IX:血浆凝血激酶,血友病 B(hemophilia B)血浆凝血活酶成分(plasma thromboplastin component/christmas)因子(Vitk),正常值 $3\sim4$ mg/L,因子 IX 的作用是在凝血过程中酶解激活因子 X 使其活化为 Xa。在正常人的血浆中,因子 IX 是以酶原形式存在,不具备酶解活性,只有在被激活转为 IXa,并在钙存在的条件下,于磷脂膜表面与因子 $VIIIa$ 形成复合物(IXa·$VIIIa$),因子 IX 被激活转为 IXa 的过程需要通过 XIa 或 $VIIa$·组织因子复合物对 IX 中特定肽键的裂解,并需要钙参与。

(9) 凝血因子 X:stuart power 因子(VitK),正常值 $6\sim8$ mg/L,半衰期 $48\sim72$ 小时,因子 X 是处于内源性凝血途径和外源性凝血途径的共同通路,经内源性(XIa·$VIIIa$)、外源性(组织因子·$VIIa$)凝血途径的激活,因子 X 转为 Xa,Xa 在 Ca^{2+} 存在的条件下,于磷脂表面与 Va 形成复合物——凝血酶原酶复合物,凝血酶原酶复合物激活凝血酶原使之转为具有酶解活性的凝血酶(在凝血酶原酶复合物中,其功能蛋白酶是因子 Xa,因子 Va 是因子 Xa 的辅因子,因子Ⅹa是丝氨酸蛋白酶,它对凝血酶原进行有限水解并使之活化)。

(10) 凝血因子Ⅺ:血浆凝血活酶激酶(plasma thromboplstin antecedent,PTA),血浆凝血活酶前质(内源),正常值4～6 mg/L,半衰期48～84 小时,是内源性凝血途径中与接触相有关的一种血浆凝血因子,因子Ⅺ是正常止血功能所需的一种凝血因子,在正常血浆中以酶原形式存在,它与高分子量激肽原非共价结合形成复合物,因子Ⅺ与因子Ⅻ、前激肽释放酶、高分子量激肽原共同参与凝血的接触相,经过接触激活,因子Ⅺ被Ⅻa裂解激活成具有酶解活性的因子Ⅺa。

(11) 凝血因子Ⅻ:接触因子(Hageman 因子)正常值2.9 mg/L,半衰期48～52 小时,因子Ⅻ在凝血中作用是参与内源性凝血途径的接触相,正常血浆中因子Ⅻ是以酶原的形式存在,当血液与带负电荷的异物表面(玻璃、白陶土、胶原)接触时,因子Ⅻ即会在前激肽释放酶和高分子量激肽原参与下活化变为具有酶解活性的Ⅻa,因子Ⅻa的主要功能是激活因子Ⅺ转为Ⅺa,启动内源性凝血途径。

(12) 凝血因子Ⅻ:纤维蛋白稳定因子(fibrin stabilizing factor),正常值25 mg/L,半衰期72～120 小时,正常情况下,血浆因子ⅩⅢ是以酶原形式存在,发挥功能需首先被凝血酶激活,激活的因子ⅩⅢ是一种转谷氨酰胺酶,使可溶性纤维蛋白变为不可溶的纤维蛋白多体。

(13) 其他:激肽释放酶原(prekallikrein/prokallikrein)参与内源性凝血途径和纤溶系统激活,激肽生成及炎症反应等多生理或病理过程,血浆浓度1.5～5 mg/L;高分子量激肽原(high molecular weight kininogen, HMWK)是多功能蛋白,可以生成激肽,作为凝血因子参与内源性凝血途径的接触相激活,抑制半胱氨酸蛋白酶的活性,与中性粒细胞或血小板结合而阻止凝血酶与血小板及纤维蛋白原与中性粒细胞或血小板的结合。

这些凝血因子除因子ⅩⅢ外,均存在于新鲜血浆中,除钙离子外均为蛋白质,且多数在肝内合成,部分凝血因子的生成需要维生素K的参与(表11-1)。各种原因导致的凝血因子缺乏是引发出血性疾病的重要原因,如血友病、严重肝病等。

表 11 - 1　12 种凝血因子的名称

因子	常用名称	因子	常用名称	因子	常用名称
Ⅰ	纤维蛋白原	Ⅱ	凝血酶原	Ⅲ	TF
Ⅳ	Ca^{2+}	Ⅴ	易变因子	Ⅶ	稳定因子
Ⅷ	抗血友病甲因子	Ⅸ	Christmas 因子	Ⅹ	Stuart-Prower 因子
Ⅺ	血浆凝血激酶先质	Ⅻ	Hageman 因子	ⅩⅢ	纤维蛋白稳定因子
PK	激肽释放酶原	HMWK	高相对分子质量激肽原		

2. 机体的生理性凝血过程·大体上可分为凝血活酶(凝血酶原酶复合物)形成、凝血酶原激活和纤维蛋白生成三个阶段。

(1) 第一阶段为凝血活酶(凝血酶原酶复合物)形成:此阶段是两条启动方式及参与的凝血因子各不相同的凝血途径相互联系、相互促进和共同作用的结果。

1) 外源性凝血途径:所需凝血因子并非全部存在于血中,而是由血液之外的 TF 暴露于血液而启动凝血过程。参与该凝血途径的凝血因子主要包括Ⅲ、Ⅶ、Ⅴ。

2) 内源性凝血途径：参加的凝血因子全部来自血液，这一凝血途径通常是因血液与带负电荷的异物表面(如玻璃、白陶土、硫酸脂、胶原)接触而启动(接触激活)。血管损伤时,血管内皮下胶原暴露,FⅫ与带负荷的胶原接触而启动的凝血过程。参与该凝血途径的凝血因子主要包括Ⅻ、Ⅺ、Ⅸ、Ⅷ和Ⅴ。

上述两种途径激活Ⅹ并形成凝血活酶(凝血酶原酶复合物)后,其凝血过程进入共同途径。目前认为,外源性凝血途径在体内生理性凝血反应的启动中起着关键性作用,组织因子是生理性凝血过程的启动因子。由于组织因子镶嵌在细胞膜上,具有明显的定位效应,可使生理性凝血过程局限化。但在病理情况下,细胞内毒素、免疫复合物及各种炎性或肿瘤坏死因子等,均可刺激血管内皮细胞及组织细胞表达组织因子,从而启动凝血过程,引起DIC。此外,内源性凝血途径对凝血反应开始后的维持与巩固具有非常重要的作用。缺乏Ⅷ、Ⅺ(血友病)均可出现明显的出血倾向。

(2) 第二阶段为凝血酶原的激活：凝血酶原在凝血酶原酶复合物的作用下激活成为凝血酶。凝血酶的形成是凝血连锁反应的关键,除参加第三阶段的凝血反应外,还有多种作用：①明显加速凝血酶原向凝血酶转化。②诱导血小板的不可逆性聚集,加速其活化。③激活因子Ⅻ,进一步促进内源性凝血过程。④激活因子ⅩⅢ,加速稳定性纤维蛋白形成。⑤激活纤溶酶原,增强纤溶活性。

(3) 第三阶段为纤维蛋白形成：纤维蛋白原在凝血酶的作用下转化成可溶性的纤维蛋白单体。此时,凝血酶还可激活因子ⅩⅢ,并在因子Ⅴ的协同作用下促进纤维蛋白单体相互聚合,最终形成不溶于水的交联纤维蛋白多聚体凝块,从而完成整个凝血过程(图11-2)。

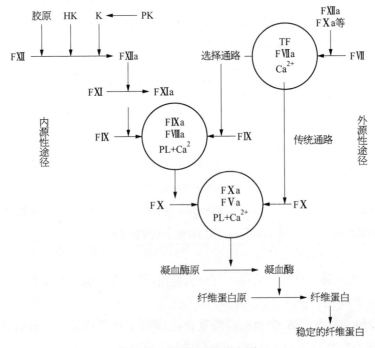

图 11 - 2　凝血过程示意图

图中罗马数字表示相应的凝血因子。PL：磷脂；PK：前激肽释放酶；K：激肽释放酶；HK：高分子量激肽原

(三) 抗凝与纤维蛋白溶解机制

正常情况下,循环血液内凝血系统和抗凝血系统维持动态平衡,以保持血液在血管内呈流动状态。

1. **抗凝系统**·血管内皮的抗凝作用、纤维蛋白吸附、血液稀释以及单核-吞噬细胞系统的吞噬作用,可减少或清除激活的凝血因子和生理性抗凝物质,其均为机体抗凝系统的重要组成部分。其中,生理性抗凝物质有:

(1) 抗凝血酶(anithrombin,AT):在肝脏及血管内皮生成,为人体最主要的抗凝物质,约占血浆生理性抗凝物质的 75%。主要功能是灭活凝血酶,对内源性产生的 F Ⅹa、F Ⅻa、F Ⅺa、F Ⅸa 等亦有一定的灭活作用。其抗凝作用与肝素密切相关,若缺乏肝素,AT 的直接抗凝作用减弱,反之可明显增强。

(2) 蛋白 C 系统:蛋白 C 系统由蛋白 C、蛋白 S 及凝血酶调节蛋白等组成。蛋白 C、蛋白 S 为维生素 K 依赖因子,在肝内合成,前者多以酶原的形式存在。凝血酶调节蛋白是血管内皮细胞表面的凝血酶受体。当凝血酶与内皮细胞表面的凝血酶调节蛋白形成复合物后,可激活蛋白 C 并在蛋白 S 的促进效应作用下灭活 F Ⅴa 和 F Ⅷa,抑制 F Ⅹ 及凝血酶原的激活。此外,活化的蛋白 C 还有促进纤维蛋白溶解的作用。

(3) 组织因子途径抑制物(tissue factor pathway inhibitor,TFPI):是由血管内皮细胞产生的一种外源性凝血途径的特异性抑制剂,为体内主要的生理性抗凝物质。可先后通过直接抑制 F Ⅹ 的催化活性和间接灭活 F Ⅶa 而发挥其抗凝作用。

(4) 肝素:主要由肥大细胞与嗜碱性粒细胞产生。肺、心、肝与肌肉等组织中含量较为丰富。生理情况下血中含量极少。肝素的抗凝作用主要是通过增强抗凝血酶 AT 的活性间接性发挥其抗凝作用。此外,肝素还有促进内皮细胞释放组织型纤溶酶原激活物(tissue-type plasminogen activator,t‐PA)、增强纤溶活性等作用。

2. **纤维蛋白溶解系统**·纤溶系统主要由纤溶酶原、t‐PA、尿激酶型纤溶酶原激活剂和纤溶酶相关抑制物组成。血块形成后,纤溶酶原在活化素的作用下转化为纤溶酶,后者将纤维蛋白或纤维蛋白原分解为纤维蛋白降解产物(fibrin degradation products,FDP),即降解碎片,并被单核-吞噬细胞系统清除,即血块溶解。

综上所述,机体止凝血功能与抗凝血功能的正常发挥,是多种因素相互协调与联合作用的结果。健全的血管、数量与功能正常的血小板和凝血因子、运作良好的纤维蛋白溶解系统是重要的前提与保障。

二、出凝血观察指标

1. **血小板计数**·正常对照参考值(100~300)×10^9/L。血小板<50×10^9/L,有出血倾向;血小板<20×10^9/L,可有明显出血;血小板<10×10^9/L,可致严重的致命出血;血小板>400×10^9/L,可出现血栓。

2. **出血时间(BT)**·正常对照参考值 1~3 分钟(Duke 法)或 1~6 分钟(Ivy 法),主要取决于血小板数量和质量,也与血管收缩功能有关。血小板计数<100×10^9/L 将导致 BT 线性

延长；<30×10⁹/L 导致 BT 无限延长。

3. ACT · 正常参考值 68.4～123 秒，为内源性凝血途径状态的筛选试验，延长见于凝血因子减少及抗凝物质(如肝素、双香豆素或纤溶产物)增加，缩短可见于高凝早期。

4. APTT · 正常参考值 31.5～43.5 秒，是反映内源性凝血途径的试验。凝血因子减少或抗凝物质增加导致 APTT 延长；缩短可见于高凝早期。

5. PT、凝血酶原时间比值(prethrombin time ratio, PTR)和 INR · 是反映外源性凝血途径的试验。PT 正常参考值 11～14 秒(Quick 一期法)。为使结果更准确，采用受检者与正常对照的比值，称为 PTR，正常参考值为 0.82～1.15。为进一步达到国际统一，又引入国际敏感度指数(international sensitivity index, ISI)对 PTR 进行修正，即 INR=PTR/ISI，正常参考值与 PTR 接近。凝血因子减少或抗凝物质增加可导致上述三项试验延长，而高凝则导致缩短。

6. 凝血酶时间(thrombin time, TT) · 是测定凝血酶将纤维蛋白原转化为纤维蛋白的时间，正常参考值为 16～18 秒。纤维蛋白原含量不足(<100 mg/dl)或有抗凝物质，如肝素、纤维蛋白裂解产物存在时，可使 TT 延长。

7. 纤维蛋白原含量(Fig、Fbg) · 正常参考值为 2～4 g/L，下降提示消耗增加，炎症反应也可使其增加，由于后者可以掩盖消耗性凝血病对其消耗的真相，因此敏感度较低，较严重的消耗导致其下降，方使其特异性很高。

8. FDP · 是纤维蛋白原和纤维蛋白被血浆素分解后产生的降解产物。ELISA 法正常参考值<10 mg/L。升高见于纤维蛋白溶解功能亢进，血管栓塞性疾病(心肌梗死、闭塞性脑血管病、深静脉血栓)等；降低见于遗传性纤溶活性降低。

9. 血浆D-二聚体定量测定(D-dimmer, D-D) · ELISA 法参考值 0～0.256 mg/L。D-D 是交联纤维蛋白降解产物之一，为继发性纤溶特有的代谢物。抗 D-D 单克隆抗体包被于胶乳颗粒上，受体血浆中如果存在 D-D，将产生抗原抗体反应，胶乳颗粒发生聚集现象。胶乳颗粒比阴性对照明显粗大者为阳性，正常人为阴性。D-D 阴性是排除 DVT 和 PE 的重要试验，阳性也是诊断 DIC 和观察溶栓治疗的有用试验。凡有血块形成的出血，本试验均可阳性，故其特异性低，敏感度高；但在形成陈旧性血块时，本试验又呈阴性。

10. 血浆鱼精蛋白副凝试验(3P 试验) · 鱼精蛋白能够使纤维蛋白单体聚合成胶状或条状物。3P 试验可检出>50 μg/ml 的纤维蛋白单体，故具有较高的敏感性，往往用作筛选检查。

11. 血栓弹力图(thromboelastography, TEG) · 快速 TEG 检测是能在短时间内表征患者凝血动态的图谱(图 11-3)，评估凝血全貌，判断凝血状态；指导成分输血；区分原发与继发纤溶亢进；判断促凝和抗凝等药物的疗效；评估血栓发生概率，预防血栓发生；全程模拟人体的凝血过程，对于患者凝血功能评估具有更敏感的临床诊断价值。

(1) R 反应时间：从血样置入 TEG 样品杯开始，到第一块纤维蛋白凝块形成(描记图幅度达 2 mm)所需的时间(分钟)，反映参加凝血过程(内源性、外源性和共同途径)所有凝血因子的综合作用，表现了凝血酶等凝血因子充分激活形成纤维蛋白所需的时间。R 值延长提示使用抗凝剂或凝血因子缺乏；R 值缩短提示血液呈高凝状态。

(2) K 值：从 R 时间终点至描记图幅度达 20 mm 所需的时间，反映纤维蛋白和血小板在凝血块开始形成时的共同作用结果，即反映血凝块形成的速率。K 值的长短受到纤维蛋白原

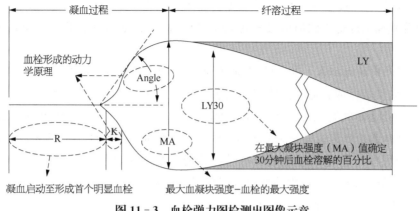

图 11 - 3　血栓弹力图检测出图像示意

水平高低的影响,而受到血小板功能的影响则较小。影响两者的抗凝剂可延长 K 值。

(3) α角:纤维蛋白和血小板在血凝块开始形成时的共同作用结果,描记图最大曲线弧度的切线与水平线的夹角,α角与 K 值都是反映血凝块聚合的速率;当凝血处于重度低凝状态时,血块幅度达不到 20 mm,此时 K 值无法确定。因此,α角比 K 值更有价值;α角受纤维蛋白原水平高低的影响。

(4) MA 值:最大振幅,是纤维蛋白和血小板通过 GPⅡb/Ⅲa 受体结合,表现了纤维/血小板血凝块的最大强度。由于 GPⅡb/Ⅲa 位点是血小板与血小板之间以及血小板与纤维蛋白之间所必须结合的,使用 GPⅡb/Ⅲa 血小板抑制剂(Reopro)可使 MA 显示为线性;MA 主要受纤维蛋白原及血小板两个因素的影响,其中血小板的作用(约占 80%)要比纤维蛋白原(约占 20%)大,血小板质量或数量的异常都会影响到 MA 值。MA 减小,提示有出血,血液稀释,凝血因子消耗,血小板减少或疾病造成的凝血因子缺乏;MA 增大,提示动静脉血栓形成,血液呈高凝状态。

(5) CI:综合凝血指数,用来描述患者的总体凝血状况。参考范围:−3～+3。CI<−3 表示血液呈低凝状态;CI>+3 提示血液呈高凝状态。

(6) LY30:测量在 MA 值确定后 30 分钟内血凝块消融(或减少)的速率(%)。若 LY30 >7.5%,提示处于高纤溶状态,即纤溶亢进;LY30>7.5% 时,若 CI≤1.0,提示原发纤溶亢进,使用抗纤溶药来纠正;若 CI≥3.0,提示继发纤溶亢进,须抗凝处理。

(7) EPL 值:预测在 MA 值确定后 30 分钟内血凝块将要溶解的百分比(%),作用同 LY30。参考范围:0%～15%。当 MA 测定后 30 分钟,EPL 值与 LY30 一致。EPL 提示纤溶亢进,结合 CI 值可进一步鉴别原发性纤维蛋白溶解亢进和继发性纤维蛋白溶解亢进。

在临床上通常需要同时选择几项指标进行综合评价,但主要把握两个方面,即凝血物质减少和纤溶产物增加,两者缺一不可。

三、护理观察要点

1. 识别并分析导致重症患者出凝血障碍的原因・如患者是否存在严重的感染、低体温、酸中毒,有创操作或检查治疗等导致了患者血管内皮损伤,患者是否有高龄、糖尿病史、吸烟史、麻醉、镇静镇痛治疗等导致血流缓慢的危险因素,患者的血小板水平高低和凝血指标有无异常等。

2. 观察有无出凝血征象。如皮肤、黏膜有无瘀斑,各穿刺部位和手术伤口等有无渗血,各引流管内有无血性液体或者血性液体突然增多,尿液、粪便、呕吐物、痰液等是否呈咖啡色或血性,穿刺点血液凝固时间有无延长或缩短,穿刺或引流时血液是否呈高凝或低凝状态等。

3. 对大出血患者注意观察有无新出血进展。①持续存在显性出血的表现,如消化道出血,患者呕血或黑便次数增多,呕吐物由咖啡色转为鲜红色或黑色干便转为稀便或暗红血便,或伴有肠鸣音活跃;引流液颜色由淡变深红,且量持续增多。②经快速输液、输血,周围循环衰竭表现未见改善,患者持续存在心慌、出汗、烦躁、肢体发凉和少尿。

4. 对存在出凝血功能障碍和(或)有出凝血征象的患者采取必要的防护措施

(1) 保持患者排便通畅,嘱患者排便时勿过度用力,以免腹压骤增诱发内脏出血,尤其是颅内出血。

(2) 尽量减少创伤性检查和治疗,操作时动作轻柔、防止损伤黏膜。

(3) 留置动、静脉插管,减少穿刺频率,尽量一次成功。

(4) 防止因袖带测压及抽血导致的皮下出血。有创血压监测的患者,应注意观察动脉穿刺部位有无渗血及血肿形成,拔管后需要有效的压迫止血,按压时间在 5 分钟以上,并用宽胶带加压固定,必要时局部用绷带加压包扎,30 分钟后予以解除。拔管后还要严密观察局部出血情况,避免假性动脉瘤的发生。

(5) 静脉注射时,止血带不宜过紧,穿刺一针见血,操作后用干棉球或纱布压迫穿刺部位至少 5 分钟,直至不出血为止,必要时用压迫器压迫止血。

(6) 尽量避免肌肉注射,必须注射时,应使用最细的针头,实施深肌层注射,注射后压迫止血至少 5 分钟,并时常观察有无继续出血的现象。

(7) 保持鼻腔湿润,防止鼻出血。嘱患者勿用手挖鼻,鼻腔干燥时,给予无菌石蜡油滴鼻,鼻腔出血,取半卧位,前额部冷敷或 1∶1 000 肾上腺素棉球填塞。如出血不止,可用凡士林油纱条行后鼻腔填塞压迫止血,一般 48～72 小时取出。

(8) 根据医嘱正确输注全血、红细胞混悬液、新鲜冰冻血浆、血小板或凝血因子、凝血酶原复合物以及晶、胶体液等,以恢复血管内容量及改善凝血功能。

(9) 对于高凝状态患者,在行床旁血滤、压力监测等治疗时给予充分、合理的抗凝,置管封管时使用肝素封管,留取血标本时迅速及时将血样注入检测试管,以免注入试管前血液凝固,影响检测结果。

5. 保持皮肤与黏膜完整

(1) 加强口腔护理,使用棉球擦拭或漱口代替刷牙以维持口腔卫生,保持口腔黏膜湿润,避免损伤。

(2) 避免不必要的吸痰,以免抽吸压力高造成气道黏膜损伤。

(3) 男性患者应避免使用刀片剃须,改用电动剃须刀。

(4) 保持皮肤清洁、干燥,床单位整洁,协助患者翻身,轻柔护理皮肤,避免拖拉动作增加皮肤与床的摩擦;避免搔抓、碰撞皮肤或把即将愈合的痂皮去除。

（5）伤口处尽量改用纸胶布,撕除胶布时需小心,防止造成皮肤损伤。

第二节　获得性出血性疾病

一、常见的获得性出血病性疾病

（一）血小板减少症

1. 药物诱导的血小板减少 · 是 ICU 患者中获得性血小板减少的常见原因之一。

（1）HIT：是使用普通肝素（unfractionated heparin，UFH）或低分子量肝素（low molecular weight heparin，LMWH）治疗后出现的严重并发症,20%～50%的患者可出现动脉或静脉血栓,具有较高的发病率和死亡率。

（2）其他药物导致的血小板减少症：除了肝素外,多种药物可通过免疫机制或非免疫机制导致血小板减少症的发生,虽然发生率和死亡率均低于肝素,但由于 ICU 患者常需联合使用多种药物,故亦应给予足够的重视。可导致重症患者血小板减少的常见药物有：抗心律失常药(普鲁卡因胺、奎尼丁)、抗微生物药(两性霉素 B、利福平、复方磺胺甲基异噁唑、万古霉素)、组胺 H_2 受体拮抗剂(西咪替丁、雷尼替丁)、奎宁、氢氯噻嗪、卡马西平、血小板 GPⅡb/Ⅲa 拮抗剂阿昔单抗、对乙酰氨基酚、非甾体抗炎药、金制剂等。

2. 妊娠合并血小板减少

（1）妊娠血小板减少症：血小板大多轻度减少,一般在 70×10^9/L 以上,非妊娠期间无血小板减少史;若血小板<70×10^9/L,难以与轻型 ITP 鉴别。血小板减少大多出现于孕晚期,不伴有胎儿血小板减少,产后 6 周内血小板计数自然恢复正常,故大多无需治疗。

（2）妊娠 ITP：ITP 患者妊娠期加重的百分率在 3%～30%。约80%的妊娠 ITP 为慢性型,大多无出血表现,少数(20%～30%)有轻微鼻出血、皮肤出血点及瘀斑。颅内出血的发生率 1%～3%,PPH 的发生率不足 10%。

（3）伴有血小板减少的各种妊娠高血压疾病：包括 HELLP 综合征、妊娠急性脂肪肝(acute fatty liver of pregnancy，AFLP)和血栓性血小板减少性紫癜(thrombotic thrombocytopenic purpura，TTP),同属微血管血栓形成性疾病。

3. 输血后紫癜 · 输血后紫癜(post-transfusion purpura，PTP)是输血引起的急性、免疫性和暂时性血小板减少综合征。本病的发生主要与血小板特异性抗原 PLA 有关。约98%的正常人 PLA-1 阳性,而大多数输血后紫癜的患者 PLA-1 为阴性。本病多发生于有过妊娠的妇女和过去有输血史的患者,在输血后 1～2 周内发生。患者体内大量的抗 PLA-1 抗体导致自身血小板和输入的同种血小板破坏增加,引起严重的血小板减少,血小板计数可于 12～24 小时内从正常下降至 10×10^9/L 以下。患者在输注血小板时常出现严重的输血反应,如畏寒、高热甚至休克等。其治疗包括使用肾上腺皮质激素、免疫球蛋白以及输血治疗,少数患者需要血浆置换。本病多为自限性,血小板多可在数周至 1 个月内恢复正常。对于有该病史的患者,再次输注血制品时应选用洗涤红细胞和 PLA - 1 阴性的血小板。

4. 血行感染 · 血小板减少是血行感染常见的表现。此时,血小板减少除了可能与 DIC 或免疫性血小板破坏增多有关外,现在认为还存在另一种机制,即炎性细胞因子(主要是单核细胞集落刺激因子)介导的噬血细胞增多症,血行感染患者伴有噬血细胞增多症者达 60% ～ 70%,与没有噬血细胞增多的患者相比,这些患者的血小板计数降得更低,血清铁蛋白和乳酸脱氢酶升高得更明显,患者易进展到 MODS,死亡率也较高。

(二) 血小板功能异常

1. 药物抑制血小板功能 · 药物是获得性血小板功能异常的最常见原因。一些非甾体抗炎药(阿司匹林、吲哚美辛、保泰松和布洛芬等)和肾上腺糖皮质激素可通过阻断血小板合成前列腺素而抑制血小板功能。阿司匹林(乙酰水杨酸)能不可逆地抑制血小板的环氧化酶,使之乙酰化,一次性服用 300 mg 阿司匹林或小剂量阿司匹林服用数日即可使受累血小板的功能终生受到抑制,停药后药物作用仍可持续 7 天左右。其他非甾体抗炎药只是竞争性抑制环氧化酶而非使其乙酰化,对血小板功能的抑制较轻,停药后作用很快消失。噻氯匹定和氯吡格雷选择性和不可逆地抑制 ADP 受体的 P2Y12 亚型,停药后作用也持续 5～7 天。血小板 GPⅡb/Ⅲa 拮抗剂,如阿昔单抗,停药后药物作用的持续时间较长。双嘧达莫、咖啡因和氨茶碱通过抑制磷酸二酯酶抑制血小板的功能。β 内酰胺类抗生素(青霉素和头孢菌素类)通过干扰血小板激动剂与其受体的相互作用,剂量依赖性抑制血小板功能,并致出血倾向,停抗生素后血小板功能异常仍可持续 2～3 天。肝素可抑制血小板强激动剂凝血酶的生成,在抑制凝血的同时,也抑制血小板功能。扩容剂右旋糖酐和羟乙基淀粉可诱发获得性血管性血友病(acquired von willebrand disease,AvWD),削弱血小板的黏附和聚集功能。溶栓剂促发大量纤溶酶的生成,纤溶酶除了降解纤维蛋白、纤维蛋白原和凝血因子,还可裂解血小板 GPⅠb 和 GPⅡb/Ⅲa。纤维蛋白和 FDP 也具有抑制血小板聚集的作用。其他抑制血小板功能的药物还有:心血管药物(硝酸甘油、普萘洛尔、硝普钠、维拉帕米和硝苯地平等)、局麻药、抗组胺药和三环类抗抑郁药等。乙醇和海洛因对血小板功能也有抑制作用。药物引起血小板功能降低导致出血时首先应停用或换用药物。有些药物停用后作用消失较缓,若遇严重出血,可输注血小板和给予抗纤溶药。不主张无出血的患者预防性输注血小板。

2. 体外循环 · 体外循环后几乎所有患者都会出现出血时间延长,大多伴有出血。其原因除血小板减少外,还包括血小板功能异常。血流通过体外氧合器时,血小板在剪应力作用下丢失了膜上的糖蛋白(GPⅠb、GPⅡb/Ⅲa 等),手术中活化的纤溶酶也可裂解血小板膜糖蛋白。流经体外循环时血小板被活化,释放出贮存颗粒,失颗粒的血小板回到血液循环后功能减弱。体外循环引起的血小板功能异常为一过性的,大多无需特殊处理。

3. 抗血小板自身抗体 · 除了引起血小板减少外,还可抑制血小板的功能,且对血小板功能的抑制作用可以出现在血小板减少前。体外实验表明,从患者血小板上洗脱下来的 IgG 可抑制正常血小板的聚集。治疗主要针对原发病。

4. 原发血液病 · 急性髓细胞白血病、骨髓增生异常综合征和骨髓增殖性疾病,尤其是原发性血小板增多症和骨髓纤维化的患者常有血小板功能的异常,可能与血小板膜受体和细胞内信号转导异常有关,偶有报道称这些患者伴有获得性血管性血友病和巨大血小板综合征。骨髓增生性疾病除了血小板功能异常致出血,还可因高细胞致血栓形成,后者更为常见。多发性骨髓瘤和 B 细胞肿瘤也可伴有获得性血小板功能异常。M 蛋白作用于血小板 GPⅠb 和 GPⅡb/Ⅲa 可分别引起获得性血管性血友病和血小板无力症。但若为华氏巨球蛋白血症和 IgM 型 M 蛋白,尤其是血浆 M 蛋白水平过高时,出血主要归因于血浆黏滞度的升高。

(三) 凝血功能异常

1. **肝素过量**·肝素常用于血栓栓塞性疾病的预防、治疗和体外循环系统抗凝,出血是其最常见的并发症,往往与药物过量或使用方法不当有关。以下几点有助于减少出血并发症:①掌握适应证,在颅脑手术、脑出血、严重高血压、活动性溃疡病、有遗传性出血性疾病和出血倾向、严重肝、肾、心功能不全、血小板严重减少等情况下应慎用。②尽量采用持续静脉输注给药,不宜采用分次给药。③以全血凝固时间(凝血时间)或 APTT 监测抗凝效果,并据此调整剂量。④尽量不合用阿司匹林。⑤肝素抗凝期间尽量避免肌内注射。

2. **维生素 K 缺乏**·凝血因子Ⅱ、Ⅶ、Ⅸ、Ⅹ均在肝脏合成,这些蛋白质在翻译后的羧基化中需要维生素 K。当维生素 K 缺乏时,虽然这些蛋白的血浆水平接近正常,但如果功能严重受损,不能与细胞的磷脂表面结合,就不能有效地参与凝血。维生素 K 的体内贮存量有限,当维生素 K 的日摄入量低于 20 ug 时有可能引起明显的低凝酶原血症;长期禁食、口服新霉素或静脉使用广谱抗生素可因维生素 K 的摄入量减少或丢失量增加引起维生素 K 缺乏;胆道梗阻,无论是肝内还是肝外梗阻均可致维生素 K 缺乏。维生素 K 缺乏的实验室检查特征为 PT 延长,注射 10～20 mg 维生素 K_1 可在 12～24 小时纠正因维生素 K 缺乏所致的出血,出血倾向严重的患者禁忌肌内注射,可静脉输注维生素 K_1,由于维生素 K 有出现变态反应的可能,静脉输注的速度不宜过快。

3. **香豆素类抗凝药过量**·华法林可竞争性抑制维生素 K 的作用,使依赖维生素 K 的凝血因子活性降低,从而起到抗凝作用。现在普遍采用 PT 的 INR 监测口服华法林的效果,一般应使其维持在 2～3 为宜。华法林治疗后的 INR 值在 ICU 患者受到多种因素的影响,如患者的营养状态、合并用药、伴随疾病等,其抗凝疗效常常难以准确预测。因此,简便可行的方法就是换用肝素抗凝。

4. **鼠药中毒**·抗凝血类灭鼠药以其对鼠类适应性好、毒力具有选择性和有特效解毒剂的优点,目前已取代了神经毒性的"毒鼠强"。这一类灭鼠药按化学结构可分为茚满二酮类(敌鼠、氯敌鼠)与香豆素类(溴敌隆、大隆)。香豆素类灭鼠药与华法林结构相似,但其脂溶性更好、与肝组织的亲和力更高及体内排泄时间更长。其中溴敌隆的作用强度为华法林的 100 倍,半衰期可长达 24 天,被称为"超级华法林",它除了抑制肝脏合成维生素 K 依赖性凝血因子外,还直接损伤毛细血管壁,增加管壁的通透性和脆性。这类药物有蓄积作用,潜伏期比较长,出血大多于食后第 3～7 天才出现,内脏出血的比例也高于华法林过量。维生素 K_1 是治疗香豆素类灭鼠药中毒的特效药物。疗程取决于出血何时终止、PT 何时恢复正常和停用维生素 K 后病情是否反复,个别患者的用药时间需数月。

5. 肝移植术 · 肝移植常并发严重的出凝血功能异常,处理是否得当关系到移植的成败。在肝移植过程中,无肝前期(手术开始至病肝切除前)的凝血异常与术前差异不大,出血主要与患者自身肝脏功能失代偿有关。无肝期(病肝切除至供体肝的大血管吻合前)所有在肝脏合成的凝血因子和抗凝蛋白均停止合成,肝脏的清除功能也消失,体内出现低凝状态,易发生出血。新肝期(供体肝植入的最初数小时内)情况比较复杂,一方面由于供体肝脏不能有效地清除活化的凝血因子,内皮细胞损伤导致大量促凝物质释放,常诱发肝微小动脉的血栓形成;另一方面,由于供体肝脏合成凝血因子的功能尚不健全,清除肝素类物质的能力较弱,供体肝脏因缺血损伤,释放出大量 t-PA,使体内的低凝状态降至最低点,而纤溶功能却出现亢进,极易发生严重出血。出血的发生和严重程度在很大程度上取决于供者肝脏质量及运输过程中的保存情况。在上述各期,血小板计数通常较低,也是出血的原因之一。一般供体肝脏移植后 1~3 天,凝血活性和纤溶活性可恢复正常,血小板计数也逐渐恢复,但抗凝蛋白(AT、PC 和 PS)的恢复则仍需数日。在此阶段,机体转入相对高凝状态,肝动脉血栓形成的危险性陡增。

6. 获得性抗凝物质 · 又称获得性凝血抑制物、病理性凝血抑制物或循环抗凝物,是指能使某一凝血因子失活或者在纤维蛋白形成过程中干扰多种凝血因子相互作用的病理性物质。获得性抗凝物质通常为免疫球蛋白,既可为凝血因子缺乏患者替代治疗后产生的抗体,也可为自身抗体,后者常伴发于自身免疫性疾病。获得性抗凝物质也可见于无基础病变者,最常见的获得性抗凝物质为凝血因子Ⅷ抑制物。

(四) 多种止血机制异常并存

1. 稀释性凝血病 · 外伤或手术时输入大量库存血和晶体液体而没有同时补充新鲜血浆和钙,会导致血浆凝血因子稀释和存在过多柠檬酸抗凝剂,出现严重凝血异常,可伴有稀释性血小板减少。一般情况下,24 小时内输血和输液的累积量达到患者血容量的 1.5 倍以上即可出现稀释性凝血病。

2. 功能性凝血病 · 主要见于严重酸中毒、低体温、严重创伤、脓毒症的患者,特点是患者虽然凝血物质正常,但存在功能缺陷,容易导致凝血功能紊乱。

3. 急性创伤休克性凝血病(acute coagulopathy of traumatic shock,ACoTS) · 是近年新认识到的一种凝血功能紊乱,与创伤有关。研究显示,在事发现场伤员尚未接受液体复苏时,或伤后仅接受很少量的液体复苏并在很短时间内即到达急诊室的患者,被发现已经出现了血液低凝。显然,这种低凝状态与血液稀释是无关的,被称为"急性创伤休克性凝血病"。

4. 消耗性凝血病(consumptive coagulopathy) · 主要被归咎于全身急性炎症反应,可以继发于创伤和休克,更是脓毒症的典型病理过程。消耗性凝血病由于凝血物质被大量激活和消耗,陷入凝血物质耗竭,从而导致低凝和出血。消耗性凝血病其实就是人们耳熟能详的 DIC。

二、弥散性血管内凝血

(一) 定义

DIC 是在许多疾病基础上,以微血管体系损伤为病理基础,凝血及纤溶系统被激活,导致全身微血管血栓形成,凝血因子大量消耗并继发纤溶亢进,引起全身出血及微循环衰竭的临床综合征。

（二）病因与发病机制

1. **病因**·许多疾病可导致 DIC 的发生，其中以感染、恶性肿瘤、病理产科、手术与创伤最为常见。

（1）感染性疾病：最多见，占 DIC 总发病数的 31%～43%。包括革兰阴性菌或阳性菌引起的感染及败血症，如脑膜炎双球菌、铜绿假单胞菌和金黄色葡萄球菌等；病毒感染，如肾综合征出血热、重症肝炎和麻疹等；立克次体感染，如斑疹伤寒、恙虫病；其他病原体感染，如系统性真菌感染、钩端螺旋体病和脑型疟疾等。

（2）恶性肿瘤：占 DIC 总发病数的 24%～34%，常见的有急性白血病，尤其是急性早幼粒性白血病、淋巴瘤、前列腺癌、胰腺癌、肝癌、绒毛膜上皮癌、肾癌、肺癌及脑肿瘤等。

（3）手术及创伤：占 DIC 总发病数的 1%～15%，如大面积烧伤、严重创伤、毒蛇咬伤，富含组织因子的器官手术及创伤，如脑、前列腺、胰腺、子宫及胎盘等。

（4）病理产科：占 DIC 总发病数的 4%～12%，常见于 AFE、胎盘早剥、感染性流产、死胎滞留及重症妊娠高血压等。

（5）医源性因素：占 DIC 总发病数的 4%～8%，发生率日趋增高。除了手术治疗及相关创伤性检查外，还与药物应用、化疗与放疗等因素有关。

（6）其他：包括全身各系统多种疾病，如肺心病、急性胰腺炎、异型输血、糖尿病酮症酸中毒、系统性红斑狼疮及移植物抗宿主病等。

2. **发病机制**·上述各种原因导致组织损伤和细胞破坏，包括局部组织、血管内皮与血小板损伤，促使组织因子释放或其类似物质如蛇毒、细菌毒素等直接作用，启动外源性或内源性凝血途径，激活机体的凝血系统，导致弥漫性微血栓形成，并可直接或间接激活纤溶系统，继发纤溶亢进。随着大量血小板及凝血因子被消耗和纤溶酶形成后对凝血因子的降解作用增强，血液处于一种低凝状态，引发广泛性出血。此外，由于弥漫性微血栓形成和（或）微循环功能障碍，组织器官供血不足，可导致一个或多个器官功能衰竭。总之，任何因素只要可以引起组织凝血活酶释放或激活，都有可能导致 DIC 的发生。各种细胞中组织因子异常表达和释放，是 DIC 发生最重要的启动机制。凝血酶与纤溶酶的形成，是引发血管内微血栓形成、凝血因子减少及纤溶亢进等病理生理改变的关键及主要机制。

从病理生理角度来看，DIC 的发生与发展过程可分为高凝血期、消耗性低凝血期、继发性纤溶亢进期 3 个阶段。但临床上各期可能有部分交叉或重叠，特别是消耗性低凝血期与继发性纤溶亢进期，常难以截然分开。

（三）临床表现

除了原发病的症状体征外，DIC 常见的临床表现是出血、休克、栓塞与溶血，具体表现可因原发病及 DIC 病期的不同而有较大差异。

1. **出血**·发生率为 84%～95%，是 DIC 最常见的症状之一。多突然发生，为广泛、多发的皮肤黏膜自发性、持续性出血，伤口和注射部位渗血呈大片瘀斑。严重者可有内脏出血，如呕血、便血、咯血、阴道出血及血尿，甚至颅内出血。此外，若为分娩或产后发生 DIC，经阴道流出的血液可完全不凝或仅有很小的凝血块。有学者认为,在基础病变存在的前提下,若同时出现 3 个或以上无关部位的自发性和持续性出血,则具有 DIC 的诊断价值。

2. 低血压、休克或微循环障碍·发生率30%~80%。与多种因素综合作用有关,如弥漫性微血栓形成导致回心血量减少;广泛持续性出血导致有效循环血量减少;心肌受损、收缩力下降导致心排血量减少;以及局部炎性反应、血管活性物质产生增多导致血管扩张,使周围循环阻力下降等。轻症常表现为低血压,重症则出现休克或微循环障碍,且早期即可出现单个或多个重要器官功能不全,包括肾、肺及大脑等。患者常表现为四肢皮肤湿冷、发绀、少尿或无尿、呼吸困难及不同程度的意识障碍等。休克可进一步加剧组织缺血、缺氧与坏死,促进 DIC 发生与发展,形成恶性循环。休克的严重程度与出血量不成比例,常规处理效果不佳,顽固性休克是 DIC 病情严重及预后不良的先兆。

3. 栓塞·发生率为40%~70%,与弥漫性微血栓形成有关。皮肤黏膜栓塞可使浅表组织缺血、坏死及局部溃疡形成;内脏栓塞常见于肾、肺、脑等,可引起急性肾衰竭、呼吸衰竭、颅内高压等,从而出现相应的症状与体征。

4. 溶血·约见于25%的患者。DIC 时微血管管腔变窄,当红细胞通过腔内的纤维蛋白条索时,可引起机械性损伤和碎裂,产生溶血,称为微血管病性溶血。溶血一般较轻,早期不易察觉,大量溶血时可出现黄疸。

(四) DIC 的诊断标准

(1) 存在易于引起 DIC 的基础疾病,如感染、恶性肿瘤、病理产科、大型手术及创伤等。

(2) 有下列两项以上临床表现:①多发性出血倾向。②不易以原发病解释的微循环衰竭或休克。③多发性微血管栓塞症状、体征,如皮肤、皮下、黏膜栓塞坏死及早期出现的肾、肺、脑等脏器功能不全。④抗凝治疗有效。

(3) 实验室检查符合下列标准:同时有以下三项以上异常:①血小板低于 $100 \times 10^9/L$ 或进行性下降。②纤维蛋白原<1.5 g/L 或呈进行性下降,或>4.0 g/L。③3P 试验阳性或 FDP>20 mg/L 或 D-D 升高(阳性)。④凝血酶原时间缩短或延长 3 秒以上,呈动态性变化或 APTT 延长 10 秒以上。

对于疑难或特殊疾病,应进一步行下列检查,并应有 1 项以上的异常:①纤溶酶原含量减少及活性降低。②AT-Ⅲ含量及活性降低。③血浆 FVⅢ:C 活性低于 50%。④血(尿)纤维蛋白肽(fibrinopepide-A,FPA)水平增高等。

(五) 治疗要点

1. 治疗基础疾病及去除诱因·是终止 DIC 病理过程的最为关键和根本的治疗措施。

2. 抗凝治疗·DIC 的抗凝治疗应在处理基础疾病的前提下,与凝血因子补充同步进行。

(1) 药物治疗:常用的抗凝药物为肝素,主要包括 UFH 和低分子肝素。①UFH:一般不超过 12 500 U/d,每 6 小时用量不超过 2 500 U,静脉或皮下注射,根据病情决定疗程,一般连用 3~5 天;调整肝素用量,将 APTT 控制到正常值的 1.5~2 倍;过量可用鱼精蛋白中和,鱼精蛋白 1 mg 可中和肝素 100 U。②低分子肝素:剂量为 3 000~5 000 U/d,皮下注射,根据病情决定疗程,一般连用 3~5 天;无需凝血功能监测。

（2）抗凝治疗适应证：DIC早期（高凝期）；血小板及凝血因子呈进行性下降，微血管栓塞表现（如器官功能衰竭）明显者，消耗性低凝期且病因短期内不能去除者，在补充凝血因子情况下使用；除外原发病因素，顽固性休克不能纠正者。

（3）抗凝治疗禁忌证：手术后或损伤创面未经良好止血者；近期有严重的活动性出血；蛇毒所致DIC；严重凝血因子缺乏及明显纤溶亢进者。

3. 替代治疗·以控制出血风险和临床活动性出血为目的。适用于有明显血小板或凝血因子减少且已进行病因及抗凝治疗、DIC未能得到良好控制、有明显出血表现者。可输注新鲜冰冻血浆、血小板及凝血酶原复合物。

4. 纤溶抑制药物治疗·仅适用于DIC的基础病因及诱发因素已经去除或控制，并有明显纤溶亢进的临床及实验证据，继发性纤溶亢进已成为迟发性出血主要或唯一原因的患者。

5. 其他治疗·支持对症治疗，抗休克治疗，纠正缺氧、酸中毒及水电解质平衡紊乱。

（六）观察要点

（1）观察出血症状：有无广泛自发性出血，皮肤黏膜瘀斑，伤口、注射部位渗血，内脏出血如呕血、便血，泌尿道出血、颅内出血、意识障碍等，观察出血部位、出血量。

（2）观察有无微循环障碍：皮肤黏膜发绀缺氧、少尿、血压下降、呼吸循环衰竭等。

（3）观察有无高凝和栓塞症状：如静脉采血时血液迅速凝固应警惕高凝状态，内脏栓塞可引起相关症状，如肾栓塞引起腰痛、血尿、少尿，PE引起呼吸困难、发绀，脑栓塞引起头痛、昏迷等。

（4）观察有无黄疸、溶血症状。

（5）观察实验室检查结果，如白细胞计数、血红蛋白浓度、血小板计数、凝血酶原时间、血浆纤维蛋白含量、D-D、3P试验等。

（6）观察原发性疾病的病情变化。

（七）护理措施

1. 出血的观察与护理

（1）监测有无出血征象：如肌肉注射部位、静脉穿刺或动脉穿刺部位、手术伤口等处有无渗血，各引流管内有无血性液体，尿液、粪便、呕吐物、痰液等是否呈咖啡色或血性等，若怀疑有腹腔出血，密切监测腹围变化。保持排便通畅，排便时勿过度用力，以免腹压骤增诱发内脏出血，尤其是颅内出血。如果患者出现恶心、呕吐、剧烈头痛，出现烦躁、嗜睡、昏迷等意识障碍或颈项强直、肢体瘫痪时常提示出现脑出血，应立即通知医师，协助医师进行抢救。使用镇静镇痛药物或意识不清的患者应密切观察瞳孔的变化及对光反射，若出现对光反射消失或瞳孔不等大，应立即告知医师，协助检查或抢救。

（2）尽量减少导致出血的创伤性检查和治疗。如留置动、静脉插管，减少穿刺频率；穿刺时一次成功；操作时应动作轻柔；尽量避免肌肉注射给药，必须注射时，应使用最细的针头，实施深部肌层注射，注射后需压迫止血至少5分钟，并观察有无继续出血的现象。

（3）保持鼻腔湿润，防止鼻出血。

（4）避免不必要的吸痰，以免抽吸压力高造成气道黏膜损伤。

（5）避免搔抓皮肤或把即将愈合的痂皮去除，保持皮肤黏膜的完整性。

（6）根据医嘱正确输注全血、红细胞悬液、新鲜冰冻血浆、血小板或凝血因子、凝血酶原复合物以及晶、胶体液等，以恢复血容量及改善凝血功能。

2. 休克及微循环障碍的观察及护理

（1）实时监测患者的心率、血压，观察患者神志，若患者出现面色苍白、皮肤湿冷、心率快、血压低、神志淡漠等表现，则可能提示休克的发生，应立即告知医师，给予氧气吸入，迅速建立静脉通道，协助患者摆休克体位，协助医师进行抢救。

（2）注意观察患者四肢末端、鼻尖、耳郭等部位皮肤颜色、温度，有无发绀、花斑，皮肤是否温暖等。注意肢端保暖。

（3）密切观察患者尿量，若出现少尿或无尿，则应警惕急性肾功能衰竭的发生。

（4）保持输液通路通畅，改善组织灌注，实施液体复苏，维持 CVP 在 $5\sim12\,cmH_2O$，毛细血管充盈时间<2 秒。

3. 应用肝素时的护理

（1）严格避免使用肝素的禁忌证：手术后或损伤创面未经良好止血者、近期有严重的活动性出血、严重凝血因子缺乏及明显纤溶亢进者、蛇毒所致 DIC 者。

（2）肝素需新鲜配制，剂量要准确，标识要明确，尽量单通道泵入，以免混淆或出现药物反应。肝素使用有可能会引起发热、过敏反应，应用时应注意观察。在使用肝素的过程中，尽量减少肌肉注射及各种穿刺，无法避免时，操作完毕后应在局部按压 3 分钟以上，以免出血不止或形成血肿。

（3）肝素用量过大有加重出血的危险，使用中应密切观察出血程度的变化，吸痰时动作轻柔，观察痰液颜色有无血性。

（4）使用 UFH 的过程中每 $4\sim6$ 小时监测一次凝血功能，根据患者病情变化及时调整，常用的监测指标是 APTT，肝素治疗以使其延长为正常值的 $1.5\sim2$ 倍为宜。UFH 过量可用鱼精蛋白中和，1 mg 的鱼精蛋白可中和 100 U 的 UFH。低分子肝素常规剂量下无需严格地监测。

4. 保持呼吸道通畅 · 确保氧疗的有效进行。做好人工气道的护理，加强肺部物理治疗。

5. 血管活性药物的护理 · 患者因出血量多血压波动大，在扩容治疗的同时应用血管活性药物，应提前配制，必要时双泵操作，避免换泵过程中引发的血压骤降。使用血管活性药的管腔，应设单独通路或置于深静脉最前端，以免因静脉注射或测量 CVP 等引起药物进入体内的剂量改变，引起血压波动。

第三节 下肢深静脉血栓

一、定义

深静脉血栓形成（deep venous thrombosis，DVT）是血液在深静脉内不正常凝结引起的静脉回流障碍性疾病，常发生于下肢。血栓脱落可引起肺动脉栓塞（pulmonary embolism

PE),DVT 与 PE 统称为静脉血栓栓塞症(venous thromboembolism,VTE),是同种疾病在不同阶段的表现形式。DVT 的主要不良后果是 PE 和血栓后综合征(post-thrombotic syndrome,PTS),不仅可以影响患者的生活质量,严重者会导致死亡。

二、病因和危险因素

静脉壁损伤、血流缓慢和血液高凝状态是导致 DVT 发生的主要原因,导致 DVT 的危险因素包括原发性因素(表 11-2)和继发性因素(表 11-3)。DVT 多发生于大手术或严重创伤后、长期卧床、肢体制动、肿瘤患者等。输血史、格拉斯哥昏迷评分、骨盆骨折、延长手术时间和年龄被认为是创伤者 VTE 的独立预测因素,这些因素需在入院时迅速评估。

表 11-2　深静脉血栓形成的原发性危险因素

抗凝血酶缺乏	蛋白 C 缺乏
先天性异常纤维蛋白原血症	V 因子 Leiden 突变(活化蛋白 C 抵抗)
高同型半胱氨酸血症	纤溶酶原缺乏
抗心磷脂抗体阳性	异常纤溶酶原血症
纤溶酶原激活物抑制剂过多	蛋白 S 缺乏
凝血酶原 20210A 基因变异	XII 因子缺乏
VIII、IX、XI 因子增高	

表 11-3　深静脉血栓形成的继发性危险因素

髂静脉压迫综合征	手术与制动
损伤/骨折	长期使用雌激素
脑卒中、瘫痪或长期卧床	恶性肿瘤、化疗患者
高龄	肥胖
中心静脉留置导管	心、肺功能衰竭
下肢静脉功能不全	长时间乘坐交通工具
吸烟	口服避孕药
妊娠/产后	狼疮抗凝物
Crohn 病	人工血管或血管腔内移植物
肾病综合征	VTE 病史
血小板异常	重症感染
血液高凝状态(红细胞增多症,Waldenstrom 巨球蛋白血症,骨髓增生异常综合征)	

ICU患者更易发生DVT,原因是:①血流淤滞:ICU患者卧床、制动,使用镇静和神经肌肉阻滞等,降低了肢体静脉血流速度;机械通气腹压增高,静脉回流减少,下肢静脉血液淤滞;下肢失去肌肉泵的挤压作用,血流缓慢,激活内源性凝血系统。②血管损伤:中央静脉和外周静脉插入和(或)外科干预等有创操作导致血管壁损伤;应激状态下儿茶酚胺大量分泌,全身血管收缩,患者因昏迷、呛咳、卧床、导尿等发生肺及尿路感染加重血管内皮损伤。③患者血液呈高凝状态:脓毒症、肾衰竭或血流动力学损伤、血管活性药物的应用等导致血液呈高凝状态。④血栓阈值的变异性难以检测:所有研究显示尽管广泛应用预防血栓形成的措施,DVT在ICU持续发生,部分原因是由于与固定剂量抗凝剂相比,血栓阈值的变异性难以检测。

三、临床表现

根据发病时间不同,DVT分为急性期、亚急性期和慢性期。急性期是指发病14天以内;亚急性期是指发病15~30天表现为患肢疼痛、突然肿胀等,查体患肢呈凹陷性水肿、软组织张力增高、皮温增高,在小腿后侧和(或)大腿内侧、股三角区及患侧髂窝有压痛。发病1~2周后,患肢可出现浅静脉曲张。血栓位于小腿肌肉静脉丛时,Homans征和Neuhof征呈阳性。Homans征:患肢伸直,足被动背屈时,引起小腿后侧肌群疼痛,为阳性。Neuhof征:压迫小腿后侧肌群,引起局部疼痛,为阳性。患者下肢出现股青肿,是下肢DVT中最严重的情况,此种情况是由于血栓将髂股静脉及其分支阻塞,静脉回流受阻严重,组织张力增高,导致下肢动脉受压和痉挛,肢体缺血。临床表现为下肢极度肿胀、剧痛、皮肤发亮呈青紫色、皮温低伴有水疱,足背动脉搏动消失,全身反应强烈,体温升高。如不及时处理,可发生休克和静脉性坏疽。

DVT慢性期可发展为PST,一般是指急性下肢DVT 6个月后,出现慢性下肢静脉功能不全的临床表现,包括患肢的沉重、胀痛、静脉曲张、皮肤瘙痒、色素沉着、湿疹等,严重者出现下肢的高度肿胀、脂性硬皮病、经久不愈的溃疡。在诊断为下肢DVT的最初2年内,即使经过规范的抗凝治疗,仍有20%~55%的患者发展为PTS,其中5%~10%的患者发展为严重的PTS,从而严重影响患者的生活质量。

静脉血栓一旦脱落,可随血液流动进入肺动脉,堵塞肺动脉主干或分支。相关研究显示,引起PE的栓子中有90%来自于下肢深静脉系统,根据肺循环障碍的不同程度引起相应PE的临床表现。

四、临床诊断

患者近期有手术、严重外伤、骨折或肢体制动、长期卧床、肿瘤等病史,出现下肢肿胀、疼痛、小腿后方和(或)大腿内侧有压痛时,提示下肢DVT的可能性大;但当患者无明显血栓发生的诱因,仅表现为下肢肿胀或症状不典型时,易出现漏诊、误诊。对于下肢DVT的诊断,无论临床表现典型与否,均需进一步的实验室检查和影像学检查,以明确诊断,避免漏诊和误诊。临床辅助检查包括:

1. 血浆D-D测定 · D-D是纤维蛋白复合物溶解时产生的降解产物。发生下肢DVT时,血液中D-D的浓度升高,但临床中一些术后患者、重症孕妇、恶性肿瘤均会导致D-D浓度升高,D-D浓度测定的敏感性较高、特异性差,不能普遍用于临床诊断DVT,但可用于急性VTE的筛查、特殊情况下DVT的诊断、疗效评估和VTE复发的危险程度评估。

2. 彩色多普勒超声检查 · 敏感性、准确性均较高,临床应用广泛,是DVT诊断的首选方法,适用于筛查和监测。该检查对股腘静脉血栓诊断的准确率高(>90%),对周围型小腿静脉丛血栓和中央型髂静脉血栓诊断的准确率较低。在超声检查前,按照DVT诊断的临床特征评分,可将患有DVT的临床可能性分为高、中、低度(表11-4)。如连续两次超声检查均为阴性,对于低度可能的患者可以排除诊断,而对于高、中度可能的患者,建议作血管造影等影像学检查。

表11-4　预测下肢深静脉血栓形成的临床模型(Wells评分)

病史及临床表现	评　分
肿瘤	1
瘫痪或近期下肢石膏固定	1
近期卧床>3天或近12周内大手术	1
沿深静脉走行的局部压痛	1
全下肢水肿	1
与健侧相比,小腿肿胀周径长>3 cm	1
既往有下肢深静脉血栓形成病史	1
凹陷型水肿(症状侧下肢)	1
有浅静脉的侧支循环(非静脉曲张)	1
类似或与下肢深静脉血栓形成相近的诊断	2

3. CT静脉成像 · 主要用于下肢主干静脉或下腔静脉血栓的诊断,准确性高,联合应用CTV及CT肺动脉造影检查可增加VTE的确诊率。

4. 核磁静脉成像 · 能准确显示髂、股、腘静脉血栓,但不能很好地显示小腿静脉血栓。尤其适用于孕妇,而且无需使用造影剂,但有固定金属植入物及心脏起搏器植入者,不可实施此项检查。

5. 静脉造影 · 准确率高,不仅可以有效判断有无血栓、血栓部位、范围、形成时间和侧支循环情况,而且常被用来评估其他方法的诊断价值,目前仍是诊断下肢DVT的金标准。缺点是有创、造影剂过敏、肾毒性以及造影剂本身对血管壁的损伤等。目前,临床上已逐步用超声检查来部分代替静脉造影。

对于血栓发病因素明显、症状体征典型的患者,首选超声检查。当患者无明显血栓发生的诱因、症状体征不典型、Wells评分为低度可能时,行血D-D检测,阴性排除血栓,阳性者需进一步行超声检查。

五、治疗要点

1. **抗凝** · DVT 的基本治疗方法是抗凝,可以有效抑制血栓形成、有利于血栓自溶和血管再通,降低 PE 发生率和病死率。抗凝药物分为：UFH、低分子肝素、维生素 K 拮抗剂和新型口服抗凝剂(包括直接凝血酶抑制剂、Ⅹa 因子抑制剂)。

(1) UFH：给药方式为静脉持续给药,使用剂量因人而异,存在个体差异,使用过程中要每 4～6 小时测定一次 APTT,根据 APTT 调整肝素用量,将 APTT 延长至正常对照值的 1.5～2.5 倍。肝素可引起 HIT,常于应用肝素 5 天后出现,在使用的第 3～10 天复查血小板计数,如血小板计数较应用肝素前下降>30%～50%,或应用肝素 5 天后血小板计数进行性下降至(8～10)×10^9/L 以下,应高度怀疑,此时可行相关抗体的实验室检测进行确诊,HIT 诊断一旦成立,应立即停用,改为非肝素抗凝剂(如阿加曲班、利伐沙班等)治疗。

(2) 低分子肝素：出现不良反应少,HIT 发生率低于 UFH,使用时大多数患者无需监测凝血功能。临床按体重给药,每次 100 U/kg,每 12 小时 1 次,皮下注射,肾功能不全者慎用。

(3) 维生素 K 拮抗剂(如华法林)：是长期抗凝治疗的主要口服药物,效果评估需监测凝血功能的 INR。治疗剂量范围窄,个体差异大,药效易受多种食物和药物影响。治疗初始常与低分子肝素联合使用,建议剂量为 2.5～6.0 mg/d, 2～3 天后开始测定 INR,当 INR 稳定在 2.0～3.0,并持续 24 小时后停低分子肝素,继续华法林治疗。华法林对胎儿有害,孕妇禁用。

(4) 直接Ⅹa 因子抑制剂：在国内,利伐沙班已经被批准用于 DVT 的预防和治疗,该药 33%通过肾脏代谢,轻、中度肾功能不全的患者可以正常使用。单药治疗急性 DVT 与其标准治疗(低分子肝素与华法林合用)疗效相当。

(5) 直接Ⅱa 因子抑制剂：阿加曲班,静脉用药,分子量小,能进入血栓内部,对血栓中凝血酶抑制能力强于肝素,主要适用于急性期、HIT 及存在 HIT 风险的患者。

高度怀疑 DVT 者,如无禁忌,在等待检查结果期间,可先抗凝治疗,然后根据确诊结果决定是否继续抗凝。有肾功能不全的患者建议使用 UFH、直接Ⅹa 因子抑制剂。

2. **溶栓治疗**

(1) 溶栓药物：尿激酶最常用,对急性期治疗具有起效快,效果好,过敏反应少的特点,常见的不良反应是出血。溶栓剂量至今无统一标准,一般首剂 4 000 U/kg, 30 分钟内静脉注射,继以 60 万～120 万 U/d,维持 72～96 小时,必要时延长至 5～7 天。重组链激酶,溶栓效果较好,但过敏反应多,出血发生率高。重组组织型纤溶酶原激活剂,溶栓效果好,出血发生率低,可重复使用。新型溶栓药物包括瑞替普酶、替奈普酶(tenecteplase, TNK‐tPA)等,溶栓效果好,单次给药有效,使用方便,不需调整剂量,且半衰期长。

(2) 降纤药物：常用巴曲酶,是单一组分降纤制剂,通过降低血中纤维蛋白原水平抑制血栓形成,治疗 DVT 的安全性高。

(3) 溶栓治疗的适应证：急性近端 DVT(髂、股、腘静脉);全身状况好;预期生命>1 年和低出血并发症的危险。

(4) 溶栓治疗的禁忌证：①溶栓药物过敏。②近期(2～4 周内)有活动性出血,包括严重的颅内、胃肠道、泌尿道出血。③近期接受过大手术、活检、心肺复苏、不能实施压迫的穿刺。④近期有严重的外伤。⑤严重难以控制的高血压（血压＞160/110 mmHg）。⑥严重的肝肾功能不全。⑦细菌性心内膜炎。⑧出血性或缺血性脑卒中病史者。⑨动脉瘤、主动脉夹层、动静脉畸形患者。⑩年龄＞75 岁和妊娠者慎用。

（5）溶栓方法：包括导管接触性溶栓和系统溶栓，导管接触性溶栓（catheter directed thrombolysis, CDT）是将溶栓导管置入静脉血栓内，溶栓药物直接作用于血栓；而系统溶栓是经外周静脉全身应用溶栓药物。CDT 为临床首选的溶栓方法，能显著提高血栓的溶解率，降低 PTS 的发生率，具有治疗时间短、并发症少的特点。

（6）溶栓治疗的并发症及处理：

1）出血：无论是系统溶栓还是 CDT，治疗中最常见的并发症是出血，与用药剂量、方式和时间有关，剂量越大、治疗时间越长，出血风险越大，全身用药比局部用药出血的危险性更大。按照严重程度分为轻微出血和严重（大）出血。轻微出血，通常表现为穿刺点的渗血或皮下淤血斑，一般不需特殊治疗；严重出血系发生于颅内、腹膜后、胃肠或泌尿系统的出血，应停用溶栓药物，必要时需输血或外科干预治疗。溶栓治疗中主要的监测指标包括：①血浆纤维蛋白原含量，低于 1.5 g/L 时应减少药物剂量，低于 1.0 g/L 时，停止溶栓治疗。②血小板计数：低于 80×10^9/L 或较基础值降低超过 20%，应注意出血风险的增加；低于 50×10^9/L 时，应停用溶栓及抗凝药，并根据有无出血决定进一步治疗措施。③D-D：常常能够灵敏地反映溶栓治疗是否有效，如果 D-D 值由治疗中的高点降低并逐渐趋于正常，或维持较低水平而不再升高，提示溶栓药物不再对残存血栓起效，此时可考虑停用溶栓药物，避免因延长的无效治疗而增加出血的风险。

2）肺动脉栓塞：应用 CDT 治疗过程中是否会增加 PE 发生的风险，目前还存在争议。CDT 治疗中发生 PE 的原因主要是在溶栓过程中，大块血栓裂解成多块血栓，或是较新鲜、不稳定血栓从血管壁脱落。为预防或减少 CDT 治疗过程中 PE 的发生，在插入溶栓导管前预先置入腔静脉滤器是安全、有效的办法，尤其对下腔静脉远端和（或）髂-股静脉等近心段血栓形成的患者。随着临时性滤器和可回收滤器的性能不断改进，滤器置入术已经成为 CDT 治疗的重要辅助手段。

3）过敏反应（溶栓药物相关）：目前国内常用的静脉溶栓药物中，重组链激酶是异种蛋白，具有抗原性，过敏发生率 1%～18%，体温升高是其常见表现，可同时出现低血压、腹痛等症状，同时应用糖皮质激素药物也不能完全预防；近年来重组链激酶的应用逐渐减少。尿激酶的发热等过敏反应少见，但仍有严重的过敏致休克的病例发生，应引起注意。治疗前应详细询问患者过敏史，治疗中对患者仔细观察，如皮肤荨麻疹、结膜及口腔黏膜水肿、呼吸、心率及血压变化等，及早发现过敏反应，积极应用皮质类激素治疗，避免休克等严重情况的发生。

3. **手术取栓**　是清除血栓的有效治疗方法，可迅速解除静脉梗阻。常用 Fogarty 导管经股静脉取出髂静脉血栓，用挤压驱栓或顺行取栓清除股腘静脉血栓。

4. **机械血栓清除术**　经皮机械性血栓切除术（percutaneous mechanical thrombectomy, PMT）主要是采用旋转涡轮或流体动力的原理打碎或抽吸血栓，从而达到迅速清除或减少血栓负荷、解除静脉阻塞的作用。临床资料证实 PMT 安全、有效，与 CDT 联合使用能够减少溶栓药物剂量、缩短住院时间。对于病史 7 天以内的中央型或混合型 DVT 患者，全身情况良好,无重要脏器功能障碍,也可用手术取栓。

5. 合并髂静脉狭窄或闭塞的处理・髂静脉狭窄或闭塞在 DVT 的发病中起重要作用,在 CDT 或手术取栓后,对髂静脉狭窄可以采用球囊扩张、支架置入等方法予以解除,以利于减少血栓复发、提高中远期通畅率、减少 PTS 的发生。对于非髂-下腔静脉交界处的狭窄或闭塞,支架的置入建议以病变部位为中心,近端不进入下腔静脉。对于髂-下腔静脉交界处的病变,控制支架进入下腔静脉的长度(1 cm 以内)。

6. 下腔静脉滤器・下腔静脉滤器可以预防和减少 PE 的发生,由于滤器长期置入可导致下腔静脉阻塞和较高的深静脉血栓复发率等并发症,为减少这些远期并发症,建议首选可回收或临时滤器,待发生 PE 的风险解除后取出滤器。

7. 压力治疗・血栓清除后,患肢可使用间歇加压充气治疗或弹力袜,以预防血栓复发。

六、院内 VTE 预防

(一) VTE 预防之前进行全面评估和风险控制

1. 在进行 VTE 预防之前,对患者进行全面评估・包括患者是否存在卧床≥72 小时、既往有无 VTE 病史、高龄、脱水、肥胖(BMI>30 kg/m^2)、遗传性或获得性易栓症、妊娠及分娩等;有无手术、创伤、烧烫伤、各种有创操作等;有无恶性肿瘤、危重疾病、脑卒中、肾病综合征、骨髓增殖性疾病、阵发性睡眠性血红蛋白尿症、静脉曲张、炎性肠病等;是否接受了肿瘤化疗或放疗、中心静脉置管、介入治疗、雌激素或孕激素替代治疗、促红细胞生成素、机械通气、足部静脉输液等治疗。

2. VTE 风险评估

(1) 手术患者根据美国外科博士 Joseph A. Caprini 研制的 Caprini 评分量表(表 11 - 5)评估 VTE 风险程度,采取不同的预防措施。VTE 风险程度低危(0~2 分)患者,采取基本预防和机械预防;VTE 风险程度中危(3~4 分)患者,采取基本预防和机械预防;VTE 风险程度高危(≥5 分)患者,评估患者出血风险,出血风险低者,首选药物预防,联合应用基本预防和机械预防,患者出血风险高危或活动性出血患者,应用基本预防和机械预防,一旦出血风险降低仍应采取药物预防,注意观察用药后不良反应。

表 11 - 5　手术患者 VTE 风险评估表(Caprini)评分量表

1 分	2 分	3 分	5 分
年龄 41~60 岁	年龄 61~74 岁	年龄≥75 岁	脑卒中(<1 个月)
小手术	关节镜手术	VTE 病史	择期关节置换术
体质指数>25 kg/m^2	大型开放手术(>45 分钟)	VTE 家族史	髋、骨盆或下肢骨折
下肢肿胀	腹腔镜手术(>45 分钟)	凝血因子 V Leiden 突变	急性脊髓损伤(<1 个月)
静脉曲张	恶性肿瘤	凝血酶原 G20210A 突变	

续 表

1分	2分	3分	5分
妊娠或产后	卧床>72小时	狼疮抗凝物阳性	
有不明原因或者习惯性流产史	石膏固定	抗心磷脂抗体阳性	
口服避孕药或者激素替代疗法	中央静脉通路	血清同型半胱氨酸升高	
脓毒症(<1个月)		肝素诱导的血小板减少症	
严重肺病,包括肺炎(<1个月)		其他先天性或获得性血栓形成倾向	
肺功能异常			
AMI			
充血性心力衰竭(<1个月)			
炎性肠病史			
卧床患者			

注:低危0~2分;中危3~4分;高危≥5分。

（2）对非手术患者VTE风险因素评估采用由意大利帕多瓦大学的Barbar教授研制出的适合内科患者的Padua预测评分表（表11-6）。

表11-6 内科住院患者VTE风险评估表（Padua）评估表

危 险 因 素	评分
活动性恶性肿瘤,患者先前有局部或远端转移和(或)3个月内接受过化疗和放疗	3
既往VTE	3
制动,患者身体原因或遵医嘱需卧床休息至少3天	3
已有血栓形成倾向,抗凝血酶缺陷症,蛋白C或S缺乏,Leiden V因子及凝血酶原G20210A突变,抗磷脂抗体综合征	3
近期(≤1个月)创伤或外科手术	2
年龄≥70岁	1
心脏和(或)呼吸衰竭	1
AMI和(或)缺血性脑卒中	1
急性感染和(或)风湿性疾病	1
肥胖(BMI≥30 kg/m²)	1
正在进行激素治疗	1

注:总分值≥4分为高危,<4分为低危。

3. VTE 风险控制

(1) 患者的基础疾病，包括有无活动性出血(如消化性溃疡)、出血性疾病等；有颅内出血史或其他大出血史的患者需要稳定 1 个月；控制高血压，收缩压<130 mmHg 或舒张压<90 mmHg；关注可能导致严重出血的颅内疾病，如急性脑卒中等；关注严重颅脑或急性脊髓损伤等。

(2) 明确患者合并用药情况。对于同时使用抗凝药物、抗血小板药物、溶栓药物等可能增加出血风险的患者，应酌情减量，或尽早启动桥接治疗。

(3) 关注需要接受侵入性操作的患者。对于需要接受手术、腰穿、硬膜外麻醉的患者，应注意在操作前及时停用抗凝药物。

(二) 院内 VTE 预防的具体措施

1. 基本预防·对患者加强健康教育，手术后麻醉未醒或制动者尽早开始下肢主动或被动活动，如踝泵运动、下肢按摩等；尽早下床活动；避免脱水，保证有效循环血量；有创操作动作轻柔精细，尽量微创。无论 VTE 风险程度如何，所有患者均应采取基本预防。

2. 药物预防·对出血风险低的 VTE 高危患者，可根据患者 VTE 风险分级、病因、体重、肾功能状况选择药物，包括 LMWH、磺达肝癸钠、UFH(尤其可用于肾功能不全患者)、华法林和新型口服抗凝药(如利伐沙班、阿哌沙班、达比加群等)。须针对患者情况确定药物剂量、预防开始时间和持续时间；对长期接受药物预防的患者，应动态评估预防的收益和潜在的出血风险，并征求患者和(或)家属的意见。

3. 机械预防·对活动性出血或有大出血风险，以及一旦出血后果特别严重的 VTE 高危患者可给予机械预防，包括间歇充气加压装置(intermittent pneumatic compression，IPC)、抗栓弹力袜(anti-embolism stockings，AES)和足底静脉泵(venous foot pump，VFP)等。早期开始大腿和小腿及踝关节的机械加压对于预防 DVT 具有重要意义。当出血或出血风险已降低、而发生 VTE 风险仍持续存在时，可进行药物预防或药物预防联合机械预防。

七、VTE 观察与护理

(1) VTE 预防评估：包括预防实施的时机、方案、方法、剂量、疗程等；预防时的监测，如预防过程中的出血、过敏反应、肝功能、肾功能、血红蛋白、血小板、肢体变化等；预防效果评估，包括症状性 VTE 的发生率、致死性 PTE 的发生率等。一旦出现预防相关(或不相关)的不良事件，应进行全面评价和相应处理。

(2) 出血并发症的识别与护理：在治疗护理过程中，严密患者观察生命体征变化，观察局部有无出血、渗血及全身出血倾向。严格执行医嘱，用药剂量准确。定时查出凝血时间、尿常规、大便潜血试验，准确记录凝血酶原时间。出现下列一种或以上情况为大出血事件：血红蛋白下降至少 20 g/L；为纠正失血需要输血至少 2 U(红细胞悬液或全血)；腹膜后、颅内、椎管内、心包内或眼底出血；导致严重或致命临床后果(如脏器衰竭、休克或死亡)；需内科抢救或外科止血。一旦发生出血并发症，应明确出血原因、部位及患者的出凝血状态，延迟抗凝药物的给药时间或中止药物治疗，选用相应的拮抗药物，如鱼精蛋白、维生素 K，选用一般止血药物，输注新鲜血浆、凝血酶原浓缩物或进行血浆置换,局部加压包扎或外科干预等。

（3）药物预防过程中,观察患者有无口腔、鼻腔、皮肤黏膜、胃肠、泌尿道等部位的出血,观察是否出现过敏反应、肝功能不全、血小板减少等并发症,了解患者应用抗凝药物期间的 PT、APTT。

1）尿激酶溶栓期间应准确及时地执行医嘱,严格无菌操作。用药剂量必须准确,在使用过程中应现配现用,以免效价降低。应用输注泵使药液准确而匀速地进入体内,有利于保持有效血药浓度,严密观察病情变化,随时进行相关的化验检查并做好记录。

2）肝素作为首选抗凝剂,可根据凝血酶原时间调整剂量,常用于腹壁皮下深层脂肪注射。由于肝素应用不当容易引起出血,故应严格掌握适应证、禁忌证、用量及给药方法。

（4）机械预防过程中可能会出现肢体的变化,应观察患者足背动脉活动有无减弱或消失,关注肢体的颜色、温度、供血、活动等情况。

（5）DVT 急性期绝对卧床 10～14 天,禁止按摩、热敷患肢,以防血栓脱落。抬高患肢,肢体位置高于心脏水平 20～30 cm,同时膝关节微屈 15 度,腘窝处避免受压。10～14 天后可下床活动,行足背伸屈运动,每日数十次,每次 3～5 分钟,以利于静脉回流。每日测量患肢不同平面的周径,一般选择髌骨上 10 cm、下 15 cm 处测量并记录,以了解肿胀是否减轻。

（6）PE 是下肢深静脉血栓最严重的并发症。临床护理时若发现患者有咳嗽、胸闷、胸痛、口唇发绀、咯痰带血等症状应引起高度重视。除严密观察患者病情变化外,还应及时将情况通知医师。

（7）协助患者进食粗纤维低脂饮食,多饮水,避免大便干燥引起排便困难和腹内压增加,影响下肢静脉回流。

（8）疼痛护理。观察患肢有无肿胀疼痛,疼痛时间及部位,对患者进行疼痛评分,根据疼痛评估结果实施必要的药物镇痛,并观察效果。

（9）心理护理。给予患者心理支持和人文关怀。

参考文献

［1］葛均波,徐永健,王辰. 内科学［M］. 9 版. 北京:人民卫生出版社,2018:604 - 611.

［2］王辰,席修明. 危重症医学［M］. 2 版. 北京:人民卫生出版社,2017:115.

［3］尤黎明,吴瑛. 内科护理学［M］. 6 版. 北京:人民卫生出版社,2017:333 - 338.

［4］中国健康促进基金会血栓与血管专项基金专家委员会,中华医学会呼吸病学分会肺栓塞与肺血管病学组,中国医师协会呼吸医师分会肺栓塞与肺血管病工作委员会. 医院内静脉血栓栓塞症防治与管理建议［J］. 中华医学杂志,2018,98(18):1383 - 1388.

［5］中国健康促进基金会血栓与血管专项基金专家委员会. 静脉血栓栓塞症机械预防中国专家共识［J］. 中华医学杂志,2020,100(7):484 - 492.

［6］中国研究型医院学会出血专业委员会,中国出血中心联盟. 致命性大出血急救护理专家共识(2019)［J］. 介入放射学杂志,2020,29(3):221 - 227.

［7］中国医师协会急诊分会,中国人民解放军急救医学专业委员会,中国人民解放军重症医学专业委员会,中国医师学会急诊分会急诊外科专业委员会. 创伤失血性休克诊治中国急诊专家共识［J］. 临床急诊杂志,2017,18:881 - 889.

［ 8 ］中华医学会外科学分会血管外科学组. 深静脉血栓形成的诊断和治疗指南(第三版)［J］.中华医学杂志，2017,32(9)：807 - 812.

［ 9 ］Spahn D R，Bouillon B，Cerny V，et al. The European guideline on management of major bleeding and coagulopathy following trauma：fifth edition ［J］. Crit Care，2019,23：98.

第十二章　重症患者镇痛、镇静

第一节　镇痛、镇静的应用指征与疗效

　　镇痛、镇静治疗是 ICU 综合治疗的重要组成部分。目的是在维持机体基本灌注氧合的基础上,尽可能保护器官储备功能,减轻器官过度代偿的氧耗做功。同时,保持危重症患者处于最舒适和安全的镇静状态。镇痛、镇静强调"适度",即根据不同重症患者的机体功能状态,制订个体化的镇痛镇静计划,"过度"与"不足"都可能给患者带来伤害。自 2002 年美国危重病医学会颁布《重症监护病房(ICU)成人重症患者镇痛镇静治疗指南》以来,以患者为核心,以疾病为导向的策略不断优化,如每日唤醒策略、浅镇静策略、以患者为中心的 eCASH 策略(early Comfort using Analgesia, minimal Sedatives and maximal Humane care)等。护士作为 ICU 镇痛、镇静治疗的直接执行者,镇痛、镇静方案的主要实施者及管理者,不仅需要针对重症患者的镇痛、镇静管理进行严格的培训,还需要改变行为与文化,为患者提供个体化、人性化服务。

一、镇痛、镇静指征

(一) 疼痛

　　在 ICU 中普遍存在,其来源包括原发疾病、手术、创伤、烧伤、癌性疼痛及翻身、吸痰、气管插管、伤口护理、引流管拔除和导管插入等相关操作及长时间制动、炎症反应等因素。除了 ICU 住院期间的急性疼痛外,疾病相关的物理性损伤及某些精神因素可能导致患者出现慢性 ICU 相关疼痛(chronic ICU-related pain, CIRP)。疼痛导致机体应激、器官做功负荷增加、睡眠不足和代谢改变,进而出现疲劳和定向力障碍,导致心动过速、组织氧耗增加、凝血功能异常、呼吸功能障碍、免疫抑制和分解代谢增加等。

(二) 焦虑

　　焦虑是一种强烈的忧虑、不确定或恐惧状态。有研究指出 50% 以上的 ICU 患者可能出现焦虑症状,其特征包括躯体症状(如心慌、出汗)和紧张感。ICU 患者焦虑的原因包括:①病房环境:包括噪声、灯光刺激、室温过高或过低。②对自己疾病和生命的担忧。③高强度的医源

性刺激(频繁的监测、治疗,被迫更换体位)。④各种疼痛。⑤原发疾病本身的损害。⑥对诊断和治疗措施的不了解与恐惧。⑦对家人和亲友的思念等。

(三)躁动

躁动是一种伴有不停动作的易激惹状态,或是一种伴随着挣扎动作的极度焦虑状态。在ICU 中,70%以上的患者发生过躁动,引起焦虑的原因均可以导致躁动。另外,某些药物的不良反应、休克、低氧血症、低血糖、酒精及其他药物的戒断反应、机械通气不同步等也是引起躁动的常见原因。研究显示,最易使重症患者焦虑、躁动的原因依次为:疼痛、失眠、经鼻或经口腔的各种插管、失去支配自身能力的恐惧感以及身体其他部位的各种管道限制等。躁动可导致患者与呼吸机对抗,耗氧量增加,意外拔除身上各种装置和导管,甚至危及生命。

(四)睡眠障碍

睡眠是人体不可或缺的生理过程,睡眠障碍可能会延缓组织修复、降低细胞免疫功能。睡眠障碍的类型包括:失眠、过度睡眠和睡眠-觉醒节律障碍等。失眠或睡眠被打扰(碎片化睡眠)在 ICU 患者中极为常见。原因包括:①多种原因造成的持续噪声。②灯光刺激。③高强度的医源性刺激(如频繁的测量生命体征、查体,被迫更换体位)。④疾病本身的损害以及患者对自身疾病的担心和不了解。

二、镇痛、镇静药物

(一)常用镇痛药

1. 阿片类药物·阿片类药物是 ICU 患者治疗非神经源性疼痛的一线用药,多为 μ 受体激动药,不同药物差异大。吗啡脂溶性低,代谢产物仍有药理活性,肝肾功能不全时,易产生药物蓄积致中毒。芬太尼作用强度是吗啡的 $100\sim180$ 倍,对循环的抑制较吗啡轻,但重复用药后可导致明显的蓄积和延时效应,快速静脉注射还可引起胸壁、腹壁肌肉强直而影响通气。舒芬太尼是芬太尼的衍生物,镇痛效能为芬太尼的 $5\sim10$ 倍,作用时间约为其 2 倍,亲脂性高,不释放组胺,安全性更高。瑞芬太尼作为新的短效 μ 受体激动剂,起效更快,作用持续时间更短,虽对呼吸有抑制作用,但停药后 $3\sim5$ 分钟可恢复自主呼吸;清除率不依赖肝肾功能,长时间及反复给药其代谢速度无变化,体内无蓄积。

2. 非阿片类药物·可以用来减少阿片类药物的用量和减少阿片类药物的不良反应。氯胺酮、非甾体类抗炎药、奈福泮和加巴喷丁等非阿片类镇痛药物能有效减轻重症患者的非神经源性疼痛;对神经源性疼痛,加巴喷丁和卡马西平具有较好的镇痛作用。

(二)常用镇静药

1. 苯二氮䓬类药物·苯二氮䓬类药物是中枢神经系统 γ-氨基丁酸受体激动剂。在治疗ICU 患者躁动、癫痫发作等中仍起着重要作用,同时在深度镇静、协同镇静等治疗上起着关键作用。可建议单次滴定,避免连续用药。最常用的苯二氮䓬类药物为咪唑安定,具有起效快、持续时间相对短、血浆清除率较高的特点。近年来的研究表明,苯二氮䓬类药物容易引起蓄积、代谢较慢,增加镇静深度,从而进一步延长机械通气时间及住院时间,相对于非苯二氮䓬类药物可增加谵妄发生率。

2. 非苯二氮䓬类药物 · 丙泊酚是目前广泛使用的短效静脉麻醉药,起效快,半衰期短,撤药后迅速清醒,且镇静深度呈剂量依赖性,镇静深度容易控制。右美托咪定为高选择性 α_2 受体激动剂,作用于中枢神经系统蓝斑部位,抑制去甲肾上腺素分泌,具有很强的抗交感、抗焦虑和剂量依赖性镇静作用,同时有一定的镇痛、利尿作用,半衰期短,对呼吸循环影响小。

三、镇痛、镇静评估

(一) 疼痛评估

常用的疼痛评估工具有:数字评分表(numeric rating scale,NRS),面部表情评分表(faces pain scale,FPS),行为疼痛量表(behavioral pain scale,BPS)及重症监护疼痛观察量表(critical-care pain observation tool,CPOT)等。对于能自主表达的患者使用 NRS 评分,其目标值为<4 分,患者主诉被公认为是评价疼痛程度和治疗效果的最可靠方法。对于不能表达、运动功能良好、行为可观察的患者使用 BPS 评分或 CPOT 评分,其目标值分别为 BPS<5 分和 CPOT<3 分。使用各种评分方法来评估疼痛程度和治疗反应,应定期进行、完整记录。

1. NRS · NRS 是一个 0～10 的点状标尺,见图 12-1。其中,0 代表不痛,10 代表剧痛难忍,由患者从上面选一个数字描述疼痛。

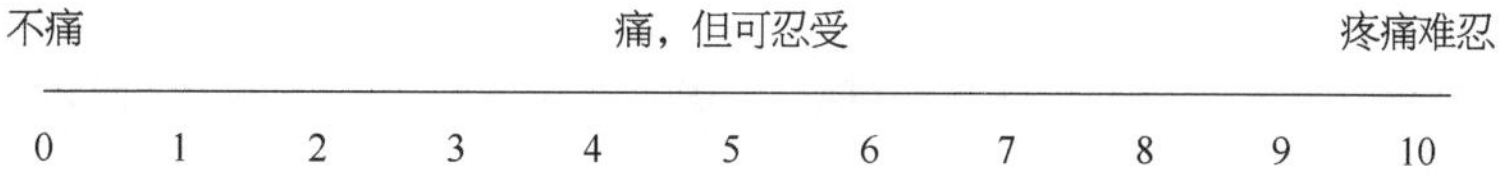

不痛				痛,但可忍受					疼痛难忍
0	1	2	3	4	5	6	7	8	9	10

图 12-1 NRS

2. BPS · 即从面部表情、上肢活动及机械通气顺应性 3 个疼痛相关行为指标方面进行评估,见表 12-1。评估患者的疼痛程度时,每个条目根据患者的反应情况分别赋予 1～4 分,将 3 个条目的得分相加,总分为 3～12 分,总分越高说明患者的疼痛程度越高。但这一评分量表有一定的局限性,在没有行机械通气的患者中无法使用,所以 Chanques 等对该量表进行了改良,将原量表中"通气依从性"这个条目更换为"发声",另外两个条目保留不变,发展为 BPS-NI,每个条目同样根据患者的反应情况分别赋予 1～4 分,将 3 个条目的得分相加,总分为 3～12 分,总分越高说明患者的疼痛程度越高。

表 12-1 BPS

项 目	描 述	分 值(分)
面部表情	放松	1
	部分紧绷(如皱眉)	2
	完全紧绷(如双眼紧闭)	3
	扭曲	4

续　表

项　　目	描　　述	分　值(分)
上肢动作	无动作	1
	部分弯曲	2
	完全弯曲且手指屈曲	3
	固定持久的回缩	4
呼吸机配合	可耐受	1
	咳嗽但大部分时间可耐受	2
	对抗呼吸机	3
	无法呼吸	4

3. critical-care pain observation tool，CPOT　·包括面部表情、动作、肌张力、发声/对机械通气的依从性等 4 个疼痛行为，见表 12-2。每个条目 0~2 分，总分 0~8 分。其中 0 代表不痛，8 代表最痛，是一种为无法交流的 ICU 患者开发的疼痛行为客观量表。

表 12-2　CPOT

项　　目	描　　述	分　值
面部表情	放松，无表情	0
	紧张面容	1
	表情扭曲，做鬼脸	2
肢体运动	无运动，正常体位	0
	保护性动作	1
	烦躁、焦虑、乱动	2
呼吸机耐受/发声	耐受性良好(正常或无声)	0
	咳嗽但可耐受(叹息、呻吟)	1
	咳嗽不可耐受(叹息、呻吟)	2
肌张力	松弛	0
	紧绷、僵硬	1
	高度紧绷或僵硬	2

(二) 镇静评估

2013 年《SCCM 镇痛镇静指南》提出镇静-躁动评分(sedation-agitation scale，SAS)和躁动-镇静评分(richmond agitation-sedation scale，RASS)是评估成年 ICU 患者镇静质量与深

度最为有效和可靠的工具。镇静治疗过程中应评估镇静深度,调整治疗方案达到镇静目标。浅镇静时,镇静深度的目标值为 RASS −2～+1 分,SAS 3～4 分;较深镇静时,镇静深度的目标值为 RASS −3～−4 分,SAS 2 分;当合并应用神经-肌肉阻滞剂时,镇静深度的目标值应为 RASS −5 分,SAS 1 分。接受神经-肌肉阻滞剂治疗的患者,因达到一定肌松程度后将失去神经肌肉运动反应,难以通过主观镇静评分对其进行镇静深度评估,可将脑功能监测作为一种补充措施,如脑电双频指数(bispect ral index,BIS)。BIS 最早用于监测患者麻醉镇静深度,随着医学的发展,BIS 逐渐走进 ICU,成为临床最常用的一种镇静客观评估工具。

1. SAS · 用于机械通气患者的镇静评估,根据患者 7 项不同的行为对其意识和躁动程度进行评分,分值从不能唤醒(1 分)到危险躁动(7 分),分值越高说明患者躁动越明显(表 12 - 3)。

表 12 - 3　SAS

分 值	分 级	描 述
7	危险躁动	拉拽气管内插管,试图拔除各种导管,翻越床栏,攻击医护人员,在床上挣扎
6	非常躁动	需要保护性约束并反复言语提示劝阻,咬气管插管
5	躁动	焦虑或身体躁动,经言语提示劝阻可安静
4	安静合作	容易唤醒,服从指令
3	镇静	嗜睡,语言刺激或轻轻摇动可唤醒并能服从简单指令,但又迅速入睡
2	非常镇静	对躯体刺激有反应,不能交流及服从指令,有自主运动
1	不能唤醒	对恶性刺激无或仅有轻微反应,不能交流及服从指令

2. RASS · RASS 操作简便,目前已经广泛应用于各医院 ICU,也是 2013 年美国镇痛镇静指南中推荐使用的镇静评估方法之一。RASS 评分法共有 10 个等级,分值从−5～+4,分 3 个阶段循序渐进地进行镇静深度评估,见表 12 - 4。评分数字正值越大,镇静越不足;反之,说明镇静越深。此法细化了镇静水平,并将语言刺激和身体刺激区分开来,能准确评估出患者的镇静状态。若患者存在视听觉的障碍将会影响评估结果的准确性。

表 12 - 4　RASS

分 数	分 级	描 述
+4	有攻击性	非常有攻击性,暴力倾向,对医务人员造成危险
+3	非常躁动	非常躁动,拔出各种导管
+2	躁动焦虑	身体激烈移动,无法配合呼吸机
+1	不安焦虑	焦虑紧张,但身体活动不剧烈
0	清醒平静	清醒自然状态
−1	昏昏欲睡	没有完全清醒,声音刺激后有眼神接触,可保持清醒超过 10 秒

续 表

分 数	分 级	描 述
—2	轻度镇静	声音刺激后能清醒,有眼神接触,<10 秒
—3	中度镇静	声音刺激后能睁眼,但无眼神接触
—4	深度镇静	声音刺激后无反应,但疼痛刺激后能睁眼或运动
—5	不可唤醒	对声音及疼痛刺激均无反应

3. BIS · BIS 是以脑电来判断镇静水平和监测麻醉深度的较为准确的一种方法。通过测定脑电图线性成分(频率和功率),又分析成分波之间的非线性关系(位相和谐波),把能代表不同镇静水平的各种脑电信号挑选出来,进行标准化和数字化处理,最后转化为一种简单的量化指标,见图 12 - 2。该评估工具分值在 0 分~100 分之间波动,能实时连续性地直观反映出患者的大脑意识水平及其变化情况,BIS 分值越大,表示患者越趋于清醒状态。由于 BIS 操作简单方便,评分具有时效性,减少了评估时间,大大降低了医护人员的工作强度,这也使得 BIS 在临床得以广泛使用。

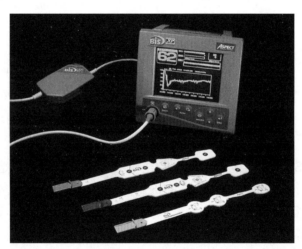

图 12 - 2　BIS 监测仪

四、监测及护理

(一) 用药监护

镇痛、镇静治疗是一把双刃剑,在降低应激保护器官功能的同时,也可能抑制某些器官的重要生理功能(如呼吸、循环)或加重某些器官(如肝脏、肾脏)的代谢负担而导致器官功能损伤。镇痛、镇静药物对器官功能的影响是 ICU 护士必须重视的问题。在实施镇痛和镇静之前应对患者的生命体征(神志、心率、呼吸、血压、尿量以及体温)进行严密监测,及时与医师沟通,选择合适的药物及其剂量,确定镇痛、镇静目标。对于血流动力学不稳定的患者,需要评估导致血流动力学不稳定的病因,选择对循环影响相对较小的镇痛、镇静药物,并在镇痛、镇静的同时积极进行液体复苏,给予血管活性药物,以维持血流动力学平稳。对于肝肾功能不全的患者,需要积极评估肝肾功能,选择合适的药物及其剂量和给药方式,同时根据肝肾功能变化对药物的剂量及时进行调整。多种镇痛、镇静药物可产生呼吸抑制,深度镇静还可以导致患者咳嗽和排痰能力减弱,影响呼吸功能恢复和气道分泌物的清除,增加肺部感染机会。因此,实施镇痛、镇静过程中要密切监测 RR、节律及幅度,并在病情允许的情况下尽可能及时调整为浅镇静,保证充分的痰液引流,保持呼吸道通畅。

(二) 并发症管理

(1) 低血压:对于血流动力学不稳定、低血容量或交感兴奋性升高的患者,苯二氮䓬类药物、丙泊酚以及右美托咪定均可导致低血压,因此,根据患者的血流动力学变化调整药物,并适当进行液体复苏,必要时给予血管活性药物。

(2) 呼吸抑制:丙泊酚和苯二氮䓬类药物均可导致患者咳嗽和排痰能力减弱,影响呼吸功能恢复和气道分泌物的清除,增加肺部感染机会。因此,在病情允许的情况下尽可能使用浅镇静。

(3) 消化功能异常:阿片类镇痛药物可抑制肠道蠕动导致便秘和腹胀。配合应用促胃肠动力药物,联合应用非阿片类镇痛药物和新型阿片类制剂等措施能减少上述不良反应。

(4) 谵妄:谵妄是 ICU 患者最常见的并发症之一,积极预防和及时纠正各种可能导致脑组织灌注氧合损害的因素,改善睡眠及早期活动。对于 RASS 评分≥−2 分的具有谵妄相关危险因素的 ICU 患者应常规进行谵妄监测,从而达到早期预警、早期防治的效果。

(5) ICU 获得性肌无力(ICU-acquired weakness, ICU - AW):ICU - AW 是危重患者的常见并发症,有研究指出,苯二氮类药物和神经-肌肉阻滞剂是导致 ICU - AW 的重要因素,阿片类止痛药物和短期使用肌肉松弛剂、早期肌肉康复训练及营养支持等均有助于肌无力的预防及恢复。

第二节　谵　妄

谵妄(delirium)是一种急性、波动性的精神疾病,伴有注意力障碍、意识水平改变或思维紊乱,常发生于 ICU 患者中,临床将 ICU 患者发生的谵妄简称为 ICU 谵妄。研究显示,ICU 谵妄的发生率为 16%～89%,其中,应用机械通气的老年患者的发生率为 60%～80%,而 66%～84% 的谵妄患者没有得到及时诊断。2013 年美国 SCCM 发布的《ICU 成人患者疼痛、躁动和谵妄处理的临床实践指南》指出,谵妄会增加 ICU 成人患者的病死率、延长 ICU 住院日和总住院时间、增加住院总费用。ICU 期间发生谵妄与 ICU 转出后发生的认知障碍相关。研究表明,早期活动、合理的镇静和早期心理支持对预防 ICU 谵妄有较好效果。

一、谵妄的定义及分型

美国精神医学学会(American Psychiatric Association,APA)编著的《精神疾病诊断与统

计手册(第五版)》(Diagnostic and Statistical Manual of Mental Disorders Ⅴ,DSM－Ⅴ)将谵妄定于为短期内(数小时、数天)发生的伴随认知或知觉异常的认知障碍和注意力不集中,并可在一段时间内波动。其中认知功能的改变可能会表现为记忆障碍、定向障碍和杂乱无关的讲话。而知觉的改变,如幻觉(通常为视觉)、幻想、妄想在诊断中不是必要的,并且发生率相对较低。

二、谵妄的分型与临床表现

临床上根据精神运动性兴奋的特征将谵妄分为活动过多型、活动减少型或混合型三类。活动过多型谵妄(hyperactive delirium)是以情绪激动、坐立不安、试图拔除导管和情绪不稳定为特征;活动减少型谵妄(hypoactive delirium)是以戒断(withdrawal)、感情贫乏、感情淡漠、嗜睡和反应性降低为特征。根据疾病分类学,有人将活动减少型谵妄称之为脑病(encephalopathy),而将"谵妄"限定在活动过多型患者。在临床上患者往往表现为混合型谵妄。

三、ICU 谵妄的评估

美国《2013 年 ICU 成年患者疼痛、躁动和谵妄处理指南》认为应该常规监测 ICU 患者谵妄的发生情况,推荐采用 ICU 意识模糊评估法(Confusion Assessment Method for the Intensive Care Unit,CAM－ICU)和重症监护谵妄筛查检查表(Intensive Care Delirium Screening Checklist,ICDSC)对 ICU 患者进行谵妄的筛查,2 个量表证据等级均为 A 级。

(一) 意识模糊评估法

CAM－ICU 由 Ely 等在《精神疾病诊断与统计手册(第四版)》的基础上改良形成,适用于因气管插管等无法说话的 ICU 患者,该工具有效且易行,已被广泛使用。CAM－ICU 由一系列评估组成,可由护士或医师在床边进行,因此很容易使用,只需 2 分钟即可完成评估,并且不需要过多的培训。评估内容包括 4 个方面:①精神状态急性改变或反复波动。②注意力障碍。③意识水平改变。④思维无序或思维紊乱。CAM－ICU 阳性的判断标准:①和②同时存在,③或④的任意 1 条存在。CAM－ICU 在应用过程中不断发展,已有学者将其演变为 CAM－ICU 流程图(图 12－3)和 CAM－ICU 工作表(表 12－5)。

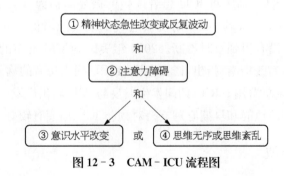

图 12－3　CAM－ICU 流程图

表 12‑5　CAM‑ICU 工作表

① 精神状态急性改变或反复波动 (1A 或 1B 回答"是"为阳性) 1A：与基础状况相比，患者的意识状态是否不同？ 或 1B：在过去的 24 小时内，患者的意识状态是否有任何波动？ (表现为镇静评分如 RASS 评分、GCS 评分或既往谵妄评估得分的)	阳性　阴性 是　否
② 注意力障碍(2A 或 2B 的得分小于 8 分为阳性) 先做 ASE 字母法，如得分明确，记录该得分为本特征的得分。 如果患者不能做字母法检查，或得分不明确，就做 ASE 图片法，使用 ASE 图片法的得分为本特征的得分。 2A：ASE 字母法，记录得分(如果没有测试，标上 NT) 指导语：跟患者说，"我要给你读 10 个字母，任何时候当你听到字母 A，握一下我的手表示。"然后用正常的语调朗读以下字母 S、A、H、E、V、A、A、R、A、T 评分：如果读到字母 A，患者没有握；或读到其他字母时患者做出握的动作均为错误。 2B：ASE 图片法：记录得分(如果没有测试，标上 NT) 指导语在图片部分注明	阳性　阴性 得分(总分 10 分)：_____ 得分(总分 10 分)：_____
③ 意识水平改变 如果 RASS 得分不是 0 分为阳性	阳性　阴性
④ 思维无序或思维紊乱 如果相加总分小于 4 分为阳性 4A：是非题(回答或不是) (应用 A 组或 B 组进行测试，必要时，每天可以交替使用)： A组 1. 石头是否浮在水面上 2. 海里是否有鱼 3. 1 斤是否比 2 斤重 4. 你是否能用榔头钉钉子 B组 1. 叶子是否浮在水面上 2. 海里是否有大象 3. 2 斤是否比 1 斤重 4. 你是否能用榔头切割木头 得分：_____(总分 4 分，患者每答对 1 题得 1 分) 4B：指令 跟患者说： 1. 伸出这几个手指(检查者在患者面前伸出 2 根手指) 2. 现在伸出另一只手的同样手指(这次检查者不重复手指数) (注：如果患者的两只手不能都动，第二个指令改成要求患者"再增加 1 根手指") 得分_____(如果患者能够成功地完成全部指令，就得 1 分)	阳性　阴性 相加总分(4A+4B) _____(总分 5 分)
CAM‑ICU 总体评估(特征 1 和 2 均为阳性，加上特征 3 或 4 阳性，为阳性)	阳性　阴性

CAM - ICU 描述的谵妄的第 1 个特征是精神状态急性改变或反复波动。可从患者的家人、朋友或近期的医疗诊断来获取其以往基础的意识状态资料。RASS 评分、Glasgow 评分与基础状态相比出现变化或 24 小时内处于波动状态说明患者出现了谵妄的第 1 个特征。

CAM - ICU 描述的谵妄的第 2 个特征是注意力障碍。注意力是指能专注于特定的刺激而不被其他无关的内部或外部刺激干扰的能力。临床上,如果患者在进行注意力测试时不能维持足够的注意力,就可诊断为注意力障碍。CAM - ICU 中的注意力筛选测试(the attention screening exam,ASE)包括视觉和听觉两个组成部分,两部分都被证实是有效的。ASE 易于实施并且不需要患者进行言语应答。ASE 的视觉部分要向患者出示 5 张简单的图片,每张持续 3 秒,并请患者记住这些图片。随即再出示 10 张图片,让患者通过点头或摇头来回答刚才是否看过此图片。满分为 10 分。ASE 的视觉部分由两套图片组成,每套有 10 张图片。重复进行测试时需要每日更换一套图片。在 ASE 的听觉组成部分中,由护士向患者交代:"我要给你读一串共 10 个字母,当你听到字母 A 时就握一下我的手。"然后护士朗读 10 个字母(S、A、H、E、V、A、A、R、A、T),用正常的语调,以每秒 1 个字母的速度来朗读。满分也为 10 分。如果视觉或听觉部分有一项小于 8 分就说明患者出现了谵妄的第 2 个特征(注意力障碍)。

CAM - ICU 描述的谵妄的第 3 个特征为意识水平的改变,由护士通过标准化的 CAM - ICU 谵妄评估表来评价。思维无序或思维紊乱是不能言语患者最难评估的部分,是谵妄 4 个特征中最主观的一项。思维一般是通过语言(口头或书面)来表达的。大多数 ICU 患者因机械通气和精细运动的缺失从而使语言表达能力受限。因此 CAM - ICU 通过一些容易的、直接回答是或否的问题及简单的命令来评估思维。如果患者不能正确回答 4 个问题中的 3 个,不能完成简单的命令表明有思维紊乱。

(二) 重症监护谵妄筛查检查表

ICDSC 是 2001 年由 Bergeron 在《精神疾病的诊断和统计手册》第 4 版的基础上修订的另一个适合 ICU 医务人员使用的谵妄评估工具,其敏感度较高,耗时较短。共包括 8 个项目:意识变化、注意力不集中、定向障碍、幻觉妄想精神障碍、精神运动障碍、言语增多和情绪障碍、睡眠-觉醒周期紊乱、症状波动。每个症状阳性则得 1 分,总分 8 分,≥4 分为谵妄。刘尚昆等对国际通用的 ICDSC 进行编译,制订了中文版 ICDSC(表 12 - 6)。

表 12 - 6　ICDSC 筛查表

项　　目
意识变化(若 A 或 B,则无法完成患者评估)
A　无反应,得分：none
B　对强烈的和反复的刺激有反应(大声和疼痛),得分：none
C　对轻或中度刺激有反应,得分：1
D　正常觉醒状态,得分：0
E　对正常刺激反应过强,得分：1

续　表

项　目
注意力不集中(得分：0～1分)
定向障碍(得分：0～1分)
幻觉妄想精神障碍(得分：0～1分)
精神运动障碍(得分：0～1分)
言语增多和情绪障碍(得分：0～1分)
睡眠-觉醒周期紊乱(得分：0～1分)
症状波动(得分：0～1分)
总分(0～8分)

相对于 CAM-ICU，ICDSC 的优点在于：CAM-ICU 要求排除神经系统损伤及有精神系统疾病史的患者，而 ICDSC 测评的患者包括神经系统损伤、痴呆及有精神疾病史的患者，因此评估对象更广泛，大约有 94% 的 ICU 患者可以被纳入评估范围，ICDSC 评估内容更为全面，适用于不同亚型谵妄的患者。ICDSC 的缺点：ICDSC 评估方法中对于睡眠情况的评估，要求评估者 24 小时监控；ICDSC 包含对患者语言能力的评估，因而对测评 ICU 机械通气患者有一定的局限性。因此，应该根据临床上患者的具体情况选择合适的谵妄评估工具以提高谵妄评估的准确性。

四、ICU 谵妄的预防

ICU 谵妄的发生不是某个单一因素作用的结果，因此对其预防也应从多方面综合考虑，分为药物性和非药物性预防两类。药物性预防主要集中在对患者镇痛镇静的管理上，实施无痛浅镇静策略能有效预防 ICU 谵妄的发生。指南也指出应用苯二氮䓬类药物可能是 ICU 患者出现谵妄的一个危险因素，对存在谵妄发生危险因素的机械通气 ICU 成人患者，右美托咪定静脉输注镇静可能比苯二氮䓬类静脉输注谵妄的发生率要低。抗精神病药物用于谵妄的治疗是目前药物治疗研究的重点之一，其理论支持依据为多巴胺亢进假说。典型性抗精神病药物氟哌啶醇是最早用于治疗谵妄的抗精神病药，被认为是治疗 ICU 谵妄的首选药物。相对于氟哌啶醇，非典型抗精神病药物(奥氮平、喹硫平、利培酮、齐拉西酮)具有不良反应较少的特点。非药物性预防主要包括早期运动与锻炼、认知干预、提高睡眠质量、音乐疗法等。早期运动与锻炼应和疾病的治疗同时进行。

五、ICU 谵妄的护理

1. 谵妄监测·对于 RASS 评分≥-2 分的具有谵妄相关危险因素的 ICU 患者应常规进行谵妄监测，床边评估内容包括 CAM-ICU 的四个重要方面。从而达到早期预警、早期防治的效果。

2. 改善环境 · 给患者提供舒适环境包括私人空间(单人间或屏障隔离)、良好的视野(面向窗户,能看到树而不是建筑物)、减少噪声、暖色调装饰对患者情绪和安全感有积极的影响,具有重要的心理益处。

3. 早期运动 · 运动疗法是以改善躯体、生理、心理和精神功能障碍为主要目标,以作用力和反作用力为主要因子的治疗方法,包括主动躯体活动及被动性躯体活动。早期运动可增强呼吸肌肌力,提高活动耐受能力,帮助患者恢复认知力与定向力,促进血液循环,加快代谢产物排出,减少镇静剂在体内蓄积,可有效预防谵妄发生。

4. 减少睡眠剥夺 · 安排集中护理,夜间调整灯光强度,尽量将仪器声及报警声降低,避免工作人员的交谈声过大干扰睡眠。患者戴耳塞、眼罩等减少声光刺激。

5. 认知训练 · 对 RASS 评分≥−2 分的机械通气患者从第 1 天即开始进行认知干预。对患者反复进行人物、时间、地点、事件的定向问答,加强患者对 ICU 环境和人物的认知。

6. 执行 ABCDEF 集束化策略 · 内容包括 A 疼痛评估及预防管理;B 每日唤醒及自主呼吸试验;C 镇痛镇静药物选择;D 谵妄评估及预防;E 早期活动;F 家属参与和授权。

第三节　睡眠障碍

睡眠障碍(sleep disorder)是一类非常复杂的疾病,临床表现多样,睡眠的质量、时间以及整夜睡眠记录和重复测试白昼睡眠倾向性的异常,对睡眠障碍的诊断、治疗评价有重大临床意义。ICU 患者的睡眠障碍普遍存在,可能带来严重的并发症,并对患者健康具有长期影响,增加患者病死率。患者发生睡眠剥夺,会使其免疫力下降,从而影响康复。患者还会发生代谢增加,从而使呼吸肌无力,并可能导致高碳酸血症和低氧血症,增加患者对呼吸机和其他医疗设备的依赖。研究证实,在重症患者中睡眠障碍是应激的最主要因素。睡眠还将影响幸福感,即使转出 ICU,睡眠相关问题仍然可能持续存在。

一、影响 ICU 患者睡眠的因素

(一) 环境因素

1. 噪声 · 噪声是 ICU 患者睡眠障碍的最主要影响因素,占觉醒因素总量的 $11\% \sim 24\%$。ICU 的噪声大部分源于呼吸机、监护仪报警、医护人员的交谈声、电话铃声。过高的噪声可刺激交感神经,使患者心率增快、血压升高、疼痛加剧和影响睡眠。美国环境保护署(Environmental Protection Agency, EPA)要求医院最大的噪声值白天不超过 45 db,夜间不超过 35 db, ICU 的噪声更高,可达 $55 \sim 65$ db,峰值甚至高达 80 db。

2. 光线 · 光线是影响 ICU 患者睡眠和昼夜节律的另一个重要因素。光线在调节人体生物钟睡眠-觉醒周期中发挥着重要的作用。有研究发现,ICU 测量到的光线水平超过 1 000 LUX,而夜间光线水平在 $100 \sim 500$ LUX 就可影响褪黑激素的分泌,$300 \sim 500$ LUX 即可扰乱昼夜节律。

（二）治疗因素

（1）夜间治疗：有研究表明，67％的睡眠障碍是由护理评估或护理活动引起，患者夜间因护理活动可能出现40～60次的睡眠中断，尤其是在凌晨02:00～05:00。

（2）机械通气：机械通气导致睡眠障碍的原因包括：呼吸机不同步、中枢性呼吸暂停、由于设置不当或漏气导致的用力呼吸使通气支持不充分。压力支持型模式较辅助控制型和压力控制型模式更易导致睡眠碎片化。

（三）疾病因素

1. 自身疾病・本身及药物作用是影响ICU患者睡眠质量的因素。重大疾病能导致儿茶酚胺的分泌量增加，引起睡眠障碍。

2. 疼痛・如术后疼痛、神经性疼痛、精神和心理因素、卧位不适所致的慢性疼痛等，导致入睡困难或睡眠中断。

3. 舒适的改变・大多数患者认为，接受呼吸机辅助呼吸是最痛苦、最难耐受的阶段。各种引流、输液、监护管道及约束带等限制了患者的身体活动，也会导致不适。另外，ICU患者因病情导致呼吸不畅、吞咽障碍、心悸、腹胀和强迫体位等也会影响睡眠质量。

（四）心理因素

1. 焦虑・焦虑是ICU患者常见的心理状态。陌生的环境、对疾病严重程度的担心，往往导致患者情绪紧张，继而发生焦虑。焦虑和压力的增加可刺激交感神经，提高睡眠觉醒水平，扰乱睡眠结构，导致患者睡眠障碍。

2. 限制探视・入住ICU没有家属陪伴，往往感觉孤苦无依，更易导致睡眠障碍。

3. 经济负担・经济状况较差的患者常担心医疗费用过高、给家庭成员带来负担、影响今后的生活、思想压力大而影响睡眠。

二、ICU患者睡眠评估工具

（一）客观睡眠评估

1. 多导睡眠监测（polysomnography, PSG）・PSG被认为是测量睡眠的"金标准"，仪器可以记录患者睡眠时的脑电图、肌电图、心电图、血氧饱和度、鼾声、口鼻气流、胸腹运动和呼吸动度等十余项指标，通过分析可以计算出各阶段睡眠时间、觉醒和微觉醒次数、睡眠效率指数等参数。ICU患者病情危重不能耐受繁琐的操作，或者由于不能适应监测环境及仪器的束缚而产生"首夜效应"，这些都限制了PSG在ICU患者睡眠监测的应用。

2. BIS・BIS是将脑电图的功率和频率经双频分析后的混合信息拟合成一个最佳数字，用0～100表示，使用方便，广泛应用于麻醉深度监测和意识状态的评估。有研究显示，BIS数值和PSG结果的一致性较高，可以正确区分浅睡眠和深睡眠，可以作为睡眠监测的替代方案。

（二）主观睡眠评估

1. Richards-Campbell睡眠量表・主要用来评估ICU患者的睡眠质量。该量表采用

100 mm 标尺来进行视觉模拟评分,从睡眠深度、入睡时间、觉醒次数、觉醒时间比例、整体睡眠质量 5 个维度来评估睡眠。总分的计算为各条目相加而得,0～25 分提示睡眠质量差,26～75 分提示睡眠质量一般,76～100 分提示睡眠质量好。由于 ICU 患者较为特殊,有可能不能有效地表达自身的睡眠状况,因此,在 ICU 使用该量表存在问题。

2. VSH 睡眠量表·该量表分 10 条目,从睡眠长度、睡眠断裂、睡眠延迟、睡眠深度 4 个维度进行睡眠评估。前 8 个条目采用 100 mm 标尺视觉模拟评分法,后 2 个条目采用描述性方式。计算总分为 8 个条目的得分相加,分值越高说明睡眠质量越好,其中计算睡眠延迟时间、夜间觉醒次数及夜间活动次数及这 3 个条目时为反向计分。在对 ICU 患者睡眠的评估上,VSH 量表的相关研究还较少。

3. ICU 睡眠问卷调查表·用来评估 ICU 患者睡眠质量及其影响因素。该表共 27 个条目,从睡眠质量、日间睡眠、医源性影响因素、噪声 4 个维度进行睡眠评估。量表的评分采用 1～10 分计算。对睡眠质量等条目:1 代表睡眠质量差,10 代表睡眠质量好;对日间睡眠等条目,1 代表没有觉醒,10 代表完全觉醒;对影响因素等条目:1 代表完全无影响,10 代表受到明显影响。由于 ICU 睡眠问卷调查表既能评估睡眠质量又能测定影响因素,该量表主要被用作调查 ICU 睡眠障碍影响因素的工具。

4. 直接观察法·可由护士在实施护理常规时进行,通过观察患者睡眠时的行为及特性,每隔 5～15 分钟评估 1 次。直接观察法建立在护士对患者睡眠的理解及评判上,主观性较强,并且能够获得的睡眠数据相对较少。

三、ICU 患者睡眠管理

(一)常规进行睡眠评估

睡眠是个复杂的生理和行为过程,客观衡量睡眠方法包括多导睡眠图、BIS 等。PSG 是在全夜睡眠过程中,连续并同步地描记脑电图以及呼吸等 10 余项指标,全部记录数据在次日由仪器自动分析后再经人工逐项核实,但由于 ICU 条件限制,这项检查并不常用。在 ICU,更多是由护理人员进行活动记录和睡眠观察并对患者睡眠质量进行客观评估。部分能清楚描述自己睡眠情况的患者进行主观的睡眠评定,包括睡眠日记和睡眠评分。

(二)提高护理人员对患者睡眠质量的重视度

ICU 的医护人员往往忽略医疗护理活动所产生的噪声以及白天、夜晚光模式对患者睡眠造成的显著干扰。只有充分认识到重症患者睡眠质量的重要性,才能够积极地进行干预。通过改变医务人员的行为及创造睡眠环境,如降低打印机声音、夜间调暗灯光、日间打开百叶窗、降低仪器报警声音、减少医务人员交谈等来促进睡眠。

(三)使用眼罩和耳塞减少噪声的影响

降低噪声是常用的改善睡眠的方法。环境改造难度大,而且昂贵。因此,简单、廉价的患者干预措施,如使用耳塞,可能是务实的解决方案之一。有研究证实,使用眼罩和耳塞不仅可以帮助患者改善噪声环境,带来更好的睡眠,也可以减少谵妄发生。

（四）集中护理操作，降低不必要的护理干预

医疗和护理操作贯穿 ICU 患者的整个治疗过程，是影响 ICU 患者睡眠质量的重要因素之一。由于频繁的医护操作，使得患者很难达到完整的睡眠周期，这些活动主要包括患者评估、生命体征测量、仪器调整、药物管理、抽血、拍片、伤后处理等。尽管这些操作是诊疗所必需的，但是有研究表明 13.9% 的夜间护理活动是可以省略的。ICU 医护人员可在保证患者医疗和护理需求的情况下，尽量减少不必要的夜间照护活动。

（五）提高患者舒适度

护士可与患者交流其睡眠方式，尊重患者的睡眠习惯。入睡前评估患者的疼痛、不适等可能会干扰睡眠的因素且给予正确的引导方式。准确的时间定位有助于帮助患者睡眠，故有必要告知患者具体的睡眠觉醒时间或在可视范围内悬挂时钟、日历以保持时间概念。

（六）通过改变呼吸机的模式提高患者睡眠

机械通气导致患者睡眠障碍的原因主要包括呼吸做功增加、中枢性呼吸骤停、气流改变异常、人机对抗等。用多导睡眠仪监测睡眠结果发现，压力控制通气模式更有利于提高患者的睡眠质量。

（七）遮挡患者，避免患者目睹死亡

在澳大利亚的一项研究中，被访者表示在 ICU 看到其他患者死亡，让其感觉到自己离死亡更加接近，以致不敢入睡。

（八）药物

药物是作为 ICU 内促进睡眠的常用干预方式。Bourne 和 Mill 发现尽管有多种药物可以干预 ICU 患者的睡眠状态，但并不能提高睡眠质量。另有报道，镇静镇痛药物，可能会出现不良反应，如谵妄的发生。有研究建议，降低疼痛和焦虑能够促进放松，从而改进睡眠。

（九）缬草精油穴位按摩

一项临床随机实验提出缬草精油穴位按摩能够促进患者的睡眠，可以提高失眠患者的睡眠质量，并且很少有不良反应。缬草的药理作用类似于苯二氮䓬，可调节睡眠的神经受体，特别是腺苷和五羟色胺受体。

（十）音乐疗法

研究显示，音乐对治疗急性及慢性睡眠障碍均有显著效果，安全、成本低，可以用于不同年龄和文化背景的人群。

第四节　多模式镇痛

镇痛是 ICU 其他治疗，如镇静、抗谵妄、早期运动等。阿片类药物是最常使用的镇痛药

物,其起效快,镇痛效果可靠,但其不良反应亦越来越多地被人重视,包括呼吸抑制、肠内营养不耐受、麻痹性肠梗阻、戒断现象、耐受现象和对免疫功能的抑制等。为了减少阿片类药物的使用,近年来更多学者推荐采取多模式镇痛或平衡镇痛的方案。2016 年世界重症医学联盟主席 Vincent JL 教授提出"以患者为中心,镇痛为基础的最小化镇静"的 eCASH 理念得到业内的广泛认可,该理念强调多种模式组合进行镇痛,有助于更好地控制疼痛,同时可以减少阿片类药物用量,进而减少呼吸抑制等相关并发症。同年,美国疼痛学会联合美国区域麻醉和疼痛医学学会、美国麻醉医师学会发布了《术后疼痛管理指南》特别指出,实施个体化给药方案和多模式镇痛的治疗策略,有助于通过不同机制和途径,使用更低剂量的阿片类药物,更好地为患者缓解疼痛和减少不良反应。

一、多模式镇痛的概念及研究进展

(一) 多模式镇痛

多模式镇痛(multimodal analgesia,MMA)是通过联合不同作用机制的镇痛药物和多种镇痛方法,阻断疼痛病理生理机制的不同时相和靶位,减少外周和中枢敏感化,而获得最佳疗效。MMA 方案通常所用的药物包括阿片受体激动剂、非甾体类抗炎药(NSAIDs)、曲马多及局部麻醉药。其中阿片类药物与 NSAIDs(包括 COX‐2 抑制剂)、局部麻醉药和肾上腺素能神经阻断剂的联合应用,以及 NSAIDs(包括 COX‐2 抑制剂)与局部麻醉药的联合应用。MMA 方案通常所用的技术主要有局部浸润、外周神经阻滞、椎管内阻滞等。其中局部浸润通常应作为基础治疗。联合用药的研究多是基于围手术期的患者,用于 ICU 镇痛治疗的安全性及有效性仍需更多研究证实。

(二) 脊髓联合镇痛治疗

脊髓联合镇痛治疗(spinal jointanalgesic therapy)指椎管内应用多种药物作用于不同脊髓受体,从而抑制与持续性疼痛相关的脊髓水平的重组和中枢敏化的发生。优点:增强镇痛效果;减少不良反应;降低阿片类药耐受的发生。药物选择:阿片类与阿片类;阿片类与局麻药;阿片类与可乐定;阿片类与 NMDA 拮抗剂;局麻药与两种阿片类药物。

(三) 预先镇痛

预先镇痛(preemptiveanalgesia)是指在伤害性刺激前、刺激中持续给予镇痛药物或神经阻滞等方法以阻断疼痛向中枢的传导,缓解术后疼痛,减少术后镇痛药物的用量。其机制是防止中枢和周围敏化所产生的痛觉过敏。所以预先镇痛措施不能只在切皮前而应贯穿于术中和术后初期,并且要采用多模式镇痛以达到围手术期的完全镇痛。

二、多模式镇痛的实施

(一) 阿片类药物与其他机制药物联合的多模式镇痛

1. NSAID 类药物 · NSAID 类药物具有抗炎和镇痛的双重作用,是术后镇痛最常用的药物之一,同时可以预防术后炎症相关的痛敏反应。根据现有的多项荟萃分析及大量 RCT 研究证实,对乙酰氨基酚与阿片类药物联合应用可以减轻术后疼痛强度,减少阿片类药物的消耗。其他 NSAIDs 药物如双氯芬酸钠、COX-2 抑制剂塞来昔布、帕瑞考昔等与阿片类药物联合应用也具有相似的优势。

2. 其他药物·右美托咪定是 α_2-肾上腺素受体激动剂,能够激活神经元的 G1 蛋白依赖性 K^+ 通道,使细胞膜超极化,从而阻断神经元的放电和局部信号传播。氯胺酮通过非竞争性阻断 NMDA 受体,变构作用改变受体结构,产生抗痛觉过敏、减轻异常疼痛的作用,被广泛地应用于围术期镇痛。加巴喷丁和普瑞巴林主要用于术后急性疼痛导致的痛觉过敏和中枢敏化。

(二) 阿片类药物与其他方法联合的多模式镇痛

研究证实神经阻滞合并阿片类药物的多模式镇痛优于单纯的患者自控镇痛(patientcontrolled analgesia,PCA)模式。颈浅丛阻滞可以提供甲状腺手术的术后镇痛,研究显示,超声引导双侧颈神经丛阻滞可减少术后阿片类的消耗,同时并未发现显著的并发症。子宫切除术后,增加布比卡因联合地塞米松的腹横肌平面的阻滞,可明显改善急性术后疼痛,显著降低疼痛评分。椎管内联合应用阿片类药物和局麻药主要应用于分娩镇痛、剖腹产和骨科等手术,通过协同作用,比单独应用局麻药镇痛时间更长。ICU 患者常因凝血功能障碍、生命体征不稳定等因素限制,实施神经阻滞难度会增加。

三、监测及护理

(一) 镇痛管理

1. 组建疼痛管理团队(pain multi-disciplinary tearn,PMDT)·PMDT 组成包括医师、护士、康复治疗师等。护士在疼痛治疗过程中的主要职责有疼痛评估工具的应用、镇痛的实施和效果的观察、对患者疼痛指导等。需要提出的是,基于目标性及安全性考虑,由护士主导的目标导向的镇痛实施方案被越来越多地提出。护士在医师或医护共同制订的镇痛目标指导下,根据标准化评估及给药流程,使镇痛深度维持在目标范围内,为患者的舒适化提供保障。

2. 疼痛评估·疼痛评估是疼痛管理的关键环节。2013 年《美国 ICU 成年患者疼痛、躁动和谵妄处理指南》和 2018 年《中国成人 ICU 镇痛和镇静治疗指南》都明确推荐应常规监测及评估 ICU 患者是否存在疼痛。研究显示,有效的疼痛评估与降低镇痛药物用量、缩短 ICU 住院时间和机械通气时间具有相关性。疼痛评估工具主要包括两类,一类是自我报告型评估工具,如数字评分法、语言描述法等,用于患者具有交流能力时。当患者不具备交流能力时,则使用行为评估工具,如 BPS、CPOT。近年来有学者提出活动性疼痛评估的重要性,综合评估咳嗽时、下床活动时以及康复训练时的疼痛强度,按照疼痛评分分层管理。

3. 镇痛实施·在连续静脉给药期间,护士每 2 小时评价 1 次镇痛深度,及时告知医师镇痛评分结果,根据镇痛效果及患者的主诉灵活调控镇静药物的用量。2018 年《中国成人 ICU 镇痛和镇静治疗指南》推荐在可能导致疼痛的操作前,预先使用镇痛药或非药物干预,以减轻疼痛。

4. 非药物治疗·保持环境安静,合理设置仪器报警,对清醒患者给予解释安慰,进行有效沟通,做好心理疏导;做好基础护理,保持患者生理舒适。有研究证实音乐治疗、情绪舒缓及物理方法能降低患者疼痛评分及镇痛药物的剂量。

(二) 用药监护

1. 脏器功能评估监测·严密监测心率、心律、血压、CVP、RR 和节律、经皮血氧饱和度、潮气量等;每 2 小时评估监测意识水平及镇痛镇静程度;评估患者肌力,观察有无恶心、呕吐、腹胀、腹泻、便秘等胃肠道功能障碍等。当出现过度镇静或呼吸抑制症状时,应采取减少阿片类药物剂量、给予呼吸支持、使用阿片受体拮抗剂等措施。

2. 药物不良反应监测·提升镇痛质量的同时,也应重视镇痛药物所带来的不良反应的发生,见表 12-7。阿片类药物是 MMA 中最重要的组成部分,常见不良反应有术后恶心呕吐、瘙痒、便秘、过度镇静、呼吸抑制等,其中胃肠道功能抑制是影响患者康复进程的主要因素之一。镇痛药物的不良反应不亚于疼痛对患者满意度的影响。因此,应结合患者用药风险评估,制定个体化的用药方案和预防措施。

表 12-7 多模式镇痛治疗用药及观察

干预措施	使用建议 (推荐级别,证据水平)	备 注	不良反应及注意事项
非药物治疗			
神经电刺激	考虑作为术后镇痛的辅助治疗(C, 4)	主要用于手术切口部位	装有起搏器、除纤颤器、淋巴水肿及皮肤破损患者禁用
模式认知	包括想象引导及其他放松方式如催眠、音乐及手术情景建议;为使效果更好,可在术前对患者进行教育及训练(B, 3a)		多数患者适用,精神病患者慎用
药物治疗			
对乙酰氨基酚+NSAID	作为多模式镇痛的一部分(A, 1a)	口服或静脉用药差别不大;能减少术后阿片类药物用量。塞来昔布常用量为 200～400 mg,首剂于术后 0.5～1 小时给药,后续 200 mg,每天 2 次;对乙酰氨基酚常用剂量为 500～1000 mg,口服或静脉用药,6 小时一次	对乙酰氨基酚可导致肝毒性;NSAID 可导致消化道出血、心血管不良事件及肾功能不全、脊髓融合术患者及骨折手术患者发生骨不愈合及肠瘘口吻合术吻合口不愈合、接受冠状动脉搭桥术的患者禁用
口服阿片类药物	作为多模式镇痛的一部分(A, 1a)	口服为首选给药途径	呼吸衰竭、成瘾、滥用、镇静、恶心、呕吐、便秘
静脉给予阿片类药物	需要静脉使用阿片类药物的患者可于术后数小时后给予阿片类药物(A, 1a)	对于未使用过阿片类药物的患者不可给予背景剂量输注	呼吸衰竭、成瘾、滥用、镇静、恶心、呕吐、便秘

续　表

干预措施	使用建议 (推荐级别,证据水平)	备　　注	不良反应及注意事项
口服加巴喷丁或普瑞巴林	作为多模式镇痛的一部分,主要用于经历大手术的患者,并发挥阿片的"集约效应"(A, 2b)	加巴喷丁给药剂量为600~1 200 mg 于术前1~2 小时口服给药;普瑞巴林给药剂量为100、150 或300 mg,12 小时后重复相同剂量或大剂量可能更有效,但会导致过度镇静	头晕、过度镇静(肾功能障碍者减少剂量)
静脉给予氯胺酮	作为多模式镇痛的一部分,主要用于经历大手术的患者,并发挥阿片的"集约效应"(A, 3b)	剂量因人而异,术前静脉给予5 mg/kg,随后给予10 mg/(kg·min),术后使用或不使用低剂量输注法;此法用于儿童证据有限	幻觉、噩梦、梦游(有精神疾病史者慎用)
静脉给予利多卡因	行胸腔镜及胸部手术的患者可将其作为多模式镇痛的一部分(B, 2c)	1.5 mg/kg 诱导麻醉,之后2 mg/(kg·h)术中维持	心动过缓、传导阻滞、头晕、癫痫
切口局部浸润麻醉	适用于剖宫产、剖腹手术、痔疮手术等(B, 2c)	掌握局部麻醉渗透技术使用指征	心动过缓、传导阻滞、头晕、癫痫、局部疼痛、出血、感染
关节内局部麻醉使用或不使用阿片类药物	关节内局部麻醉,适用于臀部、膝盖及肩部等手术(B, 2c)	掌握关节内局部麻醉技术使用指征;肩部手术中由于存在软骨溶解的风险,应谨慎使用布比卡因关节内持续输注麻醉	肩部手术中存在软骨溶解的风险,其余不良反应同阿片类药物及利多卡因
手术部位局部麻醉外周及轴索麻醉	用于婴儿包皮环切术中神经阻滞(A, 1b)	4%利多卡因脂质体或利多卡因与普鲁卡因的低共熔混合物	心动过缓、传导阻滞、头晕、癫痫、局部疼痛、出血、感染、皮疹
外周麻醉	开胸、上下肢、痔疮及包皮环切术可作为多模式镇痛的一部分(A, 1a)	掌握关节内局部麻醉技术使用指征;需要持续镇痛时使用持续注射优于单次注射给药	心动过缓、传导阻滞、头晕、癫痫等
轴索镇痛(硬膜外麻醉使用或不使用麻醉药物及鞘内麻醉镇痛)	用于大型手术,如胸部、腹部、剖腹及下肢手术(A, 1b)	硬膜外导管囊内注射吗啡注射液时,持续输注效果与单剂量给药相当	跌倒风险、虚弱无力,其余不良反应同阿片类药物及利多卡因

第五节　机械通气患者镇静与唤醒策略

机械通气的患者在救治过程中不可避免会经历一系列的刺激伤害,如气管导管、通气模式及体位等刺激因素,深静脉置管、动脉穿刺、胸腔穿刺等有创操作,灯光、噪声及各种仪器报警等环境因素,这些外源性伤害刺激都会导致患者的强烈不适,诱发焦虑、躁动、谵妄等不良生理及心理应激,影响临床预后。因此,制订和优化镇静镇痛策略,可有效控制疾病及多因素外源性的伤害刺激,减轻患者的并发症。关于成人机械通气患者的镇静镇痛策略,迄今为止已制定《2002 年 ICU 成人重症患者镇痛、镇静剂临床应用指南》《2013 年 ICU 成人疼痛、躁动和谵妄(pain, agitation anddelirium, PAD)临床治疗指南》《2016 年针对机械通气患者远期预后改善的综合性管理策略(early comfort using analgesia, minimal sedatives andmaximal humane care, eCASH)》以及《2018 年 ICU 成人疼痛、躁动/镇静、谵妄、静止和睡眠障碍(pain, agitation/sedation, delirium, immobility, and sleep disruption, PADIS)临床治疗指南》和 2018 年《中国成人 ICU 镇痛和镇静治疗指南》。尽管指南给我们提供了相对成熟的可借鉴的规范化意见,但是对病情瞬息万变的重症患者而言,任何指南只是给重症医学临床实践提供了一个相对规范化的框架。ICU 机械通气患者镇静治疗最核心的问题是制订个体化的镇静计划,并且通过实时监测患者的镇静深度,调节药物用量,维持患者处于适度的镇静状态。

一、机械通气镇静理念

(一) 深镇静

20 世纪 80 年代,ICU 重症患者的镇静很大程度上是全身麻醉的延伸,深度镇静较为常见。深度镇静指患者对疼痛无反应,RASS 评分为 $-5\sim-3$ 分。深镇静抑制中枢呼吸驱动延迟患者意识恢复,不利于进行撤机试验和神经功能评估,还可能增加院内获得性感染及镇静镇痛药物蓄积风险,最终导致总住院时间延长和医疗费用增加。因不同疾病具有不同特点,同一疾病在病情不同阶段具有不同的病理生理改变,镇静的深浅程度应根据病情变化和患者器官储备功能程度而调节变化。对处于应激急性期、器官功能不稳定的患者,宜给予深镇静以保护器官功能。这些情况主要包括:①机械通气人机严重不协调。②严重 ARDS 早期短疗程神经-肌肉阻滞剂、俯卧位通气、肺复张等治疗时。③严重颅脑损伤有颅高压。④SE。⑤外科需严格制动者。⑥任何需要应用神经-肌肉阻滞剂治疗的情况。

(二) 浅镇静

2013 年,美国重症医学会颁布的成人 ICU 患者疼痛、躁动、谵妄治疗指南其中最重要的 2 个方面,即:①浅镇静可使 ICU 患者临床获益。②优先镇痛或以镇痛为基础的镇静理念,其本质也是浅镇静。因此,浅镇静是目前 ICU 镇静策略的中心思想。浅镇静是可以维持患者对外界刺激保持反应性及生理应激反应,减少对呼吸、循环的抑制,有利于临床医师对病情的判断。目标镇静水平 RSSA 评分为 -2 分~$+1$。浅镇静可以缩短 ICU 成人患者机械通气时间及 ICU 住院日。近年来,浅镇静在临床实施过程中出现的不良事件正受到密切关注。有研究发现,接受浅镇静的机械通气患者中,出现严重不舒适感受的患者比例增加,谵妄发生率升高,甚至患者自行拔管的风险也增加。

（三）eCASH 最小化镇静策略

2016 年，世界重症医学联盟（World Federation Critical Care Medicine，WFCCM）主席 Vincent JL 提出了 eCASH 概念，即以患者和家属为中心的目标导向滴定式镇静，目的是使 ICU 患者在无深镇静指征的前提下，采用早期充分镇痛以最小化镇静药物剂量，并辅以尽可能最大化的人文关怀而使 ICU 患者达到最优化的舒适度。

1. 有效而充分地缓解疼痛是实施 eCASH 的首要前提·对清醒、有定向力的患者，可用 NRS 量化疼痛；在深镇静和脑功能受损的情况下，可使用 BPS 或 CPOT 量表进行评估。同时，最大限度地减少阿片类药物的使用，提倡多种药物组合和非药物性干预进行镇痛治疗。

2. 镇静是次要目标· eCASH 的镇静强调 ICU 医护人员通过增加床旁镇静程度评价次数，频繁监测镇静深度，实时根据患者情况，通过药物滴定使患者保持最佳舒适度的最小镇静剂量，尽量减少应用苯二氮䓬类药物的用量。理想情况为患者处于清醒状态，可与医护人员和家庭成员进行交流，并可以进行物理治疗和功能锻炼。

3. 充分的人文关怀是"eCASH"理念的核心·给予患者充分的人文关怀，增加患者家属的参与度，同时尊重患者，予以其舒适的治疗环境，改善睡眠。实施"eCASH"理念的关键在于改变医疗护理的行为和文化，需要多学科的紧密协作。

二、每日唤醒疗法

（一）定义

每日唤醒（daily awaking，DA）是指对间断静脉推注或持续静脉给药的镇静、镇痛患者，在日间定时中断或减少静脉给药剂量，以使患者完全清醒，能回答几个简单的问题或完成一些简单的指令性动作，如转眼珠、动手指头、伸舌头等，作为每日唤醒疗法目标；对于一般状况差，无法达到意识完全清醒的患者，则以生命体征有明显变化，如出现血压升高、脉搏加快或不自主运动增加为每日唤醒疗法目标。每日唤醒可降低镇静药物的使用剂量，并能为患者清除体内的镇静药物及缓解代谢产物在人体内的蓄积提供时间，从而解除镇静、镇痛药物对呼吸肌的抑制效应。

（二）实施

1. 实施人员·每日唤醒由经过专业培训的医护人员共同协作完成，医师负责病情的评估与决策，护士负责具体的操作和整个唤醒过程中病情的监测。唤醒对象为 ICU 住院时间＞48 小时，需要使用镇静药物的机械通气患者。哮喘持续状态、严重 ARDS、酒精戒断、高血压危象或心肌缺血、严重血流动力学不稳定者、癫痫发作频繁患者等不建议行每日唤醒，以免加重病情。

2. 实施流程·①评估：每日早查房，医师、呼吸机专职护士（呼吸治疗师）和责任护士负责全面评估患者的病情，排除低氧血症、低血糖、低血压等，共同确定患者是否适合唤醒。②准备：责任护士检测气囊充气压力，并使用注射器抽吸滞留气囊上方分泌物，必要时行气道及口鼻腔吸引。然后暂时停止所有镇痛镇静药物输注。③唤醒和监测：在暂停镇静药物后的 1 小时进行唤醒，责任护士大声呼唤患者，监测生命体征有无波动，患者是否清醒并能完成一些简单的指令性动作,或表现为不适或躁动;责任护士每 10 分钟进行评定监测一次。④调整镇静药量:采用 CPOT 和 RASS 对患者进行评估,RASS 评分达－2～－3 分立即停药,并继续观察 4 小时。在此期间,患者无躁动、呼吸窘迫等不适症状出现,即认为每日的唤醒计划实施成功。如患者仍有躁动、谵妄或人机对抗等不适症状时,遵医嘱按原剂量的 50% 重新输注镇静、镇痛药物,并逐渐调整至预期镇静目标。

三、监测及护理

(一) 病情观察

1. 观察患者意识、瞳孔的变化,有条件者进行持续 ICP 监测。当患者出现无法唤醒、瞳孔异常改变、血压增高等症状时,进行神经系统的体格检查,以鉴别是镇静剂的作用还是病理性昏迷。

2. 观察患者心率、血压的波动。当心率或血压升高大于安静状态下基础值的 20% 时,提高警惕。出现血压升高,首先判断是否为应激性高血压,切忌盲目给予降压处理,以防再次镇静后出现血压下降。

3. 观察呼吸机高压或低压报警等人机对抗表现。发现人机对抗时仔细分析原因,针对原因给予相应处理。

(二) 呼吸道管理

1. 保持气道通畅。观察患者自主呼吸和排痰功能的恢复情况,鼓励自主咳嗽、咳痰,促进痰液排出。建立人工气道者及时按需吸痰,吸痰时严格执行无菌技术。

2. 人工气道湿化护理。使用呼吸机者应正确使用湿化装置,保证患者充足的液体入量,防止气道内痰液堵塞。

3. 雾化护理。加强雾化吸入、翻身、肺部叩击等胸部物理治疗,使患者呼吸道分泌物松脱而促进痰液排出。

4. 呼吸训练。对唤醒期间神志清楚、病情稳定、配合治疗护理患者可行呼吸肌功能锻炼,指导学习腹式呼吸、缩唇呼吸、深大呼吸等,协助患者在床上进行肢体活动,预防深静脉血栓形成和呼吸机依赖的发生。

(三) 安全管理

观察气管插管深度并听诊两肺呼吸音,评估插管位置是否适当,妥善固定气管导管及呼吸机管路,以防管道受到牵拉。各种导管均采取二次固定的方法,每班检查导管位置、固定装置有无松脱等。躁动明显的患者使用身体约束工具,如"乒乓球拍"式的手部约束带及肩带等。约束带的松紧以能放入 1～2 指为宜,每小时观察患者末梢循环和局部皮肤情况。

(四) 心理护理

1. 营造舒适环境。唤醒期间保持环境安静,光线柔和,各项护理操作集中进行。合理设置呼吸机、监护仪的报警,减少仪器设备不必要的噪声。

2. 肢体安慰。护士在床旁守护,握住患者的手或抚摸患者额头,在身心上给予支持,让患者感到舒适及安全。

3. **沟通与解释**·安慰患者,减少不必要的思想负担,向其解释目前的病情、环境,消除患者对机械通气治疗的恐惧。

4. **健康指导**·教会患者用非语言沟通表达自己的需求,根据患者常见的急需表达的问题,制作沟通小卡片,随时与患者交流。

参考文献

[1] 成晶,席明霞,周朝阳,等.eCASH 策略预防 ICU 机械通气患者谵妄效果评价[J].护理学杂志,2019,20(34):27 - 30.

[2] 蒋玲洁,韩露露,杨丽平.ICU 患者睡眠障碍危险因素的系统评价[J].中国循证医学杂志,2019,19(7):803 - 810.

[3] 李洋,熊莉娟,齐玲.ICU 患者睡眠障碍影响因素及非药物干预的研究进展[J].护理学杂志,2020,35(1):93 - 96.

[4] 刘苗,罗健,黄海燕,等.非药物干预预防 ICU 获得性谵妄相关系统评价的再评价[J].护理学杂志,2020,1(35):77 - 82.

[5] 王莉,陈香萍,何雪花,等.眼罩、耳塞在 ICU 患者睡眠障碍护理干预中的应用研究进展[J].护理研究,2019,33(8):1351 - 1354.

[6] 吴传芹,李国宏.护士评估 ICU 谵妄的研究进展[J].中华护理杂志,2017,52(9):1124 - 1128.

[7] 张山,吴瑛.ABCDEF 集束化策略应用于防治 ICU 谵妄的研究进展[J].中国护理管理,2018,12(18):1724 - 1726.

[8] 中华医学会麻醉学分会.成人手术后疼痛处理专家共识[J].临床麻醉学杂志,2017,33(9):911 - 917.

[9] 中华医学会重症医学分会.中国成人 ICU 镇痛和镇静治疗指南[J].中华重症医学电子杂志,2018,2(4):90 - 113.

[10] 朱明明,刘芳,王冉.躁动镇静评分在重症患者中应用的研究进展[J].中华护理志,2018,2(53):247 - 250.

第十三章　儿科重症

第一节　新生儿的监护与护理

随着医疗卫生事业的快速发展及对围产期新生儿疾病认识的不断提高，从20世纪初期开始，新生儿重症监护室（neonatal intensive care unit，NICU）逐渐形成并不断完善。NICU建立的目的是治疗患有危重疾病的新生儿，并对其进行连续监护和全面护理，从而提高围产期胎儿和新生儿的健康水平，降低其死亡率。

一、新生儿重症监护室收治对象

进入NICU的新生儿均为病情危重或存在潜在风险者，包括：①高危妊娠或分娩过程中有并发症者。②宫内窘迫持续时间较长或生后重度窒息需监护者。③早产儿、极、超低出生体重儿、小于或大于胎龄儿、过期产儿。④缺氧缺血性脑病、颅内出血及中枢神经系统感染者。⑤反复惊厥发作者。⑥需进行呼吸管理的新生儿，如因各种原因引起急、慢性呼吸衰竭，频繁呼吸暂停，须氧疗或辅助机械通气者。⑦重症感染、各种原因所致休克，DIC者。⑧有单个或多个脏器功能衰竭者。⑨外科手术前、后需监护者，如膈疝、先天性心脏病、食道闭锁等。⑩严重心律失常、心功能不全者。⑪溶血病患儿或其他原因所致胆红素水平较高需换血者。⑫糖尿病母亲婴儿血糖不稳定者。⑬严重酸碱中毒、水电解质紊乱者。⑭需行特殊治疗者，如亚低温、胸腔引流等。⑮其他各种需要监护的危重症患儿。

二、新生儿监护技术

新生儿进入监护病房后，为全面了解病情及进一步诊治，动态监测患儿病情变化，一般会进行多项监护操作。

1. 体温监护 · 新生儿化学性产热的主要部位是棕色脂肪，在胎龄26周开始分化，由于新生儿体表面积大、皮下脂肪薄、四肢伸展、皮肤血管丰富等原因使其较易散热。产、散热特点，加之新生儿中枢神经系统发育不成熟，中枢对产、散热的调节功能差，均易导致新生儿期出现体温变化。单纯核心温度或皮肤温度的测定,仅代表体温平衡的结果,不能完整地反映机体对环境温度的调节状态,为达到早期发现和纠正新生儿体温异常的目标,体温监护应包括:核心温度、体表温度、皮肤环境温度差。新生儿最佳测量部位为颈部或腋下处的皮肤温度,并使体温保持在 36.5～37.5 ℃之间。

2. 血糖监护·新生儿低血糖是临床常见症状,发生率为 3%～11%。研究证明,新生儿血糖水平越低、持续时间越长,脑损伤发生率越高。目前临床常用的血糖监测方法主要为静脉血生化分析和床旁快速纸片血糖检测,前者所需血量较多、反馈时间较长,故临床多使用后者进行快速测定,但这两种方法均只反映某个时间点的血糖情况,无法提供动态、持续监测。随着人们对微创或无创,可连续、动态监测患儿血糖水平的检测仪器的需求不断提升,相关设备也被逐渐应用于新生儿监护中,其通过将葡萄糖感应器植入机体皮下组织,通过软件将电子信号转换成对应数据,较直观地反应血糖变化的趋势。

3. 心血管系统监护·除通过 24 小时心电监护外,若发生监测显示的心电图异常且无法诊断时,应行 12 导联心电图。新生儿皮肤的血流是全身灌注的标志,密切监测患儿组织灌注情况,但其受环境影响较大,目前可通过毛细血管充盈时间(capillary refill time, CRT)判断,正常值为≤2 秒,评估部位宜选患儿前额或胸部。无创或有创动脉血压监测以及 CVP 监测,均是对危重患儿血流动力学监护的重要手段之一,可反映出循环系统的功能状态。CO 监测是危重新生儿抢救管理中很重要的监护措施,可较准确判断心功能及体循环灌注情况,临床上分为有创测量法、无创测量法、持续测量技术等,目前考虑到无创测量法的安全性,随着计算机技术不断提升已逐渐被运用于新生儿监护中,如生物阻抗法、多普勒超声法、部分 CO_2 重吸入法。

4. 神经系统监护·连续视频脑电图监测是新生儿惊厥诊断的"金标准",已是国外 NICU 日常监控设备,适用于床旁脑功能监测。床旁头颅 B 超具有无创、便捷、可床边操作等特点,适宜早产儿脑室内出血的筛查。

5. 呼吸系统监护·对于有屏气发作或呼吸系统疾病可能合并呼吸暂停的自主呼吸的新生儿,必须给予呼吸暂停监测,包括心率和氧饱和度监测。氧饱和的监测方法有经皮氧分压、经皮脉氧饱和度、动脉氧分压和动脉血氧饱和度四种。经皮脉氧饱和度监测是临床最常用的监测方法,但需要平均动脉压>20 mmHg 或收缩压>30 mmHg 才能保证其工作。PCO_2 对于了解肺泡通气及酸碱平衡至关重要,常用监护方法有经皮二氧化碳分压监测、呼气末二氧化碳分压监测,动脉血气等。

6. 肝脏功能监测·所有危重症新生儿都需要动态监测肝脏功能。血清胆红素检测灵敏度好、准确性高,是诊断高胆红素血症的"金标准",但反复静脉采血会增加患儿痛苦及感染概率,临床利用经皮胆红素无创、便捷、重复性等优势,将血清胆红素和经皮胆红素监测相结合的方法进行评估。

三、NICU 监测和护理重点

20 世纪 50 年代开始,我国新生儿医学逐步发展,近 10 年来,培育了大批新生儿专业人才,新生儿护理学得到显著发展。自 20 世纪 80 年代建立 NICU 起,NICU 相关监护和护理面临许多新问题与挑战,并得到不断提升。

1. **体温管理** · 体温与新生儿存活率密切相关,许多低体重儿不能保持体温主要原因是缺乏棕色脂肪,护士应根据患儿不同体重及日龄设定不同的"中性温度"。一般出生 24 小时内新生儿的中性温度为 32~33 ℃,早产儿为 33~36 ℃;出生后 4 至 7 天时,足月儿的中性温度为 31~32 ℃,早产儿为 32~34 ℃。

2. **体液管理** · 新生儿总体液量较成人多,胎龄越小液体总量越多,其对水和电解质的需求应呈正平衡,补充液体量时需计算包括不显性失水、排尿排便等失水、生长所需水量和所需电解质量等。输液过程中加强监测出入量:①摄入量,如奶量、口服和静脉入量等。②尿量,当尿量小于 $1\,ml/(kg \cdot h)$ 时需评估有无肾功能不全。③异常继续丢失量,如呕吐、腹泻等。④脱水或水肿情况。⑤每日精确称重,做到定时、定磅秤。⑥生化指标检测,如血清钠 132~144 mmol/L、血清钾 3.8~5.7 mmol/L 等。

3. **气道护理** · 保持呼吸道通畅是抢救新生儿呼吸暂停的重要措施之一,仰卧位有利于患儿开放气道,可予肩下垫毛巾使颈部微伸。亦有研究表明,俯卧位能改善肺通气功能,提高氧合状态,并减少呼吸暂停的发生率。及时清理呼吸道分泌物,按需吸痰,吸痰前预先测量确认吸痰管插入的深度,避免损伤患儿声带或导致吞咽反射。

4. **氧疗护理** · 对于呼吸困难且血氧分压<50 mmHg 者,应给予氧疗,需监测血 PaO_2 和 pH 值,注意供氧时 PaO_2 不可超过 120 mmHg,以免发生 ROP。新生儿氧疗方式可选择面罩、头罩或鼻插管给氧,须对氧气进行湿化。近年来,湿化高流量鼻导管通气(humidified high-flow nasal cannula, HHFNC)逐渐被推荐于氧疗,研究报道显示,HHFNC 具有供氧浓度恒定、鼻咽阻力小、气道传导性高、防御功能全、肺顺应性强、肺泡对氧气吸收大、改善黏膜防御功能及避免支气管痉挛等优势。选择 HHFNC 氧疗时,鼻导管外径应为患儿鼻孔大小的 50%。

5. **呼吸支持护理** · 简易鼻塞式 CPAP 操作便捷且相对无创,为新生儿呼吸困难抢救室的重要辅助措施之一,放置鼻塞时预先清除口鼻腔分泌物,使用"工"形水胶敷料保护鼻部和鼻中隔皮肤,避免压力性损伤的发生。若患儿血 PaO_2 持续<60 mmHg、$PaCO_2$>75 mmHg,且血 pH<7.2,此为机械通气指征,可采用经口或经鼻插管行机械辅助通气。新生儿有创机械辅助通气方式可分为:常频机械通气、高频机械通气、NO 吸入治疗、液体通气等,其中 NO 吸入治疗可使严重呼吸衰竭患儿减少对 ECMO 的依赖。在治疗前应确认 NO 钢瓶的开关方向并正确连接,冲洗连接管路以确保管道内无氧气,避免生成 NO_2;注意患儿治疗期间 PAP 及动脉血气,及时调整呼吸机参数;监测并记录 NO 和 NO_2 浓度,及时更换 NO 气瓶;治疗期间必须使用密闭式吸痰管进行吸痰,防止 NO 外泄。

6. **连续性血液净化护理** · 新生儿体重小、血管管径细、对仪器设备要求精度高等特点,使血液净化技术在新生儿中开展受限,近年来,随着技术水平及相关耗材技术的不断改进,CRRT 已逐渐增多,但目前尚缺少治疗标准和质控指标。通常新生儿行 CRRT 时,因血管管径细而不能置入双腔导管时,可选择在颈内静脉和股静脉分别置入单腔导管实施治疗,出生后 5 天内的低体重儿,可选择脐静脉留置双腔导管进行治疗。一般新生儿 CRRT 治疗时间不超过 72 小时,治疗过程中需监测重要药物血药浓度,维持合理的有效剂量。CRRT 治疗时,凝血功能监测至关重要,新生儿凝血功能较成人差,应注意患儿有无发生出血倾向,尤其注意神经系统症状。

7. 体外膜肺护理 · ECMO 技术是一种持续体外生命支持疗法,发展至今已有三十年,当常规治疗如机械通气、高频通气、NO 吸入等治疗无效时,ECMO 是严重呼吸、循环衰竭的最终治疗手段。新生儿 ECMO 技术需复杂设备、投入较多人力及费用,且是一项高并发症的有创操作,我国仅少数大学附属医院的 NICU 可开展此项技术。ECMO 护理是危重症患儿整体护理的高度体现,包括 ECMO 流量观察、插管及回路的护理、机械通气相关护理、出凝血的观察、体位、液体与营养、预防压力性损伤、预防感染等,对护理人员的综合能力要求较高。目前我国新生儿 ECMO 技术尚处于起步阶段,ECMO 团队的建立也在不断完善中。

第二节　小儿脓毒性休克

感染性疾病属于儿科常见病,其中危重病例的救治是难点,根据 WHO 相关统计,每年死于感染性疾病的 5 岁以下儿童超过 360 万人。李鸿斌提出积极防控感染性疾病是今后高死亡率国家继续降低儿童死亡率的有效措施,也是中、低死亡率国家预防儿童死亡率反弹的有力措施。我国儿科学危重症专家于 2006 年制定了符合我国国情的《儿科感染性休克(脓毒性休克)诊疗推荐方案》,并在 2015 年对诊疗方案进一步更新。早期识别并进行恰当的复苏和管理,对改善脓毒症患儿的结局至关重要。

一、小儿脓毒性休克最新定义及诊断标准

脓毒症、严重脓毒症及脓毒性休克是机体在感染后出现的一系列病理生理改变及临床病情严重程度变化的动态过程,脓毒性休克(septic shock)是严重感染导致的心血管功能障碍。2020 年美国 SCCM 和 ESCIM 组成专家组提出《拯救脓毒症运动国际指南:儿童脓毒性休克和脓毒症相关器官功能障碍管理》,使儿童脓毒症的诊断更加接近于 2016 年美国医学会发布的脓毒症定义和诊断标准(Sepsis 3.0)。脓毒症患者出现组织灌注不足和心血管功能障碍即可诊断为脓毒性休克,主要表现为:低血压(有时可不具备),须用血管活性药物才能维持血压在正常范围,出现组织低灌注表现如外周动脉搏动细弱、面色苍白、大理石样花纹、CRT 延长(>3 s)、意识改变、乳酸性酸中毒等。

二、小儿脓毒性休克治疗策略

脓毒性休克病情复杂,变化迅速,早期识别、及时诊断、及早治疗是改善预后、降低病死率的关键。儿童脓毒性休克复苏过程中更强调稳定呼吸和心血管功能,2012 版儿童严重脓毒症与脓毒性休克治疗国际指南提出新生儿及儿童建立血管通路及采血更为困难,血管通路建立前可肌肉注射或口服(能耐受的前提下)抗菌药物,成人则要求静脉使用,并明确应根据特定药

物特性和药效以优化抗微生物药物剂量。2015 版儿童脓毒性休克(感染性休克)诊治专家共识提出,一旦诊断为脓毒性休克,初期治疗目标应在第 1 个 6 小时内达到：CRT≤2 秒,血压正常,脉搏正常且外周和中央搏动无差异,肢端温暖,尿量 1 ml/(kg·h),意识正常。

1. **呼吸支持** · 由于脓毒症患儿的高代谢需求以及在休克时肺水肿影像可能呈阴性,为提前干预因肺水肿引起的呼吸衰竭或保护气道,临床中常常给予气管插管治疗。《2020 年拯救脓毒症运动国际指南》中建议脓毒性休克或其他脓毒症相关器官功能障碍患儿行气管插管时注意不要使用依托咪酯。

2. **循环支持** · 患儿在低血容量性休克的最初液体复苏时建议使用等渗晶体 5~10 分钟内以 20 ml/kg 的剂量快速输注。首次复苏后评估体循环灌注(心率、脉搏、血压、尿量、CVP、毛细血管再充盈时间等),若液体复苏效果不佳,则应再次给予第 2、3 次液体,按 10~20 ml/kg 剂量计算,适当减慢输液速度,1 小时内液负荷剂量为 40~60 ml/kg。液体复苏过程中,应通过心输出指标进行监测,当出现容量负荷(肝脾大和肺部啰音)时,应停止液体复苏并利尿。《2020 年拯救脓毒症运动国际指南》中提出,晶体液建议选择平衡液,而不建议选择生理盐水。

3. **抗感染治疗和感染源控制** · 诊断脓毒性休克后的 1 小时内应静脉使用有效微生物制剂,并在用药前留取血培养标本。初期经验性使用广谱抗生素,一旦明确病原体,应根据患儿的临床表现、感染部位、宿主危险因素等尽早停药或更换为窄谱抗生素。应每日进行抗生素降级的评估,合理使用抗生素。儿童缺乏抗毒素抗体,更易发生中毒性休克,建议应用克林霉素治疗以降低毒素产生。尽快确定并去除感染源,如行清创术、引流术、冲洗、去除感染装置等。

4. **其他药物治疗** · 经液体复苏后仍存在低血压和低灌注,需考虑应用血管活性药物提高和维持组织灌注压,以改善氧输送。血管活性药物使用仅推荐肾上腺素和去甲肾上腺素,不推荐用多巴胺；肾上腺素小剂量 0.05~0.3 μg/(kg·min) 有正性肌力作用,大剂量为 0.3~2 μg/(kg·min)；当患儿暖休克时首选去甲肾上腺素,0.05~1 μg/(kg·min),当需增加剂量以维持血压时,建议加用肾上腺素或替换。对液体复苏无效、儿茶酚胺抵抗型休克、爆发性紫癜、因慢性病接受肾上腺皮质激素治疗、垂体或肾上腺功能异常的脓毒性休克患儿应及时应用肾上腺皮质激素替代治疗,但肾上腺皮质激素不能作为常规治疗措施。脓毒性休克可诱发应激性高血糖,如连续 2 次血糖超过 10 mmol/L,可予以胰岛素静脉治疗,剂量为 0.05~0.1 U/(kg·h),目前尚未对脓毒性休克患儿最适血糖有明确建议,2015 版指南中提出,血糖控制目标值≤10 mmol/L。

5. **替代治疗** · 儿童建议在休克纠正后使用利尿剂减轻液体过负荷,若无效,可使用 RRT 进行液体管理,除去 10% 的过负荷液体量。对于难治性休克或伴有 ARDS 的严重脓毒症患儿建议使用 VV - ECMO,对其他治疗均无效的休克患儿建议使用 VA - ECMO。

三、PICU 监测和护理重点

治疗脓毒症休克强调早期发现和早期治疗,脓毒症休克护理也同样强调早期、科学、个体化原则,ICU 医护人员是脓毒症管理的直接参与者和执行者,须根据集束化治疗要求,积极开展抗感染、抗休克治疗。

（1）器官功能状态评估：①密切观察患儿神志变化，以了解其脑部血流灌注情况，同时注意患儿有无嗜睡、昏迷、烦躁及瞳孔大小。②血压能反应组织器官灌注情况，并可为升压药的调整作依据，监测患儿心电图、毛细血管充盈时间、CVP 等，有条件者可实施无创辅助心排监测。③休克患儿多伴有不同程度的代谢性酸中毒，应注意呼吸的频率、深浅度，以判断患者缺氧情况有无改善。④注意尿液的颜色及尿量，观察有无血尿、少尿等现象。

（2）液体复苏时，血管通路的建立极其重要，在诊断为休克后尽早建立两条静脉通路，若反复静脉穿刺失败 3 次或 90 秒内穿刺未成功者，应行骨髓腔通路的建立。液体复苏后应维持输液，使用 1/2～2/3 张液体时，6～8 小时内保持输液速度 5～10 ml/(kg·h)；维持输液用 1/3 张液体时，24 小时内输液速度 2～4 ml/(kg·h)。

（3）血管活性药物输注应通过中心静脉通路或骨髓腔通路，在有条件的情况下建立有创动脉血压监测。

（4）感染的管理，处理原发感染灶，当明确出现导管相关血流感染或导管尖端血培养阳性时，应立即拔出中心静脉导管；将标准预防贯穿于所有对患儿实施的护理操作中，及时切断传播途径。

（5）呼吸道管理，保持呼吸道通畅，必要时拍背吸痰，有条件者可进行支气管纤维镜吸痰或行气道灌洗。根据血气结果选择合适的给氧方式，注意观察患儿有无 CO_2 潴留、肺不张、氧中毒、呼吸抑制等不良反应。若患儿烦躁，可遵医嘱给予镇静剂以减少呼吸肌做功，一般用水合氯醛灌肠。

第三节　小儿消化道出血

消化道出血是儿科常见又严重的急症之一，可发生于任何年龄，年龄越小，对失血的耐受力越差，易发生失血性休克，反复小量出血，久之亦可导致贫血，儿童对失血的自我调节能力较弱，病情进展快，如果不能对儿童消化道出血病因进行明确诊断，出现长期消化道出血，可造成患儿慢性失血性贫血或者引发危及生命的急性失血性休克等表现。小儿消化道出血病因复杂，病情变化快，可危及小儿生命，因此，必须及时作出正确的诊断和治疗。

一、消化道出血最新定义及诊断标准

消化道出血指短期内呕出和（或）排出大量鲜红或暗红色血，伴面色苍白、脉搏细弱、血压下降、尿少等循环障碍，参考《中国小儿急救医学》提出的消化道出血诊断标准，诊断流程为确定消化道出血诊断，估计出血量和速度，明确出血病因和部位，判断出血是否停止，所有患儿均进行血、尿、粪常规检查，以及肝肾功能、凝血功能等生物化学检查，部分患儿根据病情需要进一步进行胃镜、肠镜、消化道放射性核素检查、腹部超声等检查。

二、消化道出血治疗策略

小儿消化道出血治疗原则是病因治疗和对症治疗同时进行,病因明确的出血应尽早控制出血纠正休克,对病因不明的出血争取明确病因及出血部位,必要时外科手术治疗,具体内容如下:

1. 一般治疗·绝对卧床休息,缺氧者给予氧气吸入,出血期禁食,烦躁不安者可适量予镇静剂,呕血患儿保持呼吸道通畅以防窒息。

2. 纠正休克·合并有休克的出血,立即给予静脉补液,必要时两条静脉通道同时进行,扩充血容量,恢复循环及组织灌注是急救的首要任务,一般首剂给予等张晶体液 20 ml/kg,10～20 分钟内快速注入,在等待配血的情况下可先用血液代用品,如右旋糖酐、5％白蛋白等,待血交叉配好后即输入全血补充血容量,根据病情及 CVP 随时调整以防扩容过度造成心衰、肺水肿。

3. 止血治疗·应用氨甲苯酸、酚磺乙胺、维生素 K、垂体后叶素、血凝酶等止血药物,留置胃管,引流胃液和积血充分减压,通过胃管灌洗注入止血药物止血,必要时准备三腔二囊管压迫止血。

4. 内镜治疗·在电子胃镜、电子结肠镜等内镜检查过程中可在内镜下直接观察病变部位,对出血病灶进行钳夹止血或药物喷洒止血。

5. 介入治疗·在各种影像学方法的引导下经皮穿刺和(或)插入导管对疾病进行治疗,经导管不仅可诊断还可治疗消化道出血,包括灌注治疗、栓塞治疗、穿刺治疗等。

6. 手术治疗·术前应尽可能争取初步明确出血部位,以决定手术途径及切口选择,对手术方式应作充分估计。

三、PICU 监测和护理重点

小儿消化道出血是儿科急症,严重威胁儿童的生命,死亡率较高,认真细致的护理工作对小儿消化道大出血的治疗及预后具有重要的意义,临床护理需建立完整的护理路径,确保每一个护理环节正确落实,具体关注内容如下:

1. 病情观察·严密观察生命体征、血氧饱和度、神志、精神反应的变化,评估呕血、便血的次数、量、色、性状及伴随症状,注意有无意识模糊、血压下降、皮肤湿冷、脉搏细速、尿量减少等失血性休克的表现。

2. 一般护理·绝对卧床休息至出血停止,床头抬高 30°,呕血时立即将患儿头偏向一侧,保持呼吸道通畅,防止血液呛入气管造成误吸或窒息,准备负压吸引器备用,呕吐后、禁食患儿要保持口腔清洁。烦躁患儿给予镇静剂。

3. 休克护理·迅速建立有效的静脉通道,必要时建立中心静脉通路,快速补液,补充血容量,改善休克,纠正酸碱失衡,根据周围循环动力学、尿量及出血改善情况调整输液速度,防止输液过多过快而发生急性肺水肿,特殊药物如垂体后叶素、生长抑素等必须应用微泵维持,严格控制滴速,同时遵医嘱留取血标本,做好配血、交叉配血试验,尽快输注浓缩红细胞和新鲜血浆。

4. 止血护理•静脉输入氨甲苯酸、酚磺乙胺、维生素 K_1、蛇毒血凝酶等止血药物及西咪替丁、奥美拉唑等抑酸药物,留置胃管,充分胃肠减压,减少胃区的含血量,并遵医嘱给予凝血酶、去甲肾上腺素液等止血药物胃内灌注,胃管注药后,可以手掌推揉上腹部,促使药液尽量在胃内浓聚于出血部位而发挥作用,三腔二囊管压迫止血时注意有无食管穿孔、坏死、呼吸道梗阻等并发症的发生。

5. 饮食护理•严重呕血、便血、明显活动性出血症状、大出血休克的患儿,应予以禁食;插三腔二囊管的患儿,出血停止 24 小时后可从胃管内注入流质饮食;恢复期患儿可进食少量温凉、清淡流质以中和胃酸,减少胃的收缩运动,病情稳定后根据患儿病情给予半流质、易消化的软食,避免高纤维、粗糙、刺激性食物,定时、定量,少量多餐。

6. 胃镜检查护理•如行急诊胃镜检查及治疗时,备好抢救药品及器械,完善术前及术后的配合及观察。

7. 心理护理•及时清理血迹,陪伴患儿身边,消除患儿紧张、恐惧情绪。

第四节　小儿重症肺炎

肺炎是儿童期最常见的感染性疾病,也是儿童住院最常见的原因之一。相对于成人,儿童的局部抵抗力弱、气道相对狭窄、肺泡数量少、呼吸储备力小、调节力差,且易被黏液阻塞,儿童患肺炎后极其容易迅速进展,由局部肺部感染快速演变为全身性感染,出现呼吸衰竭、心力衰竭、中毒性脑病、微循环障碍、休克、DIC 及多脏器功能衰竭等。重症肺炎起病急、变化快、病情重、并发症多,是发展中国家 5 岁以下小儿死亡的主要原因之一,尤其见于婴幼儿,严重威胁儿童的生命安全,因此,早期有效治疗重症肺炎,防止呼吸衰竭的发生和发展,对危重症的救治有重要的临床意义。

一、小儿重症肺炎最新定义及诊断标准

小儿重症肺炎定义为小儿肺炎合并其他脏器功能紊乱以及脏器衰竭、并发症等,2013 年中华医学会儿科分会呼吸学组制定的重症肺炎诊断标准为于肺炎的基础上出现:一般情况差;拒食或脱水征;意识障碍;RR 明显增快;发绀;呼吸困难(呻吟、鼻翼煽动);多肺叶受累或 ≥2/3 的肺浸润;胸腔积液;脉搏血氧饱和度≤0.92;肺外并发症,任何一项可以诊断重症肺炎。

二、小儿重症肺炎治疗策略

入院后采用综合的治疗措施,包括控制炎症、改善通气功能、换气功能、支气管肺泡灌洗治疗、激素治疗、对症治疗、防止和治疗并发症,具体关注内容如下:

1. 抗感染治疗·根据致病菌抗生素的敏感性选择使用抗生素,在使用抗菌药物前应采集呼吸道分泌物进行细菌培养和药物敏感试验,以便指导治疗;在未获培养结果前,可根据临床表现及病情进行经验性抗生素治疗,在取得药敏结果后,根据药敏实验及患者治疗效果,针对病原菌选用敏感抗生素,早期用药,联合用药,足量、足疗程。

2. 改善通气换气功能·根据患儿状态及缺氧程度选用鼻导管、面罩、经鼻持续正压通气、加温湿化高流量鼻导管通气治疗,加强超声雾化,口服或静脉化痰药物,加强呼吸道湿化效果,呼吸困难、心率快、三凹征、肺内啰音等临床症状体征无法改善时,必要时应气管插管或切开。

3. 支气管肺泡灌洗·规范化抗生素治疗后患儿病情继续恶化,影像学诊断示多个肺叶、肺段受累,生命体征平稳患儿可实施支气管肺泡灌洗术。支气管肺泡灌洗快速解除了局部分泌物的堵塞,清除了大量炎性分泌物,预防了全身炎症反应的继续播散,减轻了局部及全身的免疫反应,在重症肺炎的治疗中发挥着不能代替的重要作用,但是肺炎急性高热期、凝血障碍、危重状态是相对禁忌证。

4. 糖皮质激素·由于其抑制炎症的作用,可辅助用于重症肺炎引起的脓毒血症和休克的治疗。

5. 对症治疗·咳嗽、咳痰、发热者,给予祛痰、止咳、退热;喘憋严重者可用支气管解痉剂;纠正水、电解质、酸碱平衡紊乱。

6. 积极预防和治疗各种并发症·心力衰竭需要强心、利尿,一旦出现呼吸衰竭、ARDS,机械通气可显著减少重症肺炎死亡率,必要时行 ECMO 治疗。

三、PICU 监测和护理重点

重症肺炎病情进展快,可引起多脏器功能衰竭,患儿在治疗期间,医护人员需要严密观察其病情变化,快速评估病情,并及时根据其病情变化采取有针对性的治疗及护理措施,做到早发现、早预防、早治疗、早抢救,具体关注内容如下:

1. 病情观察·观察患儿神志、血氧饱和度、RR、呼吸深度和节律的改变,有无发绀、喘鸣、三凹征表现及呼吸暂停等呼吸衰竭表现,同时注意有无面色苍白或发灰、烦躁不安、心率增快、气急加剧、尿量减少、肝脏在短时间内迅速增大等心力衰竭的表现。

2. 发热护理·密切观察其热型和体温,发热时适当松解患儿衣物,增加液体摄入量,或采取退烧药干预疗法,以加速散热,必要时给予降温毯,注意观察皮肤及肢端温度、颜色,严防冻伤及压力性损伤的发生,对于有惊厥史的患儿可将压舌板采用纱布包裹附于牙侧,避免舌咬伤。

3. 输液护理·重症肺炎容易发生水钠潴留,输液时要使用输液泵或微量注射泵严格控制好输液速度,避免因为输液速度过快发生心力衰竭或肺水肿。此外,还需要安排好输液治疗顺序,尤其在使用抗生素时要做到现配现用,确保其能够发挥出最大的疗效。

4. 有效给氧·结合患儿鼻孔周长,选取符合鼻孔大小规格的鼻塞,纠正低氧血症,保持患儿头部适度后仰,开放气道,加强翻身拍背、雾化吸入、振动排痰仪等胸部物理治疗,婴幼儿雾化吸入时,为了避免哭吵加重缺氧,可以选择头罩雾化吸入,动态监测血气分析、数字化摄影变化,及时处理 CO_2 潴留、肺不张、呼吸暂停等不良反应。

5. 呼吸道护理・机械通气治疗期间,观察患儿的面色、生命体征、血氧饱和度、呼吸状态,注意痰液的量、色、性状,观察患儿有无喘憋,及时查看处理呼吸机报警系统,定期检查气管导管的位置有无移动,管道连接是否完好、是否漏气等。同时要加强人工气道湿化,呼吸机开启加热湿化器,湿化温度维持在 $34\sim37\,℃$,机械通气患儿行雾化吸入,注意及时更换呼吸过滤器。护理过程中严格执行无菌操作,及时清除呼吸道分泌物,保持呼吸道通畅,积极预防VAP。俯卧位通气有益于改善重症肺炎患者氧合,有助于肺复张,俯卧位通气实施前予以调整镇静药物、呼吸机参数,达到理想镇静及人机同步,充分清理呼吸道分泌物后,将脸颊、肩峰、髂前上棘、膝盖等关节突出部位贴泡沫敷料预防压力性损伤,保持头偏向一侧,防止窒息,严密巡视,观察有无导管脱落、移位、窒息等不良事件。

6. 支气管肺泡灌洗护理・术中监测患儿的生命体征,若出现心率加快、口唇发绀、血氧饱和度下降等表现,应立即给予解除气道梗阻,保持呼吸道通畅,简易呼吸器加压吸氧,支气管肺泡灌洗治疗结束后,观察患儿咳嗽情况,警惕出现呛咳及喉痉挛。

7. 意外情况的预防・婴幼儿重症肺炎患儿极易发生呛奶、胃食管反流,因此,喂乳时需选择合适大小的奶嘴,控制每日摄入奶量,观察胃残留量,喂乳后侧卧,防止食物反流引起的窒息。

第五节　小儿脑炎

脑炎是由脑实质炎症引起的中枢神经系统感染性疾病,儿童是中枢神经系统感染性疾病的高发人群。根据不同的病因,分为不同病种的脑炎。根据发病率的高低病种构成依次为:病毒性脑膜炎＞化脓性脑膜炎＞结核性脑膜炎,且病毒性脑炎发病年龄以 10 岁以内儿童感染为主。病毒性脑膜炎是儿科常见的急性中枢神经系统感染性疾病,是儿童感染性疾病中病死率较高的疾病之一。

一、小儿脑炎最新定义及诊断标准

2015 年,澳大利亚感染病学会、澳大利亚急诊医学会、澳大利亚新西兰神经科医师联合会、澳大利亚公共卫生学会联合制定了澳大利亚和新西兰成年人及儿童脑炎诊治指南,这是迄今为止最新的关于脑炎诊治的专家共识。国际上将脑炎定义为"持续精神状态改变(如精神行为异常、意识水平下降、性格改变)≥24 小时,并排除由其他原因引起的脑病"。其诊断标准需符合≥3 条标准:①出现精神症状前后 72 小时发热≥38 ℃。②癫痫发作不完全归因于已存在的癫痫。③新发的局灶性神经系统病变。④脑脊液白细胞增多(如新生儿≥20 个/μl,婴幼儿≥10 个/μl)。⑤神经影像学提示新出现的脑实质异常。⑥与脑炎一致的脑电图异常。

二、小儿病毒性脑炎治疗策略

目前,临床上尚缺乏特效治疗手段,综合了近年来小儿脑炎研究的最新进展,儿童重症病毒性脑炎的治疗策略常以抗病毒、止惊、降 ICP、激素及免疫球蛋白输注等多种方案联合治疗为主,具体内容如下:

1. 抗病毒治疗·阿昔洛韦、更昔洛韦是临床常用的治疗病毒性脑炎的药物。阿昔洛韦是一种核苷酸类似物,对疱疹病毒抵御作用较强,早期应用能有效降低致残率和病死率。更昔洛韦是一种合成核苷酸类药物,具有较高的特异性和敏感性,易通过血-脑屏障,尽早应用可减轻脑损伤。

2. 止惊治疗·病毒性脑炎患者多伴有惊厥发作,惊厥可进一步加重脑损伤。患儿发生惊厥时,立即将压舌板或开口器置于上、下白齿之间,防止舌咬伤。及时清除呼吸道分泌物,保持呼吸道通畅。临床常用的抗惊厥药物有地西泮和苯巴比妥,应用时需注意剂量和速度,预防呼吸抑制。对于惊厥持续状态,也可选用咪达唑仑静脉给药,起效快速、控制惊厥效果确切。用药时需对患者血压、呼吸、意识及肌张力情况进行监测。

3. 降颅压治疗·病毒性脑炎会导致脑水肿,引起颅内高压,产生头痛、呕吐等症状,甚至迅速发展为脑疝危及生命。及时维持体液平衡,降低颅内高压是治疗的关键。临床常用的药物有甘露醇、地塞米松、呋塞米等。需要注意的是使用甘露醇时,要求剂量准确,快速输注完毕,以保证达到预期的血药浓度,避免药液外渗。甘露醇极易受环境、温度影响而产生结晶,故使用过程中应特别注意是否有结晶析出,一旦出现结晶,需立即停药。

4. 激素治疗·糖皮质激素可以加固血-脑屏障,抑制炎症因子的产生。临床对于重症病毒性脑炎患者,可短期应用激素,减少并发症的发生,提高生存率,改善预后。

5. 丙种球蛋白治疗·丙种球蛋白可以抵抗病毒感染早期的瀑布反应,中和过度释放的炎症因子,改善急性期症状,降低脑脊液中的细胞因子,减轻大脑损害。研究表明,在病毒性脑炎中,静脉应用丙种球蛋白可有效减少平均住院时间、惊厥时间、改善神经症状及缩短意识障碍时间。在重症患者中,应用丙种球蛋白可减轻颅高压表现,保护脑实质,有效缩短重症脑炎的病程。

6. 其他治疗·研究表明亚低温疗法可以降低患儿脑耗氧量和脑代谢率,改善血脑屏障,预防脑水肿,促进细胞结构和功能修复,可使一些临床症状得到好转。另外高压氧辅助治疗能改善脑细胞缺氧状态,促进大脑功能的恢复,可明显改善病毒性脑炎患者的症状及预后好转。

三、PICU 监测和护理重点

小儿病毒性脑炎因起病急、病情严重、进展迅速、病死率高、预后不良而成为临床工作中的救治重点。对症支持治疗是仅次于抗病毒的重要治疗措施,作为 PICU 护士,精心护理也是促进患儿治疗成功的重要措施。具体内容如下:

(1) 绝对卧床休息,抬高床头 15°～30°,有利于静脉回流,降低大脑静脉窦的压力和 ICP,

同时避免呕吐引起的窒息。对意识不清或昏迷患儿，应取平卧位，注意头偏向一侧，以便分泌物排出，防止发生窒息。

（2）严密监测：①每4小时测量体温1次，观察热型及伴随症状。发热时需及时给予物理降温，如冷敷、温水擦浴或冰垫等，目的在于降低代谢率，减少耗氧量。如果持续高热，物理降温不明显，宜遵医嘱根据患儿体重进行换算使用药物降温，降温30分钟后应复测。大量出汗的患儿应及时更换干净的衣服，注意保暖，保持皮肤清洁干燥，注意评估患儿是否有脱水症状，及时补水。②密切观察患儿呼吸情况，必要时吸氧。昏迷或意识不清患儿，护士应做到适时吸痰，注意防止坠积性肺炎的发生。治疗过程中如发现患儿呼吸不规则、瞳孔不等大或不对称，需警惕脑疝发生。③观察患儿的神志、瞳孔、前囟紧张度和肌张力的改变，同时有无出现精神异常表现，如出现躁动不安、嗜睡、双目凝视、脑膜刺激征等，若有异常表现应及时通知医师，并做好床边抢救准备。④患儿如出现头痛、恶心、喷射性呕吐的表现，或无法用语言表达的患儿出现脑性尖叫、频繁呕吐、抽搐等症状，均提示ICP增高，须立即降低ICP，防止脑水肿、脑疝的发生。⑤患儿发生惊厥时，立即将压舌板或开口器置于上、下臼齿之间，防止舌咬伤。及时清除呼吸道分泌物，保持呼吸道通畅，并遵医嘱予镇静药物止惊。准确记录患儿惊厥发生的时间、情况及次数。降低病死率、并发症发生率，有效改善患儿预后。

（3）注意评估患儿末梢循环与尿液情况，及时评估患儿皮肤温度、湿度及弹性以及皮肤受压情况。保持床单位干净整洁，昏迷患儿可将衣物反穿在身上，便于操作。及时清理大小便并用温水擦洗以保持皮肤清洁。臀部、枕后及肢体骨隆突处可使用压力性损伤预防材料进行减压处理，条件允许者可使用气垫床。至少每2小时翻身一次，避免患儿长时间保持一个姿势，防止发生压力性损伤。

（4）妥善固定各类导管，并根据要求落实相关导管护理措施（如导尿管、胃管等）。

（5）保证患儿充足的营养，确保水、电解质和维生素的供给。鼓励患儿多饮水，根据患儿自己的饮食能力选择不同的营养补充方式。可自行进食的患儿应该选择高糖、高蛋白、高维生素，容易消化的流质或半流质饮食，少量多餐；不能自行进食的患者，遵医嘱留置胃管，每日鼻饲4～6次，并做好鼻饲护理，加强口腔护理，每日至少2次；对胃肠道功能不良的患儿可采用肠外营养治疗，待病情好转后，尽早经口喂养，以便更好地保护胃肠道和口腔功能。

（6）治疗过程中严密监测水、电解质、血气及其他生化指标。注意评估患儿末梢循环与尿液情况，及时评估患儿皮肤温度、湿度及弹性。

（7）定期评估患儿躯体移动障碍的受损程度，保持肢体处于功能位。对于急性期患儿宜做被动功能锻炼，恢复期患儿应鼓励进行主动功能锻炼，注意循序渐进，并适当鼓励，提高患儿信心。

（8）对重症脑炎患儿的治疗过程中，应根据患儿病情尽早行高压氧治疗，从而改善脑部功能，降低病毒感染以及自身炎症对运动以及肢体功能的影响。从而提高患者的生活质量。

（9）对能够进行言语沟通的患儿做好患儿心理护理，护士应针对其存在的幻觉、定向力错误的现象采取适当的措施；对不能言语沟通的患儿或婴幼儿，护士应注意提供保护性照护。当患儿出现谵妄、意识障碍时，护士应正确使用床栏保护或适当约束，注意安全。

参考文献

［1］方莹,杨洪彬,韩亚楠,等．消化道出血患儿316例病因分析和治疗对策[J].中华消化杂志,2019,39(12)：865-868.

［2］张琳琪,王天有．实用儿科护理学[M].上海：人民卫生出版社,2018：743-745.

［3］周昉,许峰．儿童消化道出血的原因与应急治疗[J].中国小儿急救医学,2017,24(4)：264-268.

［4］Khemani R G，Smith L，Lopez-Fernandez Y M，et al. Paediatric acute respiratory distress syndrome incidence and epidemiology (PARDIE)：an international, observational study [J]. Lancet Respir Med，2019,7(2)：115-128.

［5］Lv Y，Zhu L L，Shu G H. Relationship between Blood Glucose Fluctuation and Brain Damage in the Hypoglycemia Neonates [J]. Am J Perinatol, 2018,35(10)：946-950.

［6］Milesi C，Essouri S，Pouyau R，et al. High flow nasal cannula (HFNC) versus nasal continuous positive airway pressure (nCPAP) for the initial respiratory management of acute viral bronchiolitis in young infants：a multicenter randomized controlled trial (TRAMONTANE study) [J]. Intensive Care Med，2017,43(2)：209-216.

［7］Ognean M L，Stoicescu S M，Boantă O，et al. Intubation-Surfactant：Extubation on Continuous Positive Pressure Ventilation. Who are the Best Candidates [J]. J Crit Care Med, 2016,2(2)：73-79.

［8］Singer M，Deutschman C S，Seymour C W，et al. The Third International Consensus Definitions for Sepsis and Septic Shock (Sepsis-3) [J]. JAMA, 2016,315(8)：801-810.

［9］Weiss S L，Peters M J，Alhazzani W，et al. Surviving sepsis campaign international guidelines for the management of septic shock and sepsis-associated organ dysfunction in children [J]. Intensive Care Med，2020,46(Suppl 1)：10-67.

［10］Yu Y，Wang B，Yuan L，et al. Upper gastrointestinal bleeding in Chinese children：a multicenter 10-year retrospective study [J]. Clin Pediatr (Phila),2016,55(9)：838-843.

第十四章 产科重症

第一节 危重孕产妇的监护与护理

危重孕产妇是指从妊娠开始至产后 42 天内发生的严重威胁孕产妇及围生儿生命健康的急危重症的孕产妇。主要包括 PPH、子痫、重度子痫、AFE、子宫破裂、DIC、妊娠合并心衰、重症肝炎、急性脂肪肝、重症感染、急性胰腺炎、多器官功能不全综合征等。危重孕产妇的病情严重,往往累及患者全身重要脏器,进而导致孕产妇出现多脏器功能衰竭等临床症状,严重的甚至可导致孕产妇临床死亡。孕产妇死亡率(maternal mortality ratio,MMR)不仅是评价医疗机构产科医疗水平的重要指标,更是衡量一个国家和地区社会、经济、文化发展的重要指标。降低孕产妇死亡率是 WHO 千年发展目标中重要组成部分之一。随着国家二胎政策全面放开,危急重症孕产妇明显增多,孕产妇死亡率增加。如何有效控制孕产妇死亡率、保障母儿安全是目前亟待解决的问题。虽然我国在降低孕产妇死亡率上已经提前实现联合国"千年发展目标",但与高收入发达国家相比仍然存在巨大差距。因此,加强围产期的管理并尽早识别危重孕产妇是降低孕产妇死亡率的关键。

一、危重孕产妇的最新定义及诊断标准

既往曾采用"危重孕产妇"和"严重急性孕产妇疾病(severe acute maternal morbidity,SAMM)"这两项定义描述。目前较多应用于产科临床危急重症患者诊断,描述在妊娠、分娩或产后 42 天内濒临死亡,但最终存活的孕产妇。2009 年 WHO 专家对危重孕产妇的定义进行了统一。危重孕产妇定义为妊娠期、分娩和产后 42 天内,出现危及生命的产科并发症、合并症,或由于偶然因素或经过及时有效的医学干预最终幸存的患者。主要包括三个方面的内容:①多器官功能障碍或衰竭(如呼吸、心脏或者肾脏衰竭)。②明确需要干预或者复苏的患者(如子宫切除、气管插管、ICU、输血)。③严重的疾病分类(严重的出血、子痫等)。孕产妇的病情变化是一个动态过程,即经历正常孕产妇→高危孕产妇→危重孕产妇→孕产妇死亡。任何患有妊娠合并症、并发症的高危产妇,因个人、家庭、医疗机构或社会等因素可转变为危重孕产

妇。因此,如果能在危重孕产妇病情急速进展之前识别并及早采取干预措施,实现危重孕产妇早期预警,将极大改善危重孕产妇的不良结局,降低孕产妇死亡率。

目前不同国家医疗机构对危重孕产妇评估缺乏统一标准,我国不同地区、不同医院关于危重孕产妇的诊断不一。但现已有的诊断标准大致可归纳为以下三类,具体如下:①临床标准:包括孕产妇的临床症状、体征或相关疾病,如子痫或产科出血。②实验室标准:包括孕产妇器官功能紊乱或失代偿,如休克、呼吸窘迫等。③基于救治措施的标准:包括针对孕产妇的特殊干预,如转入 ICU、子宫切除或者大量输血等。三种诊断标准各有利弊,为了便于统计和分析,2009 年 WHO 制定危重孕产妇诊断标准,具体诊断标准见表 14-1。

表 14-1 WHO 关于危重孕产妇判定标准

系统功能障碍	临床指征	实验室指标	治疗
心血管系统	休克,SCA	重度血流灌注不足(乳酸>5 mmol/L 或 45 mg/dL),重度酸中毒(pH<7.1)	连续使用血管活性药物,CPR
呼吸系统	急性发绀,喘息 RR>40 次/分钟或<6 次/分钟	持续 60 分钟的血氧饱和度<90%,PaO_2/FiO_2<200 mmHg	与麻醉无关的气管插管及机械通气
肾脏功能	少尿,补液和利尿剂无效	肌酐 ≥ 300 $\mu mol/L$ 或 ≥3.5 mg/dL	因急性肾功能衰竭而采取的血液透析
凝血功能	凝血功能障碍	血小板减少(≤50 000/mL)	大量输血/输成分血(≥5 单位)
肝脏	子痫前期患者发生黄疸	胆红素≥100 $\mu mol/L$ 或 ≥6.0 mg/dL	
神经系统	子痫抽搐 中度或重度昏迷 脑卒中 全身性抽搐持续状态		
子宫			出血或感染导致子宫切除术

二、危重孕产妇治疗策略

危重孕产妇的病情危重、发展快且凶险,及时实施有效急救措施十分重要,若急救不及时可严重危害母婴健康,甚至导致死亡,因而积极有效的急救措施是确保母婴健康的主要方式。危重孕产妇救治要求建立以产科为中心的多学科团队,及时有效的多学科合作对于孕产妇抢救成功及改善其预后至关重要。以临床指南、专家共识等为依据,随时做好应对突发事件的准备。目前,危重孕产妇治疗主要在积极寻找病因的同时,维持生命体征、对症支持治疗、及时分娩或适时的子宫切除和保护器官功能。具体内容如下：

1. 对症处理・①给氧，保持气道通畅，若效果不佳应尽早行气管插管甚至气管切开给予呼吸机辅助呼吸。②全面监测生命体征，包括心率、血压、呼吸、血氧饱和度。③同时监测CVP，维持血流动力学稳定，保证心排出量和血压稳定，避免过度输液导致心衰和肺水肿。④进行实验室检查，包括血常规、凝血功能及肝肾功能等并动态监测。⑤监测血气分析，及时纠正酸中毒。

2. 适时干预终止妊娠或子宫切除・抢救危重孕产妇的同时应尽快终止妊娠，SCA者应实施心肺复苏，复苏后仍无自主心跳可考虑紧急实施剖宫产。子宫切除不是治疗的必要措施，不应实施预防性切除。若PPH危及孕产妇生命时，果断、快速地切除子宫是必要的。

3. 纠正凝血功能障碍・监测凝血功能指标，出现凝血功能障碍时，及时补充凝血因子包括输注大量的新鲜血、血浆、冷沉淀、纤维蛋白原等。

4. 保护器官功能的对症支持治疗・包括肾脏功能支持，必要时血液透析；肝脏功能支持，给予肝功能保护的药物；神经系统保护，给予营养神经的药物，CPR后的危重孕产妇应给予低温脑保护。

5. 预防感染・积极防治感染，早期应用广谱抗生素治疗预防感染。

6. 营养支持治疗・对于血流动力学基本稳定、无肠内营养禁忌证的重症患者，应尽早启动肠内营养，必要时给予肠外营养。

三、ICU 监测和护理重点

为降低危重孕产妇的死亡率，应早期识别危重孕产妇实现危重孕产妇早期预警；建立针对危重孕产妇救治的快速反应团队，加强医务人员培训，提高重症救治能力。作为ICU护士，在护理危重孕产妇时，应该按照危重孕产妇治疗要求，密切关注危重孕产妇的病情动态变化，预见性地采取相应的护理措施。具体关注内容如下：

1. 密切监测患者生命体征及血氧饱和度变化・①呼吸：观察患者呼吸道是否通畅。②监测心率、血压：对于心率>100次/分、收缩压>140 mmHg或<90 mmHg的患者都需密切关注。③体温：应严密监测体温变化，体温过高或体温过低都要及时给予处理。④监测血氧饱和度变化：若出现血氧饱和度<95%，遵医嘱给予患者吸氧并监测动脉血气结果，观察患者血气氧分压，并做好气管插管或气管切开抢救的准备。

2. 病情观察・①子宫收缩及宫底高度情况：注意孕产妇的子宫收缩情况及宫底高度，有异常及时报告医师。②引流液：观察恶露或者阴道引流的颜色、性质及量的变化，有异常及时报告医师。③尿量：观察并记录患者每小时尿量，如果尿量<30 ml应警惕出现病情变化。④意识：观察患者意识变化，有无嗜睡、昏迷等。⑤实验室检查：护理人员应严密观察血常规、凝血指标及降钙素原的实验室检查结果，发现异常及时报告医师。

3. 液体治疗的护理・在医师未建立中心静脉前，保证静脉通路通畅。遵医嘱使用各种药物，配合医师抢救，严格遵循无菌操作的原则。

4. 患者的基础生活护理・①乳房护理：观察乳房肿胀情况，及时排空乳房预防奶涨。

若有哺乳需求,指导产妇定时排空乳房;若不需母乳喂养,遵医嘱给予患者回奶药物。②口腔护理:对于气管插管的产妇,给予患者口腔护理 4 次/天,及时清除口鼻分泌物。③皮肤护理:给予患者定时翻身,2 小时翻身一次防治压力性损伤的发生;每日给患者进行床上温水擦浴,注意患者保暖。④会阴部护理:保持会阴部皮肤清洁,每日给予患者会阴冲洗 1～2 次。

5. 功能锻炼·对于生命体征平稳的产妇,指导患者进行早期功能锻炼。对于不能主动锻炼的产妇,应指导并辅助其在床上进行锻炼。

6. 心理指导·对危重孕产妇加强心理护理,为患者及家属提供心理支持。

第二节 羊 水 栓 塞

羊水栓塞(amniotic fluid embolism,AFE)是妊娠女性发生的产科特有的罕见并发症,是导致孕产妇死亡的重要原因。其临床特点为起病急骤、病情凶险、难以预测,可导致母儿残疾甚至死亡等严重的不良结局。1926 年 Meyer 首次报道 AFE 并命名至今已近 100 年,AFE 仍然是产科最困惑、最致命的并发症之一。全球范围内 AFE 的发生率和死亡率存在很大的差异,根据现有的文献,AFE 的发生率为(1.9～7.7)/10 万,死亡率为 19%～86%。全球 AFE 治疗与处理指南一直关注 AFE 的早期诊断和识别,及早治疗可以改善 AFE 患者的预后。而作为 ICU 护理人员,需要全面了解 AFE 共识及指南要求,迅速全面的监测是实施有效治疗措施的保证,才可以在疾病发展的过程中实现早期识别、动态监测、个体化护理,与重症医师在 AFE 抢救治疗方面配合一致,提高 AFE 患者的救治成功率。

一、羊水栓塞最新定义及诊断标准

AFE 是指羊水物质进入母体循环所引起的急性 PE、休克、DIC、肾功能衰竭或猝死等一系列严重症状的综合征。AFE 通常在分娩过程中或产后立即发生,大多发生在胎儿娩出前 2 小时及胎盘娩出后 30 分钟内,有极少部分发生在中期妊娠引产、羊膜腔穿刺术中和外伤时。AFE 的发病机制尚不明确,目前认为,当母胎屏障破坏时,羊水成分进入母体循环,胎儿的异体抗原激活母体的炎症介质时,发生炎症、免疫等"瀑布样"级联反应,从而发生类似全身炎症反应综合征。AFE 的典型临床表现为"三低":产时、产后出现突发的低氧血症、低血压和低凝血功能。

AFE 尚无国际统一的诊断标准和特异性的实验室诊断指标,是基于临床表现的排除性诊断。文献中最常被引用的是美国 AFE 登记标准(1995 年)和英国产科监控系统(UK Obstetric Surveillance System,UKOSS)2010 年诊断标准(表 14-2)。

表 14 - 2　美国 AFE 登记标准和 UKOSS

美国 AFE 登记标准 1995	英国产科监控系统 2010
1. 急性低血压或 SCA 2. 急性缺氧,呼吸困难、发绀或呼吸骤停 3. 凝血功能障碍,其他原因不能解释的血管内消耗性凝血障碍或纤溶的实验室证据或临床严重出血 4. 上述突发表现发生在分娩过程、剖宫产、宫颈扩张和清宫或产后 30 分钟内 5. 没有任何其他明显的混杂条件或对上述观察到的症状和体征有潜在的解释	1. 不能解释的急性孕产妇衰竭伴以下 1 种或几种情况者:急性胎儿窘迫、心跳骤停、心律失常、凝血功能障碍、低血压、抽搐、呼吸短促、出血 2. 前驱症状:乏力、麻木、烦躁、针刺感或尸解肺内见胎儿鳞状皮或毳毛 3. 待排除情况:PPH 无证据表明是由于早期凝血功能障碍引起或无心肺功能障碍的证据

中华医学会妇产科学分会产科学组结合国内外文献,以美国 AFE 登记标准(1995 年)为参考。根据我国临床实践,制定了《羊水栓塞临床诊断与处理专家共识(2018)》。2018 共识建议 AFE 的诊断标准,具体内容如下:①急性发生的低血压或 SCA。②急性低氧血症:呼吸困难、发绀或呼吸停止。③凝血功能障碍:有血管内凝血因子消耗或纤溶亢进的实验室证据,或临床上表现为严重的出血,但无其他可以解释的原因。④上述症状发生在分娩、剖宫产术、刮宫术或是产后短时间内(多数发生在胎盘娩出后 30 分钟内)。⑤对于上述出现的症状和体征不能用其他疾病来解释。AFE 的诊断是临床诊断,符合 AFE 临床特点的孕产妇,即可以做出 AFE 的诊断。母体血中找到胎儿或羊水成分不是诊断的必须依据。对于 AFE 的诊断,遵循宽进严出的原则,对于疑似病例,可以先经验治疗,后确定治疗。

二、羊水栓塞治疗策略

AFE 病情发展迅速,预后差;为降低 AFE 患者的死亡率,多学科联合救治是救治 AFE 患者的核心策略。一旦怀疑 AFE,立即启动 AFE 急救流程。我国《羊水栓塞临床诊断与处理专家共识(2018)》要求临床在发生 AFE 时应立即进行抢救,强调多学科密切协作参与救治,及时、有效的多学科联合救治团队,对于 AFE 患者抢救成功及改善其预后至关重要。目前 AFE 治疗主要包括维持生命体征、对症支持治疗和保护器官功能,及时分娩或适时的子宫切除、积极处理凝血功能障碍。其中 CPR 和纠正 DIC 至为重要。具体内容如下:

1. 呼吸支持治疗·保持气道通畅,充分给氧,若效果不佳应尽早行气管插管甚至气管切开给予呼吸机辅助呼吸。

2. 循环支持治疗·根据血流动力学状态,保证心排血量和血压稳定,并应避免过度输液。包括:①维持血流动力学稳定:使用去甲肾上腺素和正性肌力药物等维持血流动力学稳定。多巴酚丁胺、磷酸二酯酶抑制剂兼具强心和扩张肺动脉的作用,是治疗的首选药物。②解除肺动脉高压:使用前列环素、西地那非、一氧化氮及内皮素受体拮抗剂等特异性舒张肺血管平滑肌的药。③补充血容量:以晶体液为基础,注意限制液体入量,否则很容易引发心力衰竭、肺水肿。需要管理液体出入量,避免左心衰和肺水肿。④当患者疑似 AFE,出现 SCA 应即刻给予心肺复苏,及时有效的心肺复苏治疗可以改善 AFE 的预后。

3. 抗过敏·应用大剂量的糖皮质激素尚存在争议。基于临床实践的经验,早期使用大剂量糖皮质激素抗过敏或有价值。常选用氢化可的松,500～1 000 mg/d,静脉滴注;甲泼尼龙80～160 mg/d,静脉滴注;地塞米松 20 mg 静脉推注,然后再予 20 mg 静脉滴注。

4. 纠正凝血功能障碍防止 DIC·对 AFE 患者要充分预见到心血管系统异常后随即或者延后发生的凝血功能异常,早期进行凝血状态评估,积极纠正凝血功能障碍。快速补充红细胞和凝血因子(新鲜冰冻血浆、冷沉淀、纤维蛋白原、血小板等)至关重要,尤其需要注意补充纤维蛋白原。同时进行抗纤溶治疗,如静脉输注氨甲环酸等。肝素治疗 AFE DIC 的争议很大,由于 DIC 早期高凝状态难以把握,使用肝素弊大于利,不推荐常规肝素治疗。

5. 迅速全面地监测·立即进行严密地监护,全面的监测应贯穿于抢救过程的始终,包括生命体征、凝血功能、肝肾功能、血氧饱和度、心电图、动脉血气分析、CVP、CO 等。有条件可以对患者经食道超声心动图和应用肺动脉导管监测患者血流动力学。这些监测结果对重新认识 AFE 发病机制、不断改进治疗方法和提高治疗水平有重要意义。

6. 产科处理·疑似和(或)诊断 AFE,抢救的同时应尽快终止妊娠。心跳骤停者应实施心肺复苏,复苏后仍无自主心跳可考虑紧急实施剖宫产。子宫切除不是治疗的必要措施,不应实施预防性切除。若 PPH 危及产妇生命时,果断、快速地切除子宫是必要的。

7. 器官功能支持与保护·AFE 急救成功后往往会发生急性肾功能衰竭、ARDS、缺血缺氧性脑损伤等多器官功能衰竭。心肺复苏后要给予适当的呼吸和循环等对症支持治疗,以继续维持孕产妇的生命体征和内环境稳定。

8. 抗感染治疗·及时正确应用抗感染药物预防感染,对改善预后有重要帮助。

三、ICU 监测和护理重点

我国《羊水栓塞临床诊断与处理专家共识指出(2018)》,产妇一旦疑似 AFE 时,应立即实施抢救,团队化的抢救流程已是 AFE 抢救成功的关键。作为 ICU 护士,在护理 AFE 患者时,严密观察患者生命体征,一旦产妇出现突发的低氧血症、低血压和低凝血功能,应立即呼救并配合医师抢救。具体关注内容如下:

1. 给氧·立即给予患者鼻导管或面罩给氧,鼻导管吸氧效果不佳,及时汇报医师的同时做好气管插管或者气管切开的准备,配合医师抢救。

2. 严密监测生命体征及血氧饱和度变化·①评估,对于收缩压<90 mmHg、心率>100次/分都需密切观察。一旦发生 SCA,立即给予 CPR,并呼叫医师抢救。②监测患者血氧饱和度变化,若血氧饱和度<95%,遵医嘱给予患者血气分析监测血氧分压,并做好气管插管或气管切开抢救的准备。

3. 病情观察·①子宫收缩、宫底高度及阴道流血情况:观察患者的子宫收缩及宫底高度情况,正确评估阴道出血的量,观察有无凝血块,监测凝血功能。②尿量:观察患者每小时尿量,如果每小时尿量<30 ml,应警惕出现病情变化,同时关注患者血肌酐等肾功能指标,做好紧急床旁血滤的准备。③皮肤:观察患者的皮肤,有无出血点,有创操作后按压时间有无延长。④实验室检查:注意患者血常规及凝血指标变化,有异常及时报告医师。

4. 及时补充血容量·立即建立有效静脉通路,护理人员需迅速建立 2 条以上静脉通路,遵医嘱给予输注液体,并保持静脉通路的通畅,补充血容量,增加有效循环量。

5. 配合医师抢救,遵医嘱使用各种药物·①遵医嘱给予患者血管活性药物、抗过敏及解除肺动脉高压的药物。②在出现症状 30 分钟内,遵医嘱给予患者抽取血常规、凝血、生化、血气分析等化验。③遵医嘱给予患者交叉配血,做好输血及一切急诊手术的准备。④观察患者血色素及凝血指标变化,一旦发现异常应及时报告并遵医嘱给予患者输血。

6. 预防感染·严格无菌操作原则,遵医嘱使用抗生素防止感染。护理人员应严密观察体温、血常规及降钙素原的实验室检查结果,发现异常及时报告医师。

7. 心理支持·为患者及家属提供心理支持。鼓励和支持患者,使其有信心,相信病情会得到控制;对家属的焦虑心情表示同情和理解。

第三节　产后出血

产后出血(postpartum hemorrhage,PPH)是产妇分娩中一种严重的并发症。PPH 是我国孕产妇死亡的首要原因,也是全球孕产妇死亡的主要原因,占了四分之一。其具有出血量大、病情紧急等临床特征,严重影响产妇的健康,甚至会引发产妇死亡。我国 PPH 和妊娠期高血压疾病仍是孕产妇死亡的主要原因。产妇一旦发生 PPH、休克较重、持续时间较长者,即使获救,仍有可能发生严重的垂体前叶功能减退[席汉综合征(Sheehan syndrome)]后遗症,故应特别重视做好防治工作。近几年随着医学技术的不断提升,PPH 并发症的患者数量和因此致死的患者数量都不断降低,但该疾病仍是威胁产妇健康和生命的一种主要的疾病形式。作为 ICU 护理人员,需要全面掌握 PPH 危重产妇的治疗和护理重点。及时发现 PPH 是抢救的关键,可以有效提高 PPH 患者的救治成功率。

一、产后出血最新定义及诊断标准

PPH 通常定义为产妇在胎儿娩出后 24 小时内出血量≥500 ml。到目前为止,PPH 的定义仍未完全统一。国际妇产科联盟(International Federation of Gynecology and Obstetrics,FIGO)将 PPH 定义为分娩后 24 小时内出血≥500 ml,严重 PPH 为出血量≥1 000 ml,大量的、危及生命的 PPH 为短时间内出血量>2 500 ml 或出现低血容量性休克。2017 年,美国妇产科医师学会(American College of Obstetricians and Gynecologists,ACOG)的《产后出血实践公告》重新定义了 PPH,即无论何种分娩方式,分娩后 24 小时内累积失血≥1 000 ml 或失血伴有低血容量的症状和体征,而不再使用既往阴道分娩出血量≥500 ml 或剖宫产出血量≥1 000 ml 的定义。但 ACOG 仍然强调,胎儿经阴道分娩后,产妇出血量>500 ml 应被视为异常,并应进行积极处理。当产妇的失血量达到甚至超过全身血容量的 25%,即约 1 500 ml 及以上,会表现出低血容量相关的临床症状,主要是心动过速和低血压,称之为产后大出血。2019

年昆士兰临床指南以及我国的 PPH 定义为胎儿娩出 24 小时内,阴道分娩者出血量≥500 ml,剖宫产者≥1 000 ml。胎儿娩出后产妇阴道大量流血及失血性休克等症状,是 PPH 的主要临床表现。根据发生时间不同,PPH 可分为原发性(早期,分娩 24 小时内)和继发性(晚期,分娩 24 小时后至 12 周)PPH。难治性 PPH 是指经宫缩剂、持续性子宫按摩或按压等保守措施无法止血,需要外科手术、介入治疗甚至切除子宫的严重 PPH。

根据对 PPH 的定义,诊断 PPH 的关键在于能够对胎儿娩出后 24 小时内产妇的失血情况进行正确的测量和评估,同时还要重视产妇血流动力学改变,则可以实现对此种疾病的早期诊断。临床 PPH 估测失血量有以下几种方法:①称重法:失血量(ml)=[胎儿娩出后接血敷料湿重(g)-接血前敷料干重(g)]/1.05(血液相对密度 g/ml)。②容积法:采用产后接血容器收集血液后,放入量杯测量失血量(ml)。③面积法:按照纱布被血液浸湿面积粗略估计失血量(ml)。④血红蛋白测定:血红蛋白每下降 10 g/L,失血量 400~500 ml。但在 PPH 的早期,由于血液浓缩,血红蛋白常无法准确反应出血量。⑤休克指数(shock index, SI)法:SI=脉搏(次/分钟)/收缩压(mmHg)(1 mmHg=0.133 KPa)。SI 以及产妇的症状、生命体征,可以快速做出 PPH 的诊断。研究表明,SI 在预测 PPH 不良预后方面具有显著的能力。SI 可以准确地预测由失血引起的血流动力学变化。SI 与出血量的关系(表 14-3)。

表 14-3 SI 与出血量的关系

SI	估计失血量(ml)	血容量占比(%)
0.5	正常	<10
1.0	500~1 500	10~30
1.5	1 500~2 500	30~50
2.0	2 500~3 500	50~70

二、产后出血治疗策略

2009 年,我国妇产科学界历时两年制定了我国首部 PPH 指南,即《产后出血预防与处理指南(草案)》(2009)(以下简称为《2009 草案》)。《2009 草案》中详细列出了 PPH 的治疗方案。在所有急救处理中,特别强调预警期一级急救处理中的"求助"和二级与三级急救处理中的"团队协作"。2014 年中华医学会妇产科学分会参照 WHO、FIGO 及加拿大、美国和英国关于PPH 的诊断与治疗最新指南与最新循证医学证据再次对《2009 草案》进行修订,制定了《产后出血预防与处理指南(2014 年版)》(以下简称为《2014 指南》)。《2014 指南》强调 PPH 抢救的4 个"早"字原则:第一,尽早呼救,组建起抢救团队,多学科联合抢救;第二,尽早止血;第三,尽早复苏、尽早补液及输血,预防失血性休克及 DIC;第四,尽早评估,尽早综合评估决定下一步抢救措施,必要时尽早切除子宫以挽救生命。2015 年在英国皇家妇产科医师协会发布的最新《产后出血诊治指南》中,对 PPH 的处理流程将沟通列为第 1 位,包括沟通、复苏、监测和检查及止血 4 步。2017 年美国妇产科医师学会《产后出血实践公告》强调了 PPH 的治疗应该是多学科和多方面的联合救治,积极寻找和治疗出血原因,并及早采取对应的处理措施,从而将疾病对产妇造成的影响降到最小。各指南对 PPH 的治疗,强调在多学科联合救治的基础上,针对出血原因,迅速止血;补充血容量,纠正失血性休克;防治感染。具体内容如下:

1. **一般处理** · 在寻找出血原因的同时进行一般处理,包括向有经验的助产士、上级产科医师、麻醉医师等求助,通知血库和检验科做好准备;建立双静脉通道,积极补充血容量;进行呼吸管理,保持气道通畅,必要时给氧;监测出血量和生命体征,留置尿管,记录尿量;交叉配血;进行基础的实验室检查(血常规、凝血功能、肝肾功能等)并进行动态监测。

2. **药物治疗** · 如果 PPH 的原因是宫缩乏力,宫缩剂是毫无疑问的一线药物。只要没有药物禁忌,临床医师可以选择不同的治疗药物。常用的宫缩剂包括缩宫素、麦角新碱、卡前列素和米索前列醇。当一种药物治疗效果欠佳、出血未控制时,可以尽快加用其他宫缩剂促进子宫收缩,直至出血控制。

3. **液体复苏和输血治疗** · 尽早复苏,早期快速补液,使重要器官尽快恢复足够的灌注压是复苏治疗的关键部分,刻不容缓。维持有效血容量,维持血流动力学稳定,预防低血容量性休克,积极维持和稳定患者的生命体征是关键。及时输血是预防和治疗低血容量性休克和纠正 DIC、抢救严重 PPH 非常关键的措施。目的是提高血红蛋白浓度以保证组织氧供、预防组织缺氧导致酸中毒。补充凝血因子纠正凝血功能障碍预防 DIC。

4. **止血药物应用** · 药物治疗无效的 PPH 患者,或者出血可能与创伤相关,可考虑使用止血药物。《2014 指南》推荐使用氨甲环酸,该药具有抗纤维蛋白溶解作用。2017 年美国 ACOG 最新发布的 PPH 指南也将氨甲环酸纳入 PPH 的治疗推荐。

5. **保守手术治疗** · 由于产道损伤、胎盘滞留和凝血功能异常导致的 PPH 有各自对应的治疗措施,PPH 的保守手术治疗主要包括子宫按摩和(或)双合诊按压、处理产道损伤、处理胎盘滞留、宫腔填塞(球囊或纱条)、子宫压迫缝合、盆腔血管结扎[子宫动脉和(或)髂内动脉]、子宫动脉栓塞。宫缩乏力性 PPH 除了使用宫缩剂之外,往往同时采用双合诊子宫按摩和按压来促进宫缩,以达到止血的目的。如果上述方法不能止血,再考虑采用创伤更大的手术方法止血。

6. **手术治疗** · 当保守手术治疗无法止血时,应当机立断,尽早做出切除子宫的决定,以挽救产妇生命。

7. **预防感染** · 由于失血多、机体抵抗力下降及有经阴道宫腔操作等,产妇易发生产褥感染。通常给予大剂量广谱抗生素。

三、ICU 监测和护理重点

为提高孕产妇 PPH 的救治率,全球 PPH 指南众多。我国、WHO、欧美及澳大利亚都有 PPH 临床指南。PPH 已经形成一系列规范的预防和诊治。在临床上,作为医务人员要重视严重 PPH 的早期预警、早期识别,并及时处理严重 PPH,从而可有效减少或避免由此导致的孕产妇严重不良结局,甚至孕产妇死亡的发生。而作为 ICU 护士,在护理 PPH 患者时,应该按照 PPH 的规范化的诊治的原则,做到对严重 PPH 的早期识别和预警,实施预见性护理,对于 PPH 的救治和降低由 PPH 导致的孕产妇死亡率具有重要的意义。具体关注内容如下：

1. 密切监测生命体征变化

（1）监测血压、心率：对于患者收缩压＜90 mmHg、平均动脉压＜60 mmHg、心率＞100次/分都需密切关注，观察有无容量不足的表现，见表 14 - 4。

表 14 - 4　出血量的评估——临床分级

出血程度	症状	血压	脉搏次/分	尿量	失血量（ml）	占总血量（%）
轻度	皮肤开始苍白、头晕、口渴、发冷、精神紧张伴有痛苦表情	正常或稍升高，舒张压增高，脉压减小	正常或稍快	正常	＜800	＜20
中度	皮肤苍白、眩晕、很口渴、发冷、表情淡漠	收缩压为 90～70 mmHg，脉压小	100～120	明显减少	800～1 600	20～40
重度	皮肤显著苍白、肢端青紫、意识模糊甚至昏迷、非常口渴、可能无主诉、厥冷	显著下降，收缩压在 70 mmHg 以下或测不到	＞120 细速而弱或摸不清	少尿或无尿	＞1 600	＞40

（2）监测呼吸：观察呼吸道是否通畅，对 RR 都需密切监测。

（3）监测体温：给予患者保暖，观察患者有无体温下降或不升，体温＜35 ℃可给予温毯机复温。

2. 及时补充血容量·在医师未建立中心静脉前，护理人员需迅速建立 2 条以上静脉通路，并保持静脉通路的通畅，快速输液补充血容量。

3. 病情观察

（1）子宫收缩情况及宫底高度：注意孕产妇的子宫收缩情况及宫底高度，正确评估阴道出血的量，观察有无凝血，有异常及时报告医师。

（2）尿量：观察患者每小时尿量，如果每小时尿量＜30 ml 应警惕出现病情变化。

（3）监测 CVP：CVP 是代表右心房或者胸腔段腔静脉内压力的变化，反映全身血容量与右心功能之间的关系。CVP 的正常值为 5～10 mmHg。当 CVP＜5 cmH$_2$O 时，表示血容量不足；当 CVP＞15～20 cmH$_2$O 时，提示右心功能不全或右心负荷过重。

（4）恶露或者引流液的观察：观察恶露及阴道引流的颜色、性质及量的变化，正确评估阴道出血量。观察有无再出血，一旦发现出血征象，立即通知医师，并配合医师抢救，积极查找病因，给予对症处理，迅速止血。

（5）根据 PPH 的不同原因，遵医嘱使用各种药物，配合医师抢救：①遵医嘱给予患者子宫收缩药物及止血药物。②遵医嘱给予患者抽取血气分析，及时纠正酸中毒。③遵医嘱给予患者抽取血常规及凝血，观察患者血色素及凝血指标变化。④遵医嘱交叉配血，做好一切急诊手术的准备。

（6）心理支持：为患者及家属提供心理支持。鼓励和支持患者，使其有信心，相信病情会得到控制；对家属的焦虑心情表示同情和理解。

参考文献

［1］ 连岩,王谢桐. AFE 的诊断标准[J]. 中国实用妇科与产科杂志,2019,35(7)：742－746.

［2］ 刘丹霓,王晓东,周芷伊,等. 危重孕产妇管理与孕产妇死亡防控[J]. 中华妇幼临床医学杂志(电子版)
2018,14(1)：8－17.

［3］ 刘兴会,陈锰. 降低中国可避免的孕产妇死亡[J]. 中国实用妇科与产科杂志,2020,36(1)：54－56.

［4］ 刘兴会,张力,张静.《产后出血预防与处理指南(草案)》(2009)及《产后出血预防与处理指南(2014 年
版)》解读[J]. 中华妇幼临床医学杂志(电子版),2015,11(4)：433－447.

［5］ 谢幸,苟文丽. 妇产科学[M]. 8 版. 北京：人民卫生出版,2013.

［6］ 中华医学会妇产科学分会产科学组. AFE 临床诊断与处理专家共识(2018)[J]. 中华妇产科杂志,2018,
12(53)：831－835.

［7］ Pacheco L D, Saade G, Hankins G D, et al. Amniotic fluid embolism：diagnosis and management
[J]. Am J Obstet Gynecol, 2016,215(2)：B16－B24.

［8］ Society for Maternal-Fetal Medicine(SMFM). Amniotic fluid embolism：diagnosis and management
[J]. Am JObstet Gynecol, 2016,215(2)：B16－B24.

［9］ World Health Organization, Department of Reproductive Health and Research. Evaluating the quality of
care for severe pregnancy complications：the WHO near － miss approach for maternal health [M].
Genena：World Health Organization, 2011.

第十五章 烧伤重症

第一节 重症烧伤患者的急救与监测

烧伤是指因热力包括火焰、热液、蒸汽等物理、化学、电等因素造成的组织损伤。烧伤严重程度主要依据烧伤面积及深度来判断。重度烧伤是指Ⅱ、Ⅲ度烧伤面积占 30%～49%总体表面积(total body surface area，TBSA)，或Ⅲ度烧伤面积占 10%～19% TBSA。特重度烧伤是指Ⅱ、Ⅲ度烧伤面积>50% TBSA，或Ⅲ度烧伤面积>20% TBSA。烧伤除了造成皮肤创面损伤外，往往还累及患者心、肺、肾等多个器官导致功能障碍。大量的体液丢失主要发生在伤后6 小时内，48 小时基本达到高峰，液体补充不足极易引发低血容量性休克。应密切监测患者的病情变化，早期识别高危风险因素，并积极配合医师对症处理。

一、重症烧伤患者的急救措施

(一) 建立人工气道

气管切开是重症烧伤患者建立人工气道最主要的方式。对于伴重度吸入性损伤的烧伤患者，由于休克期组织液急性渗出，短期内患者可出现头面部、气道黏膜的严重水肿，预防性气切是保证成功救治的关键措施。

1. 充分湿化气道·烧伤患者气管切开后，每天经呼吸道丢失的水分远大于非烧伤气管切开的患者，气管黏膜干燥加重，极易形成套管内环形痰痂，因此，气道湿化是气道护理中的重点。未行机械通气的气切患者采用文丘里装置进行喷射湿化氧疗，用灭菌注射用水湿化，同时配合加温器使湿度达到气道生理状态水平(绝对湿度 36～44 mg/L)。机械通气患者采用主动加温湿化装置。

2. 及时清除气管内分泌物·定时浅吸痰刺激咳嗽。使用橡胶软质吸痰管，轻柔插入，以保护气道黏膜，减少机械性损伤。吸痰过程中严密监测患者生命体征并观察痰液性状。

3. 监测套管绳松紧度情况·伤后第 2 天颈部水肿使颈围增加 1.5 倍左右，早期未明显水肿时固定的套管系带若不及时调整，很容易嵌入颈部皮肤，甚至由于系带过紧引发窒息风险。

根据水肿情况及时调松系带,以容纳1指为宜。系带污染或被渗液浸湿时,及时更换,避免系带干结后摩擦患者颈部创面,造成新的损伤或加重颈部创面的感染。

(二)输液管理

烧伤后创面毛细血管通透性增加,机体内大量血浆液渗出体外而导致有效循环血量降低,短期内如不能补充充足的液体,很快就会发生休克。

1. 迅速建立静脉补液通道 · 重症烧伤患者正常皮肤大量缺失、表浅静脉受损、不易辨认、外周静脉穿刺难度极大,且一般表浅静脉置管无法满足短期内快速补液需要,在救治过程中优先考虑中心静脉置管。

2. 补液量和成分 · 以休克期补液量公式作为参考,强调个体化原则。按照先晶后胶,先盐后糖,先快后慢的原则。胶晶体液比为1∶1,胶体液用3/4血浆,1/4全血。胶体液在伤后6小时开始使用;晶体液用乳酸林格液或平衡溶液。

3. 输液速度 · 在第一个24小时补液中,前8小时补晶胶体液总量的1/2,中间8小时补晶胶体液总量的1/4,后8小时补晶胶体液总量的1/4。根据每小时尿量及渗出液量调整输液速度。

二、重症烧伤患者的监测

(一)生命体征的监测

重症烧伤患者应优先安排至烧伤ICU,密切监测患者的心率/脉率、血压、血氧饱和度、呼吸变化。受创面影响,心率监测受电极片无法正常黏贴导致监测受限,临床上更加关注血氧饱和度及脉率变化。此外,无创血压受敷料包扎影响,必要时监测有创动脉血压。

(二)循环监测

尿量、尿液pH值及尿比重监测是重症烧伤患者循环监测的重要内容,也是判断患者是否进入回吸收期的重要监测指标。休克期由于血管通透性的改变,组织液渗透入第三间隙,导致水肿。患者进入休克期后,尿量减少,尿液pH值下降,尿比重升高,进入回吸收期后,患者尿量增多,尿液pH值上升,尿比重下降。

(三)血流动力学监测

1. CVP · 反应右心室前负荷,正常值为$6\sim12\,cmH_2O$,与血压值协同判断循环情况。CVP、血压低提示血容量不足,需加强补液;CVP高、血压低或正常提示心功能不全,当CVP>$20\,cmH_2O$时需谨防心衰的发生。

2. PAWP · 反映左心功能及其前负荷的指标,正常值为$6\sim12\,mmHg$。当PAWP值低时提示血容量不足,需加强补液;当PAWP值偏高时则提示左心功能减退,当PAWP>$25\,mmHg$时提示左心功能严重减退,应严格限制液体入量,预防肺水肿的发生。

3. CO · 反映左心功能指标,CO值偏低提示组织低灌注状态。

4. 监测技术 · ①Swan-Ganz漂浮导管测定法,是经典的CO监测方法,但存在指标监测不全面、引发导管感染的风险。②PICCO,可连续监测CO、CFI、胸内血容量、肺水指数等,可为重症烧伤患者休克期提供较为准确的血流动力学的连续性监测指标。

第二节　重症烧伤患者的护理

一、头面部烧伤患者的护理

（一）头皮烧伤

（1）剃净烧伤部位及周围的头发，保持创面清洁干燥。

（2）烧伤部位应避免长期受压，尤其是枕后，及时更换卧位，避免压力性损伤的发生。

（3）使用醋酸氯己定溶液擦拭消毒，2 次/日。

（二）面部烧伤

（1）严密观察生命体征，尤其观察呼吸、SpO_2 变化，防止水肿造成缺氧，甚至窒息。

（2）头面部烧伤合并吸入性损伤的患者，应保持呼吸道通畅，床旁备气管切开包。生命体征平稳者给予半卧位，利于水肿消退。

（3）保持创面清洁干燥，头面部一般早期采用暴露疗法，同时颈部存在烧伤时需给予颈部过伸位，防止瘢痕粘连。

（4）眼部烧伤：①眼睑烧伤水肿严重使眼睑结膜水肿，轻度外翻不能回纳时可使用抗生素眼药膏封闭，并使用凡士林油纱覆盖，严重时应通知医师做早期眼睑焦痂切开减张。使用翻身床者，翻身至俯卧位后需及时观察眼部情况。②及时清理分泌物，遵医嘱按时给予眼药水、眼药膏及眼部冲洗等护理。③主动询问患者眼部有无不适主诉，及时给予对症处理。

（5）外耳道护理：①避免受压，尤其留置胃管者，其胃管固定绳需采用纱布垫于外耳道上，避免长期受压导致二次损伤。②保持外耳道清洁干燥，使用无菌棉签或纱布及时清理耳部分泌物。③遵医嘱按时给予滴耳液滴耳。

（6）口鼻腔护理：①口鼻腔清洁，去除鼻腔内痂皮及分泌物。②伴有口唇及口腔黏膜烧伤者，要保持口唇周局部皮肤创面干燥及口唇湿润，使用大小合适的餐具进食，防止再次损伤。③加强口腔护理，密切关注口腔黏膜情况，有异常及时汇报医师，并根据具体情况选择合适的口腔护理药液。

（三）会阴部烧伤

（1）剔除阴毛，注意清除褶皱处、凹陷处的污渍。

（2）采用暴露疗法，两腿外展，充分暴露会阴部创面。使用无菌纱布隔开腹股沟，潮湿、污染时随时更换纱布。对于男性患者，阴囊水肿严重者，垫高阴囊，必要时采用 50% 硫酸镁外敷以促进水肿减退。

（3）加强会阴护理，每次大小便结束后采用温水清洗及洗必泰冲洗，保持清洁干燥。

二、电击伤患者的护理

（一）休克期护理

电击伤是指人体与电源直接接触后电流进入人体，电在人体内转变为热能而造成大量的深部组织如肌肉、神经、血管、骨骼等坏死。对严重电击伤患者，休克期尿量要求每小时大于30～50 ml，并严密观察肌红蛋白、血红蛋白尿，发现尿量、尿色异常应及时通知医师处理，避免引起急性肾功能衰竭。

（二）观察电击伤后继发性出血

（1）床边备止血带、电凝止血器、大纱布、手术止血包、消毒用物及灭菌手套。

（2）加强巡视，特别是在患者用力、哭叫、屏气时容易出血。

（3）电击伤肢体必须制动，搬动患者时要平行移动，防止出血。

（4）保持大便通畅，预防排便用力。

（三）大出血急救

（1）立即局部加压包扎、填塞、沙袋压迫止血，迅速通知医师查看。

（2）四肢出血时，如为动脉出血，可使用粗止血带捆扎近心端。

（3）暂时性止血措施未能奏效时，应打开包扎创面，清除血块，采用电凝，血管结扎等方法彻底止血。

（4）根据临床表现和血红蛋白水平，遵医嘱补充血制品。

（5）积极查找出血原因，进行相应处理。

（四）观察受伤肢体远端的血液循环并抬高患肢

如肢端冰冷、发绀、充盈差及肿胀严重，通知医师早期行焦痂和筋膜切开减张术，恢复肢体的血液供应。

（五）观察神经系统并发症

（1）对电击伤后有短暂昏迷史的患者，临床应严密观察生命体征，观察有无脑水肿、脑出血及脑膨出的征象。

（2）观察有无周围神经（正中神经、桡神经、尺神经）的损伤，通知医师及早诊断处理。

（六）防止厌氧菌感染，受伤后应常规注射破伤风抗毒素

三、吸入性损伤护理

（一）气道护理

1. 观察呼吸及氧饱和度变化，防止窒息。轻度吸入性损伤可抬高床头，给予半卧位，给予氧气吸入。中重度吸入性损伤者，需采取预防性气管切开，妥善固定气管套管，防止脱管的发生。未行气管切开者需床旁备呼吸机、气管插管箱、气管切开包等。

2. 及时清除呼吸道异物及分泌物。中、重度吸入性损伤患者采用体位引流及胸部物理治

疗等方法促进气道内分泌物排出。

(二) 体位护理

(1) 采用不同的翻身工具及方法避免创面受压,如背部有创面者协助患者取俯卧位,盖无菌中单。

(2) 四肢烧伤者给予"大字"卧位,充分暴露腋窝、腹股沟,给予烤灯持续照射,保持创面干燥。

(三) 感染预防

1. 实施保护性隔离 · 单人病房,严格控制探视,限制人员出入,医护人员入室前更换隔离衣。患者用物经消毒处理后固定使用。

2. 导管的维护 · 穿刺过程中无菌操作,注意导管接头护理。每天观察敷料有无渗血、渗液、松脱,按时更换,确保置管处干燥,固定良好。

3. 误吸预防 · 加强对口鼻腔分泌物的引流。鼻饲时尽量保持患者半坐位或坐位;每班检查胃管的刻度、是否在胃内;4～6 小时回抽胃内容物,抽出量＞150 ml 暂停饮食,并给予胃动力药物,减少误吸的风险。

参考文献

[1] 葛绳德 . 临床烧伤外科学[M].北京金盾出版社,2006,84.
[2] 郭芝廷,金静芬 . 成批中重度烧伤患者的气道管理[J].中华护理杂志 2015,50(4):435-438.
[3] 黄颖 . 人工气道湿化液和湿化方式的研究进展[J].循证护理,2019,5(9):811-814.
[4] 姜娟 . 各种烧伤创面护理的临床疗效观察[J].哈尔滨医学,2014,34(2):165.
[5] 李传圣 . 重度烧伤伴吸入性损伤患者人工气道的管理[J].天津护理,2016,26(5):544-545.
[6] 濮怡,赵志,王艳,等 . 重症监护病房人工气道患者下呼吸道感染病原菌及影响因素分析[J].中华医院感染学杂志,2018,28(7):991-993.
[7] 孙业祥 . 中国烧伤休克液体复苏 70 年进展[J].中华烧伤创疡杂志,2019,31(4):229-235.
[8] 张东华,张秀伟,陈建芳 . 爆炸致重症烧伤患者肠内营养支持的护理[J].解放军护理杂志,2016,33(15):52-53.
[9] 朱峰,郭光华 . 烧伤重症监护室的建设和管理[J].中华烧伤杂志,2013,29(3):289-293.

第十六章 重 症 人 文

随着医学的飞速发展,重症医学更强调抢救的时效性和器官支持的重要性,医疗实践过程借助先进的医疗技术设备如虎添翼,重症患者的抢救成功率因科学技术的日新月异而不断提高。如高、精、尖抢救仪器设备在临床应用日渐增多,成功搭建了医、护与患者之间的桥梁,但心与心的距离却因此拉大,容易使重症医护人员陷入"科技至善"的桎梏中,而忽视医学人文的给予和实施。急危重症患者病情危重、变化急骤,常因极度恐惧和焦虑在短时间内发生复杂的心理反应,经过积极救治虽有幸存活,但可能留下经历危重症抢救的痛苦回忆。尽管危重患者及家属对生理及心理的需求都在不断增加,但原有的靠触摸和谈话的相互沟通交流方式,却由于高科技的使用变得越来越少,危重患者的感受和精神世界未得到充分的关注,救治过程中能否对患者、家属及医务人员都给予足够的重视显得尤为重要,否则可能会使重症医学社会认同感降低,进而增加医疗纠纷的发生。

如何有效弥补 ICU 内人文关怀的缺失或不足,使重症患者在获得良好的心理支持或稳定的情绪状态下,最大限度地发挥其主观能动性,密切配合医护人员,确保危重救治、护理工作有条不紊地开展,最终促进全面康复,这是重症管理者需要深思的关键点!

人文关怀护理的理念最早是 20 世纪 50 年代由美国学者 Watson 提出,20 世纪 90 年代我国开始研究并实施人文关怀护理。随着 Watson 关怀科学研究所(Watson Caring Science Institute,WCSI)和国际人文关怀协会(International Association for Human Caring,IAHC)的相继成立,推动了全球关怀护理实践的发展。"人文关怀"在护理学科具体体现为"人文护理"。人文护理的实质内涵就是"人性化护理",即护理工作要以人为本,将患者的利益最大化,尊重和关爱患者,护士要将自己的知识内化后自觉地给予患者情感的付出,而人性化护理就是通过护士与患者良好的沟通来实现。

一、相关概念

人文关怀为哲学伦理学概念,是对人及人的生命与身心健康在终极意义上的敬畏、尊重与关爱,是以理想的人或人性的观念去关心、爱护人,包括以人为中心的思想、理性、善良、仁慈、博爱的原则,对人的生存状况的关注和幸福的重视及对人的信任、支持、价值和权利的尊重。

重症患者,即生理功能处于不稳定的患者,人体内重要器官功能任何微小改变即可导致机体器官系统不可逆的功能损害或死亡。ICU 则是对危重患者进行集中监护和救治的特殊单元。由于 ICU 特殊的管理要求和重症患者的心理状态和心理反应,同时也因重症患者病情重,抢救治疗任务繁重,护理工作量大,大多数医护人员只重视患者的"抢救治疗",而忽视对患者的心理沟通或自身不具备良好的沟通技巧,以至于重症患者得不到应有的人文关怀,最终影响患者的病程及转归。

重症患者的人文护理是医护人员以人性、人道的观念,关心、关注、关爱危重患者的感受世界、精神世界,以患者为中心,最大限度地为危重患者着想的文化。因此,强化 ICU 医务人员的人文精神,提高医务人员的人文素质及沟通能力至关重要。

二、重症人文关怀的特点

1. 具有主体的个体性·体现了人群的整个和个人的素质,因其价值观念、思维方式、地理环境、管理方法、人文素质各不相同,每个个体或单元各有特点和方法,不可作具体规定,这就要求提供护理服务时,应充分考虑重症患者所处的社会环境、家庭环境、文化修养及心理状态,注重个性与共性的有机结合。

2. 具有客体的特殊性·重症患者病情各有不同,有清醒、有昏迷;有外科、有内科;有积极治疗积极配合的、有消极对待的。由于这些特殊性,对重症患者所实施的人文关怀和人性化护理内容则各不相同。

3. 具有内容的综合性·重症患者在医疗护理单元内要接受许多不同的治疗、护理,因此,在关怀的内容上也是综合性的。

4. 具有主观能动性·人是唯一能够主动认识世界、改造世界、认识自我的高级动物。患者不是被动接受医疗服务的对象,而是主动的追求者。医护人员一定要重视患者的主观能动性,发挥他们的主观能动性,通过患者的积极配合与医护人员共同战胜病痛。

5. 具有意志和情感·重症患者的情绪是影响疾病转归和预后的重要因素,而在疾病的特殊时期患者常常表现有意志薄弱、情感脆弱和情绪的不稳定。护理人员要懂得给患者情感上的支持,让患者有战胜疾病的意志和信心。

6. 具有特殊社会属性·社会属性是人的本质特性。马斯洛认为人除短暂的时间外,极少达到满足状态,而需要的满足可以使身体健康,可以治疗由需要被剥夺而造成的疾患,护理人员要充分了解重症患者的特点,同时要注重其家属的社会属性,尽可能满足需求。

第一节 重症患者常见心理反应

重症患者的心理反应,主要是对处于清醒状态的患者而言,尤其是进入 ICU 的患者,尽管重症病房拥有完善的设备、全面的医疗护理技术,但重症病房环境压抑以及重症患者身上布满各种导管、监护仪器,部分患者在监护期间出现躁动、压抑、恐惧等负性情绪。另外,由于危重症患者起病急、病情变化快、并发症多,其心理变化与非 ICU 患者有所不同。随着临床救治水平的提高,许多濒临死亡的危重患者虽挽回了生命,但不良的心理反应直接影响患者的病情稳定、疾病转归、生活质量等。因此,从重症患者身心全面康复的角度出发,必须密切关注重症患者的心理反应。

1. **焦虑** · 焦虑是指个体认为某一特定的情形会对其产生威胁时的情绪反应,常发生于患者对病因、疾病转归和治疗效果不明确或环境改变的情况下,危重患者只要神志清楚,均有不同程度的焦虑,常表现为烦躁不安、敏感多疑、激惹性增高等。重症患者住进 ICU 后,看到自己突然被各种监护仪器和抢救设备包围,身边到处围绕着在做各种治疗和护理的忙碌的护理人员时,既可能产生对自己疾病的担心、焦虑等负性情绪;也可能因受到加强监护而感到暂时安全,但当病情好转后需转出改变病房环境时,再次面临产生焦虑反应的风险。

ICU 环境封闭,患者因为病情的严重性常常出现生活无法自理的状况,需要护士随时提供帮助。医护人员工作紧张而忙碌;病床周围各种抢救仪器及监护设备繁杂;患者对疾病缺乏认识,感到给家庭及亲人带来累赘和不幸,对疾病的转归失去信心;同室的重症患者正在进行抢救及抢救无效而发生死亡时,均给患者心理造成压力,使他们产生焦虑、紧张情绪,甚至产生悲观厌世、恐惧不安的不良情绪,最终失去治疗的信心,拒绝治疗。另外,焦虑的情绪由疾病对患者生命安全的担忧引起,也可因担心手术预后及切口疼痛;各种引流管及监护导线;保护性约束四肢制约身体活动;咳嗽、吸痰、更换体位后的不适;身体各部位的充分暴露产生不安全和羞涩感;ICU 仪器、光线等,都给患者的心理、生理造成严重的影响。

2. **情绪休克** · 重症患者多是突然起病或突然遭受意外,对这种毫无先兆、突如其来的意外伤害完全没有心理准备。意外创伤给人们带来的打击,通常比疾病更为可怕。在这种超强应激源的作用下,患者的心理防御机制濒临崩溃,部分患者数天处于情绪休克期,表现为异常的平静与冷漠、表情木然、少言寡语,任由医护人员救治,对各种医疗处置的反应平淡、无动于衷等。

3. **极度恐惧与紧张** · 重症患者大多认为自身病情危重,处于危险阶段,常因病情变化等表现出极度恐惧和紧张。几乎所有的重症患者都会出现“死亡”这一观念,会产生对死亡的恐惧反应。入住 ICU 意味着病情危重,面对生命的威胁,患者会产生对死亡的恐惧心理,情绪极度紧张,感到随时都有可能死亡,其全部的意念都集中在面临毁灭的恐怖和紧张之中。部分患者因治疗需要行气管插管、气管切开等,语言的沟通及表达不能正常进行;吸痰及各专科护理操作实施等给患者造成身体的不适;留置各种管道对肢体进行的安全约束均极易造成患者的恐惧。另外,ICU 病房内对亲人的陪伴限制比较严格,制订了严格的探视制度,由于亲人无法随时陪护,所以这种恐惧心理也会无形中加剧。

4. **否认与逃避** · 大概 50% 的患者进入 ICU 后的次日就出现心理否认反应,一般持续 2~3 天,否认是患者对疾病的一种心理防御反应。疾病、损伤和住院都给患者带来一些不可预测的变化,使患者无形中产生各种压力。每位患者对压力的反应不同,有些会接受变化,有些则可能拒绝承认这些变化,有些患者反映出逃避为最直接的行为反应。逃避有 3 种基本的应对反应形式,包括逃避并直接表达恐惧、逃避并不表达恐惧、逃避不伴有恐惧。一般出现在患者经抢救后病情好转、急性症状初步控制后。

5. **愤怒与敌对** · 危重患者患病后，希望能尽快康复，但医护人员紧张忙碌的身影、严肃的表情和各种监护治疗仪器的使用，在一定程度上也会打破患者的希望，患者表现心理极不平衡，多面带怒容、双眉紧锁，愤怒时可表现为尖叫、暴躁、易怒。

6. **孤独与抑郁** · 危重患者产生焦虑的同时常伴有孤独。孤独是患者受到隔离或分离后的一种内在的主观的体验。ICU 内的患者多数因急症入院，对入院后的陌生环境缺乏心理的准备，且 ICU 与外界隔离，家属探视时间受到限制，患者容易产生孤独感。医护人员由于需要同时照顾多名患者，受时间和能力分配有限，无法将患者的需求方方面面都顾及，所以患者的孤独感会不断增加。

抑郁症状一般在危重患者住院中期出现。由于患者常有孤独感，加之周围有各种抢救器材，故患者对治疗没有信心，担心转归，忧虑工作、家庭、生活，不愿朋友及同事知道其患病，对探视、治疗和护理多采取回避态度，严重者可萌发轻生念头。大概 30% 的患者会出现这种心理反应。主要原因在于在监护和抢救期间，患者因为身上各种穿刺导管和监护导线的纠缠，活动严重受阻，难以得到舒适的休息姿势，使其有一种被强迫以及捆绑的感觉，且家属只能在规定的时间内探视，而医护人员工作繁忙，容易忽视和忽略与患者的沟通。特别是对于那些无法谈话、发声困难的患者，听力障碍、心理障碍、手术后无法动弹等导致患者不能与人进行有效沟通的因素，致使患者产生孤独、无助感。

7. **期待与依赖** · 长期进行机械通气的患者，习惯于被动辅助通气，多对机械通气有依赖心理；将要转出 ICU 病房的患者，由于对自己及普通病房的医护人员缺乏足够的信任，担心转出 ICU 病房后疾病复发，再次陷入生命危险期，从而对 ICU 产生严重的依赖心理。

8. **ICU 综合征** · ICU 综合征是指在 ICU 内的患者意识清醒后出现的谵妄状态和其他病症，这些表现在转出 ICU 后依然存在。除了谵妄，ICU 综合征还表现为思维紊乱、情感障碍、行为和动作异常等。有调查表明，有 10%～20% 心脏病手术患者会出现此综合征，且除非强调预防措施，患者在监护室里停留的时间越长，ICU 综合征的发病率越高。

9. **自我形象紊乱** · 患者对自己身体结构、外观、功能的改变，在感受、认知、信念及价值观方面出现的健康危机。

第二节　重症患者心理影响因素

ICU 重症患者病情相对较重，应用医疗仪器设备多，长期卧床活动受限，加上病痛的折磨，易产生各类不良心理反应，影响治疗和预后，重症患者出现心理反应不同，诱发原因也有所不同，心理反应的强弱和持续时间的长短，不但取决于疾病的性质、严重程度，也受到患者对自身疾病的认识，以及患者的心理素质、个性特征、文化水平、家庭经济状况等多种因素的影响，在心理护理时也应对症护理，不可一概而论。

一、自身因素

由于患者生活环境、教育背景、性格修养等差异,在面对 ICU 的特殊环境、病情的严重性和不确定性情况下,往往会产生不同的心理反应。一般来说文化程度较低的患者较文化程度高者更容易发生不良心理反应。另外,一项对重症肌无力患者心理弹性水平及其影响因素分析的研究结果认为,31～50 岁重症患者正处中年,处于事业的上升期,具有一定的社会地位,同时也是家庭精神和经济上的支柱,一旦患病对患者的打击是非常巨大的。其他年龄段的患者无论是经济负担还是职业压力等方面均比中年人负担要小,患病后容易较快适应角色的转变,心理弹性能力相对处于高水平。另一项研究提出重症患者易发生抑郁、焦虑、失眠等状况,还发现＞60 岁的患者失眠和抑郁情况高于＜60 岁的患者,这些反映出心身年龄因素对心理反应的影响。

二、环境因素

ICU 病房与外界隔离,多为封闭管理。仪器设备种类繁多,特殊环境与心理障碍的发生密切相关;噪音大,环境产生的干扰会使患者心肌的肌电活动增强,引起烦躁不安和不适感;通宵照明给患者的视觉、听觉、心理带来巨大的影响,均可导致患者产生高度焦虑、烦躁、失眠,甚至引起睡眠剥夺。

三、沟通因素

ICU 病房内清醒且带有人工气道的患者,因无法与医护人员正常交流,而产生孤独、恐惧、忧郁等负性情绪,易生气、急躁。患者大多对自身病情发展是不可预知的,由此产生担心、恐惧、焦虑等情绪。

四、疾病因素

疾病的性质、严重程度不同,患者的接受程度也不同。症状无法得以尽快改善或疾病治愈的预期无法达到,成为危重患者心理反应变化的主要原因。部分患者对自身疾病的知识欠缺;对自身心理素质、个性特征、文化水平、家庭经济状况的认知不足;对疾病信息敏感性、疾病所造成痛苦的耐受性不同。

五、治疗因素

重症患者除进行严密的病情变化外,疼痛、口或鼻腔的插管的不耐受、各种管路引起的不适,治疗时间和治疗方式等均对患者心理造成反复影响。

六、人际关系因素

医务人员相关,如医护在患者床边讨论病情或进行各项治疗护理活动,特别是一些刺激性的操作,如吸痰、挤压引流管等,可引起患者不适;医护的言谈举止、行为表现、技术熟练程度等,可对患者产生不同程度刺激。其他患者相关,如同室患者的痛苦表情或呻吟,其他患者的病情变化、抢救甚至死亡,会加重患者焦虑、紧张的情绪。家属相关,如 ICU 患者对家属依恋,但由于病情及治疗的需要,往往限制家属时刻守在患者床旁,故患者倍感孤独;有些家属自身的不安情绪也会给患者造成不良心理影响;因部分照顾者心智还未完全成熟,关怀照护技能有限,常常不能满足患者照护的需求,均造成患者心理的不满足感。

七、经济及社会负担因素

重症患者的医疗费用会严重影响患者的自我感受负担,使其产生低落、抑郁情绪。部分患者病情反复,需要反复住院治疗,医疗费用超出了患者和家庭的承受能力;重症患者病程长,也存在丧失劳动力、影响家庭经济收入等困难,病情严重者甚至因为经济因素而不得不放弃治疗;也有些子女正处于事业繁忙的阶段,作为患者的父母不能为其分担家庭的重担,还要拖累子女,造成自身心理上的愧疚。由此带来的各种经济和社会负担问题均会对患者心理产生应激,所以应该针对不同重症患者给予不同的关注,加大社会支持系统,尽量减轻家庭经济负担。

第三节　重症患者心理评估与干预

ICU 是救治急危重症患者、延续患者生命支持、防治多脏器功能障碍及需要器官功能支持的科室。患者入住 ICU 时,由于对疾病本身的不了解及身体所引发的强烈不适,个体随即进入急诊状态,并产生恐惧、焦虑等一系列心理休克反应,甚至造成机体的持续应激状态。准确了解患者的心理需求并采取有效的护理干预,可增强患者战胜疾病的信心,帮助其度过生命的危重阶段。

心理评估(psychological assessment)是采用心理学的理论与方法,对人的心理、行为及精神价值观进行评估的过程。心理评估可以帮助护士更好地理解患者对周围环境和事物的反应,了解患者是否存在心理障碍,以此确定心理护理目标与程序,进行心理干预,最后再通过心理评估来判定干预的成效。

一、心理评估方法

1. 会谈法(interview)·也被称作"交谈法""访谈法"等,是心理评估最常用的基本方法,通过面对面的谈话方式进行。通过会谈可使交谈双方建立相互合作和信任的关系,能获得患者对其心理状况和问题的自我描述。会谈的形式包括自由式会谈和结构式会谈。

(1)自由式会谈:无固定的访谈问题,或者所提问题无预先设定的程序,鼓励患者发表自己的看法。自由式访谈通常用来描述问题,如对价值观、信念等个人思想、经历、行为中所隐含的意义等的描述,其目的是最大限度地获取患者的信息。自由式会谈时患者较少受约束,能自由地表达见解,交谈气氛轻松,收集的信息量大,但由于话题比较松散且费时,可影响评估的效率。

(2) 结构式会谈:按照事先设计好的会谈提纲或主题有目的、有计划、有步骤地交谈。谈话内容有所限定,可根据评估大纲或评估表逐项提问,然后根据患者的回答进行评定。结构式会谈省时、高效、切题,但容易遗漏一些信息,有时会使患者感到拘谨或有例行公事的感觉。会谈是一种互动的过程,在这个过程中护士起着主导和决定性的作用。会谈的效果取决于访谈问题的性质和护士会谈的技巧。会谈的技巧包括语言沟通和非语言沟通(如表情、姿态等)两个方面。会谈过程中,护士要耐心地倾听患者的表述,抓住问题的每个细节,还要注意患者的情绪状态、行为举止、思维表达等方面的情况,综合地分析和判断,为评估提供依据。在非语言沟通中,可以通过微笑、点头、注视、身体前倾等表情和姿势表达对患者的接受、肯定、关注和鼓励,注重对患者的启发和引导,以将问题引向深入。会谈法获得的信息量较大,灵活性和意义解释功能较好,但会谈结果的信度和效度较差,聚焦困难并且费时。

2. 观察法(observation)・为由护士直接观察和记录患者的外显行为、精神状态面部表情和衣着等,从而获得心理健康资料的方法。

(1) 自然观察:自然观察是指在自然条件下,根据观察目的及观察者的经验对患者心理活动的外在表现进行观察,护士在日常护理过程中对患者行为与心理反应的观察就是一种自然观察。自然观察可观察到的行为范围较广,但需要较多的时间与患者接触,同时观察者要具有深刻的洞悉力。

(2) 控制观察:又称实验观察,是指在特殊的实验环境下观察个体对特定刺激的反应,需预先设计,并按既定程序进行,每个受试者都接受同样的刺激。控制观察可获取具有较强可比性和科学性的结果,但因受实验条件、实验环境和程序中人为因素的影响,以及受试者意识到正在接受试验,可能会干扰实验结果的客观性。因此,护理心理评估以自然观察法为宜。

观察法的优点是得到的材料比较真实和客观。对儿童、不合作、言语交流困难者以及对一些精神障碍者的心理评估,使用观察法显得尤为实用。通过观察,可以获得患者不愿意或没有能力报告出来的心理行为。观察法的不足之处在于观察得到的只是外显行为,而对于患者的认知方式、内心想法等难以得到相关信息。此外,观察结果的有效性还取决于观察者的观察能力和分析力,观察活动本身也可能会影响到患者的行为表现,从而使观察结果失真。

(3) 心理测量法:是指依据一定的心理学理论,使用一定的操作程序,给人的能力、人格和心理健康等心理特征和行为确定出一种数量化的价值。常用的心理测量学方法包括心理测验法和评定量表法。

心理测验法(psychological test)指在标准情形下,采用器材或量表等统一的测量手段测试患者对测量项目所作出的行为反应的方法。通过测量可了解患者心理活动的规律和特征。由于测验可对心理现象的某些特定方面进行系统评定,并且采用标准化、数量化的原则,得到的结果可参照常模进行比较,避免了主观因素的影响,所以评估结果较为客观。

美国心理测量学家 Anastasi 曾对心理测验作出解释:"心理测验实际上是对行为样本客

观的和标准化的测量。"该解释表明了心理测验的 3 个基本要素,即行为样本、客观性和标准化。行为样本指的是能够表现人的某种心理特质的一组代表性的行为。标准化就是按照统一的标准筛选项目、编制量表、实施测验、评定分数和解释测验结果,其目的是为了尽可能控制无关变量,对所有的被测验者都能保持测验程序的一致。心理测验的客观性与行为样本的代表性及测验程序的标准化密切相关,客观性是衡量心理测验质量的根本标志。心理测验的种类繁多,应用范围也很广,在医学领域内所涉及的心理测验内容主要包括器质和功能性疾病的诊断中与心理有关的问题,如智力测验、人格测验、记忆测验、特殊能力测验等。

评定量表法(rating seale)是指用一套预先已标准化的测试项目(量表)来测量某种心理品质的方法。按测试项目的编排方式可将量表分为二择一量表、数字等级量表、描述评定量表、Likert 评定量表、检核表、语义量表及视觉类似物量表 7 种。量表的基本形式包括自评量表和他评量表。自评量表是患者根据量表的题目和内容自行选择答案作出判断的评定量表,可较真实地反映患者内心的主观体验。他评量表是由护士根据对患者的行为观察或交谈所进行的客观评定,对使用者的专科知识以及量表使用经验要求高。

二、心理评估原则

危重症患者的心理状态千差万别,复杂多变,有时一个护士要同时面对几个心理状态完全不同的患者。在实施心理护理时,应注意以下问题:

1. 有缓有急·根据患者病情的轻重缓急,优先处理紧急的、严重危害身心健康的心理反应,如心绞痛时出现的高度焦虑一般要比肾绞痛引起的心理反应严重得多。

2. 有的放矢·针对导致患者不良心理反应的原因,有的放矢地进行心理护理,如对于由错误的疾病认知导致的焦虑,应首先对患者进行有关医学知识的解释和教育。

3. 与抢救同步·心理护理可与救护处置同步进行。情况允许时,护士可边观察,边了解患者的心理反应,或边实施操作边扼要说明意图,以达到既消除患者疑虑又取得良好合作的事半功倍效果。

4. 心理换位·主动与患者行"心理换位"。谅解患者的过激行为,对自杀未遂者不能训斥、嘲讽、讥笑,及时积极预防或医治患者的心理创伤,想方设法使其在心理上尽快适应当前的急危重病情。

三、心理护理对策

1. 重视针对性护理·重症患者入住 ICU 期间,护理人员要强化人文关怀理念,营造关怀的氛围,照顾好患者,尽量满足患者的需求。主动与患者或家属交谈,了解患者的性格特征、生活习惯,提供个性化的护理服务;从细微处做起,促进患者的舒适,让患者感觉到护理人员的关心和体贴;充分认识重症患者心理护理不能千篇一律,根据个体的文化层次、思想水平、性格气质、年龄状况、疾病种类、患病的长短、病程进展、疗效状况等表现出的心理反应特征不同,实施个性化心理护理。

重症患者患病后角色的改变,把注意力从社会生活转向自身与疾病,加之活动减少、环境安静，自我感受性增强，很容易产生自卑、敏感、依赖性和情绪不稳等心理活动。因此，关心、体谅、爱护、尊重患者，密切护患关系，是做好心理护理的基本前提。

2. **稳定患者情绪** · ICU患者比一般患者更多地面对不良疾病折磨，甚至受到死亡的威胁，因而容易心浮气躁、情绪变化不定。护理人员应尽可能保持患者心平气和，稳定患者的情绪。

护理人员要有责任心、同情心，要沉着稳重、严肃有序地进行抢救护理，使患者对治疗产生信心，稳定患者的情绪。当患者一时失去理智，情绪难以自控而言行不当时，护理人员最好保持沉默，待情绪反应基本稳定后，再进行耐心、细致的宣教。对于危重症患者，时间就是生命，必须分秒必争尽快救治，同时牢记这类患者情绪反应强烈，而情绪对疾病又有直接影响，如AMI患者情绪不稳定，可能导致病情急剧恶化甚至死亡。

医护人员要用娴熟的操作技术、高度的责任心，取得患者信任，赢得患者信赖。询问患者和家属要礼貌、诚恳、自然，做好保护性医疗工作。在患者面前不说"病情重""怎么办"等语言；对生命垂危的患者只能单独向家属交代病情并提醒，不可在患者面前流露；对不能用语言表达感受的患者，应指导患者用非语言方式表达他自己的体验和需要，通过对患者表情、手势、口形判断患者表达的意图，明确告知患者"我努力去办"，以解除患者的焦虑。

3. **创造良好的环境** · 从生物、心理、社会三方面因素考虑，给患者营造一个安静、整洁、温馨、舒适的休息环境，促进患者的舒适。

ICU病房的环境设置必须要考虑到温度、湿度的合理性；室内采用柔和的光线，避免光线直接照射患者的眼睛，与昼夜节律相一致；墙壁上可张贴温馨宁静的壁画或令人安心的标语；病房内应确保舒适性，实现良好的通风和空气的新鲜，消除一切对患者睡眠和情绪产生不利影响的因素，如因条件限制，多人大病房，可用屏风或者帘子隔开，避免患者的不良情绪传染；医务人员进行查房、护理、治疗过程中动作轻柔，避免噪声和喧哗，避免在床旁讨论病情，在抢救其他危重患者时尽量用屏风和窗帘隔开，减少对患者产生消极影响；根据情况调小各种监护仪器的音量，当监护仪报警时，要及时排除报警原因；每个病床都应加床档，对烦躁不安、高热、谵妄、昏迷的患者，要防止发生坠床、撞伤、抓伤等意外，必须及时、正确地应用保护器具，以确保安全。

建议将医护人员工作服的颜色制成淡蓝色或淡绿色，减少患者对白色的恐惧；可在患者看得见的地方悬挂时钟或主动告知时间，增加患者的时间感；ICU仪器设备多，应将仪器尽量放置在患者不易看见的地方，暂不用的仪器尽量关掉，减轻患者的感觉负荷；对即将进入ICU的患者，由医护人员简单向其介绍ICU情况，减少术后对ICU特殊环境的恐惧感，并向患者介绍ICU医护人员，使其了解医护人员有丰富的监护治疗经验，能保证患者的安全。

ICU环境设置尽量家庭化，增加生活气息，缓解患者的紧张情绪。尽量避免使患者看到同病室危重患者被抢救的场面，以及其他危重患者的恶化状态；根据情况在ICU实行弹性探视制度，通过家属和亲友给予患者心理安慰和鼓励，如对于一些气插或气切的患者，鼓励家属通过书信交流，给予患者战胜病魔的信心。

4. **重视患者的疼痛反应，做好疼痛评估** · 减少或消除疼痛的原因，超前镇痛，如给大面积外伤患者换药时，提前给患者静脉注射镇痛药，以免换药时患者疼痛难忍。术后疼痛治疗应尽早进行，彻底镇痛。研究表明，持续的伤害性刺激能够使中枢神经系统致敏，致敏后神经元对疼痛刺激的阈值降低,使疼痛的强度和持续时间增加。中枢致敏一旦形成,就会增加疼痛治疗的困难,因此,早期介入疼痛治疗十分必要。

5. 改善休息与睡眠 · 国内外多项研究显示,生命体征监测、静脉穿刺、噪声、诊断检测、护理干预及为患者实施各种治疗等,均影响 ICU 患者睡眠。针对这些因素,应采取相应措施去除干扰,促进患者的睡眠。

(1)控制病室噪声:ICU 的噪声部分来自机器,部分来自医务人员。医务人员的交谈占噪声总值的 26%,被患者认为最具干扰性。建议办公区域与监护区域分开,增加单间的设置。降低电话、门铃的铃声,根据患者实际情况考虑放宽监视器的警报设置。如高血压患者血压监测上限值可以调高,ARDS 患者血氧饱和度的下限值可以稍调低,以免监护仪经常报警。要求医务人员将呼叫器或其他电子设备调为振动。

(2)夜间减少操作:及时评估能否减少监护频率,如患者血压平稳后可减少血压监测频率;血糖稳定的患者尽量减少夜间测血糖。

(3)保持昼夜节律:日间可打开日光灯,拉开窗帘,使光线充足;晚上注意关灯,避免光线的刺激,保持昼夜节律和充足休息。

(4)机械通气患者:调整呼吸机参数设置和通气模式,实现人-机通气最和谐状态,避免过度通气。无创通气患者,积极评价面罩的合适度和舒适度。

(5)评估患者情绪:采取措施舒缓情绪,对非药物治疗没有作用的患者,可采取药物治疗,适当镇静,减轻焦虑。

(6)患者抢救期间:注意临床清醒患者的反应。有研究者比较了不同处理措施下 CPR 对临床清醒患者的影响,对照组采用隔帘隔离,有专职护士进行心理安慰及解释,或者尽快转移,必要时采用药物进行镇静,结果显示必要的镇静治疗可以减轻抢救对其造成的不良影响。

6. 加强沟通与交流 · 通过沟通了解患者的心理需要启发患者交谈,减轻患者的精神压力。如了解患者的病情状态,重视患者及家属的背景和存在问题,以便在护理工作中引起注意并协助解决。与此同时,护士可根据患者的病情、社会地位、文化背景等因素选择合适的语言交流方式,准确判断患者所要表达的意图。

有效的沟通交流是建立良好护患关系的前提。沟通交流是不断发展的、复杂的过程,需要有一定的技巧,要使沟通有效,达到交流的目的,及时给予解答,减轻患者的精神负担和疾病痛苦。对要进入 ICU 监护的患者,耐心地讲明 ICU 监护的目的,使患者事先有良好的心理准备,避免紧张、焦虑、恐惧心理的发生;对老年、性格内向、既往病史中有过脑外伤、精神失常等患者,更要做好心理护理;对紧急进入 ICU 的患者,要争取时间进行心理护理。要讲解重症监护的重要性和必要性,使患者减轻心理负担,同时让家属了解患者的病情,理解患者的痛苦和对家庭生活的影响,取得家属的配合。

合理使用暗示性语言、安慰性语言、刺激性语言,并注意语言的情感性、道德性、语言环境和听话对象,使语言活动在护理工作中发挥良好的作用。积极与患者沟通,对插管患者要积极解释气管导管的作用和引起的不适;对于能说话的患者,做好解释与安慰;对于不能说话的患者更要做好沟通。81%的患者认为不能说话是非常痛苦的,希望护士主动询问关心其需要,可以通过手势、图案、写字等进行沟通。

另外,注意维护患者的自尊心,根据患者情况,保护隐私。对住院患者的隐私需求进行调查时,患者表示,希望护士做会阴冲洗、导尿、体格检查等操作时注意用窗帘遮挡,并且希望尽量不要异性医护人员操作。

非言语沟通是指举止、行为、表情的沟通,护士大方的举止、整洁的外表、情绪变化尤其是面部表情的变化,对患者及其家属都有直接的感染作用,护士积极的情绪、和善可亲的表情、不仅能够调节病房和治疗环境的气氛,而且能转换患者的不良心情,唤起患者治疗疾病的信心。注意目光的接触与身体语言,当倾听患者的谈话与叙述时,目光可直接注视着对方的双眼。在说明问题时,可借助某些手势加强谈话效果,但要注意运用适度,不能显得过分夸张,总的原则应是使自己的身体语言融入治疗过程中去,以有利于治疗过程为准。除了目光的接触与身体语汇之外,还有其他一些非言语性的技巧。如说话的语气、语调及速度就是其中之一,关键要带着对患者的同情、理解与关切去讲话,讲话时,要尽量发出明确的声音,使对方能够听清楚,含混不清易使对方产生犹疑。

与患者进行良好的沟通,患者入住 ICU 的前提是自身病情比较严重,由于受到疾病困扰,所以患者大都存在不同程度的心理障碍,因此,护理人员需要具备同情心和责任心,要从语言和实际行动上给予患者更多的关心。同时可以采用目光、肢体语言等多种方式让患者重新认识到自己的疾病,提高参与治疗的积极性。

每班护士与患者说话交流,可以减轻患者的孤独感。护理人员要了解患者的手势、口形、表情、语言表达、切忌只注意监护仪器而忽视患者的体验。进行各种处置前,要向患者事先解释,以取得患者的支持和配合。对不能进行语言表述的患者,如呼吸机、气管切开的患者,可用手或纸笔书写的方式进行交流,及时给予解释,减轻患者的不适及精神负担。

在交流过程中,得体称谓也是成功沟通的前提,护士对患者的称谓得体与否在很大程度上也决定着护患人际交往活动的成败,患者由于在文化水平、专业知识上存在着差别,语言使用不当,在护患沟通中常发生由于专业术语使用过多而产生概念上的误解或不被理解,使用患者熟悉的常用语,并注意口语的科学性通俗化,自然坦诚地与患者交谈,注意不要生搬医学术语,以满足不同层次患者的需要。同时在与患者及其家属交流的同时,由于社会地位、文化背景、地域的不同,难免产生交流的障碍,在此需要护士们善于控制自己的情绪,如当患者的仓促提问难以具体回答时,护士要有随机应变的能力,不要支支吾吾,岔开话题,否则,会加重患者的疑心和绝望感。

对即将离开 ICU 产生依赖心理的患者,护士一方面要做好说服解释工作,使患者既明确自身疾病已经缓解,又要树立战胜疾病的信心,增强自身抗病能力。对产生呼吸机依赖心理的患者,应向患者解释,现在的病情已有很大好转,可以按计划间断撤离呼吸机,直至完全撤机,一旦感觉呼吸困难,可以随时接上呼吸机,这样可解除患者的担心。

7. 关注患者的饮食与营养·注意评估者的肠道功能及进食情况,询问医师患者能否进食进水。对于能进食的患者,根据疾病要求和患者爱好,联系家属或营养室准备饮食。对于不能进食的患者,应充分解释,做好口腔护理,保持口腔和嘴唇的湿润。评估患者的营养状况,积极与医师商讨营养方案,做好肠内外营养及护理。

8. 满足心理需要·患者患病后大多数有不同程度的消极情绪,这些往往与患者心理需要得不到满足有关。根据马斯洛需要层次理论,生病后生理需要层次发生变化,总的来说,高层次需求减弱低层次需要增加,需要得不到满足就会产生消极情绪,既影响身体的康复,又影响心理健康,从而产生恶性循环,故满足心理需要,是化消极情绪为积极情绪的重要支柱。

对危重患者要理解并能谅解他们表现出的过激行为。当患者一时失去理智、情绪难以控制而言行不当时,最好保持沉默,不要与之理论、争辩,待其激烈的情绪反应基本平息后,再做耐心、细致的宣教。对恐惧和焦虑的患者,要调动其自身能力不断进行内部调节,教给患者放松技巧和应对策略,以使患者适应客观现实和环境,恢复心理平衡。心理矛盾冲突比较严重的患者,可给予心理治疗,如以宣泄法使患者发泄压抑的情绪,以升华法转移心理矛盾,以调查法使患者正视自己的病情,正确对待疾病和生活。入 ICU 患者大都全身裸露,而且由于工作原因,护士可能注意的监护和治疗较多,忽视了患者本身的存在,损伤患者自尊。所以我们在做任何治疗或护理操作时,尽量减少暴露部位,要尊重患者,必要时应用屏风遮挡。同时,做好晨、晚间护理及各种基础护理,这样不仅可给予患者爱抚和安慰,还可以增进护患感情。

9. 提高患者对疾病的认知能力·帮助患者客观地看待自己的病情,以较客观合理的认识和信念来取代不合理的信念和态度,只有建立较为健康的看法与态度,才能产生健康的心理。如对于 AMI 患者,要告诉患者只要正规治疗,是可以治愈的,同时应向患者讲解相关的医学知识,使患者积极配合治疗的同时保持良好的心理状态,避免焦虑和紧张情绪的发生。

10. 实现护患关系的优化·患者在住进 ICU 病房之后,护理人员需要主动地向患者介绍关于 ICU 科室的情况、医师和护理人员的配备情况等。但是,在介绍这些内容的同时需要把握重点,如可以向患者介绍 ICU 医师和护理人员的优势、设备优良等,以此来提高患者的康复自信心。酌情增加探视与陪护时间,因为 ICU 患者病情重、抢救多,为了减轻感染和便于管理,ICU 采取封闭式管理,患者容易感觉孤独。尽管对患者进行心理护理和健康教育,但患者还是期望家属留在自己身旁。以色列的骨髓移植病房允许家属和患者同住,甚至允许亲朋好友探视,病房布置趋向家庭化,与严格消毒、完全封闭的患者比较并没有增加感染率,且陪护陪伴组预后明显好于完全封闭组患者。由此可以看出,ICU 可以酌情增加探视与陪护时间,增加患者与家属之间的交流,满足其情感支持需求。

综上所述,护理是为人的健康提供服务的过程,护理活动是科学、艺术、人道主义的结合。随着抢救护理科学的形成和发展,人们越来越认识到对及重症患者同样需要进行心理护理。良好的心理护理可以满足患者的合理需要,消除不良情绪的反应,调动其战胜疾病的主观能动性,提高患者的适应能力,向患者提供一个良好的心理环境,对恢复健康起到了积极的促进作用,使患者主动配合治疗和护理,有利于疾病的康复。

第四节　ICU 综合征及护理

ICU 为危重患者提供了最先进的技术设备和治疗手段,正基于此,患者会出现与医院紧张环境相关的精神应激,戏称 ICU 为"高度恐惧病房"。大多数进入 ICU 的患者面对诸如死亡的恐惧、被迫的依顺、潜在的永久功能丧失等时,会出现退行性表现。如治疗失败,患者可能转向更原始的应对方式,如投射、被动攻击行为、表演行为或完全否认存在等,表现出一系列临床综合征,其中最重要的是 ICU 综合征。

ICU 综合征中 80% 的患者表现为谵妄,其次是焦虑、抑郁。谵妄早期曾被称为 ICU"精神病",近年来常被称为 ICU 谵妄。ICU 综合征的发生率较高,其中 ICU 非机械通气患者发生率为 20%～50%,而机械通气患者的发生率高达 60%～80%。ICU 综合征不但影响患者,也会影响医护人员。不少患者住进 ICU 后,由于无法适应这个陌生、密闭、与外界隔绝的环境,往往容易产生恐惧、焦虑甚至思维紊乱等一系列精神障碍现象,这种现象在医学上称为"ICU 综合征",其发生率高达 70%。ICU 综合征的临床表现多种多样,主要有烦躁不安、言语错乱、思维紊乱、情感抑郁(严重者可表现为恐惧、焦虑和罪恶感,并有自杀的念头和行为)等。专家指出,ICU 患者的不良情绪会对康复构成负面影响,值得医护人员和家属高度重视。

ICU 综合征首先由 Mckegney 于 1966 年提出,后日本学者黑浑于 1982 年对其作出如下定义:入住 ICU 后,经 2～3 天的意识清醒期(这时可出现失眠)后,出现以谵妄为主的症状,后者持续 3～4 天或直至转出 ICU,症状消失后不留后遗症,其主要发病原因为身体和环境因素复杂地交织在一起。此后,黑泽又于 1987 年认为,ICU 综合征是"在综合治疗时因患者、治疗、环境等诸多因素造成的精神症状",其前驱症状是失眠,症状是谵妄与焦虑。近年来,大部分学者认为,ICU 综合征是主要以谵妄状态为本质特点的精神病性症候群。

一、ICU 综合征定义

ICU 综合征指患者在 ICU 监护过程中出现的以精神障碍为主,兼具其他表现的一组综合征。患者临床表现呈多样性,程度轻重不一,主要是以精神障碍为主,兼有其他伴随症状。①谵妄状态,是本征最常见的症状,表现为对外界刺激的反应能力明显下降。②思维障碍,既可通过语言,又可通过行为表现出来。③情感障碍,少数患者表现为情感高涨和欣快症,多数患者表现为情感抑郁。④行为动作障碍,行为动作失常,如乱喊乱叫、撕衣毁物等。⑤智能障碍。⑥其他表现,如失眠、头痛、腰背痛、便秘、腹泻、皮肤异样感等。

二、ICU 综合征产生的原因

ICU 综合征是在 ICU 环境应激、可改变脑功能的综合作用下出现的临床综合征,其病因较为复杂,主要有原发病或原发病并发症(如感染、休克、脱水等)、ICU 环境因素、药物因素等。

1. **个体因素** · 患者的年龄、性别、性格等都会不同程度地影响患者,导致患者的适应环境能力不同。如老年和小孩就需要更多的关注与关心,少了亲人的陪伴,倍感孤独与无助。

2. **疾病因素** · 任何引起脑功能改变的因素均可导致谵妄的发生,如继发于全身性疾病的脑功能改变,使脑内神经递质发生质或量的改变,引发脑神经的高级功能障碍,出现临床症状。另外,手术亦可引起,不同手术部位,其发生率不同,如脑部手术时由于脑部血流减少有可能发生小的梗死灶等诱发 ICU 综合征；如心脏手术时，因心排血量减少、发热等参与了 ICU 综合征的发病过程；如食管手术患者也易发生 ICU 综合征。另外，手术时间越长、越复杂，也易发生谵妄。亦与电解质紊乱有关，发生谵妄时约 80% 的患者出现电解质异常。

3. ICU 环境因素· 因 ICU 内环境特殊、无家属陪护、治疗的特殊需要，患者存在社交孤独、沟通不畅、制动、环境陌生、噪声过度、感觉单调或缺失、个人隐私无法保护及每天光线变化的缺乏等。但这些因素并不直接导致谵妄，亦不是谵妄发生的必要条件，谵妄是与患者本身的疾病交织在一起而发生的。对于那些神志清楚患者，常因疾病的打击、生疏的环境、复杂的设备造成严重的心理失衡，而产生 ICU 综合征，出现不同程度的紧张与恐惧、焦虑、孤独和抑郁、愤怒与敌意、否认与逃避、无力感与绝望感、期待与依赖、冲突、知觉剥夺与知觉繁增。突出表现为：

(1) 噪声：研究表明噪声是最主要的应激源。噪声可以触发惊吓反应，引起心率加快、代谢加快和耗氧量增加，同时可以干扰患者的睡眠，导致睡眠剥夺。ICU 患者的睡眠时间减少，经常从睡眠中惊醒，睡眠质量差。睡眠剥夺对患者产生严重不良影响，如影响患者的免疫功能、呼吸功能和认知状态，并且可以诱发 ICU 综合征的发生。

(2) 设备：线路多、仪器多、气氛紧张、各种监护仪和监护导线、各种抢救和维持生命的设备和报警声造成的一种紧张而压抑的气氛。

(3) 睡眠剥夺：早期的研究发现，睡眠剥夺在 ICU 综合征中起一定作用。但目前多持反对意见，美国精神病学会的诊断标准中将睡眠障碍列入谵妄的必要症状而非病因。

4. 药物因素· 对重症患者实施治疗的过程中，某些药物可以影响患者的脑功能，导致他们出现一些不良心理反应，如使用利多卡因治疗心律不齐，当静脉滴注速度达到 4 mg/min 时，大部分患者可出现谵妄等精神症状。ICU 使用的部分药物会产生精神毒性，如镇痛药(枸橼酸芬太尼、盐酸哌替啶、吗啡)；镇静药(丙泊酚、咪达唑仑、氯丙嗪、氟哌利多)；抗心律失常药(利多卡因、阿托品)等。H_2 受体阻滞剂(西咪替丁、法莫替丁)、茶碱类、皮质类固醇类，也可以引起精神症状。抗霉菌药物如大扶康和更昔洛韦均有不同程度的神经精神系统的不良反应，尤其是在合用了肾上腺皮质激素后，会使神经精神系统方面不良反应的发生率增加。

5. 心理因素· 心理疾病可能引起意识障碍的研究一直备受人们关注。ICU 患者承受着生命威胁、对医疗过程的惧怕、无法交流、全新而可怕的环境、自我控制能力的丧失等刺激。由于危重症疾病起病急骤、病势凶险，患者对突发的变故缺乏心理准备，常会导致强烈而复杂的心理反应。如果患者神志清醒，目睹医护人员的严肃表情和紧张的抢救过程，听到监护仪不断发出的声响，往往产生巨大的心理压力，恐惧抢救治疗与对生命渴望的矛盾，可使患者产生严重的心理冲突。

三、ICU 综合征的产生机制

ICU 综合征的精神症状中大部分表现为谵妄，目前针对谵妄发生的可能机制提出的三个假说，任何一个或几个因素的联合作用引起神经递质的改变，均能导致某一特定患者发生谵妄。

1. 中枢性去甲肾上腺素产生增多 · ICU 患者可能因酒精或某些药物的戒断而使去甲肾上腺素释放增多，导致脑内神经递质失衡而诱发谵妄。

2. 多巴胺和胆碱能系统 · 阿托品类药物的应用造成脑内多巴胺和胆碱能系统失衡，从而引起中枢抗胆碱能症状；另一方面，这些药物使多巴胺功能亢进，增加焦虑性谵妄的发生。这个假说有助于理解多巴胺能阻滞剂的疗效，如氟哌啶醇可改善谵妄患者脑内多巴胺和胆碱能系统的失衡，从而在一定程度上缓解谵妄的进展。诱发谵妄的药物可导致多巴胺功能亢进。

3. 细胞毒性病因 · 由脑细胞工作环境改变所引起的。药物的副反应或与细菌感染相关的内毒素释放入血，影响神经功能；高热或缺氧使中枢神经系统功能紊乱。大多数异常对中脑功能的影响尤为明显，可进一步导致网状激活系统功能波动，出现意识水平的改变和应对环境刺激能力的变化，这也是许多谵妄患者的关键特征。

四、ICU 综合征诊断

ICU 综合征的标志性临床表现是意识水平波动、定向障碍、妄想、幻觉、行为异常，通常起病快、病程短，仅持续 24～48 小时。临床表现有四大特征：原有精神状态的急性改变或呈波动性过程、注意力改变、思维瓦解或意识水平的改变。其可分为高反应型（如狂躁、暴力）、低反应型（表现为安静但伴有困惑与茫然状态，易漏诊）、混合型（症状呈间歇性波动性）。

目前对 ICU 综合征的诊断尚缺乏统一标准，临床上对 ICU 谵妄的评估常根据 ICU 谵妄筛查表（IcDSC）和 ICU 意识紊乱评估办法（CAM－ICU）来做出判断。CAM－ICU 和 ICDSC 两种评估方法的制定，开辟了 ICU 谵妄评估的新纪元，两者在评估谵妄患者的效用上具有高度的一致性，因此被推荐为 ICU 谵妄评估的常用工具。CAM－ICU 评估条目少，简便易行，因此在临床上应用广泛，但其只能做出阳性和阴性的定性诊断。而 ICDSC 包含了定向力、幻觉、不恰当的言语和情绪、睡眠-觉醒周期等多种因素的评估，因此，对谵妄筛查的阳性率更高，且可以对谵妄程度进行划分，区分临床谵妄和亚临床谵妄，丰富了评估内容。两者结合，才能最大限度地兼顾效率和效果。

一项对 ICU 患者采用 ICDSC 进行谵妄评估的研究显示，亚临床谵妄与临床谵妄的住院时间接近，住 ICU 时间和住院时间均高于无谵妄患者。因此，应提高对亚临床谵妄的重视及早期筛查干预，以减少对预后的影响。ICDSC 诊断谵妄的敏感性较高，常用于 ICU 谵妄的筛查，使用时首先判断患者的意识水平（5 个等级），然后对所有无昏迷或木僵的患者按照筛查项目进行 24 小时内的信息评分（0～8 分），≥4 分考虑诊断谵妄。CAM－ICU 是为气管插管患者设计的，其诊断谵妄的敏感性、特异性皆较高。使用 CAM－ICU 诊断谵妄分两步进行，首先应用标准的镇静评分对患者的意识水平进行评估；随后对除昏迷状态以外的患者依据以下临床特征进行 ICU 谵妄的评估：①急性发作的精神状态的改变或呈波动性过程。②注意力改变。③思维瓦解。④意识水平的改变。①＋②＋③或①＋②＋④可以诊断 ICU 谵妄。而抑郁和焦虑则可参照《中国精神障碍分类与诊断标准（第三版）》做出诊断。当然，在做出 ICU 综合征或谵妄诊断之前应排除脑部器质性病变所致的精神障碍。

五、ICU 综合征产生的临床表现

1. 谵妄·为 ICU 综合征最常见症状,患者表现为烦躁不安,言语错乱,对时间、地点、人物的定向力和辨别力出现障碍,感知觉过程不清或曲解,出现明显的错觉和幻觉,以幻视多见。

2. 思维紊乱·是 ICU 综合征的另一重要症状,主要表现为两种形式:一为联想过程障碍如思维破裂、思维贫乏、思维奔逸、象征性思维等;另一种形式是妄想,如被害妄想、关系妄想、自罪妄想、夸大妄想等。

3. 情感障碍·除少数表现为情感高涨和欣快外,多数表现为抑郁,严重者可表现为恐惧、焦虑和罪恶感,并有自杀的念头和行为等。

4. 行为动作异常· ICU 综合征患者的行为动作表现多种多样,如乱喊乱叫、撕衣毁物、打人骂人等。

5. 智能障碍·老年患者在 ICU 监护中(或后)发生的痴呆,属智能障碍范畴,也是 ICU 综合征的临床表现之一。

6. 其他表现·本征患者除有上述各种精神障碍表现外,还常常伴有其他症状,如失眠、头痛、腰背痛、便秘或腹泻、皮肤异样感等。

六、ICU 综合征治疗

尽可能地明确病因及预防;控制可能的危险因素及对原发病的治疗,如控制感染;使用必要的药物控制精神障碍;ICU 支持治疗等。

(一) 病因治疗

病因治疗是谵妄管理的关键,脓毒症、休克、呼吸衰竭等疾病造成的脑功能异常,是重症患者并发谵妄的主要原因。多种病理生理改变如炎症反应、脑灌注、神经变性,均是脑功能障碍的影响因素,这些因素使得严重感染及低灌注的患者更易出现谵妄。研究表明,谵妄的发生与疾病的严重程度存在明显的相关性,积极处理原发病在谵妄的管理过程中至关重要。疼痛、焦虑、不合理镇静均是促发谵妄的因素,有效的镇痛及合理镇静对减少应激所致的生理和心理功能障碍可起到积极作用。而谵妄的对症治疗只是在对因治疗发挥作用过程中的有效辅助和补充。

(二) 药物治疗

对部分去除诱因或病因后仍不能有效控制症状者,应考虑药物治疗。

1. 苯二氮䓬类药物·是治疗由于过量服用抗胆碱能药物引起的焦虑反应时的首选药物,其中相对短效且代谢产物无活性的药物,如劳拉西泮是首选药物。另外,当谵妄的原因不明且怀疑是酒精或镇静催眠药戒断导致时,可考虑试验性地应用苯二氮䓬类药物治疗,如病情加重,基本可排除酒精和苯二氮䓬类药物的戒断,应考虑不同的药物治疗。

2. 肾上腺素能受体激动剂·右美托咪啶是一种肾上腺素能受体激动剂,右美托咪啶通过蓝斑内的受体,发挥镇静和抗焦虑作用,此外,通过脊髓内 α_2 肾上腺素受体还可以发挥镇痛作

用,还具有减轻应激反应的作用。相对于其他镇静药物,右美托咪啶在镇静的同时更易保持可唤醒力,极少诱发呼吸抑制,血流动力学影响小,且其快速消除的药代动力学特性,可减少药物蓄积。临床研究证实,右美托咪啶对应用机械通气的兴奋型谵妄患者,可明显缩短谵妄持续时间。对非心脏术后的老年患者,右美托咪啶对谵妄的发生还有一定的预防作用。但对心脏手术患者,与咪达唑仑＋吗啡比,右美托咪定虽然可以缩短住 ICU 时间,但对谵妄的发生率无影响。

七、ICU 综合征产生的护理干预

1. 及时进行评估 · 根据患者的病情和疾病的发展,及时评估患者心理表现、应对能力及各种外部因素综合评估患者的精神状态以及发生 ICU 综合征的可能性。

2. 常规做好监护 · 利用先进的、精密的医疗设备,对危重症患者进行持续生命体征监测,有效地防止意外发生,同时根据患者的检测指标及监护结果对 ICU 综合征进行预见,采取预防措施,早发现、处理、早护理。

3. 加强入室宣教 · 让患者与医务人员建立良好的信任关系,做好宣教工作,针对患者不同的文化背景,用通俗易懂的语言,对环境、各类仪器、各项操作进行解释,消除患者的焦虑与恐惧。

4. 改善监护环境 · ICU 患者面临诸多诱导谵妄发生的高危因素,包括因自身病情所决定的基线因素以及医疗相关因素,基线因素与患者原发疾病相关,而医疗相关因素往往与治疗措施和 ICU 管理相关,是可以干预和控制的。在 ICU,由于各种声音、光线和监护治疗措施的干扰,以及疼痛、焦虑情绪的影响,患者常常无法保证正常的睡眠。合理的睡眠管理推荐,通过声光的管控及放松疗法等非药物方式进行。有研究发现,通过耳塞和眼罩,联合轻缓的音乐可以不同程度地改善睡眠(如睡眠深度、入睡难易程度、觉醒次数、觉醒后再次入睡等)。而通过灯光的昼夜调节、降低病房内噪声、维持舒适的温度等可减少患者的不适主诉。因此改善环境因素、提高患者舒适度有助于减少谵妄的发生。

(1) 医疗环境:医护人员要尽最大努力使 ICU 病室清洁整齐、舒适和谐,暂时不用的仪器尽量避开视线,避免杂乱无章;灯光可使用柔和光线,不要直接对着患者的眼睛;房间设有窗户和钟表置于患者视野范围,使患者昼夜分明;妥善安排治疗操作时间,尽量白天集中治疗,保持患者白天清醒,夜晚睡眠,为患者创造一个良好的休养环境。此外,尽量用屏风或隔帘将稳定期(包括全麻待清醒)患者与危重患者隔开,并使患者避开抢救场面,以减少病友心理感应带来的不利影响。

(2) 病室环境:保持病室温度 18～22 ℃、湿度 50%～60%,保持室内安静。Kahn 等将噪音按其来源分为两类:一类与机器有关,不可控;另一类与人的行为有关,可控。他们认为 50% 以上的噪声与后者有关,是可控的。其中,工作人员的交谈因其意外性和变化多样,可能具有一定含义,被绝大多数研究者认为是噪声的主要来源,对患者干扰最大。所以,医护人员应该认识到其危害性,尽量避免在患者床边讨论病情,遵循四轻原则,不谈与工作无关的话题。此外,应将呼吸机和监护治疗仪器设备发出的声音调至合适大小。

（3）人文环境：心理学家指出：信息交流＝7％言语＋38％语调＋55％面部表情。微笑的面容、鼓励的眼神、皮肤的接触等都可以减轻患者的孤独不安心理。部分 ICU 患者因气管插管或切开等原因不能进行语言交流，护理人员可通过患者的表情、手势、口形及实物照片、会话卡、笔去听和说，来判断患者所要表达的意图。护士要熟练掌握 ICU 内所有仪器的性能、操作规程，当监护仪报警时，要沉着镇定，反应迅速，避免造成紧张气氛。

（4）心理护理：建立患者对工作人员的信任，是最有效的治疗和预防 ICU 综合征的措施。患者与医务人员建立强有力的信任关系，可以明显降低术后并发症。所以，医务人员应术前访视将入 ICU 的患者，简介手术情况及 ICU 环境，必要时可让患者接触术后病房，介绍各种监护仪器，导管及插管的作用及重要性，减少患者术后对 ICU 特殊环境的恐惧感。对老年、性格内向、既往病史中有过脑外伤、精神失常的患者，更要做好此项工作。对紧急进入 ICU 的患者，要争取时间进行心理护理，要讲解重症监护的重要性和必要性，使患者减轻心理负担。了解患者和家属的心理，时刻不忘给患者以希望和信心，多数危重患者缺乏心理准备或者心理负担较重，从而心理不平衡。护士要从患者的心理变化角度予以理解，耐心地说服。鼓励病情好转的患者自行翻身、吃饭、活动，让自我照顾能力得到强化，让患者感觉到自己的康复。

5. 放松疗法

（1）音乐疗法：音乐是一种特殊的语言，悠扬适宜的旋律可使人放松产生其他交流所达不到的效果。国外有研究所对进入 ICU 3～5 天后出现心肌梗死及不稳定心绞痛的患者进行音乐欣赏疗法，结果表明，副交感神经活动指标的高频成分在音乐疗法后呈有意义上升，交感神经活动指标的低频成分和高频成分的比值则有意义下降，提示音乐欣赏疗法减少交感神经活动，增加副交感神经活动。在 ICU 紧张环境中应用音乐疗法，可缓和交感神经的过度紧张，促使感情情绪镇静化，抑制各种压力反应，减少和预防 ICU 综合征的出现。

（2）行为治疗：ICU 患者病情较重，当其身体状况允许时，医务人员要鼓励且协助患者床上料理个人生活（如吃饭、洗漱、活动肢体等），逐步增加活动，使其正常行为不断得到强化，逐渐摆脱认为自己是重病患者身份的心理，患者活动后肌肉和心理的放松状态抑制了焦虑情绪的发生，也减少了 ICU 综合征的发生。

6. 强化基础护理·医护人员尽可能减少 ICU 患者全身裸露的次数和时间，在为患者擦浴、导尿、灌肠等处置及患者大小便时，随时给予遮挡。注意保护患者的隐私，使患者感到被尊重，防止不安、抑郁的产生。尽量减少对患者的约束，必须约束时，向患者做好解释工作，取得合作，并定时解除约束，为患者做四肢按摩及被动运动，同时鼓励患者做主动的四肢运动。此外，还应注意预防压力性损伤及肺部泌尿系统的感染。

7. 减少约束·协助患者取舒适的体位，合理地镇静镇痛，保证良好的睡眠。

8. 保护隐私·减少患者暴露的时间和次数，全身擦浴、导尿、灌肠等操作时有必要的遮挡，让患者自尊得到保护。

9. 早期活动·早期活动目前主要指患者患病后 2～5 天内开始进行活动。运动可以促进肢体血液循环，改善脑部血供，预防大脑发生缺血性损害；还可以增加皮质内胆碱能纤维密度，增加体内抗炎物质的产生。早期活动可缩短谵妄持续时间，而早期活动的安全性和可行性在临床中也得到了很好的证实。ICU 活动分级使患者的早期活动水平有了更为具体和明确的可衡量的指标。早期活动既可给予患者心理支持，也可增强躯体器官功能，减少并发症，已成为谵妄患者集束化管理策略中的一项重要举措。

10. 重视与患者进行沟通交流・重症患者在治疗过程中遭受着因机械通气、有创监测、睡眠剥夺等引起的各种身体不适，加之对病情及陌生环境的恐惧、交流受限等影响因素均加重其心理负担，使患者极易罹患谵妄。而谵妄本身也易导致抑郁、焦虑等心理应激。因此，医护人员应尽早进行解释沟通，最大限度地减少来自疾病本身及治疗引起的精神创伤和心理应激，从而预防谵妄的发生。家庭成员提供类似的干预措施，也有潜在的疗效。

11. 综合管理策略的实施・ABCDEF、eCASH、ESCAPE 等综合管理策略有助于谵妄的防治，并改善重症患者的预后，重症疾病本身会导致机体内血流动力学及代谢紊乱，进而影响脑功能，诱发谵妄。而谵妄本身又会加重病情，不利于各项治疗的开展，延缓疾病的恢复。因此对重症相关谵妄，减少其发生和进展较降低已出现的谵妄带来的潜在损害风险更为重要。采用一定的措施早期干预、预防谵妄可明显减少谵妄的发生。近几年来，以谵妄为核心的，包含早期活动的重症患者镇痛镇静集束化管理策略越来越受到重视，其中的代表是 ABCDEF 和 eCASH 策略。ABCDEF 策略包括疼痛的评估、预防和管理；自主觉醒试验和自主呼吸试验；镇痛镇静的选择；谵妄的评估、预防和管理；早期活动及家庭关怀六方面，应用该策略可明显降低谵妄的发生率，缩短谵妄持续时间。而与之类似的 eCASH 策略，包含早期使用镇痛药物保持舒适、最小化镇静和最大化人文关怀，充分体现了集束化策略对谵妄预防的重要性。最近提出的 ESCAPE 策略着重强调了早期活动、睡眠管理和精神状态评估（认知功能评估）在谵妄管理中的重要性，使谵妄患者的管理策略更加全面。

12. 多学科专业合作・持续管理质量改进可提高谵妄管理水平谵妄的管理涉及评估、监测、干预和预防等多方面内容。每一部分均需要有严格的质量控制体系以保证其实施到位，结果可靠。因此，持续的管理质量改进是提高谵妄管理水平的重要保证。评估准确是谵妄诊断的前提，护士主导的干预使谵妄评估的准确性逐渐升高，而在治疗方面，临床药师参与的镇静、镇痛、谵妄管理策略明显缩短住 ICU 时间和住院时间，麻醉医师的参与、术中注意监测麻醉深度和维持轻度镇静，对预防术后谵妄也有重要意义。由于谵妄的管理涉及神经、精神、麻醉、重症、药理等多系统、多专业理论，因此，多学科合作展现出了越来越广阔的发展前景。

参考文献

［1］ 豆欣蔓,王世平.ICU 综合症的相关因素及护理研究进展[J].中华现代护理杂志,2016,16(1)：108-110.

［2］ 郭丙秀,张蔚,薛友儒.重症肌无力患者心理弹性水平及其影响因素分析[J].齐鲁护理杂志,2019 年,25(13)：24-27.

［3］ 胡冬梅,金晓茜,贺晓梅.重症肌无力患者抑郁,焦虑,失眠症状发生率以及影响因素研究[J].中国临床医师,2016,44(1)：36-38.

［4］ 李连芳,王霞.重症监护病房患者的常见心理反应及护理分析[J].实用临床护理学电子杂志,2018,3(29)：79-80.

［5］ 刘朝英,董会民,乞国艳,等.重症肌无力患者自我感受负担及影响因素分析[J].中华护理杂志,2016,51

　　　　(4)：429-433.

[6] 刘文学,杨毅,邱海波. 重症医学：被忽视的医学人文[J]. 中华医学杂志,2019,99(35)：2725-2728.

[7] 张晶晶,张志刚. 早期护理干预对预防 ICU 综合症的研究[J]. 护理实践与研究,2016,6(7)：55-57.

[8] Mofredj A，Alaya S，Tassaioust K，et al. Music therapy, a review of the potential therapeutic benefits for the critically ill [J]. J Crit Care, 2016,35：195-199.

[9] Pudalov L R，Swogger M T，Wittink M. Towards integrated medical and mental healthcare in the inpatient setting：what is the role of psychology? [J]. Int Rev Psychiatry, 2018,30(6)：210-223.

第十七章 重症超声

第一节 血管超声

　　重症超声以其无创、床旁、实时、动态、无辐射、可重复性、低费用等优点目前在我国重症患者中得到了很好的应用。重症护理超声是将重症超声的理念、技术应用到重症护理中,以其独特可视化的视角,定性或定量地评估肉眼无法观察的护理指标,解决现有工作中的护理问题、护理难题,更好地服务于重症患者。ICU患者由于病情危重,血流动力学不稳定,动脉血管往往收缩明显、搏动微弱,静脉血管充盈不良或走行变异,穿刺困难。血管超声可以在穿刺前评估患者血管深度、直径、血流情况。超声引导下血管穿刺置管可以动态观察动静脉血管条件及位置,定位穿刺点,引导穿刺,有效克服传统动静脉置管的局限性,可以提高初次置管成功率,减少穿刺次数,降低并发症的发生率,并且降低了医用耗材的相关费用。

一、探头选择

　　超声引导下血管穿刺常用高频线阵探头(7.5～10 MHz),其特点为:对浅表结构分辨率高,成像呈线性,便于血管定位。

二、模式与动静脉区分

(一) B型模式

　　B型模式是一种亮度的模式。以亮度的强弱显示组织回波信号的强弱,并采用多声束扫描法,将各扫描线组成二维灰度图像。其特点为:二维断面图像,实时显示组织结构,形象直观,见图17-1。

(二) M型模式

　　M型模式为"运动模式",用来分析结构的运动,见图17-2。

(三) D型模式

　　D型模式为多普勒成像,显示超声的多普勒效应所产生的频移,以幅度的不同显示目标速

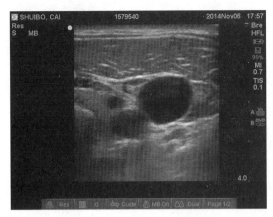

图 17-1　血管超声 B 型图像

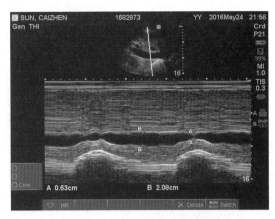

图 17-2　血管超声 M 型图像

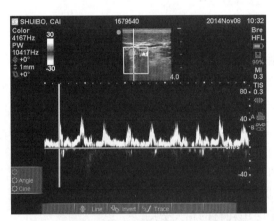

图 17-3　血管超声 D 型图像——动脉脉冲多
普勒图像

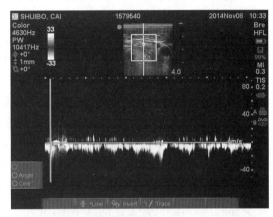

图 17-4　血管超声 D 型图像——静脉脉冲多
普勒图像

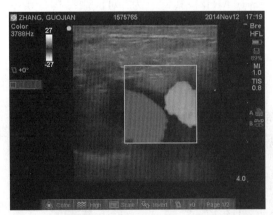

图 17-5　血管超声 C 型图像——动静脉彩色多
普勒图像

度的大小,并在时间轴上展开显示速度随时间
的变化。其特点为:可准确测量血流速度。
其中,动脉脉冲多普勒图像如图 17-3 所示,
静脉脉冲多普勒图像如图 17-4 所示。

(四) C 型模式

C 型模式为彩色多普勒成像模式,在二维
图像区域内,以色彩饱和度的不同显示目标速
度的大小,以色彩的颜色显示速度的方向,如
图 17-5 所示。其特点为:红迎蓝离,即迎向
探头血流显示红色,远离探头血流显示蓝色,
如图 17-6 所示。

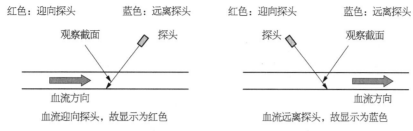

图 17-6 动静脉彩色多普勒成像图解(红迎蓝离)

(五) 血管超声下动静脉区分

见表 17-1。

表 17-1 血管超声下动静脉特点

特 征	静 脉	动 脉
表 现	低回声	低回声
管 壁	薄(有静脉瓣)	厚(三层结构,可见内膜)
腔内径	大	小
搏 动	无	有
按压探头	可压缩,可完全塌陷	不可压缩,或不能完全塌陷
彩色多普勒	血流为向心方向	血流为远心方向
多普勒频谱	血流信号连续、低速、随呼吸而变化	脉冲式血流信号,有明显峰值

三、穿刺手法

(一) 长轴(平面内法)VS 短轴(平面外法)

平面内法即长轴引导法,是指穿刺针长轴与探头长轴平行一致,进针角度小,穿刺路径长,穿刺时能在显示屏上清晰显示全部针体及进针路径;操作者左手固定探头,右手持穿刺针在探头远心端纵轴中点旁开约 0.5 cm 进针,与皮肤呈 30°~45°,血管与穿刺针始终保持在同一切面声像图上,当穿刺针到达血管内壁时,针尾处可见回血,降低穿刺针与皮肤之间的角度,左手放下探头固定穿刺针,右手将导丝通过穿刺针送入血管。

平面外法即短轴引导,穿刺针的长轴与超声探头长轴垂直,进针角度大,穿刺路径短,穿刺时仅在显示屏上显示针体的一个横断面,适合初学者使用;操作者右手持穿刺针在探头横轴中点以约 70°快速垂直从血管正上方进针,可在屏幕上看到针尖轨迹,血管中央看见白色亮点后,停止进针,血从针尾处溢出,降低穿刺针角度,送入导丝。

平面内法及平面外法图解如图 17-7 所示。平面内法及平面外法进针角度及方法,见图 17-8。平面内法与平面外法之间存在一定的差异如表 17-2 所示。

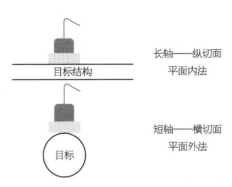

图 17 - 7 平面内法及平面外法图解

A 平面内法（长轴）

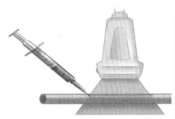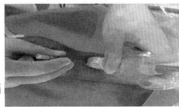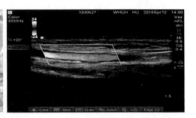

B 平面外法（短轴）

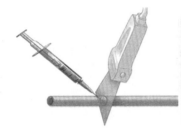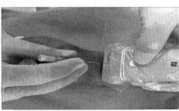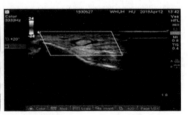

图 17 - 8 平面内法及平面外法图解及实例图

表 17 - 2 平面内法与平面外法比较

	长轴(平面内法)	短轴(平面外法)
优点	能实时显示穿刺的路径 针尖与血管距离	能同时显示血管及周围组织结构 避免误伤
不同点	探头操作难度大	探头操作相对简单
	易丢失血管影像	血管始终在影像范围内
	易损伤周围组织	周围组织损伤较少
要点	须找到真正长轴切面	须时刻追踪针尖位置

(二) 针尖追踪——振铃伪差法

超声扫查金属异物,如针尖、针梗时,其后方尾随一串由宽变窄似彗星尾状的高亮回声,称"彗尾征",亦为振铃效应。在血管穿刺时,小范围、快速抖动穿刺针,利用超声探头探查到振铃效应可确定穿刺针位置,此方法为振铃伪差法。

(三) 针尖追踪——动态针尖法

动态针尖法是将动脉图像放置于超声图像的中间,实时显示针尖位置,穿刺过程中针尖朝向血管正中方向进针,边进针边寻找针尖,直至针尖穿刺入血管;然后边退探头边向前进针,直到将穿刺针全部置入血管内,连接传感器并妥善固定(图 17-9)。

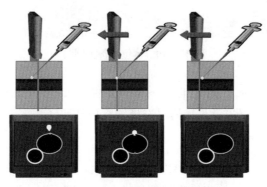

图 17-9　动态针尖法图解

四、超声引导动脉穿刺置管

重症患者常需进行有创动脉血压监测或从动脉获得血标本进行动脉血气分析检查,而传统触诊桡动脉搏动进行穿刺或置管,一次成功率较低。2011 年美国麻醉协会和超声协会制定的超声引导血管穿刺指南建议,超声引导桡动脉置管可以显著提高首次穿刺成功率(推荐级别 A,level 1)。Gu 等对 7 篇随机对照试验进行 Meta 分析,提示与触摸法动脉置管相比,超声引导可以提高置管穿刺成功率[$RR=1.55$,$95\%CI(1.02, 2.35)$],减少穿刺次数,降低血肿等并发症。

(一) 血管选择

成人首选桡动脉,因桡动脉位置表浅、易穿刺,且手臂具有双重血管供应,可避免前段肢体缺血坏死。足背动脉位置表浅、操作方便、易于观察及定位,但血管直径较细,神经末梢丰富,一般作为桡动脉不能穿刺或穿刺失败时的选择。成人、儿童与新生儿存在特异性,不推荐儿童、婴幼儿进行肱动脉穿刺。新生儿禁忌选择股动脉进行穿刺,新生儿首选桡动脉。

(二) 体位准备

1. 桡动脉　患者平卧位,穿刺侧上肢外展与身体成 60°,手腕垫高使腕关节呈背伸位。推荐穿刺置管角度 30°~45°,可根据患者具体情况选择置管角度(图 17-10)。

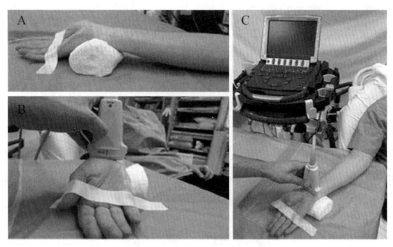

图 17 - 10 体位准备实例图

2. 足背动脉·患者平卧、半卧或坐位,穿刺侧足伸直,脚掌自然下压使足背绷直。推荐穿刺置管角度 15°~20°,可根据患者具体情况选择置管角度。

(三) 血管评估

桡动脉穿刺前应进行 Allen 试验,Allen 试验阴性,方可穿刺。但 Allen 试验诊断准确性存在争议,目前,临床上以超声检查最为精准。Vukovic 等建议以多种方式结合评估手部动脉供血,包括改良 Allen 试验,超声监测以及脉搏氧测定。

1. 穿刺前评估·动脉搏动情况、营养状况、是否有皮肤疾患、瘢痕、是否有水肿、有无血管异位、动脉硬化、是否有外固定等。还应评估患者血小板计数、凝血功能、是否使用抗凝剂。

2. 超声引导下动脉评估·评估动脉内径、内中膜厚度以及是否光滑、峰值血流速度;建议在血管短轴切面测量血管内径,适当放大图像,以清晰显示内中膜(图 17 - 11 和图 17 - 12)。测量血流速度时,取样线与动脉长轴平行(图 17 - 13 和图 17 - 14)。

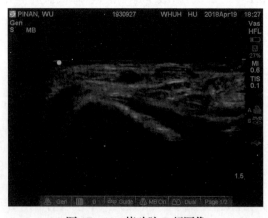

图 17 - 11 桡动脉 B 超图像

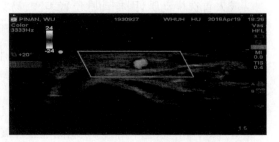

图 17 - 12 桡动脉彩色多普勒超声图像(短轴)

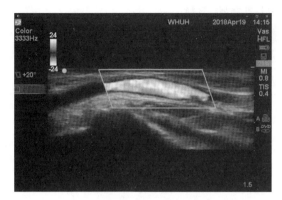

图 17 - 13 桡动脉彩色多普勒超声图像(长轴)

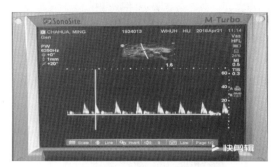

图 17 - 14 桡动脉频谱多普勒超声图像

(四) 血管测量及穿刺导管选择

穿刺前可根据超声图像显示的桡动脉内径选择相应型号的导管,以减少桡动脉闭塞和指端缺血的发生。借助超声测量血管内的血流(图 17 - 15)、深度(图 17 - 16)、直径(图 17 - 17)及进针深度(图 17 - 18)。其中,穿刺针型号选择如表 17 - 3 所示。

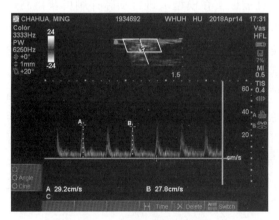

图 17 - 15 测量桡动脉超声频谱血流

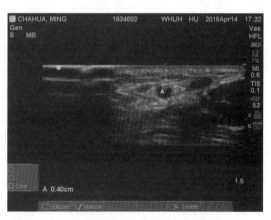

图 17 - 16 测量桡动脉血管深度

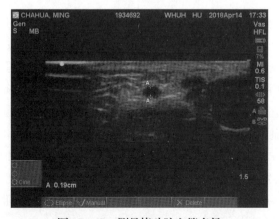

图 17 - 17 测量桡动脉血管直径

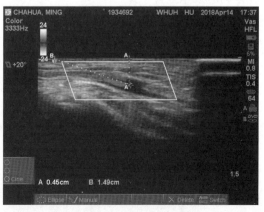

图 17 - 18 测量穿刺针进针长度

表 17 - 3　桡动脉穿刺标准穿刺针选择

穿 刺 针	规　格	直　径	长　度
	20 G	1.1 mm	48 mm
	22 G	0.9 mm	25 mm
	24 G	0.7 mm	19 mm

（五）穿刺置管

1. 置管前准备·合理放置彩色多普勒超声仪、动脉穿刺导管、MSE 套件、穿刺用品及消毒用品、无菌耦合剂及无菌超声保护套。

2. 置管技术·目前使用最多的桡动脉穿刺技术为动态针尖法。动态针尖超声引导动脉穿刺法是由 Clemmesen 等在 2012 年首次报道,且被证实在模型上进行动脉穿刺可获得高达 97% 的穿刺成功率的一种方法。Kiberenge 等研究者将动态针尖超声引导动脉穿刺法用于手术患者术中进行桡动脉穿刺,研究结果也同样提示,其显著地提高了桡动脉穿刺成功率,减少了穿刺次数,减少了穿刺过程中动脉穿刺针的使用数量。

3. 超声实时引导穿刺置管步骤·美国超声心动图学会及心血管麻醉医师学会发表的超声引导下血管穿刺置管指南指出,以无菌罩包裹探头,在消毒或者无菌条件下进行操作。操作者的非惯用手持超声探头,惯用手持动脉导管。与皮肤呈约 45°角进针,在超声引导下前进直到在长轴或短轴切面观察到进入血管。短轴引导时,穿刺导管与皮肤成 45°～60°夹角进针;长轴引导时,穿刺导管以 15°～30°夹角进针。通过振铃伪差观察到穿刺针,适时调整穿刺方向提高穿刺成功率。穿刺者也可以联合超声图像、回血状况或者动脉压力波形进行判断。对于超声引导下动脉置管或动脉穿刺,目前并无统一的置管流程。此处主要列举桡动脉穿刺、足背动脉穿刺的具体置管步骤。

(1) 桡动脉穿刺:用碘伏消毒腕部皮肤后,左手将超声探头中点置于划线上,探头长轴与划线垂直,取手腕桡骨茎突平面的横截面超声影像。可见桡侧表浅位置圆形搏动液性暗区,按压后管腔可变小,但仍可见搏动,多普勒超声显示红色搏动影像,确定为桡动脉后将其置于超声显示器图像水平中点。在不丢失动脉图像的情况下将探头旋转 90°,得到桡动脉腕部高点影像后向近心端平移 1.5～2.0 cm,保持探头始终垂直于皮肤,得到手腕长轴桡动脉影像,可见搏动管状液性暗区,多普勒超声下为红色搏动血流。确定为桡动脉后,采用平面内手法进针,进针点尽量贴近探头,与皮肤角度呈 45°,进针方向指向近心端,调整穿刺针在最佳桡动脉长轴平面内。当超声显示针尖进入血管腔时,观察穿刺针是否有回血,见持续回血后减小角度 15°～30°,由协助护士固定针芯位置后进套管,顺利置管后拔除针芯。如果置管不顺,套管回位后,长轴寻找穿刺针前端,调整穿刺针方向到平面内,再行置管,穿刺流程见图 17 - 19。

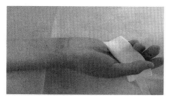
1. 体位准备

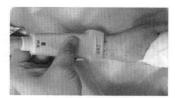
2. 血管评估与测量

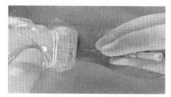
3. 实时超声引导穿刺

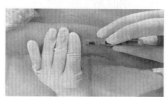
4. 置管

图 17-19　超声实时引导桡动脉穿刺置管步骤简略图

（2）足背动脉穿刺：用碘伏消毒足背皮肤后，高频探头外套以无菌套，沿足背动脉走行方向纵切或横切扫查以寻找足背动脉。调整探头显示动脉长轴切面，通过调节增益和深度以获得最清晰血管横轴图像。采用平面内穿刺技术，穿刺针在探头远端中点皮肤处进针，调节针尖与血管共面，显示针头位于血管浅壁并刺入管腔，同时针尾处可见鲜红血液喷出，继续沿着血管腔走向进针 2～5 mm，置入套管，拔除针芯。

五、超声实时引导静脉穿刺置管

由于部分 ICU 危重患者肢体水肿明显、血流动力学不稳定、外周静脉无法观察或触及，临床护士外周静脉穿刺置管困难，为建立静脉通路，反复穿刺，易造成患者血管内皮损伤以及误伤周围血管，形成血肿。超声可以通过声波让实物可视化，并在屏幕上显影。超声可以清晰准确地显示静脉血管的深度、走向以及血管的条件，避免盲目穿刺，减少并发症的发生；可以帮助置管者快速选择条件合适的血管，在穿刺过程中能实时引导，提高穿刺成功率；可以减少反复穿刺带来的疼痛感，增强了患者对医务人员能力的信任，提高了患者的就医体验和满意度。以超声引导 PICC 穿刺置管为例。

（一）血管选择

超声引导外周血管穿刺时需选择较大浅静脉，优先选择贵要静脉，其次是头静脉、肘正中静脉等，因为头静脉静脉炎发生率高于贵要静脉，穿刺头静脉、肘正中静脉穿刺导管异位发生率高于贵要静脉，头静脉穿刺送管困难发生率高于贵要静脉。穿刺点一般选择距肘上 6～8 cm 区域，此位置大多位于成年人上臂中段区域，此处分支血管在此汇合，血管内径较大，其可视性、稳定性均优于上臂下段区域（图 17-20）。

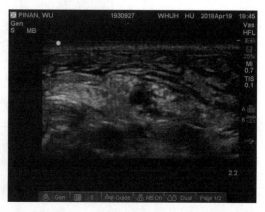

图 17-20　选择目标血管——贵要静脉

（二）体位准备

患者平卧位，穿刺侧上肢外展角度 45°、90°和 160°均可作为 PICC 的置管角度，可根据患者具体情况选择置管角度。

（三）血管评估

使用超声线阵探头在肘窝上 2 横指（3～4 cm）处，沿血管走行方向检查血流速度、血管曲直、血管距皮肤的距离、血管内膜是否光滑等；明确血管的直径，根据血管直径选择合适的预置导管，建议临床操作中 PICC 置管患者的导管/静脉直径比例（C/V）≤45%，前瞻性预防血栓的产生。注意分辨动静脉和神经/神经束回声，减少 PICC 置管时误穿动脉和神经/神经束。

（四）血管测量及穿刺导管选择

穿刺前可根据超声图像显示的贵要静脉内径选择相应型号的导管，并测量血管的深度（图 17-21）、直径（图 17-22）及进针深度（图 17-23）。

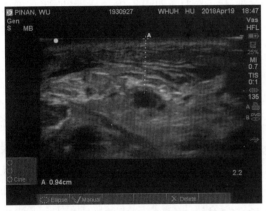

图 17-21　测量贵要静脉深度

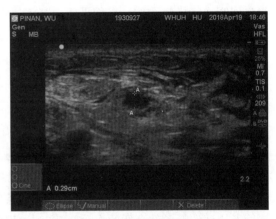

图 17-22　测量贵要静脉直径

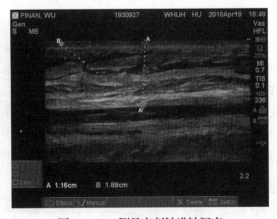

图 17-23　测量穿刺针进针深度

(五) 穿刺置管

1. 置管前准备·常规推荐使用超声引导 PICC 置管。合理放置超声仪器,保证屏幕置于操作者穿刺视线内。

2. 置管技术·包括平面内法和平面外法(同超声引导动脉穿刺置管)。

3. 导管在静脉管腔的显影·超声探头短轴下,超声仪显示,穿刺静脉横断面内有导管的强回声点;探头旋转 90°,纵向观察显示屏上可显示平行于静脉管腔的强回声导管壁影。

4. PICC 导管头端位置初步定位·置管过程中,需评估导管尖端位置,识别导管异位。使用超声探头对颈内静脉检测,发现有异位后立即进行调整,确认无导管异位后再行固定和 X 线定位检查,确定导管位置。当导管异位到颈内静脉时,可在颈内静脉看见导管显影的强回声亮点;脉冲式推注生理盐水会产生涡流,呈现出高亮度水流显影,且随着脉冲式推注生理盐水力度的强弱而改变。对于显影不清楚或不能确定有无导管时,可将探头旋转 90°,纵向观察颈内静脉有无等号样强回声线。

第二节 肺部超声

由于肺泡内充满空气,超声波不能穿透空气,加之胸廓骨性结构的阻挡,所以长久以来肺脏一直被看作超声检查的"禁区"。然而肺脏是一个水和气交融的器官,任何肺脏的病变都伴随着水、气比例的变化,而超声对液体的探测有很好的敏感性。因此,受损肺脏的肺泡和间质充气、含水量的改变将产生一些超声影像和伪影,从而使得肺脏超声检成为可能。超声作为一项价廉、便捷、无放射性的影像学检查方法,现已成为肺部疾病的诊疗过程中重要的检查和监测手段。世界重症超声联盟组织强调了肺超声对呼吸监测的重要性及实用性。

一、肺部超声检查原理

正常肺脏肺泡内充满气体,超声波经胸壁射入时因胸膜-肺界面的巨大声阻抗差异造成多重反射,形成伪像,表现为一系列与胸膜平行、彼此间距相等的线状高回声。当肺组织发生病变时,肺部气-液比例发生变化,并多累及胸膜,胸膜-肺界面的声阻抗差随之改变,从而提供了可视声窗,使超声检测肺部疾病成为可能(图 17-24)。肺部超声征象的解读基于正常和异常状态下气、水混合比例的变化与超声波相互作用的特异性。

二、模式及探头选择

临床上适用于腹部和浅表器官的彩色多普勒超声诊断仪均能够满足经胸壁肺部超声检查要求。常规超声检查模式分为 B 型和 M 型两种模式:B 型超声是对某一解剖平面经行扫描再转换为二维图像的一种模式;M 型超声为时间-运动模式,是记录某一结构朝向或背离探头往复运动的一种模式。超声探头的选择主要以低频凸阵探头及高频线阵探头为主,须根据患

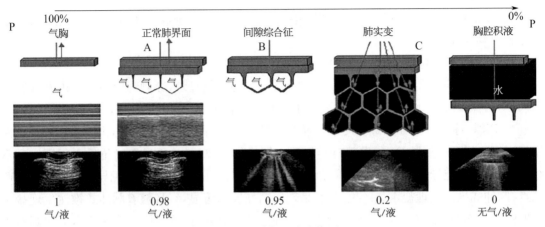

图 17 - 24　肺部超声成像原理

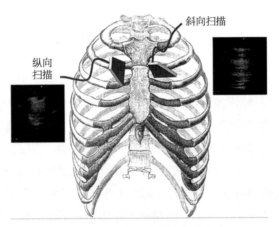

图 17 - 25　肺部超声检查探头朝向

者情况以及检查部位合理选择(图 17 - 25)。高频线阵探头(7.5～10 MHz)主要检查比较表浅的胸壁、胸膜及胸膜下的病变,低频凸阵探头(2～5 MHz)主要用于较深部的肺组织病变和体型肥胖者的检查。

三、体位与分区

患者一般采取仰卧位、侧卧位或俯卧位,患者处于被动体位时,也可采取半卧位或坐卧位。超声检查中通常对肺脏按区域检查,以患者的胸骨旁线、腋前线、腋后线、脊柱旁线将患者每侧胸廓分为前、外侧、后外三区,每区分为上下两个区域,双侧胸壁共 12 个区域(图 17 - 26)。检查过程中,探头应始终保持与胸壁垂直,做垂直于肋骨的纵向扫查和沿肋间隙走行的横向扫查。

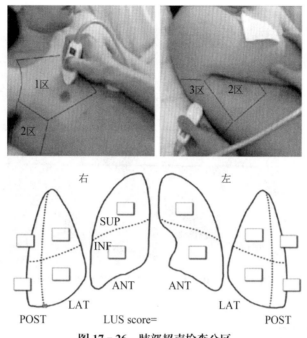

图 17-26　肺部超声检查分区

四、检查流程

Lichtenstein 教授在 260 例呼吸困难的患者入院时即行肺部超声检查,并将患者的最终诊断与肺脏超声表现进行比对分析,总结出了急诊床边超声检查方案(bedside lung ultrasound in emergency,BLUE),即蓝色方案。BLUE 流程可以快速诊断患者呼吸衰竭的原因,其准确率高达 90.5%。为了便于快速全面地评估,BLUE 流程在每侧胸廓各选取 3 个标准的检查点:上蓝点、下蓝点、后侧壁肺泡胸膜综合征点(PLAPS 点)(图 17-27)。近年来多项研究发现,单纯 BLUE 流程在评估急性呼吸衰竭的病因上有一定的局限性,改良 BLUE 流程能够显著增加 ICU 患者肺实变和肺不张监测的敏感度、特异度和准确性。改良 BLUE 检查方案是在 BLUE 方案的基础上增加了后蓝点,将患者肺部按点检查,具体方法:以患者手掌大小为准,检查者双手(除去拇指)置于胸壁,左手上缘毗邻锁骨下缘,指尖指向胸骨,右手下缘对应膈肌线。上蓝点:左手第三、四掌指关节处;下蓝点:右手掌中心;膈肌线:右手小指的横线;PLAPS 点:下蓝点垂直向后与同侧腋后线的相交点;后蓝点:肩胛下线和脊柱间的区域。按点检查切面要求:①超声探头的中轴线与患者骨性胸廓垂直。②超声探头检查时滑动方向与肋间隙走向垂直。③检查时蝙蝠征居中,胸膜线清晰,与肋骨在同一水平。④在膈肌点可看见肝脾脏及窗帘征(图 17-28)。

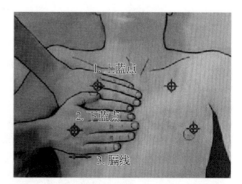

图 17-27　BLUE 流程 3 个标准检查点体表定位

点1 点2

点3 点4

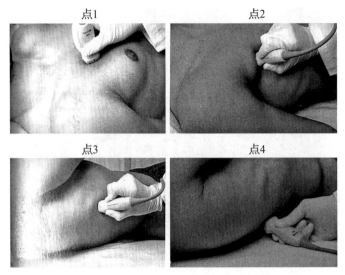

图 17-28 BLUE 流程 3 个标准检查点实例图

五、肺部超声常见征象

(一)胸膜线

由脏层和壁层胸膜在生理上直接重合形成的水平、光滑、规则的线性高回声线,位于上下两根肋骨之间,正常情况下宽度不超过 0.5 mm(图 17-29)。

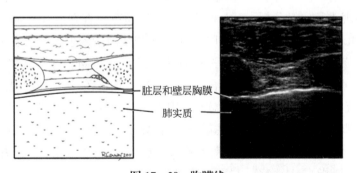

脏层和壁层胸膜

肺实质

图 17-29 胸膜线

(二)肺滑动

超声影像检查于胸膜线处显示的脏层胸膜与壁层胸膜随肺脏呼吸运动而产生的相对滑动。肺滑消失提示异常。

(三)蝙蝠征

形似蝙蝠的翅膀(上、下肋骨)和背部(胸膜线)的超声影像(图 17-30)。

(四)A-线

因胸膜-肺界面声阻抗差异产生多重反射而形成的水平伪像,与胸膜线平行、等距的不断衰减的多条高回声线。正常肺组织至少可以见到 3 条以上 A-线(图 17-31)。

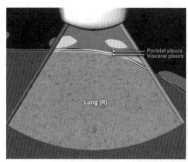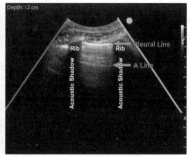

图 17-30　蝙蝠征

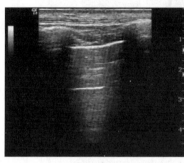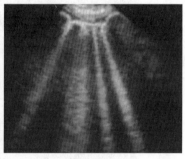

A线　　　　　　　　　　　　B线

图 17-31　A-线与B-线/彗尾征

（五）B-线或彗尾征

超声波遇到肺泡气液界面反射形成的伪像，表现为一系列起源于胸膜线并与之垂直、呈放射状延伸至屏幕边缘而不发生衰减、随呼吸往复运动的线样高回声。正常肺脏上肺无B-线显示，下肺偶可见少量B-线，新生儿的肺脏可见少量B-线（图17-31）。

（六）肺泡-间质综合征（alveolar-interstitial syndrome，AIS）

肺野内存在3条以上B-线或每一检查区域均呈白肺样改变时称为AIS（图17-32）。

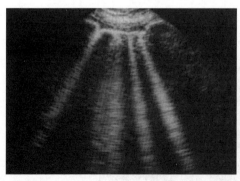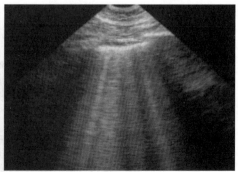

图 17-32　肺泡-间质综合征

（七）海岸征/沙滩征

在 M 型超声上显示胸壁与胸膜线平行,正常的肺实质位于其下方,呈沙粒状,表现为肋骨下方 0.5 cm 随呼吸向探头方向往复运动的高回声线,称为海岸征(图 17 - 33)。

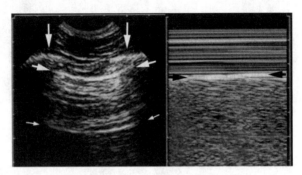

图 17 - 33　海岸征/沙滩征

（八）条码征

M 型超声下连续、平滑、平行的高回声线(图 17 - 34)。

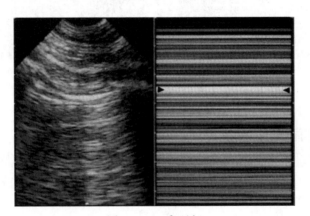

图 17 - 34　条码征

（九）肺点

胸膜腔没有气体的部分在 B 型超声下表现为肺滑动征或病态的彗尾征,在 M 型超声下表现为海岸征;有游离气体的部分在 B 型超声下表现为 A 线伴肺滑消失,在 M 型超声下表现为固定平行线样的条码征。B 型或 M 型超声下"沙滩征"和"条码征"的交点称为肺点(图 17 - 35)。

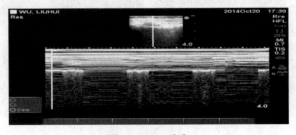

图 17 - 35　肺点

(十)四边形征

液性暗区,可见压缩不张的肺脏。提示可能存在胸腔积液(图 17 - 36)。

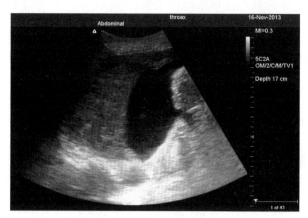

图 17 - 36　四边形征

(十一)碎片征

实变的肺脏和充气的肺泡交界处出现短棒样、碎片样的强回声光斑(图 17 - 37)。

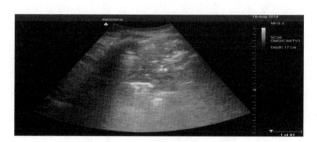

图 17 - 37　碎片征及组织样征

(十二)组织样征

实变肺脏呈现肝脏、脾脏等组织样结构(图 17 - 37)。

(十三)支气管充气征

实变的肺组织内出现的点状或线状强回声,称为支气管充气征。根据其是否具有动态变化可分为动态和静态支气管充气征。其中,动态支气管充气征的存在提示局部支气管内的气体与大气道相通,可随呼吸运动进出实变区,是鉴别肺实变和阻塞性肺不张的重要征象。Lichtenstein 等研究发现,动态支气管充气征可排除阻塞性肺不张的诊断,其特异度为 94%,敏感度为 61%(图 17 - 38)。

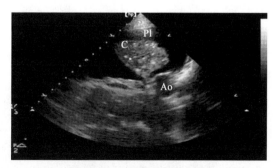

图 17 - 38　肺实变超声图像

P1:胸腔积液;C:肺实变;Ao:主动脉

（十四）肺搏动

B 型超声下肺滑动征消失伴随 M 型超声下胸膜线与心跳同步的细微来回滑动，与呼吸周期无关。肺搏动征是完全性肺不张早期动态征象。

六、肺部超声 ABC 声像模式

常见的肺部超声 ABC 声像模式共 6 种：①A 声像：胸膜滑动征＋A 线。②A′声像：胸膜滑动征消失＋A 线。③B 声像：胸膜滑动征＋双侧 B 线。④B′声像：胸膜滑动征消失＋双侧 B 线。⑤A/B 声像：胸膜滑动征＋单侧 B 线。⑥C 声像：肺实变征象。

七、BULE 流程决策树

见图 17 - 39。

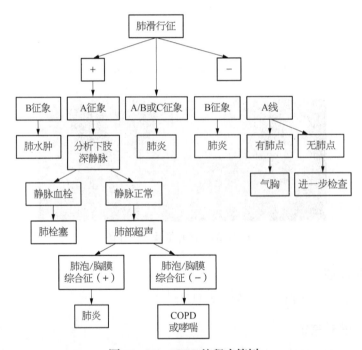

图 17 - 39　BULE 流程决策树

八、肺部超声在护理中的应用

肺部超声具有即时、床旁、无创、可重复的优越性，减少了重症患者外出检查的不便、存在辐射以及侵入性操作感染等风险。护理人员若能掌握床旁肺超声技术，将肺部超声作为一种床旁呼吸监测的工具，连续、动态地评估患者肺部情况，并根据超声征象对患者实施目标导向性护理，及时调整护理干预措施，将有利于改善患者呼吸功能，提高患者救治率。其在护理中应用具体如下：

（一）肺部不张及实变的超声征象及处理措施

肺不张的主要超声表现包括：①胸膜线异常。②A 线消失。③病灶周围可见肺泡间质综合征。④边界清楚且面积较大的肺实变区内可见支气管充气征及彩色血流信号。⑤严重者可见明显的肺搏动征伴肺滑动消失。肺实变的主要超声表现为不同程度和范围的肺组织样征或碎片征，伴支气管充气征或支气管充液征，局部 B 线增多，有时可伴胸腔积液，大范围的肺实变区可出现肺滑动征消失。大片肺实变时，实变肺组织呈现类似肝实质样软组织回声。小片肺实变表现为不规则的碎片状强回声，即"碎片征"。

肺不张及肺实变会导致患者肺容积及潮气量减少，影响患者呼吸功能。为改善患者呼吸功能，对重症患者需提供早期肺康复，护理人员可通过床旁肺超声检查，实时动态监测患者肺不张及肺实变范围，根据是否存在支气管充气征，判断患者肺脏有无可复张性，指导肺康复实施。患者肺实变处出现动态支气管充气征，提示可增加机械通气呼气末正压、肺复张、协助变换体位或早期活动等措施来改善肺通气。护理人员根据肺超声征象选择合适的胸部物理治疗如无创通气、震动排痰技术或气道内吸引技术对患者进行最迅速的护理干预措施。通过肺超声检查可实时动态评估患者肺部超声征象变化，评价胸部物理治疗有效性。无论选择何种胸部物理治疗方法，肺实变大小及 B 线数量的减少、A 线的出现是治疗有效的标志。

（二）肺水肿的超声征象及处理措施

正常的肺部超声也会出现 B 线，一般不超过 3 条，且多为孤立存在，而 B 线出现 3 条以上视为异常，①当多条 B 线间隔≥7 mm，并出现相对较规则时，为肺间质水肿，是由增厚的小叶间隔导致的。②当多条 B 线间隔≤3 mm，并拥挤合并时，为肺泡水肿，是由肺泡内液体反射形成，随肺水增加 B 线数量相应增加，相互融合，形成弥漫性白色状态，称为"白肺"。

肺水肿是临床上一种常见的危重症，及时快速地监测肺水情况对进一步指导患者的治疗和护理至关重要。对于严重呼吸困难患者（RR＞25 次/分钟、呼吸窘迫、吸氧状态下 SaO_2 ＜90%）、血流动力学不稳定的患者，应立即实施抢救。护理心源性肺水肿患者过程中，须谨慎扩容，既要保证液体复苏效果，同时要避免加重肺水肿。此外，患者治疗期间需准确记录液体出入量和通过超声测量下腔静脉的直径评估容量状态。

第三节　胃肠道超声

胃肠道是人体重要的组成部分，也是人体最大的免疫器官和参与人体消化和吸收的主要器官。既往对于胃肠道相关疾病的诊断主要通过临床医师根据临床症状、体格检查、X 线、胃镜、CT 等检查。胃由于气体的存在，曾被超声检查视为盲区。近几年，随着超声技术的快速发展，超声因其无创、简单有效等优点越来越广泛地应用于临床，尤其是重症医学及护理领域。胃肠道功能在危重症患者的病情发展过程中起到至关重要的作用。患者处于危重症时期，胃肠道黏膜经常是最敏感和最先受累的器官。重症超声可以评估胃肠功能和指导肠内营养实施。有研究显示,及时有效的胃肠道功能监测能够指导患者营养策略的实施,改善危重症患者的临床愈后,提高患者的生活质量,降低患者病死率。

一、基本原理

胃是消化道各部中最膨大的部分,完全空虚时略呈管状,高度充盈时可呈球囊形,通常分为贲门部、胃底部、胃体部和幽门部。正常的胃壁由四层结构组成,分别为:黏膜、黏膜下层、固有肌层和浆膜层。而黏膜是由黏膜层和黏膜肌层组成。在超声显影下,正常胃为五层强弱不等的线状回声组成,回声依次呈强、弱、强、弱、强。从胃黏膜层起,第一层强回声由黏膜和胃内液体的界面反射,第二层低回声为黏膜肌层,第三层强回声为黏膜下层,第四次层低回声为固有肌层,第五层强回声为浆膜层。胃窦部是胃体的下界与幽门之间的部分,也是胃的最低部分。通过超声进行胃窦单切面测量法显示胃窦面积与胃内容积存在良好的相关性,可以评估胃残余量和观察胃窦运动情况对于危重症患者胃排空功能的评价具有良好的指导意义。而人体肠道分为小肠和大肠。正常的肠壁同胃壁一样,由黏膜、黏膜下层、固有肌层和浆膜层四层结构组成,在超声显影下,也由五层强弱不等的线状回声组成,回声依次呈强、弱、强、弱、强。由于小儿肠套叠的超声特异性表现,超声检查对其临床诊断具有重要临床价值,准确率高,方便快捷,可作为肠套叠首选影像诊断手段及复位后的观察指标。

二、患者体位及探头选择

在胃肠超声检查时,患者采取常用的体位包括仰卧位、半卧位、右侧卧位等,最佳体位选择取决于所要观察的胃肠切面图和超声影像。由于重力原因,当患者处于半卧位或者右侧卧位时,胃内容物会聚集在胃较低的位置。有研究显示半卧位和右侧卧位是胃窦部和胃体评估的最佳体位。而超声的探头通常选取 2～5 MHz 的凸阵探头,低频的凸阵探头有助于观察较深的腹部情况,必要时也可选用 7.5～10 MHz 高频线阵探头观察胃肠黏膜分层结构。

三、胃超声的影像学表现

1. 空胃·胃的形态大小多变,空腹状态时,胃呈扁平状,胃的前后壁非常贴近,胃底部与胃体难以分辨清楚。
2. 进食流质·胃超声图像显示胃部呈膨胀薄壁圆形或椭圆形,胃内容物为无回声或低回声影(图 17-40)。
3. 进食固体食物·胃前壁呈高回声线性结构,胃内容物超声表现为"毛玻璃"样,同时影响深部组织超声的显影(图 17-41)。

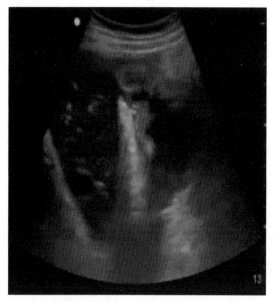

图 17-40　胃体超声

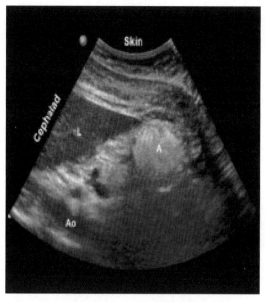

图 17-41　胃窦短轴切面

四、肠道超声的影像学表现

1. **肠道活动度**·以往我们通过听诊器听诊肠鸣音判断肠道蠕动情况,而床旁超声却以可视化角度将肠道活动度更加直观展现出来,床边操作简单,实时观察评估。

2. **肠腔内径分析**·由于外伤或者炎性刺激、感染等因素导致肠腔水肿同时影响肠道蠕动、食物消化吸收,肠黏膜通透性改变,腹水增多。通过超声进行肠腔内径测量,采取有针对性的措施对症处理。

五、胃肠不同切面及临床意义

(一)食管下段与胃连接部长轴切面

患者处于平卧位或者半卧位,将凸阵探头斜置于剑突下左侧,向左上扫查,可见食管下段、贲门以及部分胃底纵切面。超声图像呈"鸟嘴征"。护士可观察食管下段、贲门及部分胃底壁是否增厚,黏膜层是否光滑平整;在留置鼻胃管或者鼻空肠管时,判断导管是否通过贲门进入胃内,避免误入气道。

(二)胃底和胃体斜切面

患者处于平卧位或者半卧位,将凸阵探头斜置于剑突下左侧,近似和左肋缘平行。可观察胃底和胃体壁,尤其是前后壁和胃大弯、胃小弯侧胃壁(图 17-42 和图 17-43);观察患者胃肠减压情况,判断导管有无堵塞,尤其是消化道出血患者。

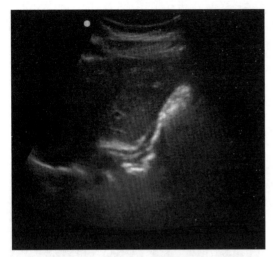

图 17-42 胃底斜切面

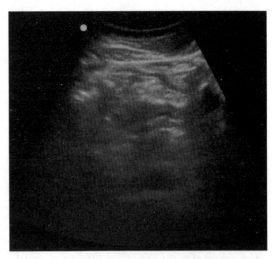

图 17-43 胃体斜切面

(三) 胃窦短轴切面

患者处于半卧位或者右侧卧位,将凸阵探头置于剑突下矢状面方向,可见胃窦横断面、胰头横断面,部分肝脏和腹主动脉。观察测量胃窦横断面可以定性和定量评估胃残余量;监测胃窦运动指数评估胃功能指导肠内营养实施。

(四) 空肠长轴切面

患者处于仰卧位或者半卧位,将凸阵探头竖置于左上腹,可见空肠长轴切面,显示肠腔内侧壁有较多的绒毛或者皱襞呈梳状结构(图 17-44)。通过超声观察肠道活动度以及测量肠腔内径,一般正常肠壁厚度<4 mm,且≥5 mm 为异常。同时当置入鼻肠管时,最终可在此处确定导管位置(图 17-45)。

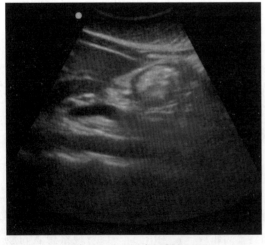

图 17-44 胃窦短轴切面

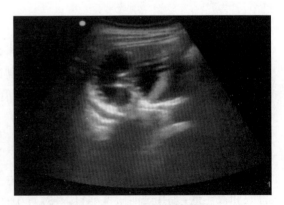

图 17-45 空肠长轴切面

（五）升结肠长轴切面

患者处于仰卧位或者半卧位，将凸阵探头竖置于右下腹，可见升结肠长轴切面，肠黏膜面光滑，可见结肠袋呈节段性（图 17-46）。一般正常肠壁厚度<4 mm，且≥5 mm 为异常。可以诊断肠壁肿瘤、肥厚、肠梗阻等。

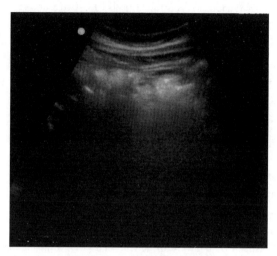

图 17-46　升结肠长轴切面

六、胃肠超声在护理中的应用

近几年国内外营养指南推荐，若无禁忌，重症患者入 ICU 24～48 小时启动肠内营养支持。而对于重症患者，胃肠道功能存在障碍，实施肠内营养存在呕吐、误吸、腹泻的风险，所以胃肠道功能的评估尤为重要。其中最常见的评估方法就是胃残余量监测。临床最常用的是通过注射器经胃管抽吸评估胃残余量。但这种方法受胃管尖端位置、抽吸力度、胃管粗细等因素影响以及抽出胃内容物容易污染。而通过胃窦单切面面积计算胃残余量超声方法因简单、实时监测、无创性等优点逐渐应用于临床。另外通过超声也可以指导营养管置入，尤其是鼻空肠管置管。李丹等提到超声胃动力测定可以预测盲插鼻空肠管成功指标。尽管鼻肠管置管方法有很多，包括盲插法、X 线引导法、内镜引导法等，而对于重症患者，病情危重，外出通过辅助科室置管耗时同时存在着安全风险。所以快速、有效置管非常重要。曹岚等也提到了超声引导鼻空肠管置管的四步法在 ICU 中的应用，操作简单、有效、可重复性而且成功率高。当然超声在护理中的应用广泛，不仅仅是胃肠道，不久的将来会普遍地应用于临床。

参考文献

［1］刘畅，崔立刚．肺部超声在危重症中的临床应用[J]．中华诊断学电子杂志，2017,5(3)：145-148．

［2］孙仁华，江荣林，黄曼，等．重症患者早期肠内营养临床实践专家共识[J]．中华危重病急救医学，2018(8)：715-721．

［3］ 王小亭,刘大为,于凯江,等.中国重症超声专家共识[J].中华内科杂志,2016,55(11)：900－912.

［4］ 向成林,冯仁,米元元,等.床旁超声引导外周静脉穿刺在 ICU 静脉穿刺困难患者中的应用[J].中国临床护理,2019,11(06)：516－518.

［5］ 周英凤,胡雁,张晓菊,等.不同置管方式对 PICC 有效性及安全性影响的系统评价再评价[J].护理学杂志,2016,31(14)：7－11.

［6］ Gu W J，Tie H T，Liu J G，et al．Efficacy of ultrasound-guided radial artery caheterization：a syatematic review and meta-analysis of randomized controlled trials ［J］．Crit Care，2014,18(3)：R93.

［7］ Kiberenge R K，Ueda K，Rosauer B．Ultrasound-Guided Dynamic needle tip positioning technique versus palpation technique for radial arterial cannulation in adult surgical patients：A randomized controlled trial ［J］．Anesth Analg，2018,126(1)：120－126.

［8］ Motz P，Arnim A V S A，Likes M，et al．Limited ultrasound protocol for upper extremity peripherally inserted central catheter monitoring：A pilot study in the neonatal intensive care unit ［J］．J Ultrasound Med，2018,38(5)：1341－1347.

［9］ Paolo，Diana，Davide，et al．Lung ultrasound as a monitoring tool in lung transplantation in rodents：a feasibility study ［J］．J Thorac Dis，2018,10(7)：4274－4282.

［10］ See K C，Ong V，Wong S H，et al．Lung ultrasound training：curriculum implementation and learning trajectory among respiratory therapists ［J］．Intensive Care Med，2016,42(1)：63－71.

［11］ Singer P，Blaser A R，Berger M M，et al．ESPEN guideline on clinical nutrition in the intensive care unit ［J］．Clin Nutr，2019,38(1)：48－79.

［12］ Soni N J，Arntfield R，Kory P．Point-of-Care Ultrasound ［M］．Philadelphia：Elsevier Saunders，2015.

第十八章 重症康复

近年来重症医学的迅猛发展使得重症患者的抢救成功率不断提高。与此同时,重症患者的残存功能障碍及生活质量下降的问题受到越来越多的关注。研究显示,高达69%的ICU存活者存在长期的身体功能障碍。其中,制动、抑郁、认知功能受损和神经肌肉功能受损均是重症患者身体功能障碍的高危因素。康复医学是一门针对病、伤、残患者的功能障碍,尽可能恢复和重建其功能水平,并改善其生活质量的学科。随着康复理念不断渗透到各临床科室中,康复医学不再局限于单一病种,针对重症患者的康复治疗正在不断开拓。

重症患者常伴有危及生命的高危因素,一般合并一个或多个器官或系统的衰竭,需要在重症监护环境中迅速接受治疗并处于加强监护之中。重症监护环境是包括ICU、高度依赖病房、烧伤监护病房(burn intensive care unit,BICU)、外科监护病房(surgical intensive care unit,SICU)和内科护病房(medical intensive unit,MICU)等环境的统称。在以上重症监护环境下开展的多学科团队协作的康复治疗为重症康复,可为患者提供24小时密切医疗监测和照护,同时可开展积极床旁康复训练,在治疗原发疾病的基础上预防并发症、改善功能结局并缩短ICU停留时间和住院时间。

第一节　ICU后综合征

2010年在全球危重症会议上美国SCCM首次提出了ICU后综合征(post-intensive care syndrome,PICS)的概念,研究显示,高达1/3的重症转出患者会发生PICS,相关症状在出院后仍可持续5～15年,导致PICS患者生活质量严重下降,并增加其再住院率。因此,早期识别PICS并进行针对性的干预显得尤为重要。作为ICU护士,需要全面了解PICS的定义、评估、临床表现、治疗和结局,为患者提供动态的、个性化的护理,提高ICU存活者的生活质量。

一、PICS 的定义

PICS 是指患者因重症疾病进入 ICU 接受治疗后,在认知、精神健康和身体功能方面新出现或不断加重的一系列功能障碍状态,并且这种状态在患者出院后仍会长期存在,与此同时,因患者入住 ICU 接受治疗及后期的照护而给家属带来各种压力,导致家属在心理、生理方面出现障碍,这些症状称为家属 ICU 后综合征(post-intensive care syndrome-family, PICS - F)。PICS 发生率高达 75%~80%,其中包括焦虑、抑郁、谵妄等一些心理认知障碍,也包括获得性衰弱、睡眠障碍等一些生理功能障碍。

二、评估

PICS 的评估工具主要以认知方面、心理方面、生理方面各种类型的量表为主。

(一) 认知评估量表

认知障碍是患者转出 ICU 后最常见的症状。目前,临床上缺少认知障碍的客观评价标准,主要依靠相关认知评估量表进行评估。常用量表如下:

1. 谵妄筛查单(intensive care delirium screening checklist, ICDSC)· 包含了定向力、幻觉、不恰当的言语和情绪、睡眠-觉醒周期等多种因素的评估,对谵妄筛查的阳性率高,且可以对谵妄程度进行划分,区分临床谵妄和亚临床谵妄,丰富了评估内容。

2. 谵妄评估量表(confusion assessment method for the ICU, CAM - ICU)· 用于诊断 ICU 机械通气患者的谵妄。CAM - ICU 涉及 4 个方面:①精神状态的急性变化或波动过程。②注意力缺损。③意识水平的改变。④思维紊乱。评分方法为:首先使用 RASS 评估患者的镇静程度,如果总分 4 分以上(-3~4 分),则采用 CAM - ICU 进行下一步评估,评估中若患者出现特征①和②,或者③,或者④,则可诊断为谵妄。

3. 简易精神状态量表(mini-mental state exami-nation, MMSE)· 是在非重症患者中应用最广泛的认知评估工具。它包括 11 个问题(每个问题 1~5 分),分为定向力、记忆力、注意力/计算、回忆和语言 5 个维度,总分 30 分。当总分为 23 分或更低时,表明患者可能存在认知障碍,需要进一步评估。由于 MMSE 容易实施,因此,也常用于 ICU 人群。然而,由于 MMSE 的部分测试问题需要语言回答,因此,不能说话或插管的危重患者无法使用。

(二) 心理评估量表

1. 心理量表· 主要评估 ICU 转出患者及家属心理的相关障碍,能够及时发现被评估者的心理问题并采取相关的干预措施,常用量表为医院焦虑抑郁量表(hospital anxiety and depression scale, HADS),HADS 包含焦虑和抑郁 2 个维度,每个维度各包含 7 个条目,每个条目采用 4 分制 Likert 评分(0~3 分)。每个维度的分值为 0~21 分。在焦虑和抑郁 2 个维度中,≤7 分被认为是正常的,≥8 分则代表存在焦虑或抑郁症状。

2. 事件影响改良量表(impact of event scale-revised, IES - R)· 是一种用于评估创伤后应激障碍有效且可靠的工具,从入侵症状、回避症状和高唤醒症状 3 个方面对创伤后应激障碍进行评估。该量表包括 22 个条目,每个条目采用 5 分制 Likert 评分(0~4 分)。总分 0~88 分,得分越高说明症状越严重,一般选取 22 分作为 ICU 患者的截断值。

(三) 生理评估量表

针对生理症状的 PICS 评估工具:虚弱在重症患者中比较常见,且与重症患者的病死率、生活质量等密切相关,转出 ICU 的患者面临的生理障碍主要有生活能力和质量、睡眠障碍、疲劳等,运用适当的量表进行评估尤为重要,常用量表如下:

(1) 临床虚弱评分(chronic fatigue syndrome, CFS):可用于评估重症患者的虚弱程度,有效预测患者结局。

(2) 日常生活能力量表(activities of daily living, ADL)。

(3) 生活质量评估量表(assessment of quality of life, AQoL)。

(4) 匹兹堡睡眠指数量表(pittsburg sleep quality index, PSQI):量表包含 7 个维度(睡眠质量、入睡时间、睡眠时间、睡眠效率、睡眠障碍、催眠药物的应用和日间睡眠功能障碍)、19 个条目,用于评价受试者近 1 个月的睡眠质量。每个条目按 0~3 个等级记分,累计得分即为 PSQI 总分,总分范围为 0~21 分,总分越高说明睡眠质量越差。人文关怀可以改善 PICS 患者的睡眠质量。

(5) 疲劳评定量表(fatigue assessment instrument, FAI)。

(6) 欧洲五维健康量表(EuroQol-5 dimensions, EQ-5D):由欧洲生活质量小组在 20 世纪 80 年代开发。EQ-5D 由问卷部分和效用值换算表组成,其中问卷部分又包括 EQ-5D 健康描述系统和视觉模拟评分标尺(EQ-VAS)。EQ-5D 健康描述系统包括行动能力、自我照顾能力、日常生活能力、疼痛/不舒服、焦虑/抑郁 5 个维度。受试者通过选择"没有任何困难""有些困难""有极度困难"对每个问题进行回答。EQ-VAS 是一个长 20 cm 的垂直视觉刻度尺,顶端为 100 分,代表"心目中最好的健康状况";底端为 0 分,代表"心目中最差的健康状况"。最后,根据受试者在问卷中的选择,利用效用值换算表得出 EQ-5D 评分。

(7) ICU 获得性衰弱(ICU acquired weakness, ICU-AW):同时累及四肢肌和呼吸肌,临床表现为轻瘫或四肢瘫痪、脱机困难、反射减少和肌肉萎缩。目前诊断 ICU-AW 的常用方法包括临床肌力评估、电生理检查、超声和血清炎性标志物等。肌力评估多采用医学研究委员会总分量表(MRCss)或握力计。MRCss 是对患者 12 组肌肉群的肌力进行评估,每个肌肉群评分包括 5 个等级,总分 0~60 分,当总分<48 分时即可诊断为 ICU-AW。采用握力计评估肌力时,若男性握力<11 kg 或女性<7 kg,则预示 ICU-AW 的发生。上述两种肌力评估方法需要患者意识清醒,能够配合。电生理或超声检查无需患者意识清楚便可测试骨骼肌或膈肌的功能状态,但需要特定的检查设备和相应的专业知识,不便于临床一线人员使用。在血清炎性标志物方面,Patejdl 等将炎性标志物测定与肌肉超声联合应用到 ICU-AW 的诊断中,结果表明其有助于诊断 ICU-AW。

三、临床表现

PICS 的临床表现包括一系列的认知、精神和躯体征象及症状,标志性特征为这些征象及症状新发于危重病后或于危重病后出现恶化。常见症状包括无力、活动较差、专注力差、疲劳、焦虑和情感低落,这些症状可以通过检查和正式测试予以证实。虽然有可能康复,但许多PICS 的症状和征象会持续数月至数年。伤后应激障碍(post-traumatic stress disorder,PTSD)、焦虑、抑郁等是 PICS 患者心理功能障碍的主要表现。PTSD 又叫延迟性心因性反应,是指对创伤等严重应激因素的一种异常的精神反应,是由于受到异乎寻常的威胁性、灾难性心理创伤,导致延迟出现和长期持续的心理障碍,简而言之,PTSD 是一种创伤后心理失平衡状态。

1. 认知障碍·认知障碍是 ICU 幸存者最常见的症状之一,发生率高达 30%～70%。主要表现为谵妄、记忆力减退、注意力不集中和执行功能障碍综合征等。约 33.3% 的 ICU 幸存者会不间断或持续出现中度甚至重度认知障碍,78% ARDS 患者会发生一种或多种功能损害的表现,严重影响 ICU 后患者的生活质量。认知障碍的严重程度从轻度至重度不等,轻者完成复杂的执行任务时仅存在细微困难,重者甚至完全无法进行日常生活活动。一项有关危重病之后认知后遗症的最大型研究中,转出后 3 个月时,有 40% 的患者的整体认知评分与中度创伤性脑损伤患者相近,26% 的患者的评分与轻度痴呆患者相近。

2. 精神障碍·包括焦虑、抑郁和 PTSD。最常见的焦虑症状包括过度担忧、易激性、躁动和疲劳。存在抑郁症状的患者可能会诉有疲劳、兴趣丧失、食欲较差、绝望感和失眠。PTSD的症状包括:患者对刺激产生情感性和行为性反应,可引起闪回现象、过度警觉和重度焦虑,以及闯入性再体验和回避可诱发症状的经历。

3. 生理障碍·研究报道,76% 患者会出现中重度生理功能障碍,常见症状主要有睡眠剥夺、虚弱、疼痛、贫血、体重减轻和 ICU－AW。11.0%～12.7% 的 ICU 患者转出后存在慢性贫血,需要进行输血治疗,其发生原因主要是患者在 ICU 住院期间使用骨髓毒性药物,抑制了红细胞的生成。ICU 患者通常需要建立人工气道以保持气道通畅,而人工气道的存在会造成患者吞咽困难,最终使患者无法正常经口进食,进一步引起肠黏膜萎缩。文献指出,患者在 ICU住院期间平均 21 天全身蛋白质丢失约 1.21 kg。与此同时,ICU 患者如需持续制动,体重每天丢失量达 2%,严重影响患者健康。ICU－AW 是指重症患者中不明病因的衰弱,主要表现为脱机困难、轻瘫或四肢瘫痪、反射减少。85%～95% 机械通气患者在出院后 2～5 年仍存在ICU－AW,ARDS 患者发生率更高。

4. 其他·可能会促成 PICS 中神经认知和躯体功能障碍的其他表现包括以下。

(1) 挛缩和肢体功能:关节挛缩是长期制动的并发症之一。一项研究纳入了入住 ICU 14天及以上的患者,34% 的患者在转出 ICU 时存在功能上显著的挛缩,这种限制在大多数患者的整个住院期间均持续存在。最常受累的关节是肘关节和踝关节,其次是髋关节和膝关节。

(2) 肺功能下降。

四、干预措施

预防 PICS 的最有效策略是在 ICU 入住期间尽量减少镇静,优先考虑早期躯体康复,并将之持续于整个恢复过程。现阶段 PICS 干预措施的研究重点是身体的早期康复、ICU 随访以及新的领域，包括营养支持、护理的重要角色、ICU 日记和 ICU 环境管理、急性医学的临终关怀（针对 PICS - F）。

（一）提倡 ABCDEF 集束化干预方案

ICU 患者为减少氧耗和痛苦、防止人机对抗，通常会进行镇痛镇静治疗，但常规的镇静镇痛治疗会增加患者 ICU 治疗时间、总住院时间和谵妄的发生率，建议以循证医学为基础，实施集束化干预策略，以降低 PICS 的发生，提高护理质量。

（1）实施唤醒（awakening）和呼吸（breathing）协同（coordination）策略。

（2）谵妄（delirium）监测和处理。

（3）早期（early）离床活动　目标管理训练，行每日强化物理康复治疗。早期身体活动可以促进神经再生、血管生成和神经营养因子的释放，促进神经系统功能的恢复，降低焦虑和抑郁等症状，改善认知功能。

（4）允许家属（family）参与。

（5）睡眠管理　ICU 接收的对象为急重症患者，病情比较严重，同时 ICU 治疗环境比较特殊，病房内存在各种仪器的声音、昼夜不灭的照明灯、24 小时不间断的监护和治疗，极易影响患者的睡眠；同时 ICU 严格限制家属探视、患者对环境不熟悉、缺乏家人的照护及对病情的担忧，容易刺激交感神经兴奋继而出现紧张、焦虑情绪。为避免这些负面情绪的发生，应积极改善患者睡眠，行早期心理支持，让患者感受到来自社会的支持，从而增加战胜疾病的信心，降低 PTSD 的发生。

（二）认知治疗

可以使用非药物干预联合药物干预进行治疗，认知功能训练应从抢救初期开始。患者虽然处于昏迷状态，但其听觉可能存在，可通过言语、音乐、触摸等 5 种感觉刺激行早期唤醒。苏醒期和恢复期的认知康复训练更为重要，通过实物和情景信息促使者恢复记忆。

（三）随访

以恰当间期（最初为每 2～3 个月 1 次）对大多数患者随访数年，而具体的随访间期需要根据每例患者的特定需求个体化。该人群的最佳照护方式是多学科团队方式，其包括内科医师、专科医护人员、社会服务以及作业治疗师和理疗师。本病的自然病程尚不明确，但由于 PICS 的症状和体征通常持续存在，大多数患者将需要数月乃至数年的照护。有必要实施进一步的研究以确定 PICS 的自然病程、新治疗策略的效果，以及恰当的随访。应优化住院医护人员与门诊或康复机构医护人员之间的沟通，包括患者在转出 ICU、康复机构或家中时分别接受 PICS 的评估。当患者从一处机构转至另一处时（如从康复机构到家中），应重新评估患者。

（四）其他治疗

根据病情开展其他治疗。

第二节　重症患者肺康复

各种原因所致的急/慢性呼吸衰竭是呼吸重症和重症医学中最常见、最重要的问题。呼吸重症是指患者由于肺内外因素,出现的肺换气和肺通气功能障碍,导致缺氧和(或)二氧化碳潴留,出现不同程度的生理功能紊乱及代谢障碍,严重者出现高碳酸血症,包括重症肺炎、VAP、COPD急性加重期、肺血管栓塞等。

在众多疾病中,COPD急性加重期合并呼吸衰竭、肺性脑病是老年患者主要死因之一。尤其老年重症COPD急性加重期患者常常合并其他多种脏器功能不全,具有起病急、病情重、预后差等特点。

长时间机械通气是VAP病死率高的一个重要因素,基于不同诊断标准、不同地区经济水平、医院类型等情况,VAP发病率在9%～27%,病死率高达20%～70%。

一、呼吸康复策略

2014年基于23位多学科ICU专家形成的《机械通气重症患者主动活动专家共识》,将重症康复介入的安全参数根据呼吸、心血管、神经及其他这4个疾病类型,分为床上活动和床外活动2种情况界定,具体参数已在专家共识中阐述:低风险,不良事件发生风险低,按照常规ICU指南以及流程进行;中风险,潜藏风险及不良事件的发生率较低风险类高,但其进行活动的利大于弊,进行活动前应先明确每一个活动的注意事项及禁忌证;高风险,有明确的潜藏风险或不良事件的后果,应禁止患者进行主动活动,除非ICU医务人员与物理治疗师及高级护理人员共同讨论后允许患者活动。

中国呼吸重症康复治疗技术专家共识制定呼吸康复介入和停止时机:

(1) 康复介入时机:①血流动力学及呼吸功能稳定后,立即开始。②入ICU 24～48小时后,符合以下标准:心率>40次/分或<120次/分;收缩压≥90或≤180 mmHg,舒张压≤110 mmHg, MBP≥65 mmHg或≤110 mmHg;RR≤25次/分;血氧饱和≥90%,机械通气FIO_2≤60%, PEEP≤10 cmH$_2$O;使用小剂量血管活性药物支持,多巴胺≤10 mg/(kg·min)或去甲肾上腺素/肾上腺素≤0.1 mg/(kg·min),即可实施康复介入。③生命体征稳定的患者,可逐渐过渡到每天选择适当时间作离床、坐位、站位、躯干控制、移动活动、耐力训练及适宜的物理治疗等。

(2) 康复暂停时机:生命体征明显波动,有可能进一步恶化危及生命时宜暂停康复治疗。具体指标:①心率:心率不低于年龄最高心率预计值的70%;静息心率的基础上下降>20%;心率<40次/分或>130次/分。②出现新的心律失常;AMI;急性心力衰竭。③血压:SDP>180 mmHg或舒张压>110 mmHg或有直立性低血压;MAP<65 mmHg。④新使用血管活药或使用血管活性药物剂量增加。⑤RR:RR<5次/分或>30次/分或出现呼吸困难,SpO$_2$<88%,FIO_2≥60%,PEEP≥10 cmH$_2$O。⑥人机对抗;镇静或昏迷;患者明显躁动,需要加强镇

静剂量,RASS>2 分。⑦患者不能耐受活动方案;患者拒绝活动;存在其他预后险恶的因素,或有明显胸闷痛、气急、眩晕、显著乏力等不适症状。⑧或有未经处理的不稳定性骨折等,亦应暂时中止康复。

重症呼吸康复旨在改善患者通气状况维护现存功能,早日促进身体功能恢复,预防并发症。呼吸康复以肺功能恢复和呼吸肌康复为主要指标,具体评估内容如下:

1. 肺功能评估·肺功能检查包括肺容积、肺通气、弥散功能测定、气道激发试验、气道舒张试验,重症患者肺功能结果需结合临床评估。

(1) 通过气体稀释法和体积描记法测定或计算 TLC、FRC、RV、VC 和残总比(RV/TLC)。对于严重气道阻塞和肺内气体分布不均的患者,气体稀释法所测得的 FRC 会低于体积描记法,可能影响制订康复方案和评估预后,需结合临床。

(2) 肺通气检查包括 FVC、FEV_1、PEF、MVV。MVV 与 FEV_1 具有较好的线性关系,可用于综合评价肺通气功能储备。

(3) 弥散功能可辅助诊断、评价累及肺间质的疾病;鉴别呼吸困难、低氧血症的原因,常采用一口气呼吸法肺一氧化碳弥散量测定(diffusion capacity of carbon monoxide of lung,D_LCO),需注意吸烟对 D_LCO 的影响。

(4) 气道舒张试验在给予支气管舒张药物后,评估气道阻塞的可逆性及可逆程度,可评估被评估者对气道舒张剂的治疗。

2. 呼吸肌评估

(1) 呼吸肌肌力评估:目前常通过测定气道的压力变化反应呼吸肌的力量。①最大吸气压、最大呼气压和口腔闭合压。②跨膈压与最大跨膈压。③外源性刺激诱发的压力:对不能自主呼吸或难以掌握呼吸要领的患者,以电或磁电刺激颈部膈神经诱发膈肌收缩,记录跨膈压。

(2) 呼吸肌肌耐力评估:①膈肌张力时间指数。②膈肌耐受时间。

(3) 其他评估方法:①膈肌肌电图、其他辅助呼吸肌表面肌电图。②超声检查:可观察膈肌的形态、厚度、运动幅度等。

(4) 呼吸肌疲劳程度评估:①膈肌疲劳时跨膈压和最大跨膈压均明显下降。②肌电图的频谱改变:膈肌疲劳时,主要表现为低频成分(L)增加,高频成分(H)减少,H/L 比值下降。③气肌肉松弛率下降或松弛时间常数增大。④膈肌张力时间指数或 TTi 超过疲劳阈值。⑤异常体征:呼吸浅快,辅助呼吸肌过度活动,呼吸不同步或反常呼吸等。

二、肺康复训练

1. 呼吸肌训练·集中在力量与耐力两方面,以吸气肌训练更常见。

(1) 训练处方的制定原则:①功能性超负荷原则:制定呼吸肌训练处方,吸气肌训练负荷应设置在个人最大吸气压的30%,训练频率为1~2 次/天,5~7 天/周,并连续 2 周以上。②训练方式特异性原则:制定力量训练型处方,考虑个体化训练,方案是中等强度负荷-中等收缩速度的处方。③重复性原则:吸气肌训练可以通过长期持续的锻炼达到预期的最佳功能状态。

（2）呼吸肌训练内容：建议训练频率是 1～2 次/天，20～30 分钟/天，3～5 次/周，持续 6 周。一般而言，训练肌力的原则是高强度低次数的运动，耐力训练的原则为低强度多次数，训练方案包括肌力和耐力的训练。①廓放松训练：通过对患者徒手肋间肌松术、胸廓松动术等维持和改善胸廓的活动度。方法：肋间肌动松术、胸廓松动术、胸廓辅助法（下部胸廓辅助法、上部胸廓辅助法、一侧胸廓辅助法）。②胸部放松法：包括放松训练和体位，放松训练常用的有 Jacbson' progressive relaxation，常在仰卧位进行保持呼吸道通畅，根据患者情况，灵活选择咳嗽、体位引流、主动循环呼吸、振动排痰等。

2. 胸部理疗

（1）有效咳嗽：患者取前倾坐位，深吸气，短暂屏气，收缩腹肌，用力咳嗽将痰液咳出，继续深吸气重复上述动作 2～3 次；对于昏迷或不能配合患者，用手指轻压颈前气管软骨环前部诱发咳嗽反射；反射难以引出者可采用气管内刺激诱发咳嗽。

（2）叩击：利用腕关节的力量进行叩击，由肺底自下而上、由外向内、有节律地叩击背部或胸部，频率为 120 次/分钟。

（3）体位引流：所采用体位应使病变部位处于高处，痰液向主支气管流动。

（4）高频胸壁振荡：患者穿戴充气式背心，以 5～20 Hz 的频率压迫胸壁，气流振荡、管壁的振动可增加痰液清除能力，可有效降低感染发生率，减少痰液潴留，但对患者是否具有长期益处需待进一步研究。

（5）振动排痰仪：对支气管黏膜表面黏液及代谢物起松弛作用，帮助支气管内液化的黏液按照选择的方向排出。

3. 脱机训练 · 早期脱机训练可增加脱机成功率，减少并发症。临床脱机流程如下。

（1）患者一般状况评估：患者呼衰的病因已解决或改善、充分氧合、合理的 pH、血流动力学稳定、自主呼吸能力较好及良好的气道保护能力。

（2）训练方法：一般用自主呼吸实验（spontaneous breathing trial，SBT）评估患者自主呼吸能力，常用 SBT 方法分为：T-管法、CPAP 法、PSV 法：压力支持水平 5～8 cmH$_2$O 或采用导管补偿通气。对于机械通气超过 24 小时的患者，初始 SBT 建议用 PSV 法（5～8 cmH$_2$O），PSV 法可提高脱机成功率，减少死亡率。

（3）脱机训练时间：SBT 时间通常为 30～120 分钟，但要根据患者情况，如 COPD 患者可持续 2 小时，心力衰竭患者 30 分钟，肺炎患者 30 分钟等。在 SBT 过程应密切监测患者生命体征及呼吸形式的变化。

第三节　肢体康复

关节活动度障碍是重症患者最常见的问题，国外有学者对 155 名患者调查中发现有 39% 的患者至少存在 1 个关节的挛缩，34% 的患者被证实已经造成残疾。重症患者进行关节活动度训练的主要目的是预防长期卧床患者产生肌肉废用性萎缩、肌腱挛缩、关节僵硬等。关节活动度训练方法有良肢位摆放和主动、被动训练。被动训练包括自我被动训练和他人训练，主动训练包括各种器械训练。

一、良肢位摆放

所谓良肢位摆放，是指为防止或对抗痉挛姿势的出现，保护肩关节及早期诱发分离运动而设计的一种治疗体位。早期注意并保持床上的正确体位，有助于预防或减轻上述痉挛姿势的出现和加重。通常选用以下体位：

1. 患侧卧位·即患侧在下，健侧在上。斜侧卧 40°～60°，头部用枕头舒适的支撑，背后用枕头塞稳，患侧上肢前伸，使肩部向前，确保肩胛骨的内缘平靠于胸壁。上臂前伸以避免肩关节受压和后缩。肘关节伸展，前臂旋后，手指张开，掌心向上。手心不应放置任何东西，否则会因受抓握反射的影响而引起手内肌的痉挛。健侧上肢置于身体上或稍后方，避免带动整个躯干向前而引起患侧肩胛骨后缩。患侧下肢在后，患髋微后伸，膝关节略屈曲。健侧下肢屈曲置于前面的枕头上。患侧卧位可增加对患侧的知觉刺激输入，并使整个患侧被拉长，从而减少痉挛且健手能自由活动。

2. 健侧卧位·即健侧在下，患侧在上，头部枕头不宜过高。患侧上肢下垫一个枕头，患侧肩胛骨充分前伸，肩前屈 90°～130°，肘和腕伸展，前臂旋前，腕关节背伸。双下肢间垫一枕头，患侧骨盆旋前，髋、膝关节呈自然半屈曲位，置于另一枕上。患足与小腿尽量保持垂直位，注意足不能内翻悬在枕头边缘。身后可放置枕头支撑，有利于身体放松。健侧下肢平放在床上，轻度伸髋，稍屈膝。

3. 仰卧位·头下置一枕头，但不宜过高，面部朝向患侧。患肩部垫一个比躯干略高的枕头，上肢伸直稍外展置于枕上，防止肩胛骨后缩。前臂旋后，手掌心向上，手指伸展、张开。在患侧臀部及大腿下垫枕，以防止患侧骨盆后缩。枕头外缘卷起可防止髋关节外展、外旋，枕头右下角支撑膝关节呈轻度屈曲位。足底应放置固定物以保持跟腱不缩短，以上做法可防止增加不必要的伸肌模式的反射活动。应尽可能少用仰卧位，因为这种体位受颈紧张性反射和迷路反射的影响，异常反射活动增强。而且，这种体位下骶尾部、足跟和外踝等处发生压力性损伤危险性增加。

4. 半卧位·患侧后背、肩部、手臂、下肢用枕头支撑，患侧下肢微屈。

二、肢体被动运动

肢体被动活动一方面可以预防关节活动受限，促进肢体血液循环和增强感觉输入，还能预防压力性损伤、肌肉萎缩、关节挛缩、关节疼痛和心、肺、泌尿系及胃肠道并发症的发生等；另一方面，为即将开始的主动功能训练做些准备。而对于存在严重的肌肉无力的偏瘫患者，正确体位和被动的关节活动训练尤为重要。需要注意，脑卒中后患者卧床时期的康复治疗并非消极地被动地进行患者的管理，而是积极地以预防继发性损害为主，并逐步帮助患者主动训练，争取早日下床活动。

肢体被动运动应先从健侧开始，然后参照健侧关节活动范围活动患侧。按从大关节到小关节循序渐进,动作要轻柔缓慢。重点进行肩关节外旋、外展屈曲、肘关节伸展、腕和手指伸展、髋关节外展、内收和屈伸、膝关节伸展、足背曲和外翻等运动。在急性期每天做 2 次,以后每天做 3 次,每个关节需活动 10～20 遍。直到主动运动恢复。

在帮助患者进行患侧肢体的被动活动时,只需要维持患者的正常关节活动范围,但是需要遵循一定的原则。

1. 整体观念 · 关节的训练,不仅是患侧,健侧各关节活动度的维持也是非常重要。

2. 循序渐进 · 在不增加疼痛的前提下,在各关节正常生理情况下慢慢增加各关节活动的范围。尽可能大范围地活动各关节,以增加关节的活动范围。

3. 主动与被动运动相结合。

4. 频率与频度 · 各关节根据每个活动方向运动,每次至少 10～20 下,每天 2～3 次,动作缓慢且有节奏进行,避免使用暴力。

5. 注意事项 · 如果出现疼痛或者痉挛加重时,可用热敷或冰敷等处置,待放松活动及镇痛治疗有效后,再行被动训练;注意保护患者肩关节,防止其半脱位。

三、体位变换

主要是预防压力性损伤和肺部感染。另外,由于仰卧位强化患侧伸肌优势,患侧卧位强化患侧伸肌优势,不断变换体位可使肢体的伸屈肌张力达到平衡,预防痉挛模式出现。一般 2 小时变化体位一次。体位变化包括被动、主动向健侧和患侧翻身,主动、被动向健侧和患侧横向移动。当被动变换体位出现时,体位变化的训练开始为进一步坐立打下基础。

1. 被动向健侧翻身训练 · 先旋转上半部躯干,再旋转下半部躯干。护理人员一手掌放在颈部下方,另一手掌放在患侧肩胛骨周围,将患者头部及躯干转向侧卧位,然后一只手掌放在患侧骨盆处将其转向前方,另一手掌放在膝关节后方,将患侧下肢旋转并摆放成自然半屈位。

2. 被动向患侧翻身训练 · 护理人员先将患侧上肢放置于外展 90° 的位置,再让患者自行将身体转向患侧,若患者处于昏迷状态或体力较差时,则可采用向健侧翻身的方法帮助患者翻身。

3. 主动向患侧翻身训练 · 护理人员在患侧肩部给予支持,患者仰卧位,双手手指交叉在一起,上肢伸展,健侧下肢屈曲。两上肢左右摆动,当摆向患侧时,顺势将身体翻向患侧。

4. 主动向健侧翻身训练 · 患者仰卧位,双手交叉,患侧拇指置于健侧拇指之上,屈膝,将健腿插入患腿下方。交叉的双手伸直举向上方,做左右侧方摆动,借助摆动的惯性,使双上肢和躯干一起翻向健侧。

5. 从仰卧位到床边坐起训练 · 采用仰卧位经侧卧位起坐训练法。

6. 坐位平衡训练 · 正确坐姿,床边坐位平衡,包括前后左右各方向。还可使用坐位操以加强平衡训练。

7. 神经促进技术 · 可酌情选用 Bobath 技术、Brunnstrom 技术、Rood 技术和 PNF 技术中的一些方法以诱发粗大运动、抑制异常运动。

8. 功能性电刺激与生物反馈疗法 · 对促进血液循环、防止肌肉萎缩、维持关节活动度、促进正常运动模式形成都有一定的康复治疗效果。

9. 渐近式训练·床到轮椅(或椅)转移和渐进式站立训练。

10. 皮肤护理·对于那些可能较长时间卧病在床的患者,护理人员务必要重视患者皮肤的保护,预防压力性损伤发生。因为患者长时间卧床产生的压力会使血液循环变得异常缓慢,这样皮肤组织血供较差,皮肤的抵抗力减弱,容易压伤皮肤,不良的搬动或转移方式产生剪切力或摩擦力会导致皮肤受损而出现伤口。因此,长时间卧床会导致患者皮肤损伤的概率增加,应从多方面考虑帮助患者。患者能坐轮椅的应该尽量少卧床,卧床时保持肢体功能位且每2小时翻身一次,以改变皮肤的接触应力方向;床垫与被褥应该保持干燥、清洁,每天用热毛巾至少给患者擦洗全身一次;在搬动患者时,尽量减少患者与床单的摩擦;坐轮椅时,应每半个小时帮助患者分别抬高两侧臀部,以减轻躯体对臀部的压力;一旦发现皮肤上出现红肿、硬结,或擦伤,应该进行相应的处理。

参考文献

[1] 虞立,姜金霞. 床上脚踏车联合被动关节活动在急性呼吸衰竭机械通气患者中的应用[J]. 中华现代护理杂志,2019,25(21):2734-2738.

[2] Damuth E, Mitchell J A, Bartock J L, et al. Long-term survival of critically ill patients treated with prolonged mechanical ventilation: a systematic review and meta-analysis [J]. Lancet Respir Med, 2015,3(7):544-553.

[3] Haines K J, Beesley S J, Hopkins R O, et al. Peer Support in Critical Care: A Systematic Review [J]. Crit Care Med, 2018,46:1522.

[4] Hodgson C L, Stiller K, Needham D M, et al. Expert consensus and recommendations on safety criteria for active mobilization of mechanically ventilated critically ill adults [J]. Crit Care, 2014,18(6):658.

[5] Hsu C W, Lin Y H, Chang S Y, et al. [Diversified Innovation Strategies for an Early Limb Rehabilitation Program in Patients With Stroke] [J]. Hu Li Za Zhi, 2020,67(1):81-88.

[6] Kuyrukluyildiz U, Binici O, Kupeli, et al. What is the best pulmonary physiotherapy method in ICU [J]. Can Respir J, 2016,2016:4752467.

[7] Levine S A, Reilly K M, Nedder M M, et al. The patient's perspective of the intensive care unit diary in the cardiac intensive care unit [J]. Crit Care Nurse, 2018,38(4):28-36.

[8] Mikkelsen M E, Jackson J C, Hopkins R O, et al. Peer support as a novel strategy to mitigate post-intensive care syndrome [J]. AACN Adv Crit Care, 2016,27(2):221-229.

[9] Nugent K, Edriss H. Official American Thoracic Society/American College of Chest Physicians clinical practice guideline: Liberation from mechanical ventilation in critically ill adult [J]. Am J Respir Crit Care Med, 2017,5(19):1-290.

[10] Prescott H C, Langa K M, Iwashyna T J. Readmission diagnoses after hospitalization for severe sepsis and other acute medical conditions [J]. JAMA, 2015,313(10):1055-1057.

第十九章 灾害护理

第一节 概 述

灾害护理(disaster nursing)又称为灾难护理,作为灾难医学与救援医学的重要组成部分,目前已逐渐发展成一门独立的学科。但国内起步较晚,我国根据灾难护理的发展现状,将灾难护理定义为在各种自然灾害和人为事故所致的灾害性损伤条件下,实施紧急护理学救援、疾病防护和卫生保障的一门学科。它是介于灾害学、救援医学、临床医学与护理学之间的学科,既需要多学科介入,也需要相关学科在灾害护理学方面的融合与应用。在全球范围内,自然灾害——特别是与气候有关的灾害的范围和频率正在增加,这些事件对人类的影响正在扩大。我国疆域辽阔,自然条件复杂,是世界上自然灾害最严重的少数国家之一,灾害种类多、发生频度高、分布地域广、造成的损失大。近年来,在各种灾害救援活动中,护士同其他专业人员共同奋斗在一线,发挥着至关重要的作用。

一、灾害的定义

WHO将灾害定义为"一种突发的、超过受灾地区承受能力的、需要外界援助的生态环境破坏现象"。联合国对灾难的定义是"受灾地区功能严重破坏、引起广泛人、物或环境损失,超过该地区自有资源承受能力"。灾害的经典学术定义为"灾害是指一切对自然生态环境、人类社会的物质文明和精神文明建设,尤其是生命、财产等造成危害的天然事件和社会事件。"

二、灾害的分类

灾害学是研究灾害的基础,合理的分类有助于实现防灾减灾的深入研究、战略的制定、灾害的风险管理以及灾情统计工作的深入开展。因灾害的成因错综复杂,灾害的分类方法亦有多种。

(一)按灾害发生的过程、性质和机制分类
2006年1月8日国务院颁布的"国家突发公共事件总体应急预案"根据突发公共事件的

发生过程、性质和机制,将突发公共事件分为以下四类。

1. **自然灾害**·主要包括水旱灾害、气象灾害、地震灾害、地质灾害、海洋灾害、生物灾害和森林草原火灾等。

2. **事故灾难**·主要包括工矿商贸等企业的各类安全事故、交通公共设施和设备事故、环境污染和生态破坏事件等。

3. **公共卫生事件**·主要包括传染病疫情、群体性不明原因疾病和食品安全和职业危害、动物疫情,以及其他严重影响公众健康和生命安全的事件。

4. **社会安全事件**·主要包括恐怖袭击事件、经济安全事件和涉外突发事件。

(二) 按行业分类可以根据行业管理范围分为以下几种类型

1. **农业灾难**·包括农业气象灾难,如洪涝、干旱、低温冻害、大风、冰雹、沙尘暴等;生物灾难,如病、虫、鼠、杂草等。

2. **林业灾难**·包括病、虫、鼠害,雨雪灾难、风灾、火灾等。

3. **工业灾难**·包括工业污染、工业火灾、事故等。

4. **海洋灾难**·包括赤潮、海啸、风暴潮、灾难性海浪、海冰等。

(三) 按灾难大小分类

一方面指灾难本身强度大小;另一方面指灾难所造成的社会损失大小。在单位区域内,某次灾难所造成的损失量称为灾度,将灾难划分为巨灾、大灾、中灾、小灾和微灾五个等级,死亡人数达到 10 万人、直接经济损失达到 100 亿元以上的灾难称为巨灾,每下降一个量级即减小一个灾度。

三、灾害的影响

灾害给人类造成巨大的影响,可造成人员伤亡、财产损失、自然资源和环境破坏、次生灾害、传染病流行、社会失稳等现象或一系列事件,给人类社会带来身心伤害,给生产、生活带来极大损害,影响社会稳定和发展。

四、灾害护理

(一) 灾害护理的特征

1. **工作量大且复杂**·灾害常突然发生,常会有大批伤员同时出现、病情紧急,灾害护理工作因此较一般护理工作更为艰巨复杂,偶尔还会出现救援物资不足现象。

2. **工作环境艰险**·地震、洪涝灾害等灾难,电力、交通系统严重破坏,救援人员的能力施展受到限制。

3. **心理负荷沉重**·灾害引起的经济损失、创伤、丧亲、悲痛等,在很长时间内,严重影响受灾人群的心理和生活质量。护理人员鉴于其工作性质,亲眼目睹伤害和死亡,却无暇顾及个人感受倾尽全力参与抢救患者,因此,特别容易产生同情、疲劳、倦怠和心理创伤,必须及时调整自己的心理状态。

4. 护理重心变化·灾害早期,主要是躯体疾病,护理人员的工作主要集中于各种具体操作,开展紧急救治;灾害后期,护理人员的主要职责在于预防、及时制止流行病的发生,针对患者实施相应的心理干预和人文护理关怀,就能够降低他们承受的心理压力。

5. 人员选拔与培养的困难·针对救援需要,护士主要来自急诊科、骨科、ICU、呼吸科等,普遍缺乏心理救援知识和技能;美国 31 个州采用了增强型护士执照契约(eNLC 是当前护士执照 NLC 的更新版本),允许护士在发生灾难时迅速跨越国界,提供重要服务。对于非英语国家的异国救援,语言常常存在很大障碍。学校的教学内容将灾害护理纳入课本系统学习也非常重要。

(二) 灾害中护士的任务和所应具备的能力

护士在灾难救治中发挥着巨大作用,甚至能够提高整个急救应急系统的能力。

1. 灾害发生前

(1) 减灾/预防能力:各类灾害造成的伤害不同,要研究灾害造成伤害的规律。有了减灾/预防能力的支撑,才能提高灾害应急处置和救援能力。护士应熟悉在灾害各阶段中的个人角色和救援任务,正确评估风险并明确医疗卫生问题;能够充分利用资源,针对评估内容制订相应措施并积极参与社区的备灾教育活动;了解传染病的隔离、检疫、净化、排污,最大限度地减少和控制灾害发生风险,将可能受灾人群的健康问题减少到最小范围。

(2) 备灾能力:良好的灾害准备能够保障灾害发生后及时实施有效的应对措施,护士应熟练掌握急救相关知识和技能,调查显示,我国护士除了徒手 CPR 掌握度较高之外,其他灾害救护知识的掌握程度较低。应鼓励护士积极参与应急培训和演练活动,及时更新灾害相关理念和技术;具备制订个人、家庭备灾计划的能力,确保高质量地完成灾害护理任务;掌握网络通信设施的使用,提高急救护理反应能力。

2. 灾害发生时

(1) 抢救指挥能力:护理管理者应合理分配辖区的卫生资源。不同性质和规模的灾害,特点不同,应及时有效地指挥现场急救。

(2) 应急处理能力:短时间内涌入大量受灾者到医院需要资源再分配,既需要妥善安置入院患者,也要提前为即将来临的受害者提供安全的护理做好准备。①应迅速准确识别、判断伤情,加强危重症伤病病情观察,确保Ⅰ类伤员得到优先救治。②能够评估受灾情况、明确护理需求、提出护理方案,并立即采取有效的应对措施,如对伤员实施初级生命支持、止血、清创、消毒、包扎、供氧等简单救助。③能够根据现场患者具体的伤情,正确做好个人防护,严格落实检伤分类,提供适当的护理过程,如对感染、出血、疼痛和电解质紊乱患者进行对症护理,对挤压伤和骨筋膜室综合征等,做好病情观察,并提供安全转运。④学习资源管理,给灾民提供院前、院内急救和安全的护理环境。

(3) 基本技能:保持气道开放、引流、抗休克、扩容治疗、复苏抢救等。熟练配合高级生命支持、利用现场资源自制简易装置,如树枝制作夹板、水瓶改做小便器、输液器制作吸管等。

3. 灾害发生后·灾害事件涉及面广、破坏性巨大、灾后恢复重建任务艰巨,恢复重建能力是护士必备能力之一。快速制订并落实灾民安置计划,灾害远期加强心理干预,做好灾后传染病防控工作和幸存者受伤后的处理十分重要。如日本志愿者在灾后会向受灾者提供健康咨询服务,安抚心灵伤痛"3T",即交谈(talk)、眼泪(tears)、时间(time),保证灾民个人、家庭、社会的长期康复。

(三) 护士的准备

无论灾难的类型如何,总会对健康产生影响。应对任何灾难的主要目标是挽救生命,并最大程度地减少残疾和疾病。

1. **心理方面** · 积极而稳定的情绪:灾难来临时卫生系统本身可能会受到灾难的影响,当地医院和诊所可能被损坏,救护人员患心理健康疾病的风险增加,如 PTSD、抑郁和焦虑等。良好的心理素质会体现出不同的精神风貌,是战胜一切困难的先决条件。

2. **专业知识技能** · 灾害护理能力的提升依赖于灾害护理知识的获取,护士对灾害护理知识的掌握能力,是开展救护行为的基础和有力保障。护士平日里应加强相关知识学习,形成系统规范化的培训。进行模拟灾害救护训练,清晰、准确地记录学习发生的事件,使应急人员和公众掌握和实施标准的应急知识和技能,才能够在现实中正确决策,形成完整的学科体系。

3. **身体方面** · 一线条件艰苦,工作量大、面对疫情,随时有被感染的风险,精神压力巨大。救护人员常常挥汗如雨,不能保证必需的作息时间。强健的身体是保障救援的基础条件。建议定期组织进行外出拓展训练,通过常态化的体能训练,为灾害救援提供基本身体素质保证。

总之,灾害发生后,护理人员作为医疗服务体系的中坚力量,发挥了重要作用。面对伤情复杂、危重的患者,全体救援护士应统一指挥、统筹安排,从人力、物力及病床准备等方面着手,保证灾害伤员得到及时抢救和治疗。

第二节　突发性灾害事件的应急机制

从印度洋大海啸、"卡特里娜"飓风、汶川大地震,到 2020 年全球大暴发的新型冠状病毒性肺炎疫情,地球似乎进入了极端灾害的频发期。面对一系列的突发灾害,人们应当怎样面对,政府应当采取什么样的对策? 这些经历的和还未发生的灾难,无时无刻不在拷问着我国现有的灾难应急机制。值得自豪的是,一套完善的灾难应急体系逐渐变得清晰,中国已经形成了一套行政主导、全国动员的救灾机制,从灾害应急响应、灾害信息发布到重大灾害抢险救灾联动协调,中国政府在应急行动中表现的效率和成果有目共睹。

一、灾害应急机制的目的

救灾应急预案是应对灾害的紧急行动方案。预案的制订是救灾工作规范化的要求;是提高救灾工作应急反应能力的要求;是整合、发挥各灾害管理部门救灾资源合力作用的要求;是减轻自然灾害损失,建立新的救灾运行机制,提高救灾工作整体水平的有关活动。

二、应急机制的原则

（一）以人为本，减少危害

切实履行医院的公共卫生服务职能，把保障公众健康和生命财产安全作为首要任务，最大限度地减少灾害及突发公共卫生事件及其造成的人员伤亡和危害。

（二）统一领导，分级负责

在灾害及突发公共卫生事件应急领导小组的统一领导下，建立健全分类管理、分级负责，以条块结合、属地管理为主的应急救援管理体制。

（三）依法规范，加强管理

严格依法制订、修订医疗救援应急预案，加强医疗救援应急管理，保障公民生命健康，使应对灾害及突发公共卫生事件的医疗救援应急工作更加规范化、制度化、法制化。

（四）快速反应，协同应对

根据总体应急预案要求，加强医疗救援应急处置队伍建设，建立联动协调机制，充分动员和发挥各部门及全院各临床医技科室间的协同作用，形成统一指挥、反应灵敏、协调有序、运转高效的医疗救援应急管理机制。

（五）加强培训，提高素质

加强宣传和培训教育工作，充分发挥专家队伍和各级各类医务人员的作用，提高应对灾害及突发公共卫生事件的技术水平和处置能力。

三、灾害应急机制的编制、颁布和启动

救灾应急预案编制由各省（自治区、直辖市）民政厅（局）及地区、县级民政部门负责编制，这是由民政部门承担抗灾救灾综合协调职能及救灾工作职能确定的。省级预案一般应由省（自治区、直辖市）人民政府或政府办公厅颁布，地区、县级预案由地区、县级人民政府或人民政府办公室颁布。预案具有法规效力。预案的启动由预案本身确定的启动条件控制，一旦符合启动条件，预案立即启动，预案规定的内容进入程序化运作，变成实际操作行为。

四、执行机制的组织构成

指挥决策机构是救灾的应急指挥部、综合协调机构，为指挥部办公室、具体工作组，详细工作为：预测预报、宣传动员、人员抢救、转移安置、生活保障、物资保障、工程抢险、交通恢复、恢复重建等等。按照救灾工作面临的主要问题划分工作，按照组织学的理论，一般一个工作组应侧重主要完成一个特定的工作任务，应尽可能避免工作组职能相互间的交叉。

五、灾害应急机制的组成

（1）加强领导，建立高效、统一的组织指挥系统。

（2）建立与相关部门、单位间通讯的健全的网络系统，加强应急值班，确保信息传递的高效、灵敏、畅通。

（3）加强对重点单位、重点部门、重点岗位的巡查，发现问题，及时解决，消除隐患。

（4）组织专家全面评估医疗救护卫生防疫防病应急反应能力，制订预案。根据本区域可能发生的灾害级别，可能造成的破坏程度以及人员伤亡情况进行预测，制订本区域的救灾医疗救护卫生防疫防病应急技术预案。

（5）组建灾害医疗救护卫生防疫防病队伍：组建防疫防病队和预备队，负责灾害地区指定区域内伤员的分级救治和转运，开展医疗服务与相应的卫生防疫防病工作。

（6）确保充足的生活物资，以保障应急任务的执行。

（7）做好救灾医疗救护所需的经费、药械、血源、物资的筹集、储备和管理。根据预测灾害可能波及的范围，提出救灾医疗救护所需经费的测算、药械和物资的储备方案，报同级人民政府安排落实；组建应急献血队伍，建立安全的血源储备、应急处理设备的储备；协调有关部门对灾害医疗救护与卫生防疫防病的防治药品、设备和消杀灭药械等物资建立网络化管理机制，保障应急供应。

（8）开展灾害医疗救护技术培训和应急演练，有针对性地进行相关技能和个人防护知识的专业培训，适时组织不同规模的模拟演练，发现问题及时调整，提高灾害医疗救护能力。

（9）建立灾害医疗救护信息资料库，协调有关部门负责搜集、整理灾害及次生灾害发生后伤亡人员的信息资料，并报同级人民政府和上一级政府卫生行政部门，以供决策和指导救灾医疗救护工作。

（10）开展医学自救、互救和卫生防疫防病的科普知识教育，与宣传部门和红十字会密切配合，充分发挥新闻媒体的积极作用，对公众进行有针对性的医学自救、互救以及卫生防疫防病科普知识的宣传教育和培训，提高自我防护意识和心理应激承受能力。

六、灾害的应急救援

灾害发生期间，"挽救生命、减轻伤残"最为关键。现场医疗救援应在现场卫生救援应急指挥部的统一指挥下进行，各医疗机构及救援队伍按指定位置分片包干，搜寻、集中伤员，检伤分类，先重后轻，现场抢救，及时转送。灾害防疫机构，根据灾区可能发生的疾病流行情况，进行监测及采取相应预防控制措施。

（一）检伤分类

面对大量伤员，必须严格按照国际统一标准进行检伤分类，分别用蓝、黄、红、黑4种颜色，对轻、重、危重伤病员和死亡人员作出标志。保证危急伤员及有抢救价值的伤员优先得到抢救，一般伤员得到及时治疗。

（二）危重急症的早期处理

呼吸道梗阻和窒息、SCA是危及生命的急症。早期处理原则是：清除伤员呼吸道异物，如血块、黏痰和呕吐物等，解开伤员衣领和腰带，保持呼吸通畅。舌后坠造成的阻塞，立即用口咽通气道畅通气道或将舌头牵出固定。心跳、呼吸骤停、脑外伤昏迷或严重胸外伤造成呼吸困难及窒息的,要尽早气管插管及辅助呼吸。

(三) 对创伤性休克伤员

采取平卧位或头略低位,保持呼吸道通畅。完全性饥饿患者被困时间长,精神紧张,体力大量消耗、代谢紊乱、血压下降,可给予静脉输液、保温、吸氧和适当的热饮内服,在严密观察下转运;有创伤、出血者应立即采取止血等处理,建立静脉输液通道,快速补充血容量(明显失血者应立即输血)。

出血是造成创伤性休克的主要原因,现场早期可根据不同情况采取加压、填塞或上止血带等法止血。上止血带后要作出明显标记,记录上止血带时间,注意定时放松止血带。①对开放性的外伤,伤口出血不止时,可加压包扎止血。如无敷料,可选用干净的毛巾、软质内衣、手绢将伤口扎紧。②如内脏出血,要剖腹探查止血;颅脑伤伴有脑疝致休克,要对脑部创伤进行处理,并尽快脱水降低 ICP,待血压平稳和全身状态好转时,优先转送。

(四) 伤口的创面

要尽早包扎,以免再污染;重伤肢体要加强固定,以减少继发损伤和止痛,便于搬运。①凡是骨折、关节损伤、大面积软组织损伤者均应予以临时固定。②凡开放性骨折,断骨外露者,绝不能在现场随便整复或将断骨复位,以防止造成严重的感染,在现场只需作局部包扎固定,然后运送。③发现、怀疑有脊柱骨折时,尽量减少搬动,必要时应由 3～4 人托扶伤员的头、背、臀、腿部,步调一致同时发力抬放至平板(或其他硬质担架)上,固定运送,防止脊柱弯曲和扭转,以免加重伤情。严禁用一人抱胸、一人抬腿的方式搬动,造成脊髓损伤而致终生截瘫。

(五) 伤员转运

灾情发生后,伤员多、伤情复杂,就地医治有许多难以克服的困难。需要成立转运小组,通过不同的运输手段,安全地将伤员分散到合适的地点进行专科治疗。长途转运中,要严密观察病情,安全护送到目的地。

(六) 灾区防疫

灾情期间,生存环境及资源情况可能迅速恶化,必须保障灾区饮用水卫生;加强食品卫生供应、环境卫生措施;重建疾病监测系统。监测的内容包括法定报告的传染病;人口的暂时居住、流动情况;其他主要疾病发生情况,如啮齿动物和媒介生物的数量等。及时发现和处理传染源,加强患者的隔离、治疗,做好疫点(疫区)的随时消毒和终末消毒工作。

以 2020 年中国湖北省武汉市暴发的新型冠状病毒肺炎为例,截止至 4 月 30 日,我国累计确诊 82 874 例,累计死亡 4 633 例,同时约翰霍普金斯大学统计数据显示,全球累计确诊病例已经达到 300 万,累计死亡 22 万。

在新冠肺炎疫情防控期间,习近平总书记多次召开会议强调,要构建系统完备、科学规范、运行有效的疫情防控法律体系,全面加强和完善公共卫生领域相关法律法规建设,强化公共卫生法治保障,全面提高依法防控依法治理能力,健全国家公共卫生应急管理体系。国家公共卫生应急管理体系作为国家治理体系的一部分,是指在党的统一领导下,在健全的法律规范下,通过各级政府统筹协调疫各个相关部门及社会力量进行各阶段疫情应对,包括疫情预警、疫情应急响应、疫情后期常态防控,及物资支撑保障等工作。

2019年12月1日,武汉出现第1例新冠肺炎病例,到2020年1月20日,国家高级别专家组公布新型冠状病毒存在人传人时,武汉的病例数已经大幅增加,疫情已经悄无声息地播散到全国多个省市,1月23日,中央应对新冠肺炎疫情工作领导小组,国务院建立应对新型冠状病毒感染的肺炎疫情联防联控工作机制,在中央统一领导统一指挥下,武汉封城,建立方舱医院、加强社区防控、增派医护人员、统一分发防护物资,对确诊、疑似的患者,集中收治、集中隔离、应收尽收、应治尽治。在全国医护人员驰援支持下,一举稳定了武汉的抗疫秩序。全国各省市也都启动了重大突发公共卫生事件一级响应,都采取了包括输入性病例严防、发热门诊筛查、道口查控、社区防控、交通防疫、公共场所防疫等多项强力措施,以切断传染源、堵住传染的传播途径。同时在物资人员支持保障方面,对疫情的震中进行全面紧急救援。直至3月18日,本土疫情新增病例清零。3月23日,中央应对新冠肺炎疫情工作领导小组会议指出,当前,以武汉市为主战场的全国本土疫情传播已基本阻断,但疫情在全球出现大流行,要实行"外防输入、内防反弹"的总体防控策略,维护好来之不易的防控成果。自此,在没有特效药,没有疫苗的条件下,中国以两个月时间快速控制住了曾一度急速爆发的新冠肺炎疫情,取得了令人瞩目的成绩。

七、现有应急救援机制的不足

灾情考量国家的综合国力,现有的应急管理体制就是其中一项关键衡量指标。但在本次新冠肺炎疫情的大考之下,现有应急管理体系暴露出一些不足,加强应急管理体系能力建设迫在眉睫。完善实操性强、科学合理的应急管理体系,是加强应急管理工作的必要基础,有利于推进我国应急管理体系和能力现代化。

(一) 建设一体化应急救援体系

推进原有的应急管理体系由"分类管理"逐步转变为"统筹协调",避免分类管理存在部门分割、权责独立的现象,要统筹协调中央与地方、各部门、各区域的职责及联动机制,贯彻"全政府"理念。

(二) 健全应急管理制度

目前,影响我国公共安全的因素日益增多,这就要求抓紧研究制定应急管理安全等方面的法律法规。应急管理部成立以来,中国特色应急管理组织体制初步形成。但在现实中,应急管理工作面临新形势、新问题,缺乏必要的法律法规作为支持和指导,如《突发公共事件应对法》作用发挥不明显、单行法规定不够具体、上下位法律法规之间关联协调不够。为此,2019年,应急管理部全面启动建设应急管理法律制度体系,探索建立了应急响应专题会商机制,形成了救援扁平化组织指挥模式、防范救援救灾一体化运作模式等。

(三) 提高应急救援队伍的专业化水平

加强队伍的专业培训,尤其加强应急实用演练,通过模拟应急场景,熟悉应急救援流程,一方面提高应急救援队伍的能力;另一方面通过这一过程检验各类应急预案的可操作性,并予以改进和完善。

(四) 完善农村应急管理机制

首先,农村地区应急管理常设机构可以为灾害应对提供一个强有力的组织。其次,健全阶段性管理机制。灾前、灾中、灾后的灾害评估为灾后处理提供了有效的方法。最后,在公共卫生方面的持续投资和充足的应急物资储备可以为农村居民提供坚实的保障。完善农村突发公共卫生事件应急管理机制,对于保障公共卫生、农民的健康和安全以及农村社会的稳定具有重要意义。

(五) 注意心理因素

灾难不仅破坏生活质量,而且给个人和社会造成很大的精神健康负担。在灾前、灾后应采取有效的干预措施,以改善灾难对心理健康的不利影响。整合一些有效的社会心理教育和临床干预措施,这样,该社会便具有整体能力来应对未来的灾难。

医院处于突发公共卫生事件监测的前哨位置,医疗机构作为应急机制中重要的一环,承担着相关紧急医疗救治的重大任务。为此,积极构建医院应对重大疫情防控的应急管理体系,对于高效遏制疫情蔓延尤为重要。突发公共卫生事件的发生发展的不同阶段,医院可以有针对性地强化应急准备工作,在预警识别阶段做好保持高度敏感性,迅速识别、迅速反应,加强对各类疫情信息的搜集、分析、跟踪、监测及反馈,迅速研判趋势及可能出现问题,提前做好物资准备。在最为关键的应急处理阶段,医院应严格贯彻落实各项防控管理要求,从组织领导指挥、规范制度流程、科室协调、人员调度、物资保障、舆论信息引导、科学研究攻关、日常诊疗调整等方面进行落实。最后的恢复重建阶段是疫情等突发公共卫生事件的恢复、改进、再完善阶段,应及时归纳总结疫情防控经验,寻找明确医院在应急管理的薄弱环节,不断完善规范体系建设和应急机制建设,做好日常诊疗的恢复工作,同时进一步加强人员培训,加强基础研究攻关。

由于灾情的发展势头快,伤员及患者病情的复杂性及严重性,短期内患者数量骤增,且病情急、变化快,因此,主动、及时、有效的护理应急机制对救治工作的成败起决定作用。同时,也对护理人员的技能、知识及心理素质提出了更高的要求。健全的管理体系与应急机制还需要护理管理者们在实践中进一步的探索总结完善。

第三节   灾害事件中重症患者的转运与护理

重大灾难发生后,医疗服务需求短时间内激增,医疗系统的应对能力失衡,进行紧急、有效的医疗应对,有助于提高医学应对效率,从而改善伤员救治成功率。重大灾害爆发后,由于现场急救、医疗条件有限,根据紧急援助的原则,需要在现场紧急处理后快速转运至适当医院,以确保伤员得到更有效的专科治疗和护理。批量伤员的转运救护工作无论是对专业救援人员,还是临床医护人员都是严峻的考验,尤其是综合能力、急救组织管理能力方面。转运时涉及多部门、多组织、多环节,如有不周易出现救治脱节、秩序混乱、转运方式不合理、急救资源利用不充分等问题。在转运前,做好充分的沟通及相关准备工作非常必要,避免不必要的二次损伤。

一、构建伤员转运中心

灾害发生时大量人员伤亡,由于生命支持设备、补给和人员的不足,许多患者得不到及时有效的救治,因此,需要转移至有条件的医院进行治疗。应有专门的医护及辅助人员进行救治伤员转运管理。建议由当地医疗行政部门负责组织构建转运中心的相应队伍,主要包括负责人、工作人员和辅助人员。负责人:由各级应急小组的组长或副组长兼任,并在紧急预案制订方案中明确管理中心的具体人员。工作人员:危重患者转运应由经过专门训练的医师和护士至少各 1 名来共同完成。医护人员应该掌握 CPR、电除颤技术、止血包扎技术、环甲膜穿刺技术、气管插管术、科学固定与搬运术等现场急救技术;熟悉使用各种车载医疗设备,如心电监护仪、便携呼吸机、除颤仪、供氧设备、吸痰器等;了解患者的基本病情、治疗方案和潜在并发症(如脑疝、大出血、窒息、休克等),并且有能力应对和处理这些病情变化。辅助人员可由有一定管理经验的行政人员担任。具体人员数应根据伤员人数而有所调整。一般来说,中心设立主管或主任 1 名,负责收集和整理患者资料情况的护士 3～5 名;负责收集和整理附近及能接受转运伤员的医院情况的辅助人员 3～5 名;负责配备医护后送小组的医师 2 名;计算机管理人员 1～2 名;辅助其他事务人员 2～3 名。

二、转运原则

(一)安全原则

安全是转运中的首要原则,转运的目的是通过更先进的医疗技术、理念及医疗设备,使患者得到更好的救治。转运既要强调及时性,又要保障途中的安全性。转运过程受转运设备、环境、人员等因素影响,存在一定风险,极有可能对生命安全造成伤害。因此,提高危重症患者转运安全,降低转运风险是保障急危重症患者生命安全的重要环节。强调科学救援,确保被救人员和施救人员的双安全。

(二)先重后轻原则

现场救护的原则是先排险后施救、先救命后治伤、先重伤后轻伤、先抢救后转运的原则。转运应遵从先"急症"后"轻症"的原则,使医疗卫生资源和运输工具得到最高效的利用。

(三)合理分配后送医院标准

伤员经现场检伤、分类、对症处理后,快速确定转运后送医院。伤情较重者,向三级医院或专科医院转送;伤情较轻者,向二级医院或社区内医院转送。

(四)合理选择转运方式

转运方式通常包括陆路、水路、飞机运输三类。有研究将救护车、直升机、固定翼飞机三种救援转运系统进行比较分析,结果显示,救护车适用于短途转运,且花费最少;固定翼飞机在长途转运上具有成本和时间效益,直升机比较适合于中短距离的转运;应综合考虑患者的疾病情况、转运距离、携带设备、准备时间、急救人员数量、路况、天气、转运环境、患者的经济能力等因素来选择合适的转运方式,直升机转运并不一定是最好的选择。

三、转运程序

转运的过程中潜在很多风险因素:救护车光线过暗;各种仪器、设备固定不牢靠,甚至遇到道路颠簸时跌落或摔到患者身上;患者体位安置不正确;烦躁患者未加约束带;昏迷患者呕吐物引起窒息等,故进行转运前要做好充分的准备,并保障在路途中以及到达目的地后的流程顺畅、患者安全。

(一) 转运前的准备

1. 医护人员的准备 · 现由专业人员进行转运,严重不良事件的发生率相对较低。《中国重症患者转运指南(2010)(草案)》指出,转运人员中应至少有1名具备重症护理资格的护士,并可根据具体情况配备医师或者其他专业人员(如呼吸治疗师、普通护士等)来完成。转诊前双方医务人员利用电话和微信充分沟通,准确评估患者病情,并签署转运知情同意书。

2. 患者的准备 · 转运对象主要是需要进一步治疗但伤情稳定者。由于在救护车或飞机上对患者进行技术上干预时非常困难,并且有引起并发症的较高风险,因此,不稳定的伤员要在前方医疗机构进行相应的重症监护及支持治疗,病情稳定或医疗资源充足的情况下,采取重症监护的方式转送到后方医院进行高级生命支持。如现有条件下积极处理后血流动力学仍不稳定、不能维持有效气道开放、通气及氧合的患者不宜转运;已发生脑疝或血气胸尚未进行胸腔减压排气的患者,如进行飞行转运,随着海拔的升高,大气压下降,肺泡内氧气分子分压就会下降,致使进入血流中的氧更少,从而产生严重的低氧血症,此为空中转运禁忌患者,应待患者病情平稳或进行进一步处理后方可空中转运。

(1) 呼吸系统:重视患者的气道安全性,高风险患者应提前建立人工气道。对已行气管插管的患者,应明确标识插管深度,确保固定良好,检测气囊压力,防止转运途中颠簸对气管插管位置的影响。对躁动患者,给予适当镇静。

(2) 循环系统:静脉通路是必要前提,危重患者在转运过程中至少需要两条静脉通路(中央静脉或外周静脉)。血流动力学不稳定的患者转运过程中风险极高,所以转运前应根据病因进行血容量的补充或血管活性药物的使用,以确保患者循环功能稳定。条件允许情况下可行动脉血压监测,并依据监测指标随时调整相关支持参数。

(3) 原发病处理及保护:对原发病要进行及时有效的处理,如出现气胸,转运前应进行胸腔闭式引流;脊柱损伤患者用颈托保护和使用平板进行搬运;四肢骨折用夹板等护具固定;颅内高压应当使ICP降至正常水平;对于肠梗阻和机械通气等患者,应行胃肠减压;有各种引流管的患者,应合理夹闭或倾空引流袋,防止逆流。

3. 设备物资的准备 · 所有设备均应有固定装置,避免途中颠簸,造成仪器损坏及人员受伤。确保常用物资、设备完好处于备用状态,包括气道管理设备、循环管理设备和各种监测抢救设备及基本抢救用药,如肾上腺素、西地兰、阿托品、多巴胺等。有调查显示,在危重患者转运不良事件中,缺氧发生频率最高,其次为设备故障、移位、药物不良事件、护理不及时等,转运时长与发生概率成正相关。所以,转运前充分的准备及选择合适的转运途径,减少转运时间,能有效降低途中不良事件的发生率。重症患者的转运可制订查检表来提高效率,防止遗漏(表19-1)。

表 19-1　ICU 转运核查单

一般情况
转运原因:
ICU 入科原因:
护理目标:
PMH:
过敏史:

气道/脊柱

Cormack-Lehane 等级:	气管插管型号:	气管插管深度:

□ ETT 装置

□ T-L 脊柱情况?

呼吸

呼吸机,	RR:	TV:	IP/PEEP:	FiO_2:	$EtCO_2$:

□ 氧气瓶 2 个
□ 检查吸引装置处于功能状态
□ 呼吸球囊面罩大小合适,PEEP 通气阀处于功能状态

循环

□ 静脉管道通畅　□ 若需要静脉注射造影剂,则要有足够的静脉通路

□ 携带间羟胺

□ 检查除颤仪处于功能状态

□ 便携式监护仪监测 $EtCO_2$,SpO_2,ECG,BP　□ 检查输液泵、呼吸机和监护仪的电量

□ MRI 检查转运时延长管路固定在位

其他

□ 必要时携带足够的镇静剂、阿片类药物、血管活性药物

□ 知情同意书(若适用,如介入放射治疗)

□ 通知离开 ICU 的目的科室

□ 转运注意事项

□ 稳定的 $FiO_2 \leqslant 50\%$ & 去甲肾上腺素 $\leqslant 15\,mg/min$,若否→□ 与重症医师讨论

□ 注明任何特殊参数目标

续　表

返回 ICU 后
□ 转运记录的观察要点　□ 转运结果交接至 pod 登记员（若适用）
□ 转运途中无不良事件（如有不良事件发生，请注明）

（二）转运过程中

重症患者应进行多参数监测，如连续超声心动图、心率、氧饱和度、无创或有创血压测量、体温、意识状态等；使用便携式带有电池储备的监护仪；为机械通气患者提供呼气末二氧化碳监测；携带除颤器等抢救设备。合理设置各参数的报警限值及报警音量，并注意报警提示，及时给予妥当的处理，避免生命体征剧烈波动，随时做好抢救准备。

（三）到达接诊单位后

到达目的地后，转运人员应与接收人员进行正式交接，以保障治疗的连续性。对于患者的相关信息进行详细交接，包括诊断、受伤经过、检查结果、治疗方式、用药、手术、转运的原因、途中各项指标、特殊的临床事件和治疗等等，避免遗漏。

四、转运的评估与质量控制

护士是医疗服务人员中最大的群体，在灾难的各个阶段都发挥着重要作用。要有效地管理不可预测的事件，护士必须具备应对灾害的能力和应变能力。每次转运过后，都应总结与反思转运中存在的不足，对流程不断优化，以最佳的方案来迎接下一次转运。

参考文献

[1] Makwana N. Disaster and its impact on mental health: A narrative review [J]. J Family Med Prim Care. 2019,8(10): 3090 - 3095.

[2] Öztekin S D, Larson E E, Yüksel S, et al. Undergraduate nursing students' perceptions about disaster preparedness and response in Istanbul, Turkey, and Miyazaki, Japan: a cross-sectional study [J]. Jpn J Nurs Sci, 2015,12(2): 145 - 153.

第二十章 流行性疾病护理

第一节 概 述

流行性疾病是指能在较短时间内广泛蔓延、可以感染众多人口的传染病,流行病可以只是在某地区发生,也可以是全球性的大流行。当某一疾病的观察值超过预期值时,就称之为流行。新发传染病包括艾滋病、SARS、甲流、禽流感、埃博拉出血热、新型冠状病毒肺炎等。流行性传染病具有其特殊的疾病特点,包括有病原体、具备传染性;具有流行病学特征、具有感染后免疫的特点。疾病发展可分为潜伏期、前驱期、症状明显期和恢复期四个阶段。某些传染病在进入恢复期后还可出现复发。对于流行性疾病的护理,需要严格执行传染病护理规范及操作流程,避免医源性感染,尽可能地减少和杜绝疾病蔓延,从而提高救治成功率。

一、引起流行性疾病的病毒感染

1. 呼吸道病毒·常见的呼吸道病毒有腺病毒、流行性感冒病毒、呼吸道合胞病毒和冠状病毒。主要经呼吸道飞沫和接触途径传播,不排除气溶胶传播途径。感染后轻者为流感样表现,重者引起肺炎、甚至导致急性呼吸衰竭。

2. 虫媒病毒·有登革热病毒、西尼罗河病毒、基孔肯雅热病毒、寨卡病毒和埃博拉病毒。这类病毒感染轻者为发热,重者致命的全身性疾病。

二、流行性疾病的传播途径

1. 空气传播·指长期停留在空气中的含有病原微生物的飞沫颗粒($\leqslant 5\ \mu m$)或含有传染因子的尘埃引起的病原微生物在空气当中播散可以被同病房的宿主吸入或播散到更远的距离。

2. 飞沫传播·是一种近距离(1 m以内)传播。传染源产生带有微生物的飞沫核($\geqslant 5\ \mu m$)在空气中移行短距离后移植到宿主的上呼吸道而导致传播。

3. 接触传播·是医院感染,医、患之间交叉感染最重要的传播途径。

（1）直接接触传播：即在没有外界因素参与下,易感宿主与感染或带菌者直接接触的一种传播途径。

（2）间接接触传播：即易感者通过接触了被污染的医疗设备、器械和日常生活用品而造成的传播。被污染的手在此种传播中起着重要作用。

第二节　流行性疾病的防护应急机制

在救治流行性疾病患者的过程中,医护人员不可避免地要接触患者的血液、体液或分泌物、排泄物等。虽然各种操作的感染风险不同,但只要发生接触,就有可能发生感染,如吸痰术、动静脉采血、肌内注射、皮下注射、静脉输液、皮试、口腔护理、呼吸道标本采样、伤口换药、胃肠减压术、导尿术、尸体料理等。如果医务人员忽略对其日常操作的职业防护,不仅会有发生职业暴露的风险并自身有可能被感染外,还可能造成医院内传播,将病原传给其他患者或自己的同事或家人。

一、标准预防是感染防控的基础

（一）标准预防的内涵

（1）标准预防是针对医院所有患者、医务人员和其他进入医院的人员采用的一组预防措施。无论是否有疑似或确定的感染状态,接触患者的血液、体液、分泌物、汗液以外的排泄物、患者的黏膜及非完整皮肤时,均认为有携带可传播的病原体的可能,均应采取相应的防护措施。

（2）医务人员应学会评估执业环境和操作中的职业风险,要根据疾病的传播途径和操作的感染暴露风险采取相应隔离措施,科学合理地选择个人防护用品,如怀疑呼吸道传播的疾病时,要对患者采取呼吸道隔离,医务人员按照呼吸道保护来穿戴个人防护用品;在进行有血液或液体喷溅的操作时,要戴手套、穿戴防渗透防护服等。在工作中,既要防止将病原体从患者传播给医务人员,又要防止病原体通过医务人员传播给患者。

（二）标准预防关键措施

1. 严格进行手卫生。接触传染病患者的血液、体液和分泌物以及被传染性病原微生物污染的物品后;直接为传染病患者进行检查、治疗、护理或处理传染患者污物之后均先洗手后进行卫生手消毒。需要注意的是,在提供医疗服务期间,一定避免不必要地接触患者周围环境,以防止环境表面污染清洁的手,以及病原体从受污染的手传播至环境表面。另外,除医务人员之外,不要忽略对保洁员、护理员、患者、家属、进行宣教,以提升手卫生意识。

2. 个人防护用品规范使用

（1）基本原则：当可能接触血液或体液时,根据接触部位和暴露的范围选择合适的防护用品,主要包括手套、隔离衣、口罩、护目镜、防护面屏。穿戴时要注意方法,保证穿戴的效果。

比如口罩塑性和严密性;摘脱时更要注意方法和顺序,防止摘脱过程中污染自己衣物和皮肤等。另外,离开患者诊疗环境之前,及时摘脱防护用品并放于合适的位置。

（2）口、鼻、眼防护:口腔、鼻子和眼睛的黏膜是感染性物质最敏感的入口,如果皮肤完整性被破坏,皮肤也可成为感染性物质入侵的通路。很多研究已证实口罩对医务人员具有很好的保护作用。进行有呼吸道分泌物和血液或体液喷溅操作时,需选择具有防喷溅功能的口罩。除考虑细菌过滤效率和颗粒过滤效率之外,还要考虑是否血液穿透试验合格,达到《YY0469 - 2011 医用外科口罩》标准。护目镜和防护面屏都可以起到眼部防护的作用,如何选择,取决于暴露的情况、其他防护用品的配备和个人视觉的需求。

（3）隔离衣:应全面覆盖手臂和身体前部,从颈部到中段或以下,确保服装和暴露的上身区域受到保护。当接触血液、体液、分泌物或排泄物时,需穿适于工作的隔离衣以保护手臂皮肤及避免弄脏或污染衣服。在离开患者环境之前,脱下隔离衣并进行手卫生。重复使用的隔离衣穿脱时避免污染内穿衣物,在合适的位置悬挂,尽量选择远离患者床单元位置,污染面卷在里面。

二、病区流程符合物理隔离要求

（一）布局流程

"三区"是按照不同的清洁度要求将诊疗区域划分为清洁区、潜在污染区和污染区;"两通道"是指医务人员通道和患者通道。"三区两通道"的设置,主要是符合区域与流程上洁污分开、人员流物品流分开,不交叉、不逆行的基本要求,以最短诊疗路径、高效、安全地完成区域内的诊疗活动,减少医患之间的交叉,减少人员流和物品流之间的洁污交叉。

（二）人员管理

安排患者房间时,应考虑已知或怀疑传染源的传播途径、感染患者传播的风险、该地区或该房间其他患者因医院感染而导致不良后果的风险、可用的单人病房。在新型冠状病毒感染流行期间,在患者安置时,要考虑到无症状感染者的收治风险,新入患者与已在院的患者最好分开安置,建议单间安置,根据收治患者的量和房间数量及时进行调整,如果过了潜伏期可与其他患者安置于同一房间。

（三）环境清洁与消毒

根据患者接触频率和污染程度,制订环境清洁制度和流程。有可能被病原体污染时进行清洁和消毒,包括患者周围环境表面(如仪器、床栏、床头柜)和频繁接触的表面(如门把手、患者房间内厕所及其周围表面),这些环境表面清洁消毒频率要高于其他表面(如等候室)。

三、减少医务人员院内感染风险

（一）合理的岗位设置管理与优化流程

减少医务人员暴露在高风险区域的时间;尽可能减少污染区的范围;减少非医疗救治活动所必需的接触;减少非必要的近距离接触或操作。

(二) 医务人员职业暴露应急处理

(1) 诊疗过程中由于意外导致其他未被防护的部位暴露,及时进行清洁、消毒。清洁消毒方法:出病区、洗澡、更换全部衣物。洗澡 30 分钟以上,用洗手液和流动水清洗污染的皮肤,暴露皮肤用 75% 酒精进行消毒,用生理盐水冲洗口腔,酒精棉签消毒外耳道。

(2) 皮肤锐器损伤暴露,由近心端向远心端挤压伤口,尽可能挤出损伤处的血液,禁止进行伤口的局部挤压。再用肥皂液/洗手液和流动水进行冲洗,用 75% 酒精进行消毒,对伤口进行包扎。戴上双层手套,为意外暴露者及暴露源患者进行 HIV、HCV、HBV 血清检查。

(3) 对发生感染性病原体职业暴露的医务人员进行暴露后评估、处置和随访,严格按照相关防护要求采取检测、预防用药等应对处置措施。

第三节　流行性疾病重症患者的护理

流行性疾病发展为重症及危重症时,会出现器官功能衰竭,包括:呼吸衰竭、循环衰竭、肝功能衰竭和肾功能衰竭。在对症治疗的基础上,及时进行器官功能支持,预防继发感染,积极防治并发症。

一、病情监测

动态监测患者的生命体征、水电解质、酸碱平衡及各器官功能,监测患者的感染指标,判断有无 ARDS、感染性休克、SU、深静脉血栓等并发症的发生。

二、序贯氧疗护理

患者采用高流量鼻导管吸氧、NIV 及有创机械通气等氧疗方式。在序贯使用各种氧疗方式时,应保持呼吸道和呼吸管路通畅,动态监测氧疗效果,同时合理使用皮肤护理产品避免鼻面部、口唇的压力性损伤。使用高流量鼻导管吸氧时应注意调节合适的氧流量及温、湿度。使用无创机械通气时应做好患者的健康教育,教会患者用鼻吸气,压力设置从低到高,逐渐达到目标值,最大化提高人机配合度,密切观察患者的意识情况及呼吸功能的改善情况。建立人工气道的患者应使用密闭式吸痰管吸痰,减少病毒播散,同时佩戴护目镜或防护面屏,避免职业暴露。

三、特殊治疗护理

如患者出现中重度 ARDS,需采取有创机械通气联合俯卧位治疗,应遵循俯卧位标准操作流程,采取轴翻的方式变换体位,同时预防压力性损伤、坠床、管路滑脱、眼部受压等并发症。使用 ECMO 治疗的患者应严密监测氧合器的性能,观察氧合器的凝血情况,如氧合器颜色变深提示可能存在凝血情况,应报告医师,酌情调节肝素剂量,必要时重新更换氧合器。应动态监测凝血功能,包括 DIC 全套、活化部分凝血活酶时间等,密切观察患者有无出血征象,如皮肤黏膜有无青紫,鼻腔、口腔有无出血,是否有血性痰液,是否有尿血、便血,腹部是否有膨隆、移动性浊音,双侧瞳孔是否等大等。应确保 ECMO 管路连接紧密,固定牢靠,预防空气栓塞和管路滑脱。

四、感染预防

做好患者口腔、皮肤、各种留置管路以及大小便等的护理,严格执行无菌操作及消毒隔离规范,预防 VAP、导管相关性血流感染、导尿管相关性尿路感染及其他继发感染等。

五、营养支持

动态评估患者的营养风险,及时给予营养支持。能经口进食者推荐高蛋白、含碳水化合物的饮食;不能经口进食、无肠内营养禁忌证者应尽早启动肠内营养;不能启动肠内营养者及时给予肠外营养,力争尽快达到目标能量。

六、心理护理

对清醒患者应高度重视心理护理及人文关怀,可采用积极心理学如正念减压等手段,缓解患者的焦虑、恐慌情绪,树立战胜疾病的信心。

参考文献

［1］国家食品药品监督管理局．YY0469 - 2011 医用外科口罩［EB/OL］.（2011.12.31）［2020 - 03 - 06］. http://www.doc88.com/p-3059983311725.html.
［2］贾会学,李六亿．新型冠状病毒感染肺炎流行期间标准预防执行要点［J］.中华医院感染学杂志,2020,30（11）：1615 - 1619.
［3］靳英辉,蔡林,程真顺,等．新型冠状病毒（2019 - nCoV）感染的肺炎诊疗快速建议指南（标准版）［J］.解放军医学杂志,2020,45（1）：1 - 20.
［4］李兰娟,任红．传染病学［M］.9 版．北京：人民卫生出版社,2018.
［5］张小来．传染病护理学［M］.2 版．北京：人民卫生出版社,2018.
［6］中华人民共和国传染病防治法［J］.中华人民共和国全国人民代表大会常务委员会公报,2013,（4）：619 - 630.
［7］中华人民共和国卫生健康委员会．医院隔离技术规范 WS/T311［S］.北京：中华人民共和国国家卫生健康委员会,2009 - 12 - 1.
［8］World Health Organization．Managing epidemics：key facts about major deadly diseases［M］. 2018.